国家卫生健康委员会"十三五"规划教材
全 国 高 等 学 校 教 材
供基础、临床、预防、口腔医学类专业用

医学心理学
Medical Psychology

第 7 版

主 编　姚树桥　杨艳杰

副主编　潘　芳　汤艳清　张　宁

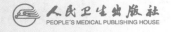

人民卫生出版社
PEOPLE'S MEDICAL PUBLISHING HOUSE

图书在版编目（CIP）数据

医学心理学/姚树桥,杨艳杰主编. —7 版. —北京：
人民卫生出版社,2018

全国高等学校五年制本科临床医学专业第九轮规划
教材

ISBN 978-7-117-26662-8

Ⅰ.①医…　Ⅱ.①姚…②杨…　Ⅲ.①医学心理学-
高等学校-教材　Ⅳ.①R395.1

中国版本图书馆 CIP 数据核字（2018）第 129662 号

人卫智网	www.ipmph.com	医学教育、学术、考试、健康， 购书智慧智能综合服务平台
人卫官网	www.pmph.com	人卫官方资讯发布平台

医学心理学
第 7 版

主　　编：姚树桥　杨艳杰
出版发行：人民卫生出版社（中继线 010-59780011）
地　　址：北京市朝阳区潘家园南里 19 号
邮　　编：100021
E - mail：pmph @ pmph.com
购书热线：010-59787592　010-59787584　010-65264830
印　　刷：河北新华第一印刷有限责任公司
经　　销：新华书店
开　　本：850×1168　1/16　印张：17
字　　数：503 千字
版　　次：1991 年 4 月第 1 版　　2018 年 7 月第 7 版
　　　　　2023 年 11 月第 7 版第 12 次印刷（总第 73 次印刷）
标准书号：ISBN 978-7-117-26662-8
定　　价：46.00 元
打击盗版举报电话:010-59787491　E-mail:WQ @ pmph.com
（凡属印装质量问题请与本社市场营销中心联系退换）

编 者

以姓氏笔画为序

王　伟（浙江大学医学院）

王　雪（四川大学华西医院）

方建群（宁夏医科大学）

邓　冰（贵州医科大学）

冯正直（陆军军医大学）

朱熊兆（中南大学湘雅二医院）

刘　畅（吉林大学第一医院）

刘传新（济宁医学院）

刘破资（清华大学玉泉医院）

关念红（中山大学附属三医院）

汤艳清（中国医科大学）

杜玉凤（承德医学院）

杨小丽（重庆医科大学）

杨世昌（新乡医学院）

杨艳杰（哈尔滨医科大学）

何金彩（温州医科大学）

张　宁（南京医科大学）

张曼华（首都医科大学）

赵阿勐（齐齐哈尔医学院）

洪　炜（北京大学医学部）

姚树桥（中南大学湘雅医学院）

钱　明（天津医科大学）

唐峥华（广西医科大学）

康传媛（同济大学医学院）

傅文青（苏州大学医学部）

曾　勇（昆明医科大学）

潘　芳（山东大学齐鲁医学院）

薛云珍（山西医科大学）

学术秘书

吴大兴（中南大学湘雅医学院）

杨秀贤（哈尔滨医科大学）

融合教材阅读使用说明

> **融合教材介绍**：本套教材以融合教材形式出版，即融合纸书内容与数字服务的教材，每本教材均配有特色的数字内容，读者阅读纸书的同时可以通过扫描书中二维码阅读线上数字内容。
>
> 《医学心理学》(第7版)融合教材配有以下数字资源：
>
> 🎋 教学课件　🎋 案例　🎋 视频　🎋 动画　🎋 自测试卷　🎋 英文名词读音

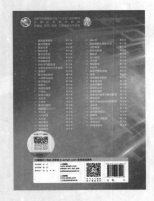

❶ 扫描教材封底圆形图标中的二维码，打开激活平台。

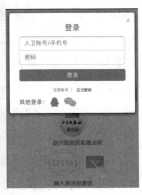

❷ 注册或使用已有人卫账号登录，输入刮开的激活码。

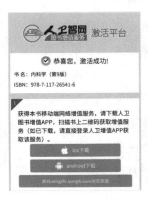

❸ 下载"人卫图书增值"APP，也可登录 zengzhi.ipmph.com 浏览。

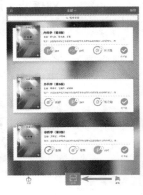

❹ 使用APP"扫码"功能，扫描教材中二维码可快速查看数字内容。

配套教材(共计56种)

全套教材书目

全套教材书目

《医学心理学》(第7版)配套教材

《医学心理学学习指导与习题集》(第5版)　主编：姚树桥

读者信息反馈方式

欢迎登录"人卫e教"平台官网"medu.pmph.com"，在首页注册登录后，即可通过输入书名、书号或主编姓名等关键字，查询我社已出版教材，并可对该教材进行读者反馈、图书纠错、撰写书评以及分享资源等。

党的十九大报告明确提出,实施健康中国战略。 没有合格医疗人才,就没有全民健康。 推进健康中国建设要把培养好医药卫生人才作为重要基础工程。 我们必须以习近平新时代中国特色社会主义思想为指引,按照十九大报告要求,把教育事业放在优先发展的位置,加快实现教育现代化,办好人民满意的医学教育,培养大批优秀的医药卫生人才。

着眼于面向 2030 年医学教育改革与健康中国建设,2017 年 7 月,教育部、国家卫生和计划生育委员会、国家中医药管理局联合召开了全国医学教育改革发展工作会议。 之后,国务院办公厅颁布了《国务院办公厅关于深化医教协同进一步推进医学教育改革与发展的意见》(国办发〔2017〕63 号)。 这次改革聚焦健康中国战略,突出问题导向,系统谋划发展,医教协同推进,以 "服务需求、提高质量" 为核心,确定了 "两更加、一基本" 的改革目标,即:到 2030 年,具有中国特色的标准化、规范化医学人才培养体系更加健全,医学教育改革与发展的政策环境更加完善,医学人才队伍基本满足健康中国建设需要,绘就了今后一个时期医学教育改革发展的宏伟蓝图,作出了具有全局性、战略性、引领性的重大改革部署。

教材是学校教育教学的基本依据,是解决培养什么样的人、如何培养人以及为谁培养人这一根本问题的重要载体,直接关系到党的教育方针的有效落实和教育目标的全面实现。 要培养高素质的优秀医药卫生人才,必须出版高质量、高水平的优秀精品教材。 一直以来,教育部高度重视医学教材编制工作,要求以教材建设为抓手,大力推动医学课程和教学方法改革。

改革开放四十年来,具有中国特色的全国高等学校五年制本科临床医学专业规划教材经历了九轮传承、创新和发展。 在教育部、国家卫生和计划生育委员会的共同推动下,以裘法祖、吴阶平、吴孟超、陈灏珠等院士为代表的我国几代著名院士、专家、医学家、教育家,以高度的责任感和敬业精神参与了本套教材的创建和每一轮教材的修订工作。 教材从无到有、从少到多、从多到精,不断丰富、完善与创新,逐步形成了课程门类齐全、学科系统优化、内容衔接合理、结构体系科学的立体化优秀精品教材格局,创建了中国特色医学教育教材建设模式,推动了我国高等医学本科教育的改革和发展,走出了一条适合中国医学教育和卫生健康事业发展实际的中国特色医药学教材建设发展道路。

在深化医教协同、进一步推进医学教育改革与发展的时代要求与背景下,我们启动了第九轮全国高等学校五年制本科临床医学专业规划教材的修订工作。 教材修订过程中,坚持以习近平新时代中国特色社会主义思想为指引,贯彻党的十九大精神,落实 "优先发展教育事业" "实施健康中国战略" 及 "落实立德树人根本任务,发展素质教育" 的战略部署要求,更加突出医德教育与人文素质教育,将医德教育贯穿于医学教育全过程,同时强调 "多临床、早临床、反复临床" 的理念,强化临床实践教学,着力培养医德高尚、医术精湛的临床医生。

我们高兴地看到,这套教材在编写宗旨上,不忘医学教育人才培养的初心,坚持质量第一、立德树人;在编写内容上,牢牢把握医学教育改革发展新形势和新要求,坚持与时俱进、力求创新;在编写形式上,聚力 "互联网+" 医学教育的数字化创新发展,充分运用 AR、VR、人工智能等新技术,在传统纸质教材的基础上融合实操性更强的数字内容,推动传统课堂教学迈向数字教学与移动学习的新时代。 为进一步加强医学生临床实践能力培养,整套教材还配有相应的实践指导教材,内容丰富,图文并茂,具有较强的科学性和实践指导价值。

我们希望,这套教材的修订出版,能够进一步启发和指导高校不断深化医学教育改革,推进医教协同,为培养高质量医学人才、服务人民群众健康乃至推动健康中国建设作出积极贡献。

2018 年 2 月

全国高等学校五年制本科临床医学专业
第九轮　规划教材修订说明

全国高等学校五年制本科临床医学专业国家卫生健康委员会规划教材自 1978 年第一轮出版至今已有 40 年的历史。 几十年来，在教育部、国家卫生健康委员会的领导和支持下，以裘法祖、吴阶平、吴孟超、陈灏珠等院士为代表的我国几代德高望重、有丰富的临床和教学经验、有高度责任感和敬业精神的国内外著名院士、专家、医学家、教育家参与了本套教材的创建和每一轮教材的修订工作，使我国的五年制本科临床医学教材从无到有，从少到多，从多到精，不断丰富、完善与创新，形成了课程门类齐全、学科系统优化、内容衔接合理、结构体系科学的由规划教材、配套教材、网络增值服务、数字出版等组成的立体化教材格局。 这套教材为我国千百万医学生的培养和成才提供了根本保障，为我国培养了一代又一代高水平、高素质的合格医学人才，为推动我国医疗卫生事业的改革和发展做出了历史性巨大贡献，并通过教材的创新建设和高质量发展，推动了我国高等医学本科教育的改革和发展，促进了我国医药学相关学科或领域的教材建设和教育发展，走出了一条适合中国医药学教育和卫生事业发展实际的具有中国特色医药学教材建设和发展的道路，创建了中国特色医药学教育教材建设模式。 老一辈医学教育家和科学家们亲切地称这套教材是中国医学教育的"干细胞"教材。

本套第九轮教材修订启动之时，正是我国进一步深化医教协同之际，更是我国医疗卫生体制改革和医学教育改革全方位深入推进之时。 在全国医学教育改革发展工作会议上，李克强总理亲自批示"人才是卫生与健康事业的第一资源，医教协同推进医学教育改革发展，对于加强医学人才队伍建设、更好保障人民群众健康具有重要意义"，并着重强调，要办好人民满意的医学教育，加大改革创新力度，奋力推动建设健康中国。

教材建设是事关未来的战略工程、基础工程，教材体现国家意志。 人民卫生出版社紧紧抓住医学教育综合改革的历史发展机遇期，以全国高等学校五年制本科临床医学专业第九轮规划教材全面启动为契机，以规划教材创新建设，全面推进国家级规划教材建设工作，服务于医改和教改。第九轮教材的修订原则，是积极贯彻落实国务院办公厅关于深化医教协同、进一步推进医学教育改革与发展的意见，努力优化人才培养结构，坚持以需求为导向，构建发展以"5+3"模式为主体的临床医学人才培养体系；强化临床实践教学，切实落实好"早临床、多临床、反复临床"的要求，提高医学生的临床实践能力。

在全国医学教育综合改革精神鼓舞下和老一辈医学家奉献精神的感召下，全国一大批临床教学、科研、医疗第一线的中青年专家、学者、教授继承和发扬了老一辈的优秀传统，以严谨治学的科学态度和无私奉献的敬业精神，积极参与第九轮教材的修订和建设工作，紧密结合五年制临床医学专业培养目标、高等医学教育教学改革的需要和医药卫生行业人才的需求，借鉴国内外医学教育教学的经验和成果，不断创新编写思路和编写模式，不断完善表达形式和内容，不断提升编写水平和质量，已逐渐将每一部教材打造成了学科精品教材，使第九轮全套教材更加成熟、完善和科学，从而构建了适合以"5+3"为主体的医学教育综合改革需要、满足卓越临床医师培养需求的教材体系和优化、系统、科学、经典的五年制本科临床医学专业课程体系。

其修订和编写特点如下：

1．教材编写修订工作是在国家卫生健康委员会、教育部的领导和支持下，由全国高等医药教材建设研究学组规划，临床医学专业教材评审委员会审定，院士专家把关，全国各医学院校知名专家教授编写，人民卫生出版社高质量出版。

2．教材编写修订工作是根据教育部培养目标、国家卫生健康委员会行业要求、社会用人需求，在全国进行科学调研的基础上，借鉴国内外医学人才培养模式和教材建设经验，充分研究论证本专业人才素质要求、学科体系构成、课程体系设计和教材体系规划后，科学进行的。

3．在教材修订工作中，进一步贯彻党的十九大精神，将"落实立德树人根本任务，发展素质教育"的战略部署要求，贯穿教材编写全过程。全套教材在专业内容中渗透医学人文的温度与情怀，通过案例与病例融合基础与临床相关知识，通过总结和汲取前八轮教材的编写经验与成果，充分体现教材的科学性、权威性、代表性和适用性。

4．教材编写修订工作着力进行课程体系的优化改革和教材体系的建设创新——科学整合课程、淡化学科意识、实现整体优化、注重系统科学、保证点面结合。继续坚持"三基、五性、三特定"的教材编写原则，以确保教材质量。

5．为配合教学改革的需要，减轻学生负担，精炼文字压缩字数，注重提高内容质量。根据学科需要，继续沿用大16开国际开本、双色或彩色印刷，充分拓展侧边留白的笔记和展示功能，提升学生阅读的体验性与学习的便利性。

6．为满足教学资源的多样化，实现教材系列化、立体化建设，进一步丰富了理论教材中的数字资源内容与类型，创新在教材移动端融入AR、VR、人工智能等新技术，为课堂学习带来身临其境的感受；每种教材均配有2套模拟试卷，线上实时答题与判卷，帮助学生复习和巩固重点知识。同时，根据实际需求进一步优化了实验指导与习题集类配套教材的品种，方便老师教学和学生自主学习。

第九轮教材共有53种，均为**国家卫生健康委员会"十三五"规划教材**。全套教材将于2018年6月出版发行，数字内容也将同步上线。教育部副部长林蕙青同志亲自为本套教材撰写序言，并对通过修订教材启发和指导高校不断深化医学教育改革、进一步推进医教协同，为培养高质量医学人才、服务人民群众健康乃至推动健康中国建设寄予厚望。希望全国广大院校在使用过程中能够多提供宝贵意见，反馈使用信息，以逐步修改和完善教材内容，提高教材质量，为第十轮教材的修订工作建言献策。

全国高等学校五年制本科临床医学专业第九轮规划教材
教材目录

序号	书名	版次	主编			副主编				
1.	医用高等数学	第7版	秦 侠	吕 丹		李 林	王桂杰	刘春扬		
2.	医学物理学	第9版	王 磊	冀 敏		李晓春	吴 杰			
3.	基础化学	第9版	李雪华	陈朝军		尚京川	刘 君	籍雪平		
4.	有机化学	第9版	陆 阳			罗美明	李柱来	李发胜		
5.	医学生物学	第9版	傅松滨			杨保胜	邱广蓉			
6.	系统解剖学	第9版	丁文龙	刘学政		孙晋浩	李洪鹏	欧阳宏伟	阿地力江·伊明	
7.	局部解剖学	第9版	崔慧先	李瑞锡		张绍祥	钱亦华	张雅芳	张卫光	
8.	组织学与胚胎学	第9版	李继承	曾园山		周 莉	周国民	邵淑娟		
9.	生物化学与分子生物学	第9版	周春燕	药立波		方定志	汤其群	高国全	吕社民	
10.	生理学	第9版	王庭槐			罗自强	沈霖霖	管又飞	武宇明	
11.	医学微生物学	第9版	李 凡	徐志凯		黄 敏	郭晓奎	彭宜红		
12.	人体寄生虫学	第9版	诸欣平	苏 川		吴忠道	李朝品	刘文琪	程彦斌	
13.	医学免疫学	第7版	曹雪涛			姚 智	熊思东	司传平	于益芝	
14.	病理学	第9版	步 宏	李一雷		来茂德	王娅兰	王国平	陶仪声	
15.	病理生理学	第9版	王建枝	钱睿哲		吴立玲	孙连坤	李文斌	姜志胜	
16.	药理学	第9版	杨宝峰	陈建国		臧伟进	魏敏杰			
17.	医学心理学	第7版	姚树桥	杨艳杰		潘 芳	汤艳清	张 宁		
18.	法医学	第7版	王保捷	侯一平		丛 斌	沈忆文	陈 腾		
19.	诊断学	第9版	万学红	卢雪峰		刘成玉	胡申江	杨 炯	周汉建	
20.	医学影像学	第8版	徐 克	龚启勇	韩 萍	于春水	王 滨	文 戈	高剑波	王绍武
21.	内科学	第9版	葛均波	徐永健	王 辰	唐承薇	肖海鹏	王建安	曾小峰	
22.	外科学	第9版	陈孝平	汪建平	赵继宗	秦新裕	刘玉村	张英泽	李宗芳	
23.	妇产科学	第9版	谢 幸	孔北华	段 涛	林仲秋	狄 文	马 丁	曹云霞	漆洪波
24.	儿科学	第9版	王卫平	孙 锟	常立文	申昆玲	李 秋	杜立中	母得志	
25.	神经病学	第8版	贾建平	陈生弟		崔丽英	王 伟	谢 鹏	罗本燕	楚 兰
26.	精神病学	第8版	郝 伟	陆 林		李 涛	刘金同	赵旭东	王高华	
27.	传染病学	第9版	李兰娟	任 红		高志良	宁 琴	李用国		

序号	书名	版次	主编	副主编
28.	眼科学	第9版	杨培增 范先群	孙兴怀 刘奕志 赵桂秋 原慧萍
29.	耳鼻咽喉头颈外科学	第9版	孙 虹 张 罗	迟放鲁 刘 争 刘世喜 文卫平
30.	口腔科学	第9版	张志愿	周学东 郭传瑸 程 斌
31.	皮肤性病学	第9版	张学军 郑 捷	陆洪光 高兴华 何 黎 崔 勇
32.	核医学	第9版	王荣福 安 锐	李亚明 李 林 田 梅 石洪成
33.	流行病学	第9版	沈洪兵 齐秀英	叶冬青 许能锋 赵亚双
34.	卫生学	第9版	朱启星	牛 侨 吴小南 张正东 姚应水
35.	预防医学	第7版	傅 华	段广才 黄国伟 王培玉 洪 峰
36.	中医学	第9版	陈金水	范 恒 徐 巍 金 红 李 锋
37.	医学计算机应用	第6版	袁同山 阳小华	卜宪庚 张筠莉 时松和 娄 岩
38.	体育	第6版	裴海泓	程 鹏 孙 晓
39.	医学细胞生物学	第6版	陈誉华 陈志南	刘 佳 范礼斌 朱海英
40.	医学遗传学	第7版	左 伋	顾鸣敏 张咸宁 韩 骅
41.	临床药理学	第6版	李 俊	刘克辛 袁 洪 杜智敏 闫素英
42.	医学统计学	第7版	李 康 贺 佳	杨土保 马 骏 王 彤
43.	医学伦理学	第5版	王明旭 赵明杰	边 林 曹永福
44.	临床流行病学与循证医学	第5版	刘续宝 孙业桓	时景璞 王小钦 徐佩茹
45.	康复医学	第6版	黄晓琳 燕铁斌	王宁华 岳寿伟 吴 毅 敖丽娟
46.	医学文献检索与论文写作	第5版	郭继军	马 路 张 帆 胡德华 韩玲革
47.	卫生法	第5版	汪建荣	田 侃 王安富
48.	医学导论	第5版	马建辉 闻德亮	曹德品 董 健 郭永松
49.	全科医学概论	第5版	于晓松 路孝琴	胡传来 江孙芳 王永晨 王 敏
50.	麻醉学	第4版	李文志 姚尚龙	郭曲练 邓小明 喻 田
51.	急诊与灾难医学	第3版	沈 洪 刘中民	周荣斌 于凯江 何 庆
52.	医患沟通	第2版	王锦帆 尹 梅	唐宏宇 陈卫昌 康德智 张瑞宏
53.	肿瘤学概论	第2版	赫 捷	张清媛 李 薇 周云峰 王伟林 刘云鹏 赵新汉

第七届全国高等学校五年制本科临床医学专业教材评审委员会名单

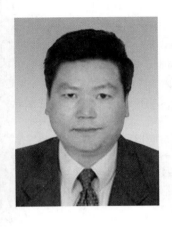

姚树桥

男，1959年5月出生于湖南省溆浦县。1982年毕业于湖南医学院医疗系，获临床医学学士学位；1991年于湖南医科大学获临床心理学专业博士学位。现任中南大学医学心理学研究所所长，中南大学湘雅二医院医学心理中心主任，教授，博士生导师，兼任中国心理学会医学心理分会副理事长（前任理事长），中国心理卫生协会常务理事，中国心理卫生协会心理评估专业委员会主任委员，教育部大学生心理健康教育专家委员会委员，全国高等学校本科应用心理学专业教材第三届评审委员会副主任，《中国临床心理学杂志》主编，《中国心理卫生杂志》副主编，*World J Psychiatry* 等多个国际学术杂志编委。

从事医学心理学教学、科研及临床工作35年。致力于学科发展，是我国医学心理学领域主要学术带头人。牵头在中南大学创立心理学及临床心理学两个博士点。长期为医学本科生主讲《医学心理学》等课程，主编国家级规划教材《医学心理学》等10本，其中编写了我国首部留学生用全英文教材 *Psychology for Medical Students*。已培养研究生120余名，其中博士研究生42名，获全国优博论文一篇，成为全国优博论文指导教师。

一直从事临床心理及认知神经科学领域研究，主持国家级项目12项。成功研制了《中华成人智力量表》等100余种心理评估技术，以第一作者或通讯作者共发表学术论文300余篇，其中SCI、SSCI收录论文100余篇，获国家科技进步二等奖（2001年）等国家、省部级科研成果奖励8项，并获美国生物精神病学会2013年度Ziskind-Somerfeld杰出研究提名奖1项，2012年获全国优秀科技工作者称号，2013年获"湘雅名医"称号，2016年被授予国务院政府特殊津贴，2017年获中国心理学会学科建设成就奖。

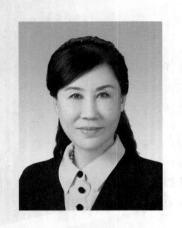

杨艳杰

二级教授，博士研究生导师。黑龙江省第十三届人大代表。现任哈尔滨医科大学公共卫生学院副院长，哈尔滨医科大学医学心理学教研室主任，学术带头人。兼任俄罗斯布拉戈维申斯克师范大学客座教授、博士研究生导师。享受国务院政府特殊津贴，黑龙江省教学名师，黑龙江省"六个一批"专家人才。兼任教育部高等学校心理学类专业教学指导委员会委员，第三届全国高等学校应用心理学专业教材评审委员会主任委员，中国高等教育学会医学心理学分会理事长，中华医学会行为医学分会副主任委员，中国心理卫生协会常务理事，黑龙江省心理卫生协会理事长，黑龙江省政府突发公共卫生事件专家咨询委员会副主任等。

从事心理学教学及科研工作28年，在情绪障碍和心身疾病机制、职业人群应激及心理卫生研究方面有较深的学术造诣。主持国家自然科学基金、科技部科技支撑项目等各类科研项目20余项；以第一完成人获得教育部等省部级科技成果奖励一二等奖10项；在国内外发表学术论文100余篇；主编国家级规划教材及著作20余部；指导博士、硕士研究生100名。多次担任中央电视台特约嘉宾，解答各类疑难心理问题。担任黑龙江省委组织部等部门特约专家，多次在"市长高峰论坛"，市长培训班及黑龙江省省管干部培训班上授课，受到好评。获得国际莫尼卡人道主义奖，全国师德师风先进个人，全国心理卫生工作突出贡献专家，全国心理卫生先进工作者等多项荣誉。

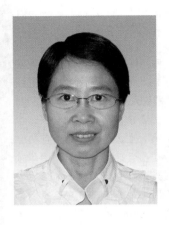

潘 芳

　　医学硕士，临床心理学博士。 教授，博士研究生导师。 山东大学齐鲁医学院医学心理学与伦理学系主任。 德国杜塞尔多夫大学医院医学心理学研究所访问学者，美国休斯敦大学心理系访问学者。 中国高等教育学会医学心理学会副理事长、中国心理学会医学心理学专业委员会副主任，山东省心身医学会副主任委员、山东省心理学会常务理事。 "十一五""十二五"国家级规划教材主编、副主编。 主持山东省精品课程《医学心理学》，山东大学双语课程《医学心理学》。

　　研究领域为应激与抑郁症和应激相关障碍易感性机制。 主持国家自然基金、科技部基础性工作专项课题、科技部"973"课题子课题、山东省自然基金、山东省科技厅攻关课题等项目。 获山东省科技进步三等奖（第一位）、山东大学教学成果奖一等奖（第二位）。 发表 SCI、国内核心期刊论文百余篇。

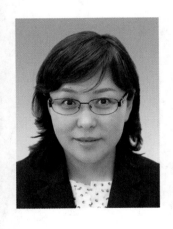

汤艳清

　　教授，主任医师，博士生导师。 中国医科大学医学心理与精神卫生系主任，中国医科大学附属第一医院副院长、精神医学科主任。 现任政协辽宁省第十二届委员会委员，中国医师协会精神科医师分会常务委员，中华医学会精神病学分会委员，中国心理卫生协会心理咨询师专业委员会常务委员，辽宁省医学会精神医学分会主任委员，中国老年医学学会理事会常务理事。

　　近 20 年，承担临床医学专业五年制、八年制的医学心理学及精神病学的教学及教材编写工作。 擅长各种精神疾病的药物及心理治疗，致力于重性精神疾病脑影像学研究，发表 SCI 论文 38 篇。 主持多项国家自然科学基金面上项目,并参与国家"863"以及科技部重大慢病专项等。 获辽宁省科学技术进步二等奖 1 项。

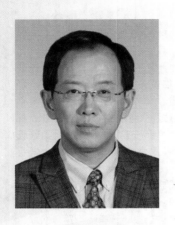

张 宁

医学博士，主任医师，教授，博士生导师，南京医科大学附属脑科医院副院长，南京神经精神病学研究所所长，南京医科大学认知行为治疗研究所所长，国家临床重点专科、江苏省重点学科学科带头人。

任中华医学会精神医学分会常委、中国医师协会精神科分会副会长、中国心理卫生协会认知行为治疗专业委员会主任委员、亚洲认知行为治疗协会主席、中国研究型医院学会心理与精神病学专业委员会副主任委员、中华预防医学会精神卫生分会副主任委员等。承担各级课题20余项，国内外发表论文200余篇，主编、参编著作60余部。获省市科技进步奖20项，享受国务院特殊津贴、为中国医师协会精神科医师分会杰出精神科医师、获江苏省首届创新争先团队奖。

前　言

　　为全面贯彻落实全国医学教育工作会议精神，全面提升高等医学教育质量和水平，根据2017年7月全国高等医学院校临床医学专业教材评审委员会组织的全国高等学校临床医学专业五年制第九轮规划教材主编人会议精神，我们对第6版《医学心理学》进行了修订，编写了第7版《医学心理学》，其目的着重为为五年制临床医学专业本科学生传授健康与疾病相关的心理学基础知识，扩展医学生临床思维视野，培养医学生良好的职业行为和临床服务所必需的心理学技能。

　　本次教材修订是在落实加快构建以"5+3"为主体的临床医学人才培养体系等医药卫生人才培养战略规划下，充分考虑了本教材以往6个版本发展中所形成的医学心理学课程的核心内容，基本保留了第6版《医学心理学》的框架。但是，为了体现医学心理学科的新进展和五年制本科临床医学专业的特点，以及教科书特定的内容和形式，并针对与第九轮数字融合教材的配套要求和医学心理学理论与临床有机结合等问题，我们对教材内容进行了精选。与第6版教材一样，全书内容仍从"纵"、"横"两个方向展开，绪论至第六章以介绍医学心理学基本理论与方法为主，第七章至第十三章则着重于医学心理学理论与方法在医学领域的应用。根据近年来的学科进展，本版各章内容均在一定程度上进行了更新，尤其是第十一章"医患关系与医患沟通"、第十二章"心理干预总论"和第十三章"心理干预各论"修订幅度较大，使整个教材逻辑性更强、更为精练。各校可根据教学时数和专业特点，选择适当内容开展教学。

　　除了本轮数字融合教材的配套，还同步出版了五年制《医学心理学学习指导与习题集》（第5版），这些配套教材对医学心理学课程教学和职业医师资格考试会有所帮助。

　　参加本版教材编写的老师们均是我国医学心理学教学与科研第一线的专家学者，为编写本版教材做了很大的努力。此外，我们分别在长沙和昆明玉溪召开了两次编写会议，对稿件进行了认真互审、互校。虽然如此，本版教材仍难免存在各种缺陷和错误，我们诚挚地希望使用本教材的老师和同学们提出宝贵意见。

　　在本版教材编写过程中，中南大学湘雅二医院和昆明医科大学第六附属医院（玉溪市人民医院）等单位有关领导给予了多种支持，参加过本教材前6版编写的一些老教授们也对本次教材修订提出了指导性意见，在此一并表示诚挚的谢意！

编者

2018 年 5 月

第五章　心理评估　75

第六章　心理应激　96

第十一章　医患关系与医患沟通　●·**173**

第十二章　心理干预总论　●·**187**

第十三章　心理干预各论　●·**197**

本书测试卷

第一章　绪　论

医学心理学是研究心理因素与健康和疾病关系的学科。医学生需要掌握医学心理学的概念、学科性质、应用和研究范围以及开设本课程的主要目的;掌握生物-心理-社会医学模式的概念;熟悉医学心理学的相关学科、医学心理学的研究方法;了解医学心理学这门学科在我国医学教育中的产生过程、现在状况和未来的发展趋势,为医学生进一步树立整体医学观打下基础。

第一节　医学心理学概述

一、医学心理学概念

（一）定义

医学心理学(medical psychology)是心理学和医学相结合的学科,这门学科是将心理学的理论和技术应用于医学领域,研究心理因素在人类健康和疾病及其相互转化过程中的作用及规律的一门科学。也是根据我国医学教育发展的需要而建立起来的新兴交叉学科,它既关注心理社会因素在健康和疾病中的作用,也重视解决医学领域中的有关健康和疾病的心理或行为问题。

人是一个有意识的、复杂的心理活动的个体。心理学就是一门研究人的心理活动及其规律的科学。人的心理活动包括心理过程、人格特征及自我意识等。世界卫生组织(WHO)把健康定义为人们身体、心理、社会适应和道德品质的良好状态。可见,心理健康是健康的重要组成部分,是人在成长和发展过程中,认知合理、情绪稳定、行为适当、人际和谐、适应变化的一种完好状态。

健康的另一面就是疾病。健康和疾病(精神和躯体的)是一个连续谱的两极,可以在生物、心理和社会因素作用下发生相互转化。大量研究结果表明,心理社会因素与个体和群体的健康和疾病有密切的关系。个体的负性情绪、消极的认知或思维方式,不良的人格和生活方式是心身疾病、慢性病的重要致病因素。在社会因素方面,过度的经济与工作压力、人际关系冲突、家庭关系不和谐、不良的饮食习惯及剧烈的社会动荡等都可能是致病的重要原因。

数千年来,人们在对健康和疾病研究过程中形成了不同的医学模式,用以指导医学理论研究和临床实践。在医学史中,生物医学模式(biological medical model)曾长期占据统治地位,但自20世纪70年代以来,开始向生物-心理-社会医学模式(biopsychosocial medical model)转化。在此过程中,我国医学工作者为使中国医学教育适应这种医学模式的转变,综合了国内外多种与健康和疾病有关的心理和行为科学理论、方法和技术,开创性地提出并形成了我国医学教育中的一门新兴交叉课程,即医学心理学。显然,这是一门在特定历史条件下形成的具有中国医学教育特色的课程。

当然,其他一些学科也在研究心理或行为因素在健康和疾病中的作用问题,但侧重点有所不同。例如,医学心理学侧重于研究心理因素在躯体疾病中的作用,以及采用心理学技术来诊断和防治疾病,从而达到促进健康的目的;而精神病学侧重于生物、心理和社会因素在精神疾病中的作用,显然二者的研究对象明显不同。

随着我国社会经济的现代化发展,生活、工作节奏加快,人们的应激与压力加剧,由此导致的心理疾患、心身疾病、与不良生活方式有关的疾病也在增加,而各种突发事件和灾害时有爆发,危机干预和心理援助的需求也成为重要的临床问题。另一方面,近年来我国政府也多次提出要加强对心理健康问题的研究,做好心理健康知识和心理疾病科普工作,规范发展心理治疗、心理咨询等心理健康服务,提高国民的精神心理卫生水平。这就需要我国医学教育体系中的医学心理学在教学、学科建设、临床实践与职业化方面有一个极大的发展，才能满足我国社会日益增长的在心理健康领域中需求。

（二）研究范围

医学心理学研究范围介于医学与心理学之间内容广泛的课题。因此，它既是心理学的分支学科，也是医学的分支学科。从医学的分支学科来看，医学心理学研究医学中的心理或行为问题，包括各种病人的心理或行为特点、各种疾病或不同疾病阶段的心理或行为变化等；从心理学分支学科来看，医学心理学研究如何把心理学的系统知识和技术应用于医学各个方面，包括在疾病过程中如何应用有关心理科学知识和技术来解决医学问题。归纳起来，医学心理学的研究范围主要包括：

（1）研究心理或行为的生物学和社会学基础及其在健康和疾病中的意义；

（2）研究心身相互作用关系及其机制；

（3）研究心理社会因素在疾病过程中的作用规律；

（4）研究各种疾病过程中的心理和行为特征及变化规律；

（5）研究医疗过程中医患关系的特征及增进医患关系的途径和方法；

（6）研究如何将心理学原理及技术应用于人类的健康促进及疾病防治。

（三）学科性质

医学心理学一方面是涉及多学科知识的一门交叉学科；另一方面，从基础和应用的角度来看，它既是医学的一门基础学科，也是一门临床应用学科。

1. 交叉学科　首先，医学心理学不仅要有自然科学还要有社会科学知识基础，所以它是自然科学和社会科学相结合的交叉科学。其次，医学心理学是医学与心理或行为科学的交叉学科。就医学来说，医学心理学涉及基础医学（如神经生物学、病理学等）、临床医学（含内、外、妇、儿、传、神经精神等各科）、预防医学和康复医学等学科知识。就心理或行为科学来说，医学心理学涉及了几乎所有心理学科各分支学科（相关内容详见第二章）以及人类学、社会学等众多学科领域的相关知识。以心理社会因素与心脑血管疾病关系研究为例，心理社会因素本身涉及人格特征、生活方式及工作、家庭、婚姻、语言、交际、习俗、社区、居住、工业化等多方面的生活事件，这又与人类学、社会学、生态学等知识密切有关；而心理社会因素影响心脑血管疾病发生和转归的机制，又涉及生物学、神经科学、基础与临床医学等学科知识。

由于医学心理学这种交叉学科的性质，所以在学习过程中应该加强与有关课程知识之间的整合。医学心理学也只有与各交叉学科加强协同研究，才会发展壮大。可喜的是，近十几年来医学心理学科与各相关学科的合作越来越多，显示了医学心理学科的勃勃生机。

2. 基础学科　医学心理学从其工作内容上看，也是医学和心理学的基础学科。它揭示人类心理或行为的生物学和社会学基础，心理活动和生物活动的相互作用，及其对健康促进和疾病防治的作用，从而为寻求战胜疾病、维护健康的手段提供基础研究的依据，也为整个医学事业的发展提供心身相关的辩证的科学思维方法。

3. 应用学科　医学心理学具有解决医学和心理学问题的知识与技术，因而具有应用学科的属性。首先，医学心理学的理论与技术可以应用于临床医学各个领域的实践工作。例如，心身相关的知识和技术可为临床各科提供更符合现代医疗模式的诊疗思路和有效的辅助治疗方法如缓解手术焦虑、减轻疼痛等方法与技术。实际上，医学心理学知识与技术已经在包括医院、疗养院、康复中心、防疫机构、健康服务中心、各种保健部门等领域中得到了广泛应用。其次，医学心理学的知识与技术，可以独立应用于社会人群，以帮助人们解决与健康有关的心理问题与痛苦，以及增进人们心身健康，防止有关疾病的发生。目前在我国大型或中型医院已逐步开展的心理咨询服务工作，各类大专院校及部分中小学校也已普遍开展了学校心理健康教育实践，这些工作都是医学心理学知识和技术广泛应用的体现。

（四）开设医学心理学课程的主要目的

1. 培养医学生的整体医学观 近代医学教育主要为生物医学模式所导向，它片面地强调人的生物属性方面，而忽视人的心理和社会属性方面，在医学实践上往往是"见病不见人"，使医学的发展受到了限制。因此，传统的生物医学模式需要向生物-心理-社会医学模式转化。在医学院校为医学生开设医学心理学课程，就是应对这种医学模式转变的需要，其首要目的是为了树立医学生的整体医学观。让学生了解基本心理学原理与知识，知道生理和心理的相互作用，心理社会因素在健康和疾病时起怎样的作用及如何起作用。因此，医学生除了具有良好的生物医学知识和技能外，还补充了必要的心理学和社会科学知识，其医学知识体系更为全面，以此作导向，将对其未来的医学理论思维和医疗实践产生有益影响。

2. 掌握医学心理学研究和实践方法 在医学心理学体系中，心理评估（psychological assessment）和心理治疗（psychotherapy）与心理咨询（psychological counseling）属于其自身较为特殊的用来作研究或实践的方法，这些方法大多也可用于临床各科的研究或实践，这对医学的发展有重要意义。反过来，临床各科运用医学心理学方法所取得的成果，也将极大地丰富医学心理学的知识体系。

3. 掌握问题解决的方法及应对方式 人的一生中，难免不出现一些问题，包括各种心理冲突、挫折以及各种困境如增龄、婚姻家庭问题、急重疾病及慢性疾病等。医学生不仅应该自己知道如何应对和处理这些问题，而且还应该教育病人和身边的人了解应对这些困境的方法，以帮助人们提高生活质量，促进心身健康，预防疾病的发生。

二、医学心理学的相关学科

医学心理学是应我国医学教育的需要而逐渐形成的具有我国特色的新型交叉学科，与国际上多门学科虽存在一定的联系，但又不尽相同。因此，无法用国际上某单一学科来替代。这些学科的出发点、理论依据、应用侧重点等均与我国的医学心理学存在一定的联系但又不完全一致。有的与医学心理学属于交叉学科；有的是医学心理学的分支学科；有的是相似学科；还有的则与医学心理学在学科性质上差异甚大，基本上属于独立学科。

1. 临床心理学（clinical psychology） 是指根据心理学原理、知识和技术，解决人们心理问题的应用心理学科。该学科主要借助心理测验对病人的心理和行为进行评估，并通过心理咨询和心理治疗等途径调整和解决个体的心理问题。"临床心理学"这一术语由美国心理学家 Witmer L 在 1896 年首次提出。到目前为止，临床心理学已经成为美国最大的心理学分支，从事这项工作的人很多，称之为临床心理学家或心理治疗师。临床心理学服务的人群也很广，工作范围遍布学校、医院、机关、政府、军事、商业和法律等。一般而言，临床心理学是医学心理学中的最大临床学科分支，属于应用心理学范畴，但在某些专著中，医学心理学与临床心理学的内容很接近，可将两者视为相似学科。

2. 咨询心理学（counseling psychology） 是研究心理咨询的理论观点、咨询过程及技术方法的学科，它与医学心理学有很大的重叠和交叉，可将其看作是医学心理学的应用分支学科或交叉学科。

咨询心理学作为一门独立科学的历史并不长，该学科起源并发展于美国，现已成为仅次于临床心理学的心理学第二大分支学科。心理咨询在我国虽然起步较晚，但发展迅速。心理咨询的从业人员主要是心理学专业工作者和社会工作者，通常被称为咨询者或咨询心理学家。咨询心理学与临床心理学有很多相似的培训要求，但咨询心理学家倾向于解决个人的烦恼，对基本正常的人提供职业咨询以及专业选择评估，而临床心理学家则更多地从事心理治疗以及个人情绪或行为异常的诊治工作。

3. 异常心理学（abnormal psychology） 又称病理心理学，研究的是病人的异常心理活动与病态行为，即用心理学原理和方法研究病态心理与行为发生、发展、变化的原因与规律，并探讨其机制，其研究成果是医学心理学某些理论和证据的重要来源，因此一般认为异常心理学是医学心理学中的一个重要的基础分支学科。但在某些异常心理学论著中，其内容范围可能囊括甚至超过医学心理学的很多领域,此时的异常心理学与医学心理学则为交叉的两门学科。

4. **健康心理学**（health psychology）　是美国新建立的一门心理学分支学科,它侧重应用心理学知识与技术来增进心身健康和预防各种疾病。从事健康心理学工作的人员为健康心理学家,他们主要从事:①探讨心理因素在人们维持健康、生病及生病后反应中的影响,强调健康的促进和维持,例如:如何让儿童养成良好的健康习惯、如何推广常规性体育活动、如何让人们健康地调整饮食;②研究疾病防治中的心理学问题,尤其重视高应激职业人群如何有效地处理应激,从而使应激不会对健康产生负面的影响;③关注健康、疾病及功能不良的病因学和行为或社会相关因素,如饮酒、吸烟、体育锻炼及应对应激的方式等;④分析并尝试改进健康保健系统和卫生政策。

由于健康心理学涉及良好心理状态的保持和心理疾病的预防等问题,因而是医学心理学在预防医学中的分支,是大公共卫生的重要组成部分。但在某些心理卫生或健康心理学专著中,内容涉及了几乎与健康相关的所有心理学分支学科,此时,健康心理学与医学心理学属于相似学科。健康心理学核心内容将在本书第七章加以介绍。

5. **行为医学**（behavioral medicine）　是将行为科学技术与生物医学技术相结合的一门新兴的边缘学科。1977 年,耶鲁大学和美国国立健康研究院（NIH）的心、肺、血液研究所举办研讨会,对行为医学做了如下定义:"行为医学是关于发展行为科学知识和技术的一门科学,它将有助于对身体健康和疾病的进一步理解,并运用这些知识和技术进行疾病的预防、诊断、治疗和康复。精神病、神经症和身体缺陷,只是当它成为引起生理性障碍的主要原因时,才包括在内"。根据这一定义,行为医学研究内容近似或甚至超过了医学心理学的范围,故可将两者视为相似学科。然而,目前,很多研究者主要是将行为治疗方法应用到医学临床以及常见的不良行为（烟瘾、酒精滥用、贪食、A 型行为、自杀等）的研究上,即将行为医学的内容重点置于相对狭义的范围内,从这一角度而言,行为医学则是医学心理学的一个分支学科。

6. **心身医学**（psychosomatic medicine）　从狭义上讲,是研究心身疾病的病因、病理、诊断、治疗和预防的学科,因而可被认为是医学心理学的一个重要分支。而从广义上讲,心身医学主要是研究人类在健康和疾病中的生物学、心理学和社会学等因素的相互关系,其内容几乎涉及目前整个医学心理学所包括的各个领域,在这种情况下,心身医学与医学心理学成为了相似的学科。

7. **心理生理学**（psychological physiology）**与生理心理学**（physiological psychology）　研究心理活动与各种行为引起某些生理变化的机制的一门学科。严格而言,心理生理学研究的自变量是心理和行为活动,因变量是生理或生物学变化过程,因而不同于神经生理学和生理心理学。生理心理学则着重探讨生理活动尤其是脑神经活动所导致的心理功能的变化。心理生理学和生理心理学研究成果为医学心理学的心身中介机制提供了许多基本理论依据,是医学心理学的重要的基础分支学科。

8. **神经心理学**（neuropsychology）　脑的神经过程与心理活动的关系是神经心理学研究的基本问题。传统的神经心理学侧重探讨脑损伤的定位、定性与行为的关系,主要采用行为学研究方法;而当前的神经心理学吸收了神经科学与认知心理学的最新研究成果,采用无创性脑结构和功能的检测手段如功能性磁共振（fMRI）和事件相关电位（ERPs）等方法,探讨人类脑结构及功能与外在行为的关系,为研究各种正常或异常行为的脑机制提供直接的实验证据。神经心理学的研究成果为医学心理学提供了神经科学的理论基础。

9. **护理心理学**（nursing psychology）　将心理学原理和方法运用于现代护理领域,在心理学中就形成了一个新的应用学科——护理心理学。它侧重研究护理工作中的心理学问题,是医学心理学在护理工作中的分支,但在某些护理心理学的专著中,则包括了大部分医学心理学的基本知识、理论和方法。

（姚树桥）

第二节 医学模式的转变

所谓医学模式,是指医学的主导思想,包括疾病观、健康观等,并影响医学工作的思维及行为方式,使之带有一定倾向性,也影响医学工作的结果。

一、西方医学与生物医学模式

人们对疾病病因的认识是随历史和科学研究的发展而变化的。现代西方医学是自然科学冲破中世纪宗教黑暗统治以后发展起来的,随着西方近代自然科学的飞速发展,医学家们不断采用物理的和化学的研究手段,探索人体的奥秘,从整体到系统、器官,直至现今的分子水平,并将研究成果应用于医学临床和疾病的预防。在这一时期,医学界主要采用自然科学的"实证加推理"的认识论和方法论来认识疾病和健康,因此,医疗活动也往往反映出明显的生物科学属性,故有人将其称为生物医学模式。

由于人类疾病在较早的历史时期主要是生物因素所导致的,而且给人类留下了深刻的影响,如历史上的鼠疫、黄热病等,20世纪初世界上大多数国家的主要死亡原因还是传染病,死亡率高达580/10万;而此后的几十年里,生物医学得到快速发展,逐渐认识到传染病是由生物病原体导致的,同时抗菌药物的发明和广泛使用,大多数国家传染病死亡率逐渐下降,直至30/10万以下,使长期危害人类健康的传染病得到控制。因此,生物医学模式为人类健康水平的提高做出了历史性贡献。生物医学模式的主要观点是:每一种疾病都有确定的生物学或理化方面的特定原因;都可以在器官、细胞或生物大分子上找到某些形态学或病理性的变化;都能找到相应的治疗手段。这种立足于生物科学对健康和疾病的总看法,即生物医学模式。目前,生物医学技术还在不断地发展,比如器官移植、基因工程等,并将进一步为提高人类健康水平做出贡献。

但是生物医学模式也存在某些缺陷,主要是其坚持的心身二元论和自然科学的分析还原论所带来的负面影响。生物医学在认识论上往往倾向于将人看成是生物的人,忽视人的社会属性。在实际工作中,只重视局部器官,忽略人的整体系统;重视躯体因素而不重视心理和社会因素;在医学科学研究中较多地着眼于躯体生物活动过程,较少注意行为和心理过程,忽视心理社会因素对健康的重要作用。正如美国的恩格尔(Engel GL)形象地指出,经典的西方医学将人体看成一架机器,疾病被看成是机器的故障,医师的工作则是对机器的维修。

二、生物-心理-社会医学模式

20世纪70年代末,恩格尔(G. L. Engel)在《科学》上发表了《需要一种新的医学模式——对生物医学的挑战》一文,直接推动了传统的生物医学模式向新的生物-心理-社会医学模式的转变。他提出应该将人类目前取得的巨大的生物学成就和心理学、社会学的成果结合起来,创建一种新的医学模式。即不仅从个体的局部,而是从人的整体以及群体、生态系统综合起来研究健康与疾病。这是一种系统论和整体观的医学模式。

现代医学模式的转变,是有医学发展与社会经济发展的内在要求与现实原因,主要涉及以下几个方面:

1. 目前,生物因素相关的疾病如传染病、营养不良等得到有效控制,人类死亡谱的结构已发生根本变化,心身疾病、慢性病及不良生活方式,如心脏病、恶性肿瘤、脑血管病、意外死亡等取代传染病成为人类主要死亡原因。据报道,2001年全球总死亡人数5560万,其中慢性病占60%,预测到2020年,慢性病的死亡将占总死亡数的75%,慢性病的患病人数在成年人中高达70%。

2. 慢性病与人的心理应激、压力及各种不良生活方式密切相关,吸烟、酗酒、网络成瘾、过量饮食、久坐不动与缺乏锻炼已经成为普遍的生活方式与工作方式。总之,心理社会因素已经成为各种疾病的直接或间接的原因。

3. 随着全球社会经济的快速发展，已经进入到信息社会和汽车普及的社会，甚至不久将进入智能化社会。这使人们的生活节奏加快，知识更新迅速，社会竞争加剧，应激与压力更大，这些都对人的应对与适应能力提出了挑战，如何保持健全的心理状态，如何调节不良情绪成为现代人面临的主要问题。

4. 通过几十年的深入研究，人们对心理社会因素与健康和疾病的关系已有较深入的了解。许多实验和临床证据也证明，心理活动的自我调节对维持健康具有不可忽视的作用。近年来心理治疗领域产生了一系列新的认知行为疗法、正念疗法、积极心理疗法等，通过对病人进行各种心理行为训练，能够缓解自我压力，消除不良情绪，从而达到治疗疾病的目的。

5. 随着人类物质文明的发展，人们对心身舒适的要求不断提高，迫切需要医务工作者转变观念，在解决病人躯体痛苦的同时，也需要帮助病人减轻精神心理上的痛苦。

上述种种分析表明，原来的生物医学模式已不足以阐明人类健康和疾病的全部本质；疾病的治疗也不能单凭药物或手术；人们对于健康的要求已不再停留在身体上的无病，而是更追求心身的舒适和协调。因此，医学模式的转变已是不可避免。所以，恩格尔认为生物-心理-社会医学模式是一种系统论和整体观的医学模式，它要求医学把人看成是一个多层次的、完整的连续体，也就是在健康和疾病的问题上，要同时考虑生物的、心理和行为的，以及社会的各种因素的综合作用。

三、医学心理学与我国医学模式的转变

自古以来，我国传统医学——中医对中国人的健康水平起到至关重要的作用，中医坚持的就是整体论，强调"阴阳平衡""天人合一""辨证施治"的系统论。但从19世纪末，西医作为一门现代科学传入我国以来，在相当长的一个时期内，对人们威胁最大的疾病谱序列决定了生物医学模式在我国医学界的统治地位，这种局面甚至持续至今。但近年来也出现可喜的局面，许多医学工作者意识到，心理社会因素对疾病和健康有重要的影响。

在20世纪前期，我国排在疾病谱首位的基本上是传染病、营养不良性疾病、寄生虫病等。随着经济条件的改善和科技的发展，疾病谱发生了根本性变化，接近于发达国家，已逐渐由传染病向慢性非传染病转变，如心脑血管病、肿瘤、糖尿病等，传染病只排到第四位。传统的传染病如结核、麻疹已得到有效控制，不再是威胁我国民众生命的主要因素，而人们生活方式的改变使慢性非传染病，如心脑血管疾病、癌症、慢性病等成为现代人健康的主要威胁。同时由于处于社会急剧变化的社会转型期，各种社会矛盾突显，从而导致人们生活和工作压力明显增大，各种应激和心理行为障碍快速增加。因此，为适应形势发展的需要，我国医学模式也必须尽快地向生物-心理-社会医学模式转变。

为了促进我国医学模式的转变，从20世纪80年代初开始，国内医学院校已陆续设置医学心理学课程。医学生和医学工作者通过各种途径系统地学习医学心理学有关知识，有力推动我国医学模式的转变。相信随着我国更多的医务工作者接受医学心理学知识，我国总体医疗服务水平将会发生质的变化。到时，各种心理行为技术将会在临床上得到广泛应用；综合医院中长期缺乏心理行为科技人才的局面将会改变；临床医学的研究范围也将大大拓宽，我国的医学管理模式也将随新的医学模式的确立而发生转变。全国各地许多医学工作者在自身的工作领域正在积极促进医学模式的转变，并取得一定成效。在疾病控制与健康教育方面，我国政府卫生部门发出倡议："面对不断增加的生活方式疾病，药物、手术、医院、医生的作为受到限制，惟一可行的是每个人都从自己做起，摒弃不良习惯，成为健康生活方式的实践者和受益者"，强调提高全民健康意识和健康生活方式行为的能力，将有效控制心血管疾病、糖尿病、慢性呼吸道疾病、癌症等主要慢性病的风险水平。

由于医学模式的转变涉及整个医学体系和全体医学工作者，而且还涉及整个社会群体的思维意识的转变，但就现状看来，我国的社会经济发展水平，特定的历史和文化背景，医疗体制等因素，决定了我国医学模式的转变需要经历较长时间，甚至还有很长的曲折道路要走，任重而道远。

四、医学心理学对疾病与健康的思考

综上所述,作为一门新兴的交叉学科,医学心理学始终坚持用生物-心理-社会医学模式来看待健康和疾病关系,坚持整体观和系统论的观点,把人看成是一个与社会环境、自然环境相互作用的多层次的、完整的连续体(图 1-1)。医学心理学对疾病与健康的认识主要有如下四个方面:

1. **人是一个完整的系统** 大脑通过神经系统和全身各系统、器官、组织、细胞、蛋白、分子、基因等部分统一起来。如果只重视被分开的各个器官和系统功能,或将各个器官和系统割裂开来看待,忽视它们之间的整体联系,都是不恰当的,有害的,容易导致在临床工作中只见树木,不见森林的被动局面。

2. **人同时有生理活动和心理活动** 心、身之间相互联系、相互作用。心理行为活动通过心身中介机制影响生理功能,同样生理活动也影响个体的心理功能。因此,在对待健康和疾病的问题上,应同时注意心身之间的相互影响。

3. **人与环境是密切联系的** 人不仅是自然的人,而且也是社会的人。社会环境和自然环境的细微变化都会对人的心身健康产生剧烈影响。

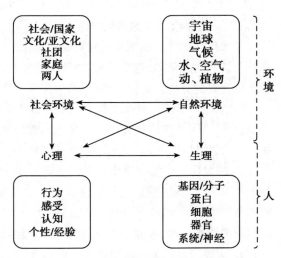

图 1-1 人与自然相互作用整体观示意图

4. **心理因素在人类调节和适应内外环境活动中具有一定的能动作用** 人可以作为一个整体,对社会环境、自然环境和个体的内环境的变化可随时作出一些主动的适应性调整,以保持自身的健康水平。

因此,有专家认为,医学心理学科的发展促进了传统的生物医学模式向生物-心理-社会医学模式的转变,同时这种新的医学模式也对医学心理学的发展具有重要指导意义。作为医学生应在头脑中树立以上四个方面的认识,这对于今后的临床和科研工作大有裨益。从现代医学教育的角度,开设医学心理学课程,是推动我国生物医学模式向生物-心理-社会医学模式转变的迫切需要。

(姚树桥)

第三节 医学心理学研究方法

医学心理学的研究对象是具有心理活动并受社会因素制约的人,除了可观察到的外显行为,还涉及内隐行为。因此,作为医学生要想科学客观地认识心理社会因素对健康和疾病的影响,必须重视和了解医学心理学的研究方法,并有意识地应用,这样才能加深对生物-心理-社会医学模式的理解,自觉应用医学心理学的研究方法解决临床工作中遇到的疑难问题。

一、方法学的特殊性

一方面由于医学心理学是多学科的交叉学科,既有自然科学属性,又有社会科学属性,其研究方法也涉及多种不同性质的学科。另一方面,与某些方法学已被熟知的成熟学科不同,医学心理学作为一门很年轻的交叉学科,如果在研究或临床工作中不重视方法学的学习,可能会在某部分医务人员头脑中出现由"常识心理学"代替科学心理学的情形,从而轻视和否认医学心理学重要性的倾向。

(一)医学心理学方法学的主要特点

1. **基础理论的多样性** 医学心理学有关的理论很多,理论的多样性反映了对心理实质认识的不一致,同时也使研究和工作方法不统一。

2. 心理因素的主观性   与某些自然现象不同,许多心理现象的定量难度更大,常带有主观成分。这就需要在实际工作过程中更要注意方法学问题。

3. 研究对象的多学科属性   在医学心理学工作中常同时涉及社会、心理、生物等多学科的有关因素和变量。为了保证结果的科学性,需要我们同时掌握这些学科的一些基本研究方法和手段。

以上特点导致医学心理学研究方法学具有自身的特殊性,可出现宏观和微观并重,实证与思辨同行,形态与功能结合,单因素与多因素分析并存的特殊现象。

(二) 医学心理学的量化方法

现代科学的成就在于对研究对象作量化的分析,物理、化学等学科量化非常精确。但心理现象非常复杂,因此在医学心理学领域,对研究对象心理特征的量化工作,有时还显得粗糙,医学生在学习时应予以客观的分析。为便于理解,可将医学心理学的量化方法分为四类:

1. 描述   对研究对象之间的差别和特征进行语言的记载,以便读者理解。例如咨询门诊个案的症状报告,有关鉴定语或评语等。临床病程记录主要也是采用描述的形式。描述的科学性不在于方法的本身,而取决于描述的水平。描述实际上不是真正的量化,描述的结果也不便于进行统计分析。

2. 序量化   是指在现象学观察基础上,由被试或研究者对某些心理行为现象作等级评估。常分为 3、4、5、7 或 10 级予以记录。目前许多心理变量可以采用这种序量化的方式。例如让被试对自己的疼痛程度分 10 级作出评估,从无疼痛 0 分到极度疼痛 10 分。这种方法只能给予粗略的估计,其信度和效度较难把握,可能会影响研究的准确性。

3. 间接定量   是指采用各类心理调查问卷和评定量表对某些心理现象作定量的分析。这是一类间接的定量方法,例如"抑郁"无法直接定量,需要采用"抑郁量表"进行量化,但并不能随便使用一个"抑郁量表"。合格的抑郁量表的编制需要经过一定的心理测量学的检验和分析,例如首先定义什么是抑郁,应包括哪些症状条目,有哪些"因素",量化等级确定等,确保该量表的有效性和可靠性,即效度和信度符合心理测量学要求。故使用这类定量方法时必须特别重视其心理测量学分析结果。

4. 直接定量   是指对某些心理物理变量作直接测定。心理物理学中的声、光、电、机械等刺激或反应,如感觉阈限、反应时、皮肤电阻等的测定,以及动物实验时的行为活动次数和强度,某些心理治疗手段的实施时限和频率的记录等,都可以直接测量。但在医学心理学工作中,能使用直接定量的并不多。

在医学心理学临床实践和科学研究中,往往综合使用上述各种量化手段。

二、研究过程、类型及方法

(一) 研究过程

一般来讲,医学心理学研究过程包括提出问题和假设、收集资料、检验假设、建立理论四个步骤。具体到医学心理学临床研究,研究过程可细分为六个步骤:提出假设、选择关键变量及其检查方法、确定临床研究范式、选定研究样本、检验假设、结果的解释和发布。

(二) 研究类型

研究分类方法有多种,如根据研究目的分为基础研究和应用研究,根据研究性质分为描述性和控制性研究。常见的分类方法是按照研究所涉及的时间特点,将研究分为横断研究(cross sectional study)和纵向研究(longitudinal study),前瞻性研究(prospective study)和回顾性研究(retrospective study)。

横断研究是选择在某些方面匹配的被试,在同一时间内进行观察和评定。其优点是节省人力物力,可以设计为有代表性的大样本研究,短时间内获取大量资料。缺点是研究欠系统、较粗糙,不能完全反映心理行为的发展变化过程。而且选择的对照组具有可比性,但在实际中难以找到完全相似的两组被试,降低了研究结论的效度。

纵向研究是对同一个人或同一组被试在指定的时间内进行追踪研究,观察、测量和评定被试在一段时间内所发生的变化。其优点是能研究心理行为的发展规律及其影响因素,缺点是必须考虑被试的心理行为的成熟程度、样本丢失、研究工具信度和效度、自然发生波动等因素的影响。

回顾性研究是以现在为结果,回溯到过去的研究,是目前医学心理学最常见的研究方式之一。这一研究方式由于条件限制较少,有其优点,但其缺陷是被试目前的心身状态会影响对过去资料报告的真实性和准确性。例如,一位患严重疾病者往往将目前的病况归因于自己的过去,结果可能会报告较多的既往负性生活事件,对负性事件的严重程度的估计也可能偏高,从而造成了生活事件与现患疾病有关的假阳性结果。

前瞻性研究是以现在为起点追踪到将来的研究方法,可弥补回顾研究的缺陷。例如在临床心理实验中,对一批 A 型行为类型者使用自我行为管理策略指导,并追踪此后整个行为干预策略实施过程中被 A 型行为的改变情况,从而证明这种治疗技术的实际效果。但由于前瞻性研究条件限制过多,实施比较困难,使用并不很普遍。

(三)研究方法

在医学心理学研究中,常用的研究方法有以下几类:

1. 个案研究 个案研究(case study)是对单一案例的研究。包括收集被试的历史背景、测验材料、调查访问结果,以及有关人员做出的评定和情况介绍。这种研究方法在医学心理学中经常出现,主要用于了解和帮助有心理问题或障碍的病人,在此基础上进行调查,做出诊断,设计治疗方案,并对治疗效果进行评估。例如,行为主义心理学家华生对一个名叫小艾伯特的男孩的研究,观察到恐惧症的习得过程。传统的个案法以个案史的回顾性调查为主,但也可用于前瞻性研究。个案法还特别适用于少见案例,例如狼孩、猪孩、无痛儿童等心身问题的研究。个案研究通常需要追溯个案的历史和各方面的背景资料,所以具体可采用观察、交谈、测量和实验等方法。

个案法的优点在于研究对象少,便于进行全面、系统及深入的研究,个案研究重视从一个个案结果推出有关现象的普遍意义,因此在临床研究中对典型病例的个案研究意义重大,有时则作为大规模抽样研究(sampling study)的准备阶段。

其缺点主要有四点:第一,个案研究缺乏代表性,总体推论时特别要慎重;第二,个案研究是非控制性观察,结果属于描述性的,比较粗糙;第三,主观偏见降低了个案研究的效度;第四,个案研究结论容易被错误应用于仅仅是有联系但不是因果关系的事件。

2. 相关研究 相关研究(correlation study)是考察两个变量间是否有联系的一种研究方法与统计技术。相关研究法与实验法不同,不需要操作自变量,也不需要控制环境,是在自然环境中对两种以上变量进行观察。相关研究通常采用自然组设计,即从现有的自然人群中选择被试,以考察两个自然发生的变量间的关系。在医学心理学研究中常用的一类自然组设计是病例对照设计(case-control design)。

相关分析结果以相关系数大小表示。相关系数大小在 -1.00 至 +1.00 之间,相关系数的绝对值越接近于 1.00,说明两个变量关联程度愈大,越接近于 0.00,关联程度愈小。如果相关系数为正值,叫做正相关;相关系数为负值,则为负相关;相关系数为 0,则无相关。

相关研究最大局限性是难以证实因果关系。既不能指明因果关系,也不能直接得到变量间因果关系的推论。相关研究最适合与达到了解和预见的目的,能为实验研究确定要研究的变量,以便作进一步的研究。相关研究在医学心理学研究中占有相当大的比例。

3. 实验研究 实验研究(experimental study)是在控制的条件下观察、测量和记录个体行为的一种研究方法,是科学研究中因果研究的最主要方法。实验法可分为实验室实验法、现场实验法和临床实验法。就实验研究设计而言,可以分为三大类:前实验设计(pre-experimental designs)、准实验设计(quasi-experimental designs)和真实验设计(true experimental designs)。

在医学心理学研究设计中,最简单的实验设计是准实验设计中的成组比较,有两个组,其中之一是实验组(experimental group),另一个是对照组(control group),除研究考察的变量不同外,两组间的其他影响因素都具有可比性。

实验研究的优点是能够最大限度的证实因果关系,弥补了个案研究和相关研究的不足。其缺点是控制的条件要求高,实施复杂、困难,实验研究过程必须严格控制无关变量,即便不能排除,也要求在实验中保持恒定。

临床实验研究范式在医学心理学具有重要意义,例如在医学临床,通过神经科脑部实验(在脑手术允许下)可取得许多宝贵的神经心理学资料,通过对有关心身疾病的临床研究可认识心身的相关性和心理治疗的疗效等;在医学心理学临床研究中,某些实验研究设计可在生活情景中进行,例如对一组幼儿实施连续三年期的行为干预,同时记录其有关心身变量并与未干预组做比较,证明该干预方法对幼儿的心身发展各项指标有重要意义等。临床实验研究也可采用观察、交谈、测量和实验等方法。

(吴大兴　姚树桥)

第四节　医学心理学的现状与发展

一、我国医学心理学产生的背景

在西方国家,德国学者 Lotze RH 于 1852 年首先采用医学心理学一词命名其著作。以后近一百年里,与医学心理学相关的大事件不断出现,其中各种心理诊断和心理治疗方法的诞生,奠定了医学心理学工作的基础。1977 年,美国的恩格尔在《科学》杂志上呼吁建立一种新医学模式的文章,直接推动了传统的生物医学模式向新的生物-心理-社会医学模式的转变,这是医学心理学相关工作普遍开展的国际大环境。此后,国外在医学院校工作的少数心理学家也成立了医学心理学系(教研室)或医学心理学科。但是在欧美国家,无论是在心理学科还是在医学学科内,均未设立独立的医学心理学分支学科,而只有相关类似的分支学科,如临床心理学、健康心理学和心身医学等。20 世纪 70 年代末,我国众多老一代医学心理学专家根据我国医学教育的实际情况,为应对医学模式发展的需要,与推动心理科学与医学相结合,从而开创了医学心理学这一门新生的医学和心理学分支学科。虽然该学科历史较短,但发展迅速,逐渐完善,且颇具我国特色。我国的医学心理学吸取了心理学科中所有与健康相关的分支学科内容,尤其是生理心理学、异常心理学、健康心理学、临床心理学等,将心理学知识与技能应用于对人类健康的促进,以及疾病的病因探索、诊断、治疗及预防之中,医学心理学不仅丰富了心理学理论体系,而且在维护人类健康、防治疾病方面发挥了重要的实际作用。因为医学心理学科是我国的特色学科,所以这里仅就我国医学心理学现状和发展趋势做一介绍。

二、我国医学心理学科的现状

20 世纪 70 年代末,在原卫生部领导下,全国各重点医学院校开始通过培训班形式培养医学心理学师资,逐步为医科生开设了医学心理学选修课程,并尝试编写医学心理学讲义和教材。20 世纪 80 年代中期,原卫生部将医学心理学纳入了医科生必修课程,使医学心理学科建设步入快速、规范发展的轨道。至今,各医学院校均成立了医学心理学教研室(所、中心或系),各单位师资编制 5 ~ 10 人不等,从事医学心理学教学、科研及临床实践工作。同时,在原卫生部教材办公室和全国高等医药教材建设研究会的组织下,针对不同层次医科生的特点,编写了系列的《医学心理学》卫生部规划教材。

20 世纪 80 年代,我国医学心理学的兴起与发展,在医学心理学研究领域也有相当的反映。最先得到医学心理学研究者重视的是临床心理评估方面的研究。早期主要是引进和修订一大批国际上著名心理测验,如韦氏智力量表、明尼苏达多相人格调查表等量表的修订,并得以广泛应用;中期则开始探索研制具有我国自主知识产权的心理评估方法,如临床记忆量表的编制;目前,重视现代测量学理论的指导作用,注意吸收实验心理学和认知神经科学最新研究成果,研制具有自主知识产权的、应用前景广泛的心理评估方法。在心理评估研究的同时,心理治疗与咨询方法研究也得到了广泛的重视,国际上主要流派的心理治疗方法相继在我国广泛应用,具有我国特色的心理治疗方法如道家认知治疗也开始应用于临床。此外,在病理心理、神经心理、心理健康等领域,我国医学心理学工作者也取得了丰硕的研究成果。

中国心理学会在 1979 年成立了医学心理学专业委员会(2011 年改名为医学心理学分会)。1985年,中国心理卫生协会成立。20 世纪 80 年代中期以前,医学心理学科研论文大都在国内几家心理学杂志和医学杂志上发表。1987 年,《中国心理卫生杂志》创刊;1992 年,《中国行为医学科学》创刊;1993 年,《中国临床心理学杂志》创刊。目前,全国相应的专业刊物已有近十种,标志着我国医学心理学科研工作有了良好的开端。同时,我国医学心理学科研工作者越来越多地在国际权威学术期刊上发表重要科研成果,国际影响日益增加。

随着医学心理学学科的专业化与职业化水平的发展与提高,我国的医学心理学工作已逐渐扩大到基础医学、临床医学及预防医学各个领域,全国医疗、健康保健及相关机构建立了更多的医学心理咨询门诊,以解决临床各科及健康领域的心理问题,这反映了我国医学心理学科应用的广阔前景。

三、我国医学心理学科发展趋势

今后,我国医学心理学科将继续以生物-心理-社会医学模式作为指导思想,贯穿于理论与实践之中。加强医学心理课程建设和学科自我生存能力,提高医学心理工作者专业素养及专业水平,力争更多高水平的科研成果,扩大应用领域及提高临床服务的能力,均是我国医学心理学面临的主要挑战,并呈现出如下发展趋势:

1. 该学科队伍人数将快速增长,学历层次会进一步提高,教育结构会有相当的变化。围绕着医学心理学国家精品课程建设,教材将进一步优化,课程进一步规范化,教学质量进一步提高。

2. 具有我国自主知识产权的适用临床的心理测验和计算机辅助的心理测验数量大幅增加;具有某种法律效应的测验管理法规有可能产生,从而为我国心理测验的研究和开发提供了基本的保证。

3. 利用我国病理心理研究对象(包括脑损伤病人)资源的巨大优势,在心理障碍和脑损伤的病因和发病机制方面做出国际领先的成果。目前,医学心理学家通过基因、大脑、行为及环境多层面研究,极有可能阐明常见心理障碍的病因及发病机制,也有可能澄清心理应激与生活方式相关的躯体疾病的相互作用关系。

4. 通过对危险人群进行多方位的、有针对性的早期干预,非传染性慢性疾病和与人类生活方式关系密切的艾滋病、成瘾行为等发生率将大幅度降低。

5. 健康领域工作的医学心理学家将广泛参与旨在促进人们心身健康,减少损害健康的心理社会危险因素,提高人们(包括病人)生活质量的各项研究和实际工作,工作范围将扩大到基础医学、预防医学和内、外、妇、儿各临床学科以及老年医学和康复医学各个领域,在社会上产生越来越大的影响。

四、我国医学心理学工作者的培养

医学心理学是心理学与医学相结合的交叉学科,不仅涉及几乎所有的心理学分支学科,如基础心理学、异常心理学、神经心理学、生理心理学、临床心理学及健康心理学等,也涉及基础医学(如神经生物学、病理生理学)、临床医学(含内、外、妇、儿、耳鼻喉、皮肤、神经精神等)、预防医学和康复医学有关知识和技能,还涉及人类学、社会学、生态学等人文社科领域广泛知识,例如语言、交际、习俗、婚姻、家庭、社区、居住、工业化等方面社会文化背景及相关的心理学问题。因此,要成为一名专业的医学心理学工作者,需要在医学、心理学及相关的人文社科领域进行正规的、长期的学习和训练。目前,我国职业的医学心理学工作者工作场所很广,大多数在大专院校尤其是医学院校从事教学、科研和临床等方面工作,少数人在医院、卫生保健机构从事临床和科研工作。预计可能和美国临床心理学家一样,在发展到一定阶段后,越来越多的人走向社区,开设心理诊所,开展心理疾病的诊治和预防工作。不管在什么场所从事何种工作,职业的医学心理工作者都需要接受正规训练,取得一定的资质,才能从事专业性工作。医学心理学工作者培养途径和方式甚多,其中短期培训与进修班、本科及研究生培养方式最为常见。

1. **短期培训和进修班**　在 20 世纪 80 年代，医学心理学科尚处于初期发展阶段，专业人员极为缺乏。当时一大批来自相关学科（如基础医学、心理学、精神病学、公共卫生学、神经科学及社会科学等）人员进入医学心理学领域。为了在短时间内提高这些人员专业素养和业务水平，国内几所医学院在原卫生部支持下，开展了医学心理学业务骨干和师资的培训，并接受半年至一年的进修生。至 20 世纪末，中南大学湘雅医学院（原湖南医科大学）、北京大学医学部（原北京医科大学）及中科院心理研究所等部门为我国培训了近万名医学心理学工作者，从而建立了一支有相当规模的专业队伍。值得一提的是，以原北京医学院为主要发起单位，连续 10 余次召开全国医学心理学教学研讨会，每次都有几十所院校教师参加，交流医学心理学工作尤其是教学工作的经验，这一活动对于我国医学心理学科建设，特别是教学工作，产生了积极的作用。

2. **医学心理学专业本科生培养的尝试**　近年来，国内部分医学院校（至 2011 年底，已有百余所医药院校）开始招收和培养医学心理学专业本科生。培养模式主要有两种，一种按心理学科本科生培养模式进行培养（应用心理学专业医学心理学方向），教学内容侧重心理学知识和技能，学制 4 年，毕业时授予理学或教育学学士学位；另一种按医学本科生培养模式进行培养（临床医学专业医学心理学方向），教学内容侧重医学知识和技能，兼顾医学心理学知识和技能的训练，学制 5 年，毕业时授予医学学士学位。目前，各医学院校招收该专业方向本科生人数预计已达到万余名，这对我国未来医学心理学的发展将会产生深远的影响。

3. **医学心理学专业方向研究生的培养**　按现行我国学科分类系统，医学心理学科属于心理学科（一级学科）中的应用心理学（二级学科）的分支学科（三级学科），也有部分医学院校自主将医学心理学科作为二级学科设置在基础医学或临床医学（一级学科）之中。从 2018 年起，我国教育部在研究生学科分级中，取消了原来二级学科的设置，改为一级学科下若干个研究方向，心理学科博士硕士学位培养（一级学科）包括 23 个研究方向，如临床与咨询心理学、健康心理学等。由于学科分类的不统一，导致了目前我国医学心理学专业方向研究生毕业时的学位名称不一致，有的授予教育学或理学学位，有的授予基础医学或临床医学学位。但是，各院校医学心理学专业方向研究生培养模式大同小异，均强调了医学心理学科研能力和实践能力并重的培养模式，即科学家——实践家培养模式。目前，我国医学心理学专业方向研究生培养分为硕士研究生和博士研究生两个层次。医学院校中有医学心理学专业方向硕士学位授予权的较多，招收研究生数量也较大，学制通常是 3 年；但是，具有医学心理学专业方向博士学位授予权的院校很少，每年招收人数不到 50 名，还有极大的发展空间。通过医学心理学专业方向研究生的培养，为我国医学心理学科的发展培养了一大批高素质的学术人才和业务骨干，这必定是将来我国医学心理学工作者职业化发展的主要途径。

（姚树桥）

第二章　心理学基础

人的心理或心理现象分为基本的心理过程和个性特征两个方面，并且具有生物和社会的双重属性。作为医学生，应该首先掌握基本的心理学概念和知识，以及心理的生物与社会学基础，为进一步学习医学心理学知识和方法打下基础。

第一节　心理现象及其本质

一、心理现象

日常生活中，人会接触到各种各样的现象，有自然现象如彩虹、地震、流水等，也有社会现象如追星；还有一些心理现象，如看见壮丽的山水美景，人会感觉心旷神怡、心情舒畅。心理现象（psychological phenomena）是个体心理活动的表现形式，一般把心理现象分为两类，即心理过程和个性特征。

心理过程包括认知过程、情感过程与意志过程。认知过程是人获得信息及信息加工和处理的过程，包括感觉、知觉、记忆、思维、想象等；人在认识客观事物的时候，由于客观事物的不同、客观事物与人的关系不同，人对客观事物会产生不同的态度或体验，如满意或不满意、愉快或不愉快等，这些复杂多样的态度或体验称为情绪和情感。产生态度或体验的过程就是情绪情感过程。人不仅能认识事物，体验对事物的态度，而且还能为了满足某种需要，自觉地确定目的，制订计划，克服困难，努力达到目的，这就是人的意志过程。人由于先天素质不一样，生活的环境和受到的教育也存在差别，以及从事的实践活动的不同，所以人在活动的过程中，会表现出其各自的独特的特点，这些特点就是他的人格特点。人格是人稳定的心理特征的综合。

人的心理过程和人格是相互密切联系的。人格心理是通过心理过程形成的；同时，已经形成的人格又会制约心理过程的进行，并在心理活动过程中得到表现，从而对心理过程产生重要影响，使得每一个人在认知、意志、情感等方面表现出明显的人格差异。

二、心理的本质

人类对心理的本质问题经历了相当长的探索历史，只有到了近代，辩证唯物主义才将心理的本质问题做出了科学的解释。科学的心理观认为，脑是心理的器官，心理是脑的功能，是脑对客观现实主观的、能动的反映。归纳起来，可以理解为，心理是人脑的功能，是人脑对客观现实主观能动的反映。

（一）心理是脑的功能

心理活动与脑有密切的关系，人类的心理现象是人脑进化的结果。大脑是由大量神经细胞借助突触而形成的一个巨大的网络系统。每个神经细胞可能和六万到三十万个神经细胞发生联系。从动物进化上看，随着神经系统特别是脑的进化，动物的心理由无到有、由简单到复杂在逐渐地发生着变化。特别是随着新皮层的出现，动物的心理有了质的改变，如类人猿的大脑皮质能够借助于表象和简单的概括能力，在一定程度上反映事物之间的关系，并解决一些较复杂的问题。不同的动物随着其心理的需要，其皮层发展也是不同的，如人和猿猴相比，颞区、下顶区和额区的面积显著地增大，这些脑区正是对信息进行加工、综合、贮存、控制等的部位。大脑既可同时接受各种刺激，还受过去所经历过的刺激的影响，加上反馈作用，使得心理变得极为复杂。现代个体研究也发现，心理的发生发展也是以脑的发育为物质基础的。现代的生理解剖和临床医学证明,人脑由于外伤或疾病受到损伤,相应的心理活动也会发生改变,例如大脑右半球病变时就会引起视空间、注意和情绪障碍,这都证明了心理是脑的功能。

(二) 心理是脑对客观现实主观的、能动的反映

脑是心理产生的器官,是一切心理活动的物质基础,但大脑本身并不能凭空产生心理活动,客观现实是心理的源泉和内容,没有客观现实就没有心理。心理活动的内容来源于客观现实,人的感觉和知觉是由于客观事物直接作用于人的感觉器官而产生的反映,记忆、思维、情绪情感等心理活动是在感知觉的基础上形成和发展起来的。脑对客观现实进行反映时,不是机械的,被动的反映,是一种主观的反映,受到个人经验、个性特征和自我意识等多种因素的影响。在这一过程中,逐渐形成了不同的心理水平、心理状态和人格特征,而这些内容反过来又影响和调节个体对客观现实的反映,从而表现出人的心理的主观特点。

第二节　认 知 过 程

认知过程(cognitive process)是指人们获得知识或应用知识的过程,或信息加工的过程,这是人的最基本的心理过程,它包括感觉、知觉、记忆、想象、思维和语言等。人脑接受外界输入的信息,经过头脑的加工处理,转换成内在的心理活动,再进而支配人的行为,这个过程就是信息加工的过程,也就是认知过程。认识过程中思维是核心。

一、感觉

感觉(sensation)是人脑对直接作用于感觉器官的客观事物的个别属性的反映,是最基本的认知过程。它是我们认识客观事物的第一步,感觉给我们提供了内外环境的信息,保证了机体与环境的信息平衡,它是一切较高级、较复杂的心理现象(如思维、记忆)的基础。

(一) 感觉的分类

根据刺激的来源可把感觉分为外部感觉和内部感觉。外部感觉(external sensation)是由外部刺激(internal sensation)作用于感觉器官引起的感觉,包括视觉、听觉、嗅觉、味觉和皮肤觉。内部感觉是由有机体内部的刺激所引起的感觉,包括运动觉、平衡觉、内脏感觉(包括饥渴、饱胀、窒息等)。

1. **视觉**　视觉是光刺激于人眼所产生的感觉。是人类对外部世界进行认识的最主要途径,人类所接受的信息有80%是来自于视觉的。视觉能使人们快速意识到环境中刺激物的变化,并做出相应的行为反应。视觉的适宜刺激是波长为380～780nm的可见光波。

2. **听觉**　听觉是声波作用于耳所产生的感觉。听觉是人类另一重要感觉。听觉的适宜刺激是声波(16～20 000Hz)。

3. **嗅觉**　嗅觉是由有气味的气体物质作用于鼻腔黏膜中的嗅细胞所引起的。研究人员发现不同的气味对人体可以产生不同的作用。比如,有一些芳香物质可以使人精神振奋,减轻疲劳,提高工作效率;天竺葵花的香味具有镇静作用,能使病人安然入睡。

4. **味觉**　味觉的感觉器官是舌头上的味蕾,能够溶于水的化学物质是味觉的适宜刺激。一般认为,人有酸、甜、苦、咸四种基本味觉,其他味觉都是由它们混合产生的。实验证明,人们的舌尖对甜味最敏感,舌中部对咸味敏感,舌两侧对酸味敏感,而舌根部则对苦味最为敏感。

5. **皮肤觉**　皮肤觉的基本形态有四种:触觉、冷觉、温觉和痛觉。皮肤觉的感受器在皮肤上呈点状分布,称触点、冷点、温点和痛点,它们在身体不同部位的数目不同。皮肤觉对人类的正常生活和工作有着重要意义。人们通过触觉认识物体的软、硬、粗、细、轻重,盲人用手指认字,聋人靠振动觉欣赏音乐,都是对皮肤觉的利用。

（二）感觉的特征

1. 感受性与感觉阈限 感受性也叫感觉的敏锐程度，是感受器对刺激的感受能力。感觉总是由一定的刺激引起，但并非所有的刺激都能让人感觉到。例如，落在手背上的灰尘，我们是感觉不到的，但是一个小石头落在手背上，我们就能感觉到。感受性的高低用感觉阈限大小来测量。感觉阈限是衡量感觉能力的客观指标，可分为绝对感觉阈限和差别感觉阈限。我们把刚刚能引起某种感觉的最小刺激量称为绝对感觉阈限。例如，把一个小到我们耳朵根本听不到的音乐声音慢慢调大，大到我们刚好能够听到为止。觉察出最小刺激量的能力称为绝对感受性；刚刚能引起差别感觉的刺激的最小变化量是差别感觉阈限。例如，在100克重的物体上增加3克，人们就能觉察出重量感觉的差异，这3克就是感觉在原重量100克时的差别阈限。觉察出同类刺激物之间最小差别量的能力是差别感受性。感受性与感觉阈限成反比关系，阈限低感受性高，感觉敏锐；反之，阈限越高，感受性越低，感觉越迟钝。各种感觉的绝对感觉阈限并不相同，同一感觉的绝对感觉阈限也因人而异。另外，人的各种感受性都不是一成不变的，它们受内外条件的影响，例如适应、对比、感官之间的相互作用；生活需要和训练等都能导致相应的感受性发生变化。

2. 感觉的适应 指由于刺激物对感受器的持续作用使感受性发生变化（感受性提高或降低）的现象，就是感觉的适应。为什么我们时常会碰到戴着眼镜找眼镜、戴着帽子找帽子的情况？这些都是感觉适应特性的体现。人具有很高的适应性，适应机制使人能够在变动的环境中比较容易进行精细分析，从而实现较准确的反应。感觉器官在弱刺激持续作用下，感受性会增强，如暗适应现象；感觉器官在强刺激持续作用下，感受性会减弱。但人的适应是有限度的，不断的适应和过度的适应则易使人疲劳，降低感受性。

3. 感觉的对比 是指同一感觉器官在不同刺激物的作用下，感受性在性质和强度上发生变化的现象。例如，黑人牙齿总给人以特别洁白的感觉。感觉对比分为同时对比和继时对比两种。如右手泡在热水盆里，左手泡在凉水盆里，然后双手同时放进温水盆里，结果右手感觉凉，左手感觉热。这叫同时对比（图2-1）。再如，先吃糖，后吃苹果，就会感觉苹果变酸，这叫继时对比。

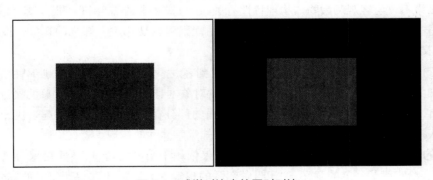

图2-1 感觉对比中的同时对比

4. 感觉的相互作用 某种感觉器官受到刺激而对其他器官的感受性造成影响，或使其升高或降低。如在噪音影响下，黄昏视觉感受性降低；在绿光照明下听觉感受性提高。不同感觉相互作用的一般规律是：微弱刺激能提高其他感觉的感受性，而强烈的刺激则会降低其他感觉的感受性。

5. 感受性的补偿与发展 感受性的补偿是指当某种感受器受到损伤之后，在社会生活与实践活动的影响下，其他感受器的感受性大大提高的现象。如美国妇女海伦·凯勒盲聋哑俱全，但其手指触觉却发展的极其敏锐，她能用手指敲击感同人谈话，经过努力终于成为著名的教育家，其感觉补偿作用达到了惊人的程度。感受性的发展是指人的感受性在生活和劳动实践的长期锻炼中，是可以大大提高和发展的，特别是通过实践活动和某些特殊训练，可以提高到常人不可能达到的水平。如《水浒传》里的郑屠，称肉不差分毫；卷烟包装工一次能抓二十支卷烟；卖油翁不洒一滴油，缘由"无它，唯技之熟耳"。

6. 联觉   指一种感觉兼有另一种感觉的心理现象。如我们感觉到的"沉重的乐曲"、"甜蜜的笑容"等就是联觉现象。

二、知觉

知觉（perception）是人脑对直接作用于感觉器官的客观事物的整体属性的反映，它是一系列组织并解释外界客体和事件产生的感觉信息的加工过程。例如，我们看见一个红红的苹果、听到一首动听的歌曲，而不是仅仅看到红色的、圆形，听到高音或低音、乐音或噪音，这些就是知觉现象。

感觉和知觉是人认识客观事物的初级阶段，是人的心理活动的基础。人们通过感觉可以认识事物的个别部分或个别属性，而通过知觉能够把由各种感觉通道所获得的感觉信息进行整合以获得对事物整体的认识。人的感觉的产生更多地受客观刺激的影响，而知觉的产生除了受客观刺激的作用外，还很大程度上要受个人经验等主观因素的制约。

（一）知觉的分类

根据知觉反映的客观事物的特性的不同，我们可以把知觉分为空间知觉、时间知觉和运动知觉。

1. 空间知觉   空间知觉是对物体的形状、大小、远近、方位等空间特性的知觉。它包括形状知觉、大小知觉、距离知觉和方位知觉等，是多种感受器协同活动的结果。

2. 时间知觉   对客观事物的顺序性和延续性的反映。

3. 运动知觉   个体对物体空间移动以及移动速度的反映。例如，鸟在天上飞、鱼在水里游等。通过运动知觉，人们可以分辨物体的运动和静止，以及运动速度的快慢。

（二）知觉的基本特性

1. 知觉的选择性   人在知觉事物时，首先要从复杂的刺激环境中将一些有关内容抽象出来组织成知觉对象，而其他部分则留为背景，这种根据当前需要，对外来刺激物有选择地作为知觉对象进行组织加工的特征就是知觉的选择性。知觉的选择性是个体根据自己的需要与兴趣，有目的地把某些刺激信息或刺激的某些方面作为知觉对象而把其他事物作为背景进行组织加工的过程。影响知觉选择性的客观因素不仅与客观刺激物的物理特性有关，还与知觉者的需要和动机、兴趣和爱好、目的和任务、已有的知识经验以及刺激物对个体的意义等主观因素密切相关。知觉的选择性既受知觉对象特点的影响，又受知觉者本人主观因素的影响。

2. 知觉的整体性   是指知觉系统倾向于把感觉到客观事物的个别特征、个别属性整合为整体的功能特性。知觉的整体性与过去经验有关，还与知觉对象本身的特征有关，如对象的接近性、相似性、连续性、封闭性等。一般来说，刺激物的关键部分、强的部分在知觉的整体性中起着决定作用。临床医师根据病人疾病的典型特征做出正确的诊断就是知觉整体性的体现。

3. 知觉的理解性   人在感知当前的事物时，不仅依赖于当前的信息，还要根据自己过去的知识经验来理解它，给它赋予一定的意义，这就叫做知觉的理解性。知觉的理解性使人的知觉更为深刻、精确和迅速。知觉的理解性会受到情绪、意向、价值观和定势等的影响，在知觉信息不足或复杂情况下，知觉的理解性需要语言的提示和思维的帮助。知识、经验不同，对知觉对象的理解也不同。

4. 知觉的恒常性   当知觉对象的刺激输入在一定范围内发生了变化的时候，知觉形象并不因此发生相应的变化，而是维持恒定，这种特性称为知觉的恒常性。例如，一个人从不同角度看篮球板上的篮筐，视觉形象均不同，但也仍然以篮筐是"圆"的，而不是"椭圆"的形状来知觉。知觉的恒常性有利于人们正确地认识和精确地适应环境，对于我们现实生活有着重大意义。它可以使我们保持对事物本来面目的认识，保持对事物的稳定不变的知觉，从而更好地适应不断变化的环境。

（三）错觉

当你坐在正在开着的火车上，看车窗外的树木时，会以为树木在移动；当我们在大路上行走时，放眼向远方望去，路两边的树木仿佛相会在一起，两条等长的线段，一条垂直于另一条的中点，那么垂直线段看上去比水平线段要长一些，这些现象都是错觉。错觉（illusion）是在客观事物刺激作用下产生的对刺激的主观歪曲的知觉,是不正确的知觉。在生活中常见的错觉有大小错觉、形状错觉、方向错觉、形重错觉、倾斜错觉、运动错觉、时间错觉等。错觉产生的机制到目前虽然不清楚,但是研究错觉对我们更好的研究知觉和认识自然现象具有重大的意义。在错觉中,视错觉表现得最明显(图2-2)。你相信图中的水平线彼此间都是平行的吗?近来由于技术的发展特别是计算机制图技术的发展,颜色错觉和运动错觉的研究逐渐成为焦点。错觉虽然有时候会给我们的生活带来不便,但也能为我们服务。比如装修房间的时候在地板的四周铺上粗糙的鹅卵石,会使得地板变得格外的光滑。

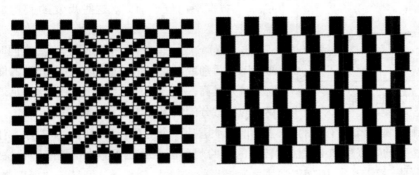

图 2-2　视错觉

三、注意

注意(attention)是心理活动对一定对象的指向和集中。注意本身不是一种独立的心理活动,它不能单独进行或完成,它是心理活动的一种属性或特性,指向性和集中性都是注意的基本特征。

(一) 注意的功能与外部表现

注意的有选择功能、保持功能及对活动的调节和监督功能,这些功能使个体能从大量周围环境的刺激中,选择出哪些对人很重要,哪些对人不那么重要,排除无关信息,控制并使信息保持在意识中。

注意是一种内部心理状态,可以通过人的外部行为表现出来。人在注意时,血液循环和呼吸都可能出现变化,当注意高度集中时,还常常伴随某些特殊的表情动作,如托住下颌、凝神远望等。

(二) 注意的分类

1. **无意注意**　是指没有预定目的,也不需要做意志努力的注意。如天空中突然有一架轰隆而至的飞机,人们不由自主地抬头去望,这时的心理活动就是无意注意。无意注意是一种初级的、被动的注意形式,它的产生和维持,不依靠意志的努力。新异的刺激物、强度大的刺激物、刺激物与背景的差别大以及刺激物的运动和变化都是引起无意注意的客观因素。

2. **有意注意**　是指有预定的目的,需要一定意志努力的注意,是注意的一种高级形式。人们在劳动、工作和学习中都需要大量的有意注意才能完成任务。有意注意自觉主动地服从一定目的和任务。需通过一定意志努力自觉调节和支配,去注意那些必须注意的事物。

3. **有意后注意**　是指事先有预定的目的,但不需要付出意志努力的注意。有意后注意是在有意注意的基础上发展起来的,它具有高度的稳定性,是人类从事创造活动的必要条件。如人们在进行熟练地阅读、打字、开车等机械枯燥的工作,在强迫自己做下去的同时,不断培养自己对事物的兴趣,随着熟悉强度的加大,慢慢地接受这份工作,而不需意志力的努力。

(三) 注意的品质

良好的注意应具有适当的范围、比较稳定、善于分配和主动转移等四个品质。

1. **注意广度**　是指在单位时间内(0.1秒)能够清楚地把握的对象数量。在0.1秒的时间内,人眼只能知觉对象一次,那么这一次知觉到的数量就是注意的范围。正常成人能注意到4~6个毫无关联的对象。

2. **注意的稳定性**　是指在同一对象或同一活动上注意所能持续的时间,这是注意品质在时间上的特性。保持的时间越长,表明注意的稳定性越好。一般人的注意集中时间为 10 分钟左右,但经过严格训练的外科医师可以集中注意在手术部位达数小时之久。注意的稳定性并不是一成不变的,而是在间歇性地加强和减弱,这种现象叫做注意的动摇,是注意的基本规律之一。注意的动摇可以用(图 2-3)来说明。当我们注视前面的这个棱台框架时,我们时而觉得小方框平面位于前方,大方框平面位于后方;时而又觉得小方框平面位于后方,而大方框平面位于前方。这种反复的变化是由注意的动摇造成的。

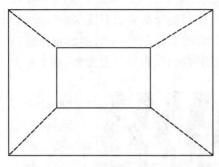

图 2-3   注意的动摇

3. 注意分配   指在同一时间内人把注意同时指向两种或两种以上活动或对象中去的能力。注意分配的能力可以通过训练得到提高,例如通过长期的针对性训练,足球运动员在比赛中的注意分配情况可谓眼观六路、耳听八方。

4. 注意转移   是指个体有目的地、主动地把注意从一个对象转移到另一个对象。注意转移的速度主要取决于注意的紧张性和引起注意转移的新的刺激信息的性质。决定注意转移快慢的因素有:①原有注意的紧张、稳定和集中的程度:紧张度高者较难转移;②引起注意转移的新事物的意义、趣味性与吸引力的大小:新事物越符合个体的需要时越易引起注意转移;③个体的神经活动类型:灵活型者较易产生注意转移。

四、记忆

(一) 记忆的概念和分类

记忆(memory)是指在头脑中积累和保持个体经验的心理过程。从信息加工的观点看,记忆是人脑对外界输入的信息进行编码、储存和提取的过程。记忆根据分类标准的不同,可以分为不同的类型。

1. 按记忆的内容分类   根据记忆的内容不同,记忆可分为形象记忆、逻辑记忆、情绪记忆和运动记忆。形象记忆是以感知过的客观事物在头脑中再现的具体形象为内容的记忆。它可以帮助我们记住事物的具体形象,包括事物的大小、形状、颜色、声音以及物体的活动变化等。语词逻辑记忆又称语义记忆,是指以概念、公式、理论、推理等为内容的记忆。它是人类所特有的,具有高度的理解性、逻辑性的记忆。情绪记忆以过去体验的情绪、情感为内容的记忆。如触景生情、经验教训等都是情绪记忆。运动记忆又称操作记忆,是对过去做过的运动或操作动作的记忆。如开车、游泳都是运动记忆。这种记忆是技能、技巧、技术和习惯动作形成的基础。

2. 按记忆加工的方式或保持时间的长短分类   根据记忆中信息保持时间的长短,将记忆分为感觉记忆、短时记忆和长时记忆(图 2-4)。瞬时记忆的信息在感觉系统存留时间仅有 0.25~2 秒钟,具有鲜明的形象性。短时记忆是瞬时记忆和长时记忆的中间阶段,信息在头脑中存留 5 秒钟~2 分钟,信息储存量有限,一般为 7±2 个记忆单位。长时记忆是指信息经过深入加工在头脑中长期贮存的记

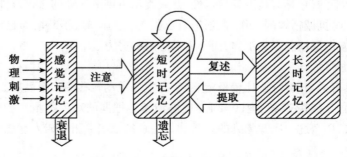

图 2-4   记忆的三个系统

忆。长时记忆的内容是个体的知识和经验,可以保持一段时间,甚至终生。

3. **根据记忆时空关系的方式分类**　图尔文(Tulving,1972)将长时记忆分为两类:情景记忆和语义记忆。情景记忆是指人们根据时空关系对某个事件的记忆。这种记忆是与个人亲身的经历分不开的,如人们对自己参加某次聚会的记忆,对游览某个景点的记忆。由于该记忆受一定的时间空间的限制,信息的储存容易受到各种因素的干扰,因而不够稳定。语义记忆是指人们对一般知识和规律的记忆,与特殊的地点、时间无关。如人们对符号、公式、定理等的记忆。这种记忆受规则、知识、概念和词的制约,较少受外界因素的干扰,因而比较稳定。

4. **根据记忆获得的方式分类**　安德生(Anderson,1980)根据记忆获得的方式以及提取时是否需要意识的参与,将记忆分为陈述性记忆和程序性记忆两种。陈述性记忆是指对有关事实和事件的记忆。它可以通过语言传授而一次性获得。它的提取往往需要意识的参与,如我们对日常生活常识的记忆。程序性记忆是指如何做事情的记忆,包括对知觉技能、认知技能和运动技能的记忆。在利用这类记忆时往往不需要意识的参与。例如,一项运动技能的形成,先前的动作要领的学习是陈述性记忆,动作技能形成以后,形成了某项动作后的操作动作是程序性记忆。

（二）记忆的基本过程

1. **识记**　识记(memorization)是通过对客观事物的感知与识别而获得事物的信息和编码,并在头脑中留下映象的过程。识记是记忆的开端,是保持的前提。

2. **保持**　保持(retention)指识记过的材料(经验)和获得的信息在头脑中得到储存和巩固的过程,它是实现再认和再现的重要保证。保持是一个动态变化的过程,表现为保存信息的数量和质量会随着时间的推移而发生改变。在质的方面:一种是原来识记内容中的细节趋于消失;另一种是增添了原来没有的细节,内容更加详细、具体,或者突出夸大某些特点,使其更具特色。在量的方面:一种是记忆回溯现象,即在短时间内延迟回忆的数量超过直接回忆的数量,也有人称之为记忆恢复现象;第二种倾向是识记的保持量随时间的推移而日趋减少,有部分内容不能回忆或发生错误,即遗忘。

3. **再认和再现（回忆）**　再认和回忆都是对长时记忆所储存的信息提取的过程。再认(recognition)是指过去经历过的事物重新出现时能够识别出来的心理过程。再现(reproduction)是过去经历过的事物不在主体面前,由其他刺激作用而在大脑里重新出现的过程。通常是能够回忆的内容都可以再认,而可以再认的内容不一定能够回忆。

（三）遗忘

记忆的内容不能保持或提出时有困难称为遗忘。遗忘可分为暂时性遗忘和永久性遗忘。由于某种原因对识记材料一时不能再认或回忆的叫暂时性遗忘,识记过的内容不经重新学习不能再认或回忆的叫永久性遗忘。

德国心理学家艾宾浩斯(Ebbinghaus H)对遗忘规律做了首创性系统性的研究。结果表明,学习后最初一段时间遗忘快,随时间推移和记忆材料的数量减少,遗忘便渐渐缓慢,最后稳定在一定水平上(图2-5)。

遗忘的规律与特点如下:

1. **遗忘进程先快后慢**　遗忘的进程是不均衡的,有先快后慢的特点。

2. **遗忘的多少与记忆材料的性质和长度的关系**　从记忆材料的性质上说,抽象的材料遗忘快于形象的材料;无意义的材料遗忘快于有意义的材料;言语材料遗忘快于形象材料;熟练的技能遗忘最慢。从记忆材料的长度来说,记忆材料长度越长,就越容易遗忘。

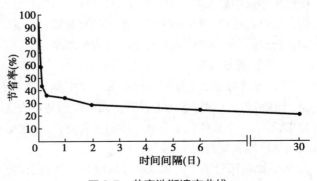

图2-5　艾宾浩斯遗忘曲线

3. **遗忘的多少与个体的心理状态的关系** 能满足个体需要或对个体有重要意义的材料容易保持,不能满足个体需要或对个体没有意义的材料容易遗忘;能引起个体愉快的情绪体验的材料容易保持,能引起个体不愉快的情绪体验的材料容易遗忘。

4. **遗忘与个体的学习程度和学习方式的关系** 从学习程度方面来说,学习重复的次数越多,就越不容易遗忘,但从经济高效的角度来看,超额学习百分之五十最佳;从学习方式方面来说,反复阅读与试图回忆相结合比单纯的反复阅读记忆保持的效果好。这是因为,反复阅读与试图回忆相结合能加强注意力,充分利用时间。

五、思维

(一)思维的概念

思维(thinking)是人脑间接地概括地对客观事物的反映。人的思维是借助概念、表象和动作,在感性认识的基础上认识事物的一般的和本质的特征和规律性联系的心理过程。

间接性和概括性是思维过程的主要特征。思维的间接性表现在它是借助其他事物为媒介间接地认识事物。比如,医师难以直观感知到病人心肌缺血,但借助心电图描记的 ST 段下移和 T 波倒置就可间接地诊断为心肌缺血。思维的概括性表现两个方面:一是对一类事物共同本质特征概括性的认识。例如,在医院里用于医疗的工具很多,而且具体用途也各不相同,但都具有一个共同的特征,即都是用于医疗的工具,抓住这一本质特征,就可统称为医疗器械。二是对事物之间规律性的内在联系的认识。例如,严重腹水的病人一般都有移动性浊音,这是医师对"严重腹水"和"移动性浊音"之间规律性联系的认识。

(二)思维的分类

1. **根据思维方式分类** ①动作思维(motoric thinking),是以实际动作或操作来解决问题的思维,即思维以动作为支柱,依赖实际操作解决具体直观的问题,在个体心理发展中,此种思维方式是 1~3 岁幼儿的主要思维方式,在实际的生活中成人也常常依赖实际操作来解决一些问题,但这种直观动作思维要比幼儿的直观动作思维水平高;②形象思维(imaginal thinking),是利用具体形象解决问题的思维,思维活动依赖具体形象和已有的表象,在个体心理发展中,它是 3~6 岁儿童的主要思维方式,也是许多艺术家、文学家及设计师较多运用的思维方式;③抽象思维(abstract thinking),是以抽象的概念和理论知识来解决问题的思维,这是人类思维的核心形式,例如,学生运用公式、定理、定律解答数、理、化的问题的思维方式等。

2. **根据思维探索答案的方向(思维的指向性)分类** ①聚合思维(convergent thinking),也称求同思维,就是把解决问题所能提供的各种信息聚合起来,得出一个正确的答案或一个最好的解决问题的方案;②发散思维(divergent thinking),又称求异思维,是指解决一个问题时,沿着各种不同的方向去进行积极的思考,找出符合条件的多种答案、解决方法或结论的一种思维。

3. **根据思维的独立程度来分类** ①常规思维(normative thinking),是用常规的方法和现成的程序解决问题的思维。这种思维不创造新成果,创造性水平很低。②创造性思维(creative thinking),是指在思维过程中,在头脑中重新组织已有的知识经验,沿着新的思路寻求产生一些新颖的、前所未有的、有创造想象参加的且具有社会价值的思维。

(三)思维过程

1. **分析与综合** 分析是指在头脑中把整体事物分解为各个部分或各个属性,再分辨出个别方面、个别特征,并加以思考的过程。而综合则是在头脑中把事物的各个部分、各个特征、各种属性结合起来,形成一个整体。综合是思维的重要特征,通过综合,可以全面、完整地认识事物,从而认识事物之间的联系和规律。

2. **比较和分类** 比较是在分析综合的基础上,把各种事物和现象加以对比,从而找出事物之间的相同点、不同点及其联系。通过比较,才能看出异中之同或同中之异。分类是在比较的基础上确认事物主次并将其联合为组、局、种、类的过程。通过分类可揭示事物的从属关系、等级关系,从而使知识系统化。

3. 抽象与概括　抽象是找出事物的本质属性,排除非本质属性的思维过程。概括是在思想上把抽象出的各种事物与现象的共同特征和属性综合起来,形成对一类事物的概括性本质属性的认识。例如炎症有各种表现,经抽象找出其本质特征如红、肿、热、痛。推而广之,只要有红、肿、热、痛就可认为有炎症。这就是概括。

六、想象和表象

(一) 想象

1. 想象的定义　想象(imagination)是对大脑中已有表象进行加工改造,形成新形象的过程。想象有形象性和新颖性的特点,是一种创造性的反映客观现实的形式。如孙悟空、猪八戒等形象就是想象的成果。想象力是创新观念的源泉,它具有预见的作用,它能预见活动的结果,指导人们活动进行的方向。科学的假说、工程师的设计、作家的人物塑造等凡属人类的创造性劳动,无一不是想象的结晶。没有想象便没有文学艺术、没有创造发明、没有科学预见。

2. 想象的种类　根据产生想象时有无明确的目的性,可以把想象划分为有意想象和无意想象。有一定目的、自觉进行的想象是有意想象;有意想象又分为再造想象、创造想象和幻想。在刺激作用影响下,没有目的、不由自主地进行的想象是无意想象,如"青春期白日梦"。在日常生活中,梦是很常见的一种无意想象。

(二) 表象

表象(representation)是指曾经感知过的事物在大脑中留下的映象。表象是想象的素材,但想象不是表象的简单再现,而是对表象进行加工改造,重新组合形成新形象的过程。表象具有直观性、概括性和可操作性的特点。

(冯正直)

第三节　情绪和情感过程

情绪和情感是人类大脑的高级功能,对个体的学习、记忆和决策有着重要的意义,是人类生存和适应的重要保障。人们在与自然界和社会的接触中,会遇到各种现象和各种情境,从而产生喜、怒、忧、思、悲、恐、惊等情绪、情感体验。正是由于情绪、情感的不同变化,才使得人们的心理活动更加丰富多彩。

一、情绪和情感的概念

情绪(emotion)和情感(affection)是指人对客观事物的态度体验,是人的需要是否得到满足的反映。情绪与情感是人们对客观事物的一种反映形式,客观事物是产生情绪、情感的源泉,离开了客观事物,情绪、情感就成了无源之水。客观事物与人的需要之间的关系,又决定了人对客观事物的态度,人对这种关系进行反映的形式则是体验和感受。所以当客观事物满足了人的需要和愿望时,就会引起人的正性和积极的情绪、情感,诸如高兴、愉快、满意、喜欢等;当客观事物不能满足人的需要和愿望时,则会引起负性和消极的情绪、情感,诸如生气、苦闷、不满、憎恨等;当客观事物只能满足人们一部分需要时,则会引起诸如喜忧参半、百感交集、啼笑皆非等肯定与否定、积极与消极相互交织的情绪与情感。

二、情绪和情感的关系

情绪情感是彼此依存、相互交融的,稳定的情感是在情绪的基础上发展起来的,同时又通过情绪反应得以表达;情绪的变化往往反映情感的深度,在情绪发生的过程中,常常蕴涵着深刻的情感。

情绪和情感以前曾统称为感情,它既包括感情发生的过程,也包括由此产生的各种体验,因而用单一的感情概念难以全面表达这种心理现象的全部特征。现代心理学分别采用情绪和情感来表达感情的不同方面。情绪和情感的区别在于情绪与生理需要是否满足相联系,而情感与社会需要是否满足相联系;情绪具有情境性,而情感具有稳定性、深刻性;情绪带有更多的冲动性和外显的反应,而情感则显得更加深沉和内隐;稳定的情感是在情绪的基础上发展起来的,又通过情绪反应得以表达,情绪的变化往往反映情感的深度。情绪主要指感情的过程,也就是脑的神经机制活动的过程。情绪代表了感情的种系发展的原始方面,所以情绪的概念可用于动物和人。而情感的概念是感情的"觉知"方面,集中表达感情的体验和感受。情绪和情感又是人类社会历史发展的产物,而且情感是人才具有的高级心理现象。

三、情绪的功能

1. 情绪的适应功能   情绪是生物进化的产物,在低等动物种系中,几乎无情绪而言,只有一些具有适应性的行为反应模式。当动物的神经系统发展到一定阶段时,生理唤醒在头脑中产生相应的感受状态并留下痕迹时,最原始的情绪就出现了。当特定的行为模式、生理唤醒及相应的感受状态出现后,就具备了情绪的适应性,其作用是使机体处于适宜的活动状态。所以,情绪从一开始产生就成为适应生存的工具。

人类继承和发展了动物情绪这一高级适应手段。情绪的适应功能在于改善和完善人的生存条件。例如,婴儿在出生时,由于脑的发育尚未成熟,还不具有独立生存的基本能力,他们靠情绪信息的传递,得到成人的抚育。人们常通过快乐表示情况良好;通过痛苦表示急需改善不良处境。由于人生活在高度人文化的社会里,情绪适应功能的形式有了很大的变化,人用微笑向对方表示友好,通过移情和同情来维护人际联结,情绪起着促进社会亲和力的作用,但对立情绪有着极大的破坏作用。总之,各种情绪的发生,时刻都在提醒着个人和社会去了解自身或他人的处境和状态,以求得良好适应。

2. 情绪的动机功能   情绪构成一个基本的动机系统,它能够驱动有机体发生反应,在最广泛的领域里为人类的各种活动提供动机。情绪的动机功能既体现在生理活动中,也体现在人的认识活动中。

内驱力是激活有机体行为的动力。情绪的作用在于能够放大内驱力的信号,从而更强有力地激发行动。例如,人在缺水或缺氧的情况下,产生补充水分或氧气的生理需要。但是这种生理驱力本身并没有足够的力量去驱化行动。而此时产生的焦虑感起着放大和增强内驱力信号的作用,并与之合并而成为驱动人行为的强大动机。

内驱力带有生物节律活动的刻板性。情绪反应却比内驱力更为灵活,它不但能根据主客观的需要及时地发生反应,而且可以脱离内驱力独立地发生作用。情绪的动机功能还体现在对认识活动的驱动上,认识的对象并不具有对活动的驱动性,促使人去认识事物的是兴趣和好奇心。兴趣作为认识活动的动机,导致注意的选择和集中,支配感知的方向和思维加工,从而支持着对新异事物的探索。

3. 心理活动的组织功能   情绪是独立的心理过程,有自己的发生机制和活动规律。作为脑内的一个监察系统,情绪对其他心理活动具有组织作用。它包括对活动的促进或瓦解两方面,正性情绪起协调、组织作用,负性情绪起破坏、瓦解作用。研究证明,情绪能影响认知操作的效果,影响效应取决于情绪的性质和强度。愉快强度与操作效果呈倒"U"型(见图2-6),即中等唤醒水平

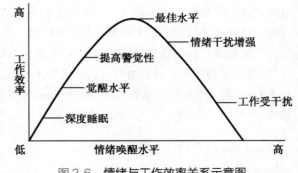

图2-6   情绪与工作效率关系示意图

的愉快和兴趣为认识活动提供最佳的情绪背景,过低或过高的愉快唤醒均不利于认知操作。对于负性情绪来说,痛苦、恐惧的强度与操作效果呈直线相关,情绪强度越大,操作效果越差。

情绪的组织功能在对记忆的影响方面也有体现。在良好情绪状态下,人们就很容易回忆带有愉快情绪色彩的材料;如果识记材料在某种情绪状态下被记忆,那么在同样的情绪状态下,这些材料更容易被回忆出来。情绪的组织功能也表现在对人行为的影响。人的行为常被当时的情绪所支配。当人处在积极、乐观的情绪状态时,倾向于注意事物美好的一面,而在消极情绪状态下则使人产生悲观意识,失去希望和渴求,更易产生攻击性行为。

4. 情绪的信号功能　情绪和语言一样,具有服务于人际沟通(interpersonal communication)的功能。情绪通过独特的无言语沟通形式,即由面部肌肉运动、声调和身体姿态变化构成的表情来实现信息传递和人际间相互了解。其中面部表情是最重要的情绪信息媒介。在许多情景中,表情能使言语交流的不确定性和模棱两可的情况明确起来,成为人的态度、感受最好的注释;在人的思想或愿望不宜言传时,也能够通过表情来传递信息。表情信号的传递不仅服务于人际交往,而且常常成为人们认识事物的媒介。例如当面临陌生的不确定的情景时,人们常从他人面孔上搜寻表情信息,然后才采取行动。这种现象称作情绪的社会性参照作用(social referencing of emotion),它有助于人的社会适应。情绪的沟通交流作用还体现在构成人际之间的情感联结上。例如婴儿对母亲的依恋就是以感情为核心的特殊的情感联结模式。此外,情感联结还有许多其他形式,如友谊、亲情和恋爱等都是以感情为纽带的联结模式。

四、情绪和情感的分类

情绪分类的方法有许多,我国最早的情绪分类思想源于《礼记》,其中记载人的情绪有"七情"分法,即喜、怒、哀、惧、爱、恶、欲七种基本情绪。从生物进化的角度来看,人的情绪可分为基本情绪和复合情绪。基本情绪是人与动物共有的,每一种基本情绪都具有独立的神经生理机制、内部体验和外部表现,并有不同的适应功能。20世纪70年代初,美国心理学家伊扎德(Izard CE)用因素分析的方法提出人类的基本情绪有11种,即兴趣、惊奇、痛苦、厌恶、愉快、愤怒、恐惧,悲伤、害羞、轻蔑和自罪感等。还有的心理学家将情绪分为七类。虽然情绪的分类方法有很多,但一般认为有四种基本情绪,即喜、怒、哀和惧。

（一）情绪的基本分类

1. 快乐　快乐是一种感受良好时的情绪反应,一般来说是一个人盼望和追求的目的达到后产生的情绪体验。由于需要得到满足,愿望得以实现,心理的急迫感和紧张感解除,快乐随之而生。快乐的程度取决于多种因素,包括所追求目标价值的大小、在追求目标过程中所达到的紧张水平、实现目标的意外程度等。

2. 愤怒　愤怒是指在实现目标时受到阻碍,而使愿望无法实现时产生的情绪体验。愤怒时紧张感增加,并且有时不能自我控制,甚至可能出现攻击行为。愤怒的程度取决于干扰的程度、干扰的次数与挫折的大小。愤怒的引起在很大程度上依赖于对障碍的意识程度。这种情绪对人的身心的伤害也是非常明显的。

3. 悲哀　悲哀也称悲伤,是指心爱的事物失去时,或理想和愿望破灭时产生的情绪体验。悲哀的程度取决于失去的事物对自己的重要性和价值。悲哀时带来的紧张的释放,会导致哭泣。当然,悲哀并不总是消极的,它有时能够转化为前进的动力。

4. 恐惧　恐惧是企图摆脱和逃避某种危险情景而又无力应付时产生的情绪体验。所以,恐惧的产生不仅仅是由于危险情景的存在,还与个人排除危险的能力和应付危险的手段有关。一个初次出海的人遇到惊骇浪或者鲨鱼袭击会感到恐惧无比,而一个经验丰富的水手对此可能已经司空见惯。

复合情绪是由基本情绪的不同组合派生出来的,在以上这四种基本情绪的基础之上,可以派生出众多的复杂情绪,如厌恶、羞耻、悔恨、嫉妒、喜欢等。

（二）情绪状态的分类

情绪状态是指在一定的生活事件影响下，一段时间内各种情绪体验的一般特征表现。根据情绪状态的强度和持续时间可分为心境、激情和应激。

1. 心境　心境（mood）是指是一种微弱、持久和弥漫性的情绪体验状态，它不是关于某一事物的特定的体验，而是以同样的态度体验对待一切事物。喜、怒、哀、惧等各种情绪都可能以心境的形式表现出来。一种心境的持续时间依赖于引起心境的客观刺激的性质，如"感时花溅泪，恨别鸟惊心"；一个人取得了重大的成就，在一段时间内处于积极、愉快的心境中。

心境对个体既有积极的影响，也会产生消极的影响。良好的心境有助于积极性的发挥，可以提高工作学习效率；不良的心境会使人沉闷，妨碍工作学习，影响人们的身心健康。所以，保持一种积极健康、乐观向上的心境对每个人都有重要意义。

2. 激情　激情（intense emotion）是一种迅猛爆发、激动短暂的情绪状态。激情是一种持续时间短、表现剧烈、失去自我控制力的情绪，激情是短暂的爆发式的情绪体验。人们在生活中的狂喜、狂怒、深重的悲痛和异常的恐惧等都是激情的表现。和心境相比，激情在强度上更大，但维持的时间一般较短暂。激情通过激烈的言语暴发出来，是一种心理能量的宣泄，从一个较长的时段来看，对人的身心健康的平衡有益，但过激的情绪也会使当时的失衡产生可能的危险。特别是当激情表现为惊恐、狂怒而又爆发不出来的时候，会出现全身发抖、手脚冰凉、小便失禁、浑身瘫软等症状。

3. 应激　应激（stress）是指个体对某种意外的环境刺激所做出的适应性反应，是个体觉察到环境的威胁或挑战而产生的适应或应对反应。比如，人们遇到突然发生的火灾、水灾、地震等自然灾害时，刹那间人的身心都会处于高度紧张状态之中。此时的情绪体验，就是应激状态。

应激既有积极作用，也有消极作用。一般应激状态使机体具有特殊的防御或排险功能，使人精力旺盛，活动量增大，思维特别清晰，动作机敏，帮助人化险为夷，及时摆脱困境。但应激也会使人产生全身兴奋，注意和知觉的范围缩小、言语不规则、不连贯，行为动作紊乱等表现。紧张而又长期的应激甚至会导致休克和死亡。

（三）情感的分类

情感是指与人的社会性需要相联系的主观体验。人类高级的社会性情感主要有道德感、理智感和美感。

1. 道德感　道德感（moral feeling）是在评价人的思想、意图和行为是否符合道德标准时产生的情感。由于不同历史时代、不同社会制度、不同的民族具有不同的道德标准，所以人的道德感具有社会历史性。

2. 理智感　理智感（rational feeling）是在认识和评价事物过程中所产生的情感。它是人们学习科学知识、认识和掌握事物发展规律的动力。人的理想、世界观对理智感有重要的作用。例如求知欲、好奇心等都属于理智感的范畴。

3. 美感　美感（aesthetic feeling）是根据一定的审美标准评价事物时所产生的情感。人的审美标准既反映事物的客观属性，又受个人的思想观点和价值观念的影响，美感具有一定的社会历史性，不同历史时期、不同文化背景的人们对美的认识不同，例如，唐朝的女性以胖为美。

五、情绪的维度与两极性

情绪的维度（dimension）是指情绪所固有的某些特征，主要指情绪的动力性、激动性、强度和紧张度等方面，这些特征的变化幅度又具有两极性（bipolarity），即每个特征都存在两种对立的状态。

1. 情绪的动力性　情绪的动力性有增力和减力两极。一般地讲，需要得到满足时产生的肯定情绪是积极的，可提高人的活动能力，对活动起促进作用；需要得不到满足时产生的否定情绪是消极的，会降低人的活动能力，对活动起瓦解作用。

2. 情绪的激动性　情绪的激动性有激动与平静两极。激动是由一些重要的刺激引起的一种强烈的、外显的情绪状态,如激怒、狂喜、极度恐惧等;平静的情绪是指一种平稳安静的情绪状态,它是人们正常生活、学习和工作时的基本情绪状态,也是基本的工作条件。

3. 情绪的强度 情绪的强度有强、弱两极。在情绪的强弱之间有各种不同的强度,如从愉快到狂喜,从微愠到狂怒。在微愠到狂怒之间还有愤怒、大怒、暴躁等不同程度的怒。情绪强度的大小决定于情绪事件对个体意义的大小,较重大的情绪反应强烈,较小的则情绪反应弱。

4. 情绪的紧张度 情绪的紧张度有紧张和轻松两极。人们情绪的紧张程度决定于面对情境的紧迫性,个体心理的准备状态以及应变能力。如果情境比较复杂,个体心理准备不足而且应变能力比较差,人们往往容易紧张,甚至不知所措。如果情境不太紧急,个体心理准备比较充分,应变能力比较强,人就不会紧张,而会觉得比较轻松自如。

六、表情

情绪和情感是内部的主观体验,当这种体验发生时,又总是伴随着某些外部表现,并可观察到。人的外显行为主要指面部可动部位的变化、身体的姿态和手势,以及言语器官的活动等。这些与情绪情感有关联的行为特征称为表情(emotional expression),它包括面部表情、身段表情和言语表情。

1. 面部表情 面部表情(facial expression)是指通过眼部、颜面和口部肌肉的变化来表现各种情绪状态。达尔文在他的《人类和动物的表情》一书中认为,表情是动物和人类进化过程中适应性动作的遗迹。例如,悲伤时的嘴角下拉,可能源于啼哭时的面型,其功能是在苦难中求援。这种求援行为的痕迹世世代代遗传下来,就自然成为不愉快的普遍表情。正因为人的表情具有原始的生物学的根源,所以,许多最基本的情绪,如喜、怒、悲、惧的原始表现是通见于全人类的。一些心理学家提出人面部的不同部位在表情方面的作用是不同的。艾克曼经实验证明,眼睛对表达忧伤最重要,口部对表达快乐与厌恶最重要,前额能提供惊奇的信号,眼睛、嘴和前额对表达愤怒情绪都是重要的。

2. 身段表情 身段表情(body expression)是指情绪发生时身体各部分呈现的姿态,通常也称"体语"。如兴奋时手舞足蹈,悔恨时捶胸顿足,愤怒时摩拳擦掌等身体姿势都可以表达个人的某种情绪。

手势(gesture)是一种重要的身段表情,它通常和言语一起使用来表达人的某种思想感情。在一些情况下,手势也可以单独使用,如人们在无法用言语进行沟通时,往往是通过手势等肢体语言进行交流,表达个人的情感,传达个人信息,它为人们提供了非言语信息和感觉反馈。近年来,人们发现通过身体的反馈活动可以增强情绪和情感的体验。

3. 言语表情 言语表情(language expression)是指情绪发生时在语音的语调、节奏和速度等方面的变化,是人类特有的表达情绪的手段。言语中音调的高低、强弱,节奏的快慢等所表达的情绪是言语交际的重要辅助手段。例如喜悦时语调高昂,语速较快;悲哀时语调低沉,语速缓慢,此外,感叹、激愤、讥讽、鄙视等也都有一定语速和语调的变化。

由于外部表达方式具有习得性,人们往往为达到某种目的而故意隐瞒或装扮出某种情绪表现,因此表情常常带有掩饰性和社会称许性,所以我们在观察个体的情绪变化时,只注意他的外在表现是不够的,还需要注意观测个体的一些生理变化的指标。

七、情绪的理论

关于情绪理论的研究,由于不同学派的观点不同、采取的研究方法各异,导致研究结论也各有所不同。

1. 詹姆士-兰格的情绪外周理论 美国心理学家詹姆士(James W.)和丹麦生理学家兰格(Lange C.)各自于1884年和1885年提出了观点基本相似的理论。詹姆士认为情绪是由内脏器官和骨骼肌肉活动在脑内引起的感觉,情绪是对身体变化的知觉。在他看来,悲伤是由哭泣引起,而愤怒是由打斗所致。兰格还特别强调情绪与血管变化的关系。在这一理论中,他们认为情绪产生的方式是:刺激情境→机体反应→情绪。詹姆士-兰格理论提出了机体生理变化与情绪发生的直接联系,强调了自主

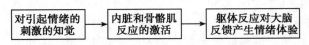

图 2-7   詹姆士-兰格的情绪外周理论示意图

神经系统在情绪产生中的作用,因此也称为情绪的外周理论(图 2-7)。

2. 坎农-巴德的情绪丘脑理论   坎农(Cannon WB)认为情绪产生的中心不在外周系统,而在中枢神经系统的丘脑。坎农和巴德于 20 世纪 20～30 年代提出了情绪的丘脑学说,他们认为由外界刺激引起感官的神经冲动,通过感觉神经传至丘脑,再由丘脑同时向上向下发出神经冲动,向上传到大脑产生情绪的主观体验,向下传至交感神经引起机体的生理变化(图 2-8)。

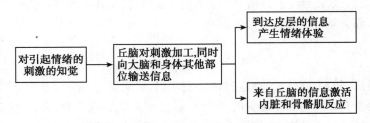

图 2-8   坎农-巴德的情绪丘脑学说示意图

3. 阿诺德的评定-兴奋理论   美国心理学家阿诺德(Arnold MB)于 20 世纪 50 年代提出了情绪的"评定-兴奋学说",强调情绪的来源是大脑皮层对刺激情境的评估,大脑皮层的兴奋是情绪产生的最重要条件。刺激情境并不能直接决定情绪的性质,同一刺激情境,人们的认知和评估不同,就会产生不同的情绪。例如人们在森林里看到老虎会产生恐惧,而在动物园里看到关在笼子里的老虎却不产生恐惧。阿诺德认为情绪产生的具体模式是:外界刺激作用于感受器,产生神经冲动,通过感觉神经上传至丘脑,进而传至大脑皮层,在大脑皮层刺激得到评估,形成一种特殊的态度,这种态度通过皮层的冲动传至丘脑的交感和副交感神经,并进而将冲动下行传至血管和内脏组织,引起血管和内脏反应,进一步反馈到大脑皮层,大脑皮层进行再次评估,使认知经验转化为情绪体验。

4. 沙赫特-辛格的情绪三因素学说   20 世纪 60 年代美国心理学家沙赫特(Schachter S)提出情绪的产生是受认知过程、环境刺激、生理反应三种因素所制约,其中认知因素对情绪的产生起关键作用。沙赫特和辛格(Singer J)1962 年用实验来验证他们的理论,证明情绪状态是由认知过程、环境刺激、生理反应在大脑皮层中整合的结果,即环境中的刺激因素通过感受器向大脑皮层输入外界信息;同时生理因素通过内部器官、骨骼肌的活动也向大脑输入生理变化的信息;认知过程是对过去经验的回忆和对当前情境的评估,来自这三方面的信息经过大脑皮层的整合作用之后,才会产生某种情绪体验。沙赫特-辛格理论认为认知评价在情绪产生中起着关键作用,故亦称为情绪认知理论。

第四节   意 志 过 程

意志(will)是指人们自觉地确定目标,有意识地支配、调节行为,通过克服困难以实现预定目标的心理过程。意志作为人的重要的精神力量,对人的活动有着最直接的影响。

意志是人类所特有的一种极其复杂的心理过程,是和人类所独有的第二信号系统的作用分不开的。意志使人的内部意识转化为外部的动作,充分体现了意识的能动性。意志具有引发行为的动机作用,但比一般动机更具选择性和坚持性,因而可以看成是人类特有的高层次动机。

意志过程和认识过程、情绪情感过程共同构成了人的心理过程,它们从不同方面反映了心理活动的不同特征,认知是基础,情感是动力,意志是保证,三者之间是相互联系、相互影响的,一方面认识过程是意志活动的前提和基础,认识协助意志确定目的、制定计划、采取克服困难的合理办法,而情绪情感对意志具有动力作用,表现为情绪情感既能激发又能阻碍人的意志行动;另一方面意志过程又可以推动认识活动的不断深入,同时意志对情绪情感具有调节和控制作用。

一、意志行动的基本过程和特征

（一）意志行动的基本过程

人的意志是通过行为表现出来的,受意志支配的行为称为意志行动。意志行动的基本过程包括准备阶段和执行阶段。准备阶段是意志行动的初始阶段,它包括确定行动的目标,选择行动的方法并做出行动的决定;执行阶段是意志行动的完成阶段,一方面它要求个体坚持执行预定的目标和计划好的行为程序,另一方面制止和修改那些不利于达到预定目标的行动。只有通过这两个阶段,人的主观目的才能转化为客观结果,主观决定才能转化为实际行动,实现意志行动。

（二）意志行动的基本特征

1. **意志具有明确的目的性**　这是意志活动的前提。人不同于一般动物,不是消极被动地适应环境,而是积极能动地改造世界,成为现实的主人。人为了满足某种需要而预先确定目的,并有计划地组织行动来实现这一目的。人在从事活动之前,活动的结果已经把行动的目的以观念的形式存在于头脑中,并用这个观念来指导自己的行动。人的这种自觉的目的性还表现在能发动符合于目的的行动,同时还能制止不符合目的的另一些行动。意志的这种调节作用也是意志的能动性表现。

2. **意志是与克服困难相联系的**　这是意志活动的核心。在实际生活中,并不是人的所有目的的行动都是意志的表现,有的行动虽然也有明确的目的,如果不与克服困难相联系,就不属于意志行动。意志是在人们克服困难中集中表现出来的,这种困难包括内部的困难和外部的困难,内部的困难指来自于自身内部的困难,如缺乏信心等;外部困难是指来自于外部环境的困难。所以,个体的行动需要克服的困难越大,意志的特征就显得越充分、越鲜明。

3. **意志的是以随意活动为基础的**　人的活动可分随意活动和不随意活动两种。不随意活动是指那些不以人的意志为转移的、自发的、不能控制的运动,主要是指由自主神经支配的内脏运动。随意运动是指可以由人的主观意识控制的运动,主要是由支配躯体骨骼肌的自主神经控制的躯干四肢的运动。意志行动是有目的的行动,这就决定了意志行动是受人的主观意识调节和控制的。

二、意志的品质

意志的品质是指构成人的意志的某些比较稳定的心理特征。意志品质是人格的一个组成部分,它具有明显的个体差异。良好的意志品质是在人生中逐渐形成的,需要从小进行培养和自我锻炼。

1. **自觉性**　它是指能主动地支配自己的行动,使其能达到既定目标的心理过程。个体具有明确的行动目的,并能充分认识行动效果的社会意义,使自己的行动符合社会、集体的利益,不屈从于周围人的压力,按照自己的信念、知识和行动方式进行行动的品质。与自觉性相反的有意志的动摇性、易受暗示性、随波逐流、刚愎自用和独断性等。

2. **果断性**　意志的果断性是指人善于明辨是非,迅速而合理地采取决断,并实现目的的品质。这种品质以深思熟虑和大胆勇敢为前提,在动机斗争时,能当机立断,在行动时,能敢作敢为,在不需要立即行动或情况发生变化时,又能立即停止已做出的决定。与果断性对立的是优柔寡断、患得患失和草率从事,都是不果断的表现。

3. **坚韧性**　是指一个人能长期保持充沛的精力,战胜各种困难,不屈不挠地向既定的目的前进的品质。与坚韧性相悖的品质是做事虎头蛇尾、见异思迁、急躁和执拗等。

4. **自制性**　是指一种能够自觉地、灵活地控制自己的情绪和动机,约束自己的行动和语言的品质。这种人能够克服懒惰、恐惧、愤怒和失望等抗内、外诱因的干扰能力。善于使自己做与自己愿望不符的事情,执行已确定的目的和计划。与自制性相对立的是任性和怯懦。易冲动、易激惹、感情用事则是自制性差的表现。

（王　雪）

第五节　人　　格

　　人的心理现象分为心理过程和人格（也有称为个性心理）两大部分。人格部分又可分为人格倾向性和人格特征。本节将着重介绍其中主要的人格倾向性和人格特征：气质、能力和性格。

一、概述

（一）人格的概念

　　人格（personality）一词来源于拉丁文"面具"（persona）。人格是一种十分复杂的心理现象，由于研究者理论观点及研究侧重点的不同，解释也不尽相同。一般认为，人格是指一个人的整个精神面貌，具有一定倾向性的、稳定的心理特征的总和。人格是一种心理特性，它使每个人在心理活动过程中表现出各自独特的风格。

　　在心理学中，还有一个与人格的含义相似的同义词为个性（individuality）。从广义的角度，两者没有大的区别。但严格地说，个性与人格还是有一定不同。个性着重强调人的独特性，强调人与人之间的差异性。而人格则强调人的整体性。值得注意的是，人们在日常生活中常说："你不要污辱他的人格""我以我的人格担保"等，这里的人格的涵义并不是心理学中人格的概念，而是带有法律和社会伦理道德的意味。

（二）人格的特征

　　尽管对人格的理解不尽一致，但都强调了人格概念所具有的重要特点：

　　1. **独特性与共同性**　人的人格千差万别。俗话说："人心不同，各如其面"。人们常说"世界上没有两片相同的树叶"，心理学家认为，"世界上没有两个相同的人"，个体之间的区别，不在于外貌长相，而在于人格特点。独特性除了人的遗传因素外，还表现出成长过程中的各种特色。人格还存在着共性，这种共性是在一定的群体环境、社会环境、自然环境中逐渐形成的，并具有稳定性和一致性，它制约着个人的独特性特点。

　　2. **社会性与生物性**　人格是在一定社会环境中形成的，人格既具有生物属性，也有社会属性。因此，人格必然会反映出一个人生活环境中的社会文化特点，体现出个人的社会化程度和其角色行为，说明了人的人格的社会制约性。脱离了人类社会实践活动，不可能形成人的人格。"狼孩"的故事就是最有力的例证。

　　3. **稳定性与可塑性**　由各种心理特征构成的人格结构是比较稳定的，它对人的行为的影响是长期、一贯性的。日常生活中在某些场合中所表现出的一时偶然的心理特征不能被认定为其人格特点。例如，有人在某种刺激下，表现得比较冲动。并不表明这个人具有暴躁的性格特点。所谓"江山易改，秉性难移"其实在心理学中并无贬义，只是说明了人格的稳定性。人格并非一成不变，随着现实的多样性和多变性而发生或多或少的变化，只是这种变化是比较缓慢的。

　　4. **整体性**　人格由许多心理特征所组成，这些心理特征相互影响，相互制约组成个体复杂的人格结构体系，使人的内心世界、个体动机与外显行为之间保持和谐一致，否则将会导致人格分裂的病态特征。

（三）人格心理结构

　　人格心理结构包括倾向性、心理特征和自我调节系统。

　　1. **人格倾向性**　它是决定人对客观事物的态度和行为的基本动力。是人格心理结构中最活跃的因素，主要是在后天社会化过程中形成。人格倾向性主要包含需要、动机、兴趣、理想、信念和世界观等。人格倾向性的各种成分之间相互影响和相互制约。

　　2. **人格心理特征**　它指个体心理活动中所表现出的比较稳定的心理特点，它集中反映了人的心理活动的独特性。人格心理特征主要包含能力、气质和性格。

3. 自我调节系统　自我调节系统的核心是自我意识。它是指个体对自己作为客体存在的各方面的意识,通过自我感知、自我评价和自我分析、自我控制等对人格的各种心理成分进行调节和控制,使人格心理诸成分整合成一个完整的结构系统。

（四）影响人格形成的因素

人格形成的影响因素,在心理学界曾存在争论,不同心理学派给予不同的解释。当今人格形成过程中先天遗传素质、社会生活环境和教育等因素的作用成为众多心理学家的共识。人格是在个体先天遗传素质的基础上,在后天社会环境的社会实践中逐渐形成和发展起来的,其中教育发挥了主导作用。

遗传素质是人格形成和发展的自然基础,在能力、气质和性格三者中以气质受其影响最明显。

社会生活环境和实践活动是人格发展的决定因素。它包含家庭、学校教育、人际关系和社会文化背景等因素。值得注意的是家庭中父母行为和教育方式对早期儿童人格的形成影响极大。

人格形成的标志是个人自我意识的确立和社会化程度。即个体对自身按照社会需要能够合理的进行调节,同时个人行为活动要符合社会对特定年龄段个体的基本要求。

（五）人格特质理论

在心理学科的发展过程中,人格作为一种复杂的心理现象,历来是许多心理学家研究的重要问题之一,受其不同心理学派的理论体系影响,形成了众多的人格特质理论。特质（trait）是决定个体行为的基本特性,是人格的有效组成元素,也是测评人格所常用的基本单位。这些理论中具有代表性的观点主要有以下几个方面:

1. 卡特尔的特质理论　卡特尔（Cattell RB）是美国著名的人格心理学家和特质论者。卡特尔通过群集分析法和因素分析法将人的特质分为表面特质与根源特质。

表现特质是指能够直接从外部观察到的个体的特质,其特点是经常发生,可以外部直接观察到的外显行为,卡特尔通过研究提出人的表面特质共有 35 个。根源特质则是隐藏在表面特质背后并制约表面特质的特质。它是人格结构体系中最重要的部分。例如,日常生活中一个人经常表现出独立、大胆和坚韧的人格特点,这些就是表面特质。通过对这些表面特质进行统计学的研究,发现彼此间具有很高的相关性,经过因素分析可以得出它们的共同根源特质是"独立性"。卡特尔认为,根源特质之间相关性小,彼此各自独立,并且相当稳定,但其强度却因人而异,这就决定了人际之间人格的差异性。卡特尔及其同事通过对 35 个表面特质的因素分析,得出了 16 个根源特质,以此作为"卡特尔 16 种人格因素问卷"（16PF）建构的基础（详见第五章）,该问卷已广泛应用。

2. 艾森克人格维度理论　英国心理学家艾森克（Eysenck HJ）运用精神病学、心理问卷测验、客观性动作测验和身体测量等多种方法分析人格结构,并对这些材料进行了因素分析。艾森克认为人格是由两个基本维度构成,它们分别是外向——内向维度（简称外内向维度,用 E 表示）和情绪稳定——不稳定维度（简称情绪维度,用 N 表示）。他以这两个基本维度构成人格的 32 种基本特质,并以此与胆汁质、多血质、黏液质和抑郁质四种气质类型相对应,从而构成了著名的艾森克人格二维模型。多年后艾森克还提出人格的第三个维度即精神质维度,但其含义尚待充分阐明,艾森克根据上述理论编制出人格测验问卷（简称"EPQ",详见第五章）。

3. 大五人格理论　人格研究领域传统上有临床的、相关的和实验的三种不同的研究取向。从弗洛伊德的人格结构到卡特尔（Cattell RB）的十六种人格因素,无论采用什么研究取向,都是力图构建一个可能描述、解释人格特点的人格模型。但这些众多的人格模型所包括的因素数量和因素性质都有很大的不同,一致性很小。20 世纪 90 年代,一些心理学家提出了人格五因素模式,被称为"大五人格（Big Five Personality）",作为性格研究的通用构架,并且得到广泛认同和接受。大五人格包括:外向性（extroversion）、随和性（agreeableness）、尽责性（conscientious）、神经质（neuroticism）和开放性（openness to experience）5 个部分（OCEAN）。

（1）外向性:外向性表示人际互动程度、对刺激的需要以及获得愉悦的能力。这个维度将社会性的、主动的、个人定向的个体和沉默的、严肃的、腼腆的、安静的人作对比。这个方面由人际卷入水平和活力水平两个品质衡量。前者评估个体喜欢他人陪伴的程度,后者反映了个体个人的节奏和活力水平。

外向的人喜欢与人接触,充满活力,经常感受到积极的情绪。他们热情,喜欢运动,喜欢刺激冒险。在群体中,非常健谈,自信,喜欢引起别人的注意。

内向的人比较安静,谨慎,不喜欢与外界过多接触。不喜欢与人接触并不是因为害羞或者抑郁,只是比起外向的人,他们不需要那么多的刺激,因此喜欢一个人独处。

(2)随和性:热心对无情,信赖对怀疑,乐于助人对不合作。包括信任、利他、直率、谦虚、移情等品质。随和性考察个体对其他人所持的态度,这些态度一方面包括亲近人的、有同情心的、信任他人的、宽大的、心软的,另一方面包括敌对的、愤世嫉俗的、爱摆布人的、复仇心重的、无情的。

随和性高的人善解人意、友好、慷慨大方、乐于助人,愿意为了别人放弃自己的利益,对人性持乐观的态度,相信人性本善。随和性低的人把自己的利益放在别人的利益之上,不关心别人的利益,也不乐意去帮助别人。有时候,他们对别人是非常多疑的,怀疑别人的动机。

(3)尽责性:胜任、公正、条理、尽职、成就、自律、谨慎、克制等特点。尽责性指控制、管理和调节自身冲动的方式,评估个体在目标导向行为上的组织、坚持和动机。反映个体自我控制的程度以及推迟需求满足的能力。冲动行为虽然会给个体带来暂时的满足,但常常也给自己带来麻烦,容易产生长期的不良后果。冲动的个体一般不会获得很大的成就。谨慎的人容易避免麻烦,能够获得更大的成功。

(4)神经质或情绪稳定性:包括焦虑、敌对、压抑、自我意识、冲动、脆弱等特质。神经质反映个体情感调节过程,个体体验消极情绪的倾向和情绪不稳定性。高神经质者有心理压力,不现实的想法、过多的要求和冲动,容易体验到愤怒、焦虑、抑郁等消极情绪。对外界刺激反应比一般人强烈,对情绪的调节、应对能力比较差,思维、决策、及有效应对外部压力的能力较差。相反,神经质维度得分低的人较少烦恼,较少情绪化,比较平静。

(5)开放性:具有想象、审美、情感丰富、求异、创造、智慧、直率、思路开阔等特征。高开放性个体有独创性,广泛接受各种刺激,有广泛兴趣,愿意冒险。低分者思维狭隘,小心谨慎。高开放性者容易适应创新性或冒险性的工作,适合做主管领导。

基于大五理论编制的人格测试方法已在人力资源管理等领域广为应用,并取得了较好的效果。

二、需要

(一)需要的概念

需要(need)是个体对生理的和社会的客观需求在人脑的反映,是个体的心理活动与行为的基本动力。由于个体存在着各种需要,才推动着人们以一定的方式,在某些方面进行积极的活动。人的需要是多种多样,非常复杂的。一般把需要分为生理性需要(机体需要、自然性需要)和社会性需要。

生理性需要是指个体对维持其生存和种族延续所必需的条件的要求,如充饥解渴、避暑御寒、睡眠及性的要求等等。生理性需要在于维持个体生理状况的平衡,需要从外部获得一定的物质来满足。当个体的生理性需要不能满足时,就会引发个体的行为,朝着满足这种需要而努力,使个体的生理状况趋于平衡。

社会性需要是指个体对维持社会发展所必需的条件的要求,如人们对劳动、人际交往、获得成就、符合道德规范等方面的需求。人们所处的经济、社会生活制度、生活习惯不同,所受的教育程度以及周围生活环境的不一样,社会性需要也就存在着很大的差异。社会性需要受社会发展条件的制约,多为精神性的,比较隐讳不易直接察觉且具有连续性。社会性需要如果得不到满足,虽不会危及生命,但却会因此而产生不愉快的情绪。

根据需要的对象,还可以把需要分为物质的需要和精神的需要。物质的需要主要指个体对物质文化对象的欲求,如对衣、食、住、行有关物品的要求,对劳动工具、文化用品的需要等等。精神性需要则表现为对精神文化方面的欲求,对掌握社会意识产品的欲求和对美的享受的需求及对创造发明的欲望等等。

(二) 马斯洛的需要层次论

美国人本主义心理学家马斯洛(Maslow AH,1908—1970)曾提出需要层次理论(hierarchy of needs theory)。认为每个人都存在一定的内在价值。这种内在价值就是人的潜能或基本需要,人的需要应该得到满足,潜能应该得到释放。

1. **生理的需要** 生理的需要是个体生存必不可少的需要,具有自我和种族保存的意义。其中以饥饿和渴的需要为主。生理的需要在人类各种需要中占有最强的优势,当一个人被生理的需要所控制时,其他的需要均会被推到次要的地位。

2. **安全的需要** 当人的生理需要获得一定程度满足之后,随之便产生新的需要,即安全的需要(包括对生命安全、财产安全、职业安全和心理安全的需要),以求免受威胁、免于孤独、免受别人的侵犯。当这一需要获得满足之后,才会有安全感。

3. **归属和爱的需要** 随着上述需要获得满足后,人类就会产生进一步的社会性的需要:归属和爱的需要。归属的需要就是参加一定的组织,依附于某个团体等。爱的需要包括接受他人和给予他人爱的需求。马斯洛指出,这一层次的需要的缺失就像机体缺乏维生素一样,会抑制人的健康成长和影响到人的潜力的发展。

4. **尊重的需要** 尊重的需要是个体对自身价值的认同。前三个层次的需要获得满足后,尊重的需要才会充分地发展起来。尊重的需要包括自我尊重和他人尊重两个方面。尊重的需要包括渴望实力,获得成就,独立和自由以及渴望名誉或声望,希望受到他人的尊重,受人赏识两个部分。一个人在人际交往中,如果得到社会认同,受到他人的尊重,就会产生自信、自强的心理体验,反之则会产生自卑、虚弱和无能的感受。

5. **自我实现的需要** 在前四种需要获得满足的基础上产生的最高层次的需要。指个体的潜能和天赋得到充分的发挥。不同层次需要的发展进程,一般与人的年龄增长相适应,它与社会的经济背景、受教育的程度有关。对于多数人而言,自我实现的需要是人们追求奋斗的目标,只有少数人才能达到真正的自我实现。

马斯洛对达到"自我实现"境界的人刻画了15个特点:①能更有效的意识到现实;②认识自己和认识别人;③自发性;④集中处理问题;⑤独立性;⑥自立性;⑦有不断新鲜的鉴赏感觉;⑧有不受束缚的想象力;⑨对社会有兴趣;⑩与有同样自我实现需要的人有深厚友谊;⑪民主的性格;⑫能辨别目的和手段;⑬幽默感;⑭创造性;⑮有反潮流精神。马斯洛晚年在"自我实现"需要的基础上,又提出了"灵性需要""超个人需要"等。在现实社会中,人的高层次需要是自我实现。人们通过工作实践,将自己的潜能现实化。现代人应该不断地希望、向往和有所追求,使自己成为一个比较完善的自我实现的人。

以上需要不是并列的,而是按次序逐级上升的。最基本的生理、安全需要得到满足以后,后面的三个层次的需要才能依次出现并得到满足。当下一级需要获得基本满足以后,追求上一级的需要就成了驱动行为的动力。但这种需要层次逐级上升并不遵照"全"或"无"的规律,并非一种需要完全满足后,另一种需要才会出现。社会中的大多数人在正常的情况下,他们的每种基本需要都只有部分得到了满足。高层次需要比低层次需要广泛,实现的难度大,满足的可能减小。从心理学角度看,难度越大则激励力量越强,个体追求自我实现的愿望也最强。

需要层次理论揭示了人的需要存在着不同的层次,重视人的自我价值和内在潜能的实现。但忽视了社会因素对人的成长起着决定性的影响,忽视了人的多种需要往往是同时存在、互相制约的。如临床病人虽然是以安全需要最为迫切,但同时也有归属和获得他人爱与尊重的各种需要。

三、动机与挫折

（一）动机的概念

动机（motivation）是引起和维持个体的活动,并使活动朝着一定目标的内部心理动力。动机和人们的需要有着密切的联系,需要是动机的基础和根源,动机是推动人们活动的直接原因。当人的需要具有某种特定的目标时,需要才转化为动机。内驱力、情绪和诱因也可激发活动的动机。积极的情绪会激发人们设法去实现某种目标,而消极的情绪则会阻碍或降低人们实现某种目标。

动机具有激活、指向、维持和调整三个功能。激活功能是人的积极性的一个重要方面。如饥饿和渴的动机激发人们通过活动来实现其目标。动机的性质与强度不同,激活作用的大小也不同。指向功能是指在动机的引导下,有机体的活动朝向一定的对象或目标。动机不一样,有机体活动和追求的目标也有区别。维持和调整功能则表明在活动过程中要受到动机的调控。当活动过程受到其他因素的作用影响时,动机的调控作用便发挥作用,表现为与其相一致的得到强化,相反则进行调整,以保障目标的实现。

（二）动机的种类

人类的动机是非常复杂的,在生活、工作和社会实践中,常常会受到各种动机的支配。根据动机的内容、性质、作用和产生的原因,可以将其进行不同的分类。

根据动机的内容,可以分为生理性的动机（物质方面的动机）和心理性的动机（精神方面的动机）。根据动机的作用,可以分为主导动机和辅助动机。主导动机是一个人动机中最强烈、最稳定的动机,处于主导和支配地位。而辅助动机则往往与一个人的习惯和兴趣相联系,对主导动机起补充作用。

根据动机维持时间的长短,可分为短暂的动机和长远的动机。从引起动机的原因,还可分为内部动机和外部动机。内部动机是人们从活动的本身得到满足,活动对个体自己的奖励或报酬,不需要外力的推动。外部动机则是活动外的动机,是个体受到刺激而诱发出来的动机。

（三）动机冲突

动机反映了一个人主观的、内在的心理状态。人的动机以需要为基础,同时又受世界观、道德观、人格特征等因素的制约。人需要在不断地发生变化,兴趣、理想、信念和价值观也在不断地发生变化。动机的强度会随着内外环境的变化而改变。在同一时间内人们常常存在着两种或多种非常相似或相互矛盾的动机,这就是动机斗争,或称为动机冲突。动机冲突有四种基本形式:

1. **双趋冲突**　也称接近-接近式冲突。两个目标具有相同的吸引力,引起同样强度的动机。但由于受条件等因素的限制,无法同时实现,二者必择其一,即所谓"鱼和熊掌不可兼得"。

2. **双避冲突**　也称避-避式冲突。指一个人同时受到两种事物的威胁,产生同等强度的逃避动机,但迫于情势,必须接受其中一个,才能避开另一个,处于左右为难,进退维谷的紧张状态。所谓"前有狼,后有虎"的矛盾冲突。

3. **趋避冲突**　也称接近-避式冲突。指一个人对同一事物同时产生两种动机,即向往得到它,同时又想拒绝和避开它。

4. **双重趋避式冲突**　亦称双重接近-避式冲突。人们常常会遇到多个目标,每个目标对自己都有利也都有弊,反复权衡拿不定主意所产生的冲突。临床上对某一疾病有两种治疗方案,一种风险高疗效快;另一种风险低但疗效不显著,选择哪种方案,难以拿定主意。

（四）挫折

动机会引导个体的行为指向目标。在实现目标的过程中并非都是一帆风顺,往往会因各种原因使之不能实现。动机受到干扰阻滞、被迫暂时放弃或完全受阻所导致的需要不能满足的情绪状态,都称为挫折（frustration）。在实现目标过程中受到阻碍时,可能会产生以下几种情况:①经过自己加倍努力,提高克服障碍的能力,达到目标;②改变自己的行为,绕过障碍,达到目标;③如果障碍难以逾越,寻求替代目标;④如果障碍难以逾越,又无法寻求替代目标,走投无路,不能实现目标。前三种情况都不会产生挫折感,只有第四种情况时才会产生挫折感。在现实生活中,挫折总是难免的,只要正确地对待并且实事求是地分析,就可以使个体的认识产生创造性的发挥,提高解决各种问题的能力和提高忍挫力,以更好的方法和途径实现动机,达成目标,满足需要。如果挫折太大、过于频繁、超过了个体的耐受能力或者个体不能正确对待,就会产生紧张状态,情绪消沉低落、行为偏差,对个体的生理、心理造成影响,甚至导致躯体及精神的各种疾病。有关挫折的原因、行为表现及处理措施请参见第六章。

四、能力

(一)能力的概述

1. **能力的概念** 能力(ability)是人格的重要组成部分。当今科学技术的飞速发展对人的能力提出了更高的要求,能力成为多学科研究的一个领域。目前心理学家趋向于将能力理解为是人顺利地完成某种活动所必备的心理特征。能力是在活动中形成和发展,并在活动中表现出来的。能力的高低影响活动的效果。例如,一名医师要对病人做出准确诊断,除了具备必要的医学知识外,还要具备敏锐的观察力,良好的沟通与影响病人的能力,以及具有一定的医疗器械的操作能力等。

2. **能力与知识技能** 能力、知识与技能都是我们保证任务顺利完成的重要条件,但能力并不等于知识和技能,三者之间关系是既有区别,又紧密联系。能力不等于知识、技能。能力是人的一种人格特征,知识是人类社会历史经验的总结和概括,技能则是通过练习而巩固了的已经"自动化"了的动作方式。以临床病人的诊断为例,在诊断过程中所用的定理、公式属于知识范围,诊断中所进行的思维活动的严密性和灵活性则属于能力范围。相对而言,能力的形成和发展要比知识的获得慢得多。能力虽不等于知识、技能,但又与二者有着密切关系。能力是掌握知识、技能的前提。能力表现在掌握知识、技能的过程中,从一个人掌握知识、技能的速度和质量中,可以评定出一个人能力的高低。能力是在知识、技能的基础上发展的。

(二)能力的分类

1. **一般能力和特殊能力** 一般能力是指在任何活动中都必须具备的能力。具体表现为观察力、注意力、记忆力、想象力和思维能力五个方面,也就是人们通常所指的智力。特殊能力是指在某种专门活动中所表现出的能力。它是顺利完成某种专业活动的心理条件。如音乐活动中必须具备音乐表象能力和节奏感的能力。而在美术活动中则需要色彩的鉴别力、形象记忆力和空间比例关系的辨别能力,缺乏这些专业能力就无法保证它们的顺利完成。

一般能力与特殊能力是互相影响,互相制约的关系。人们要顺利进行某种活动,必须既有一般能力,又要具有与其活动有关的特殊能力。一般能力的发展,为特殊能力的形成和发展创造了有利条件。在各种活动中发展特殊能力的同时,也将促进一般能力的发展。

2. **实际能力和潜在能力** 能力有两种涵义:一是已经表现出的实际能力,二是潜在的能力,通过个体的发展成熟和学习实践,潜在能力有可能转变为实际能力。

(三)能力的形成和发展

能力的形成和发展是许多因素共同作用的结果,这些因素在不同时期起着不同作用。

1. **遗传素质** 素质是有机体生来具有的某些生理解剖特性,它是能力形成和发展的自然前提。先天或早期聋哑的人难以发展音乐能力,严重的早期脑损伤或脑发育不全的缺陷是能力发展的障碍。

2. **营养状况** 营养状况对能力形成和发展有很大作用,尤其是在胎儿期和早期儿童的成长过程更为突出。严重的营养不良将影响脑细胞的发育,影响有机体的心理功能的发展。

3. **教育** 包含早期教育和学校教育等方面。有学者经研究后提出,如把17岁时人所能达到的一般能力看作100%,那么从出生到4岁就获得了50%;还有30%是4岁至8岁获得;其余20%是8岁至17岁获得。因此,儿童早期生活环境和教育应当在遵循儿童身心发展规律的基础上安排和进行。

4. 社会实践 社会实践活动对能力的发展起着重要作用,不同职业的劳动实践因其特殊要求的不同,制约着人的能力发展的方向。

（四）能力发展的个别差异

心理学研究表明,人的能力的个别差异可以以质和量两个方面来分析。质的差异表现为能力类型等方面;量的差异表现在能力的发展水平和表现早晚上。

1. 能力发展水平的差异 人口统计学研究表明,能力在人群中表现为两头小,中间大的常态分布,即能力很高或很低的人都很少,绝大多数人能力都接近平均水平。

2. 能力表现早晚的差异 人的能力发挥有早有晚。有些人较早就表现出其能力的发挥,称为"早慧"。如我国古代李白5岁通六甲,7岁观百家。奥地利作曲家莫扎特5岁开始作曲,8岁试作交响乐,11岁创作歌剧。古今中外都不乏其人,尤其在音乐、绘画等领域能力表现得较早。而有些人年轻时并未显现出众的能力,但到后期才表现出惊人的才智,被称为"大器晚成"。如齐白石40岁才表现出绘画才能。达尔文年轻时被人认为智力低下,直到50岁才开始崭露头角成为"进化论"的创始人。

3. 能力的类型差异 能力由各种不同的成分或因素构成,它们可以按不同方式结合起来,构成了结构上的差异。能力的类型差异可以表现在两个方面:一是不同的人在完成同一活动时可能采取的途径不同;二是不同的人在完成同一种活动时能力的组合因素不同。

（五）智力

智力（intelligence）属于一般能力,是指认识方面的各种能力的综合,其核心是抽象逻辑思维能力。智力的重要性在于获得知识、技能的动态方面。即表现为对复杂事物的认识、领悟能力和在分析解决疑难问题的正确性、速度和完善等方面。因此,智力主要集中于人的认识活动和创造活动上。

就智力的个体发展而言,从出生到青春期智力伴随年龄而增长,以后逐渐减缓。到了20～34岁时达高峰期,中年期保持在一个比较稳定的水平,到了老年时开始逐渐衰减。

就群体而言,智力在人群中呈正态分布。即智力非常优秀和较差的处于两个极端,绝大多数人处于中间水平。通过智力测验程序,可以对个体的智力水平作出间接的测量,用智商（intelligence quotient, IQ）来反映智力水平的高低（参见第五章）。

能力和智力是个性心理特征的重要方面,在一定程度上决定了一个人的成就。承认能力（智力）的差别并对其进行鉴别,才能使人各有所用,各尽其能;对不同的人也能因材施教。从医学的角度看,能有助于了解脑功能和器质性疾病方面有关的问题。

美国心理学家卡特尔（Cattell, 1965）和何恩（Horn, 1976）根据因素分析的结果,按智力功能上的差异,把人类的智力分为两种不同的型态。一种称为流体智力（fluid intelligence）另一种称为晶体智力（crystallized intelligence）。流体智力是一种以生理为基础的认知能力,如对新事物的快速辨识、记忆、理解等能力都属于流体智力。其特征表现在对不熟悉的事物,能够根据信息作出准确的反应,判断其彼此之间的关系。流体智力的发展与年龄有密切的关系。一般人在二十岁以后,流体智力的发展达到顶峰,三十岁以后将随着年龄的增长而降低。流体智力属于人类的基本能力,在个别差异上,受教育文化的影响较少。晶体智力则是以学得的经验为基础的认知能力。如运用既有的知识和掌握的技能去吸收新知识或解决问题的能力,都属于晶体智力。晶体智力与教育文化有关,但在个别差异上与年龄的变化没有密切的关系,不因年龄的增长而降低,甚至有些人因知识和经验的积累,晶体智力反而随年龄的增长而升高的趋势。根据这个理论观点可以解释,成人以后（尤其是老年人）接受新知识的能力开始下降是因为流体智力的减退,而用以往的知识经验解决新问题时毫不逊色,甚至有些七十岁以上的人,在晶体智力方面的表现反而优于青年人。

五、气质与性格

（一）气质

1. 气质的概念　气质（temperament）一词来源于拉丁语,原意是掺和、混合,按比例将作料调和在一起。定义为一个人生来就具有的典型的、稳定的,表现在心理活动的强度、速度、灵活性与指向性等方面的动力特征。

它主要表现在人的心理活动的动力方面,如心理活动过程的速度和灵活性（如知觉的速度、思维的灵活度、注意集中时间的长短等）;强度（如情绪的强弱、意志努力的程度等）;以及心理活动的指向性（倾向于外部事物或倾向于内部体验）。即一般所说的一个人的"性情""脾气"或"秉性"。气质对个人活动的各个方面都有重要的影响。

心理活动动力性特点的表现并不都属于气质特征。气质具有明显的天赋性,是较多地受稳定的个体生物因素制约的。这一点可以从婴儿身上发现,如有的总是喜吵闹,好动,反应灵活;有的却比较平稳,安静,反应缓慢。因为气质的心理活动动力特征不依赖于活动的时间、条件、目的和内容,所以它不具有社会评价意义。

气质与性格、能力等其他人格心理特征相比,更具有稳定性,但气质在生活环境和教育的影响下,在一定程度上也会发生某些变化。

2. 气质的特征　气质类型是心理特征的结合,其特征可概括为以下几点:①感受性,即人对外界刺激的感觉能力;②耐受性,这是指人在经受外界刺激作用时表现在时间和强度上的耐受程度;③反应的敏捷性,主要指不随意注意及运动的指向性,心理反应及心理活动的速度、灵活程度;④行为的可塑性,这是指人依据外界事物的变化情况而改变自己适应性行为的可塑程度;⑤情绪兴奋性,它包括情绪兴奋性的强弱和情绪外露的程度两方面;⑥外倾性与内倾性,外倾的人动作反应、言语反应、情绪反应倾向于外,内倾的人表现则相反。

3. 气质的类型　关于气质类型及其划分依据不同的观点提出各种类型学说。如日本学者古川竹二提出的血型学说;德国精神病学家克瑞奇米尔提出的体型学说等。现在较为流行的气质类型是在古希腊著名医师希波克拉底（Hippocrates）提出的气质体液学说。他认为人体内有血液、黏液、黑胆汁和黄胆汁四种液体,根据在人体内四种体液的不同比例将气质分为多血质、胆汁质、黏液质和抑郁质。这种提法虽然缺乏严谨的科学依据,但在日常生活中确实可以见到这四种气质类型的人,以后心理学家在此基础上进行了研究和完善,因此该气质类型仍沿用至今。但在实际生活中,典型的气质类型是不多见的,多数是两种或多种气质的混合型。

根据气质的体液学说,经过历代心理学家的补充完善,其四种气质类型的典型外在表现特征如下:

（1）多血质:注意力容易转移,志趣容易变化,灵活好动,有较生动的面部表情和语言表达能力,感染力较强,直爽热情,容易适应环境的变化。活动中行动敏捷,精力充沛。

（2）胆汁质:动作迅速,情绪易于冲动,自我控制能力较差,心境变化大。活动中缺乏耐心,可塑性差。

（3）黏液质:安静稳重,注意力稳定但难以转移,喜怒不形于色。动作反应慢,不灵活,对工作有条理,易于因循守旧,缺乏创新精神。

（4）抑郁质:对事物体验深刻,善于觉察他人难以发现的细小环节,对事物和他人羞怯,孤僻内向。动作迟钝,多愁善感。

4. 气质类型的生理机制　有关气质的生理机制,目前最推崇的是著名的俄国生理学家巴甫洛夫提出的高级神经活动类型学说。该学说认为高等动物大脑皮质神经活动的基本过程是兴奋和抑制过程。它具有三种基本特性:强度、灵活性和平衡性。由于这三个基本特性的不同组合,构成高级神经活动的四种基本类型:

（1）兴奋型：也称为不可抑制型，兴奋过程强于抑制过程，是强而不平衡的类型，类似于气质体液学说的胆汁质型。

（2）活泼型：强而平衡、灵活型。其特点是热情活泼，反应敏捷，类似于气质体液学说的多血质型。

（3）安静型：强而平衡，但不灵活型。其特点是较易于形成条件反射，但不容易改造，行动缓慢，类似于气质体液学说的黏液质型。

（4）弱型：兴奋与抑制过程都很弱，亦称抑制型，持续和较强的刺激都能引起他们精力的迅速消耗，类似于气质体液学说的抑郁质型。

巴甫洛夫关于高级神经活动类型学说，阐明了人的气质类型的生理基础，验证了不同气质类型的个体之间在解剖和生理机制上的个体差异，从一定意义上阐明了气质是高级神经活动类型在人的外显行为和活动中的表现。

5. 气质的意义   气质对于社会实践活动具有一定影响，正确认识气质与职业活动对指导社会实践活动具有积极的意义。任何一种气质都有其积极和消极的两个方面，不能简单地评价某种气质类型好与坏。如抑郁质类型的人虽然有其孤僻、动作迟钝的一面，但是他具有善于观察，对事物体验深刻的另一面。在活动中各种气质特性之间可以起互相补偿作用。

因此，气质不决定一个人社会活动的价值及其成就的高低。各种气质类型的人都可以对社会作出杰出成就。但是不同职业活动根据其工作性质和特点对人的气质有着不同的要求，在特定的条件下，选择气质特征合适的人员从事某项工作，可提高工作效率，减少失误。这对于职业选择和工作调配等具有一定的意义。

此外，也有一些研究表明，不同的气质类型对人的身心健康有不同的影响。情绪不稳定、易伤感、过分性急、冲动等特征不利于心理健康，有些可成为心身疾病的易感因素。

（二）性格

1. 性格的概念   性格（character）是个体在生活过程中形成，对客观现实稳定的态度以及与之相适应的习惯了的行为方式。它是一个人的心理面貌本质属性的独特结合，是人与人相互区别的主要方面。

个体在社会生活过程中受到各种事物和信息的影响，在这些影响的作用下，不断地积累丰富和充实了人的内心世界。个体生活中那种一时偶然的表现不能被认定为一个人的性格特征。例如，一个人在某个场合发了脾气，不能就此认定其具有暴躁的性格特征。

性格是个体中鲜明表现出来的心理特征，也是人格中最重要的心理特征，它反映了一个人的本质属性，具有核心的意义。例如，文学家正是抓住个体最有代表性的性格特征对人物进行塑造，使读者感到如见其影，如闻其声的现实人物。如鲁迅笔下的阿Q；曹雪芹笔下的王熙凤；莎士比亚塑造的哈姆雷特等。

2. 性格的特征   性格是十分复杂的人格心理特征，主要有以下四个方面：

（1）对现实态度方面的性格：现实态度的性格特征主要表现在对各种社会关系的处理上，包括：一是对社会、集体、他人的态度。如爱集体，善交际有礼貌，还是孤僻、粗暴等。二是对工作、学习、生活的态度。如勤劳、认真、首创精神，还是懒惰、马虎和墨守成规等。三是对自己的态度。如自信或自卑，羞怯或大方等。其中对社会、集体和他人的态度起主导作用，它影响和作用了其他两个方面的态度。

（2）性格的情绪特征：一是情绪活动的强度，表现为一个人受情绪感染和支配的程度，以及情绪受意志控制的强度；二是情绪的稳定性，它表现为一个人情绪起伏和波动的程度；三是情绪的持久性，表现为情绪被激发后持续时间的长短程度；四是主导心境，是对现实态度所形成的稳定而持久的主要情绪状态。

（3）性格的意志特征：这是个体对自己行为自觉调整和控制的水平特点。性格意志特征的个体差异,表现在意志品质的自觉性、果断性、坚持性和自制力四个方面。

(4)性格的理智特征:它指人们在感知觉、记忆、思维和想象等认知过程中所表现出来的个别差异。

以上四个方面的性格特征是相互联系,构成一个统一的整体。其中对现实态度方面的性格特征具有主导意义。

3. 性格的形成和发展 人的性格是在社会生活环境中,通过社会实践活动在外界生活条件和人的心理活动的相互作用之中形成发展起来。

(1)家庭作用:一个人出生后首先是在家庭中成长的。社会对儿童影响主要是通过父母亲和家庭中人与人之间的关系和实际行动来实现的。研究表明,从出生到 7 岁,这是个体身心发展,尤其是高级神经系统发展旺盛的时期。家庭中一定的教育方式,尤其是父母在日常生活的现实态度和行为方式,都对儿童性格形成产生潜移默化的作用。

(2)学校教育:学校教育不仅使学生掌握知识技能,还将通过三种方式在学生性格发展中起重要作用。一是班集体,班级中师生关系,同学之间关系产生的影响;二是学校的团队教育对性格形成和发展的影响;三是学校的风气,校风、班风以潜移默化的方式影响作用于学生,良好的校风培养着学生勤奋、求实和创新等性格品质。

(3)社会信息的作用:社会信息对个体性格的影响更为迅速。如网络、电视、电影和文艺小说中的人物,现代社会信息能激发人们丰富的情感和想象,引起学习和模仿的意向,不同的社会信息会影响人们性格特征的差异。

4. 性格与气质的关系 性格与气质的概念容易混淆。两者既有区别,又有联系。

气质是生来俱有的心理活动的动力特征,受到先天遗传素质的影响,它反映了高级神经活动类型的特性。而性格是在后天的社会生活环境中逐渐形成发展起来的。其次,气质形成早,不易变化。而性格形成晚,虽然具有稳定性,但比气质变化要快。

气质影响着性格的动态方面以及性格形成的速度。例如,对于自制力的形成,具有胆汁质的气质类型的人需要做出很大的努力和一定的时间,而对于黏液质的人就显得较容易和自然。

(赵阿勐)

第六节 心理的生物与社会基础

一、心理的生物基础

心理的生物基础包括神经系统、内分泌系统和遗传基因。神经元是神经系统的基本结构,神经元以及它们的分支组成了神经系统,通过神经系统的作用,有机体得以完成肌肉运动、感觉、自主活动和激素的分泌。大脑皮层是其中最重要的部分,是心理活动产生的主要物质基础。因此,针对心理的生物基础就必须要了解脑的结构和功能,以及神经内分泌系统对心理行为的调控和遗传因素在其中的作用。

(一) 神经系统的主要结构和功能

人的神经系统分为中枢神经系统和周围神经系统。中枢神经系统由脑和脊髓组成,其主要功能是传递、储存以及加工信息,产生各种心理活动,调控人的行为。周围神经系统联络于中枢神经和其他各系统器官之间,包括与脑相连的脑神经和与脊髓相连的脊神经,起传入和传出信息的作用。它又可分为躯体神经系统和自主神经系统,通常认为,躯体神经系统受意识调控,而自主神经系统调节相对平衡和有节律性的内脏活动,其一般不由意识直接控制。

中枢神经系统包括脑和脊髓。脑又分为大脑、小脑和脑干,其中脑干包括延髓、脑桥、中脑和间脑。它们在结构和功能上是不可分割的整体,但各个部分又有特定的功能。脊髓的功能有两方面:一是传导功能,它将来自躯干、四肢的各种感觉信息,通过传入神经传送到脑,进行高级的分析和综合;

同时脑的活动也要通过传出神经传至效应器。二是反射功能,它可完成某些基本的反射活动,如排便反射和膝跳反射等。

大脑由对称的左右两个半球所组成,两半球通过胼胝体相连。大脑半球又通过中央沟、外侧裂和顶枕裂分为额叶、顶叶、颞叶和枕叶。胼胝体周围为边缘叶。每叶都包含很多回。在中央沟的前方和后方分别有中央前回和中央后回。大脑半球深部是基底神经节,主要包括豆状核和尾状核,合称为纹状体,其功能主要是调节肌肉的张力以协调运动。

(二) 脑的功能系统与心理

如果说用刺激的方法,或是用切除有限脑区的方法来证实不同脑区的功能,这只能是局限的、孤立的反映其基本功能,而人类复杂的心理活动形式和特点,如知觉、记忆、语言、书写、阅读、思维、计算等,远远不是孤立的,需要有许多脑结构的共同作用来完成。基于这一认识,前苏联学者鲁利亚(A. P. Лурия,1912—1977)提出三个基本功能系统的假说,认为所有心理过程都是由脑的三个功能系统协同完成的。每个系统都有分层次的结构,并且至少是由彼此重叠的三种类型的皮质区组成。

1. 调节张力和维持觉醒状态的系统　觉醒状态是保证各种心理活动顺利进行的必备条件。许多实验证据提示,保证与调节皮质张力的脑结构并不在大脑皮质本身,而在较低的脑干与皮质下部,亦称为网状结构。脑干网状结构的上行纤维终止于丘脑、尾状核和旧皮层,对大脑皮层的激活起着决定性的作用。从而保证完整的心理过程和实现有目的、有组织的指向性活动。网状结构功能异常,可导致意识障碍,无法进行正常心理活动。

网状结构的激活源有三类:即机体的内部代谢、内外环境的刺激以及来自大脑皮层的下行兴奋冲动。

2. 接受、加工和储存信息的系统　该系统位于大脑外侧面的中央沟后部,相当于皮层的视、听和躯体感觉区、联合区及相应的皮层下组织。包括皮层三级功能区:一级区用于接受特异信息,并产生感觉功能;二级区对信息进行进一步加工和特征提取,并形成知觉功能;三级区则进行更高级、更抽象的加工和存储。这些区域按照模式特异性递减和功能渐进性偏侧化的原则分层次地工作。即一级区的特异性最高,而三级区的功能偏侧化最明显。

3. 心理活动与行为调控的系统　人对外来信息的接收、加工和储存,仅是人的心理活动的一个方面,但人对外来信息不仅仅是被动地予以反应,而是主动地制订行动计划和程序,并不断调节自己的行为,使之符合计划和程序。这些能动的意识活动过程是由大脑的心理活动与行为调控系统来完成的。该系统位于大脑外侧面的中央沟前部,相当于初级运动区、运动联合皮层和前额叶。这一系统按照与第二功能系统类似的原则分层次的工作,所不同的是神经冲动的传递方向与第二功能系统相反,即由三级区传至二级区,再传至一级区。该系统的三级区为前额叶,它不仅与皮质的所有其余的外表部分相联系,而且还与脑的下部和网状组织的相应部分相联系,由于这些联系的双向性,使其既可以对其他脑结构进行调控,又可以对来自别处的信息进行进一步加工,修正行动的计划和程序,使之符合原初的意图。这种有意识、有目的、有计划的调节机制是在言语的参与下进行的,因而是一种抽象的高级心理活动。二级区(运动联合皮层)接受三级区传送的信息,把执行某种行为的指令进行有序地组织,并使头、眼、手、足整个躯体的肌肉处于运动前的准备状态,然后再发送指令激发一级区(初级运动区)神经元的活动,后者再将冲动传送至脊髓运动神经元而产生精细的运动。

4. 三个功能系统之间的相互关系　在正常情况下,三个功能系统并不是独立工作的。比如,视觉功能主要依赖于视觉皮层(属于第二个功能系统),但视觉皮层单独工作并不能很好地完成视觉任务,而必须在三个系统的联合作用下才能正常工作。第一功能系统保证必要的皮层张力和维持一定的觉醒水平,第二功能系统实现对通过视神经进入大脑的视觉信息进行分析和综合,而第三功能系统保证有目的探索,比如眼睛随注视目标的运动等等。

(三) 大脑两半球功能的分工和协作及其不对称性

大脑两半球之间由胼胝体连接沟通,构成一个完整的统一体。在正常的情况下,来自外界的信息,经胼胝体传递,左右两半球息息相通。整个大脑作为统一的整体而有效地进行活动。

1961年斯佩里设计了精巧和详尽的测验,对做割裂脑手术的人在恢复后,进行了神经心理学的测定,获得了人左右两半球功能分工的第一手资料,发现两半球功能的不对称性,裂脑人的每一个半球都有其独自的感觉、知觉和意念,都能独立地学习、记忆和理解,两个半球都能被训练执行同时发生的相互矛盾的任务,从而更新了优势半球的概念。斯佩里的研究,深入地揭示了人的言语、思维和意识与两个半球的关系,成绩卓著,获得了1981年度诺贝尔医学奖。

近些年来由于实验手段和研究技术的改进,可以在无创伤条件下将外界刺激分别进入正常人的左、右大脑半球,在大脑半球功能完整的情况下研究各种高级心理功能与左右脑的关系。如使用一侧电休克的方法发现:一切语言信号的发现和理解都是左半球的功能,当左半球功能被电休克暂时抑制时,表现各种失语症状,对语音的选择性注意被破坏等等。当右半球功能被电休克暂时抑制时出现则很多有趣的现象,例如信号源的空间定向力被破坏了,音乐旋律的知觉再认几乎不可能,言语交往中抗干扰能力下降,音调辨认不能,不能辨认男人和女人的嗓音,也不能控制自己说话时的声调与重读音节。尽管如此,言语兴奋性却大大提高了。同时使用这一方法还发现,两侧半球对人的情绪状态起着不同的作用。当右半球功能暂时被抑制时,情绪高涨、欣快、言语增多;而左半球功能暂时被抑制时,则情绪低落、沉默无语、自卑、自罪等。

综上可概括为:人脑的功能是高度专门化的,左半球功能具有分析的、抽象的、继时的、理性的和主题的特性,右半球功能具有全面的、具体的、同时的、直观的和同格的特征。左半球在语言的和与语言有关的概念、抽象、逻辑分析能力上占优势;右半球则在空间知觉、音乐绘画等整体形象、具体思维能力上占优势(表2-1)。两半球好像是两套不同类型的信息加工系统,它们相辅相成、相互补充、相互制约、相互协作,以实现人的高度完整和准确的行为。

表 2-1　人类大脑左右半球不对称性功能

功能	左半球	右半球
视觉	概念、字母及单词识别	复杂图形及脸孔识别
听觉	言语性声音	环境声音及音乐
运动	复杂随意运动	运动模式的空间组织
语言	听说读写	
空间和数学能力	数学能力	几何学、方向感觉和心理旋转

(引自韩济生主编《神经科学原理》957页)

(四) 内分泌系统

内分泌系统在机体对行为的调节中起着重要的作用。作为神经内分泌系统轴心的下丘脑-垂体-激素系统是心理因素影响躯体生理病理过程的解剖学基础,这一系统以下丘脑为整合中心。许多心理行为因素甚至环境因素可以影响大脑的不同区域的活动,后者通过下丘脑的传入联系影响下丘脑的活动,下丘脑再通过传出联系影响内分泌功能达到控制内脏和自主神经系统活动的目的。如 Gerra G(2001)的实验研究发现心理应激会引起下丘脑、垂体和肾上腺轴(HPA轴)的一系列改变和儿茶酚胺类的变化。在作用方式上,内分泌系统通过血液运输使激素作用于某些细胞组织来实现其调节功能,而神经系统则一般是通过神经纤维上传导的去极化波来实现其调节功能。这两个调节系统在结构和功能上是密切联系的。一方面,几乎所有的内分泌腺都直接或间接受神经系统的控制,研究表明,所有内分泌腺的分泌都受垂体的影响,而垂体又受下丘脑调控;下丘脑是脑的一部分,它受到其他神经中枢的控制。另一方面,激素也影响着神经系统的功能,由于激素是通过血液传布到全身各处的,脑中也有血管,因而它能传播到脑,从而对神经细胞产生兴奋和抑制作用。总之神经系统控制内分泌系统,同时内分泌系统也调控许多生理现象和行为。

(五) 遗传与心理

遗传(heredity)是指父母的形态特征、生理特征、心理特征和行为特征可通过遗传基因(genes)传给子代的生物学过程。个体的身体特征,如身高、骨骼结构、皮肤颜色和眼珠的颜色等生理特征,主要是从父母那里遗传下来的。研究证明性格、气质、能力等心理特征以及人类行为方式也与遗传有关。

心理学家为了研究心理与遗传的关系,采用寄养儿童(adoptive children)和两种双生子(twins)对比研究。双生子可分为同卵双生子(monozygotic twins,MZ)与异卵双生子(dizygotic twins,DZ)。同卵双生子是从同一个受精卵发育而成的,染色体内的基因完全相同,遗传基础完全相同。异卵双生子,是从不同的两个(或三四个)受精卵发育而成的。其兄弟姐妹虽很相似,但不相同。研究同卵双生子的特征,并与不同血缘关系的不同人进行比较,可以推论遗传对心理特征的不同影响。研究表明,在智力方面同卵双生子即使不在同一社会环境中成长,其智力水平也是相近的,异卵双生子次之,同胞再次之,堂兄弟姐妹相关更小。从小分开抚养的同卵双生子在智力、人格、职业兴趣等方面也有明显的相似性。同时心理学家还发现,与养父母比较,孩子在许多方面更像生父母。

许多心理和精神疾病都与遗传有关。孤独症的同卵双生子同病率为82%;精神分裂症同卵双生子的同病率高达86.2%。抑郁症具有遗传倾向,调查发现双向情感障碍的一级亲属同病率为14%,血缘关系越近,患病几率越高。如双亲都患情感性精神障碍,子代患病几率可高达75%。同卵双生子同病率比异卵双生子高,寄养子研究也发现与遗传关系密切,与环境关系不大。

二、心理的社会基础

人类的发展是一个社会化的过程,在这个过程中,人的心理活动不断地发生着变化。人的心理活动是在物质、文化条件作用下的社会化产物,文化对人的心理在潜移默化中形成深刻而持久的影响,不同文化会对人的心理产生不同影响。以下从环境、文化和社会化三个方面阐述心理的社会基础。

(一) 环境与人的心理

环境(environment)是指与有机体发生联系的外部世界。环境对个体心理的发育会产生深刻的影响。无论自然环境还是社会环境,在心理的形成和发展中都发挥了重要作用,尤其在性格的塑造方面影响较大。不同的社会文化背景、生活习惯,对个体心理、生理有直接的影响。个体生命的开始,就通过合子、胚胎和胎儿的发展,置身于母体的特定环境。这种环境对有机体身体和出生后行为的发展会产生深刻的影响。如果怀孕的头三个月母亲感染风疹常会使婴儿智力落后并且造成身体上的缺陷。母亲的疲劳或吸烟会刺激胎儿活动。母亲长时期的情绪激动,还会影响出生后子女的情绪特征。出生后,人所处的环境纷繁复杂。人和环境不断地相互作用,与其相应的生活环境保持平衡,这叫生态平衡(ecological balance)。

心理学提到的环境,通常有两种分类方法:按属性分为自然环境和社会环境;按所包含的要素分为物理环境和心理环境。

1. **自然环境(natural environment)** 是人类生存所需要的各种自然要素的总和,是人类生存和发展的物质前提。主要包括有机物的各组成因素和无机物的各组成因素,例如,动物、植物、矿物、空气、噪音等。人的心理现象受自然环境的影响,人的心理活动与自然活动有很大的关系。如在恶劣的自然条件下,能铸造人坚强的意志。

2. **社会环境(social environment)** 是在自然环境的基础上,人类通过一系列有意识的活动所形成的环境体系,包括经济环境、政治环境、教育环境、伦理环境、文化环境等等。社会环境对人心理产生了巨大的影响,人的心理活动在不同的社会环境中是不同的。良好的社会环境能够促进人的心理健康发展,消极的社会环境会对心理健康产生一定不良影响。例如,和谐的家庭关系对促进儿童心理发育,培养儿童乐观、助人的品质有积极的作用。

3. **物理环境(physical environment)** 是独立于人的存在的自在的环境,除包括自然环境诸因素外还包括人为的物理环境因素,如人际空间、建筑物等。在这个人口密度不断上升,信息发达的时代,人际空间狭小会导致安全感的缺失,通常会表现出紧张、不知所措、困惑甚至是焦虑的状态。

4. **心理环境(mental environment)** 是指人与人、人与物相互作用时所形成的环境,即被知觉到、被理解为、被把握成、被创造出的环境。主要包括人的行为思想,伦理道德,法律基础,风俗习惯等。对人的心理来说,最重要和最直接的是心理环境。比如,儿童看见零食就想吃,看见蛇就感到害怕。

(二) 文化与人的心理和行为

文化,是一个非常宽泛且包罗万象的名词,要想给文化下一个准确的定义是一件困难的事情。不同的学科对文化有不同的理解,对文化所要界定的范围也不尽相同。总体上来说,文化(culture)的概念可分为狭义和广义两种:广义上的文化是指人类所创造出来的一切物质产物和精神产物的总和;狭义上的文化仅指人类所创造出来的精神产物,包括语言、文学,艺术以及意识形态等。

1. 人类文化与人性 人类创造了自己的文化,又把自己置身于一定类型的社会环境之中,它是人类心理产生的决定性条件。一个身体健全的儿童,虽然有继承人类文化财产的可能性,但是,如果出生后由于某种原因,不与人类文化环境接触,就不可能形成人的心理。像"狼孩""猪孩"的事例,就充分说明人类文化是形成人的心理和行为即人性的决定性条件。人类文化使人类的心理和行为具有共通性。

2. 民族文化与心理 民族文化(national culture)是一个民族经过世世代代积累起来的文化,是本民族所创造的一切文明成果的总和。民族文化主要包括物质文化和精神文化两个层面,其中物质文化层面包括服装、居住、饮食、交通工具等方面,精神文化层面包括思想、哲学、文学、艺术、风俗习惯、宗教信仰等方面。民族文化是一个民族赖以生存的精神家园。民族文化是民族心理形成的原因。民族心理具有特征鲜明性、状态稳定性、外部独立性、内部普遍性的特征。在相同的环境中受相同文化影响的成员之间,有某种共同的心理特征;如果地理条件大致相近而文化类型不同,则可形成不同的心理特征。文化人类学家把每一种文化中人们共同具有的心理特征,称为群体人格(group personality)。

社会文化通常仅指构成总体文化的诸种文化要素的共同部分,特别是在现代社会中文化是多元化的。在社会某一群体中形成一种既包括民族的一些主文化特征,也包括某些独特的文化特征的生活方式,这种群体文化称为亚文化(subculture)。如人种亚文化、年龄亚文化、生态学亚文化等。亚文化的影响可形成亚文化群体的心理特征。

3. 拷贝世界与心理 拷贝世界(copy of the world)是指大众传播媒体包括书、报、杂志、广播、电影、电视、录像、网络等文化现象。拷贝世界不同于我们直接感知到的现实世界,它向我们展示的是一个精神世界,向我们提供消息、知识、思想、见解、娱乐、广告等等。因为它不是媒体对现实世界的简单复制,而是作家、画家、记者以及其他从事精神生产活动的人依据一定的信念、态度和价值观对现实世界进行改造和加工的结果,是精神文化产品。

在现代社会中,大众传播媒体对人的心理和行为的影响是强有力的,有的是直接的,但主要是潜移默化的。它能帮助人们极大地改善这个社会,也能使人们去摧毁这个社会;它能使人受到教育,获得知识、开拓眼界、陶冶情操,也能使人犯罪、堕落。

(三) 社会化与人的心理和行为

社会化(socialization)是指一个人在社会环境的影响下掌握社会经验和行为规范成为社会人,同时也积极地反作用于社会环境的双向过程。人类的生物遗传素质为个体发展成为一个社会人提供了可能性。社会化开始于婴儿脱离母体,以后通过各种人际接触和社会影响,学会了把自己看作独立存在的个体,掌握了语言和知识经验,学会了建立社会关系,形成了道德观念等等;与此同时,个体对各种社会影响以其自身独特的方式做出种种反应,反作用于社会环境,表现出人的主观能动性,从而成为社会的人。

由于社会环境、社会关系系统性质的不同,也由于个体在社会环境、社会关系系统中所处地位的不同,个体社会化的内容是有差别的。例如,不同的国别、民族以及不同性质的社会制度对其社会成员的行为规范、道德标准的要求是不同的;即使在同一社会环境下处于不同社会关系和社会阶层的人们对其子女教育、影响也是不同的。

　　社会环境、社会关系对个体的影响可能是有意识、有目的、有步骤地进行的,也可能是无意识的、潜移默化地进行的。个体对社会影响的反应,可能是积极地自觉地去认识,去掌握的;也可能不是主动的,而是被动地,不知不觉地受影响的。每个人的社会化的方式是不完全一样的,即使在同一社会里,由于个体在遗传素质和以往生活实践基础上所形成的将要被社会化的维度(如心理过程、心理倾向、心理特性等)也是具有一定的差异性。因此,个体总是以自己所具备的条件对社会化的力量有选择地接受,这也体现了社会化的多元性。经过社会化之后,个体逐渐形成了自我观念,学到了社会所期待的社会规范、知识经验、理想信念、生活方式、社会态度和价值观等等。从而使个体的心理和行为朝着社会期待的方向发展,成为与社会环境相适应的社会人。

（何金彩）

第三章　心理发展与心理健康

人的一生都在发展,每一发展阶段都有其特定的心理发展任务及相应的心理健康特征。心理健康是人类健康的重要维度,医学生应该了解心理发展与心理健康的关系,以及如何保持和促进个体的心理健康。

第一节　概　　述

一、人的发展与生命周期

(一) 人的发展与生命周期的概念

人的发展有两层涵义,其一是指人类种族在地球生物种系发生中的有关过程;其二是指个体从生物学受孕到生理死亡所经历的一系列的生命阶段,即从婴幼儿、童年、少年、青年、中年、老年到死亡的发展过程,这种从生到死的过程也被称之为生命周期(life cycle)。其中包括生物意义上的成熟和变化过程,个体年龄结构的过渡,以及不同年龄期社会经历的变化过程。对于每一个健康发展的个体来说,随着其生物意义上的成熟,每一阶段也有着不同的心理上的任务和心理特征。本节主要讨论个体生命周期中的几个重要的发展阶段及其心理健康特点。

(二) 发展的基本观点

长期以来,哲学家、宗教学者、社会学家和科学家对人的发展问题争论不息,直到 20 世纪 70 年代以后,心理毕生发展的观点才被人们普遍接受并重视。其主要观点有:

1. **发展是毕生的**　人的整个一生都在发展,人从胚胎到死亡始终是一个前进发展的过程,人的发展除了在生物意义上的发育、成熟以外,其行为的变化过程贯穿整个一生。这是一个在时间、顺序和方向等方面各不相同的种种变化的体系,个体的发展受多种因素的影响,是年龄阶段、历史阶段、社会环境等多种因素共同作用的结果。生命的每一阶段都受前一阶段的影响,同时也影响以后的发展阶段,个体一生的经验都对发展有重要意义。

2. **发展是多维和多向的**　发展的形式具有多样性,是多维度的,发展的方向也因发展内容的种类不同而有所不同,如行为的各个方面或同一方向的各个成分、特性,其发展的进程各不相同。心理发展存在着很大的个体差异和可塑性,不同的个体有不同的形式,没有一条单一的曲线能描绘个体发展的复杂性。例如:在智力领域,有晶体智力(crystallized intelligence),指人通过掌握文化知识经验而形成的一种能力;流体智力(fluid intelligence,指不依据于人的文化知识经验的能力,表现为空间定向、知觉操作等方面。两者都随年龄的增长而变化,但晶体智力到成年后继续增长,不过增长的速度减慢,而流体智力在成年早期就开始衰退了。

3. **发展是获得(成长)与丧失(衰退)的结合**　发展是一个有序变化的过程,不是简单地朝着功能增长方向的运动,生命过程中任何时候的发展都是成长和衰退的结合。任何发展都是新适应能力的获得,同时包含着以前存在的部分能力的丧失。

(三) 心理发展理论

心理发展是心理学研究的重要领域之一,众多学者对其进行了独到精辟的阐释。如弗洛伊德的心理发展精神分析论,及其后继者埃里克森(Erikson EH,1902—1982)的心理社会发展理论,皮亚杰(Piaget J)的认知发展理论,华生(Watson JB)的心理发展刺激反应论,维果斯基(Vygotsky Lev,1896—

1934）的心理发展文化历史理论等。下面简要介绍埃里克森心理社会发展的八阶段理论。

埃里克森认为，个性的发展受生物、心理和社会等三方面因素的影响，并从情绪道德和人际关系的整体发展角度来研究个体。他把人的一生从出生到死亡划分为八个互相联系的阶段，每一个生命发展阶段都需要面对一种心理社会困境或危机。心理社会困境（psychosocial dilemma）并不是一种灾难性的威胁，而是社会要求在个体心理中引起的紧张和矛盾。该危机或困境亦是发展中的重要转折点，其解决与否将直接影响个体的人格发展。具体即：

1. **婴儿期（出生～1岁）**　面临的危机或核心冲突是信任感对不信任感。婴儿的基本任务是发展与看护者之间的依恋与信任关系。通过持续不断的爱，形成对环境的信任。积极解决核心冲突后，可对未来形成希望，对人有信赖、安全感；否则，与人交往可能会焦虑不安。

2. **婴幼儿期（1～3岁）**　面临的危机或核心冲突是自主感对羞耻感与怀疑感。婴幼儿习得对自己身体的自主控制，并知道对自己的选择感到羞愧或怀疑，形成自主性。婴幼儿通过尝试完成新事情、激发新想法，并不为失败所击倒；在父母支持下，不断体验成功，形成自主。积极解决核心冲突后，可望形成良好的意志品质，自控能力强，行动信心足；否则自我怀疑，畏手畏脚。

3. **幼儿期（3～6岁）**　面临的危机或核心冲突是主动感对内疚感。幼儿的基本任务是发展主动性，以及由交流和挑战所导致的探究态度。积极解决核心冲突后，可望形成目的感，做事有目的、方向，能独立进取；否则自我价值感低，畏惧退缩。

4. **儿童期（6～12岁）**　面临的危机或核心冲突是勤奋感对自卑感。儿童必须学习文化技能，克服自卑情绪，发展学习中的勤奋，通过成功和取得各类成就，体验对任务熟练掌握的胜任感。积极解决核心冲突后，可望在生活学习、接人待物方面能力提高；否则自感缺乏生活的基本能力，可能会有失败感。

5. **青少年期（12～18岁）**　面临的危机或核心冲突是自我同一感对同一感混乱。青少年的基本任务是确定自我意识，学习社会角色规定，形成人格、社会性别和职业等方面的自我同一感。积极解决核心冲突后，可望形成忠诚的品质，有明确的自我概念和肯定的追求方向；否则生活缺乏目标，对前途彷徨迷失。

6. **青年期或成年早期（18～25岁）**　面临的危机或核心冲突是亲密感对孤独感。成人通过与他人交往，对他人开放，为事业定向，与他人建立亲密的关系，形成亲密感。积极解决核心冲突后，可望形成爱的能力，具有满意的感情生活和事业基础；否则可能会无法与人亲密相处，滋生孤独寂寞感。

7. **成年中期（25～60岁）**　面临的危机或核心冲突是繁殖感对停滞感。通过创造性的生产活动，职业的成功，社会责任感的增强，对社会做出大量富有现实意义的贡献，造福、关爱下一代。积极解决核心冲突后，可望形成关心的品德，热爱自己的家庭，关心下一代成长；否则可能会自我放纵，对未来没有安排。

8. **成年晚期（60岁后）**　面临的危机或核心冲突是自我融合感对绝望感。通过对自己的一生进行回顾，理解个人在整个生命周期中的位置，接受并理解自己的生活。如果愉快接受自己，便可以面对、接受死亡，否则陷于绝境。积极解决核心冲突后，个体变得智慧贤达，可以随心所欲，安享天伦之乐；否则会对往事悔恨惆怅，失望厌恶。

二、健康与心理健康

（一）健康的概念

健康是一个不断发展着的概念，在不同历史时期，人类对健康的理解不尽相同。传统医学和世俗观念一般把健康理解为"健康就是无病、无伤、无残"。但这种认识并不全面。实际上，健康和疾病是人体生命过程中的两种状态，这两种状态是连续性的，是一个由量变到质变的过程，而且健康水平有不同的等级状态。

随着第二次世界大战的结束，人类的疾病与死亡谱发生了重大的变化，许多心身疾病（近年来也称为生活方式疾病）。已成为人类健康的主要杀手。人们的不良生活方式、行为或心理、社会和环境因素成为影响健康的不可忽视的因素,因此,1948 年,世界卫生组织(WHO)为健康提出了一个三维的定义,这就是"健康,不仅仅是没有疾病和身体的虚弱现象,而是一种在身体上、心理上和社会上的完满状态。"健康的内涵在不断地发展,1990 年世界卫生组织进一步对健康的定义作了补充,提出健康还应包括道德健康,即:健康是指,一个人在身体健康、心理健康、社会适应健康和道德健康四个方面皆健全。

（二）心理健康的概念

心理健康(mental health),也称心理卫生,对心理健康进行定义是一个较为复杂而困难的问题,到目前为止心理健康与不健康之间还没有一个确定的、绝对的界限。由于心理涉及的范围广泛,包括思维、情绪、兴趣、能力等各个方面,心理学家们从不同的角度提出不同的观点,给出不同的定义。而且心理健康的概念随时代的变迁、社会文化因素的影响而不断变化。例如 English HB(1958)认为"心理健康是指一种持续的心理状态,当事人在这种情况下,能有良好的适应能力,具有生命的活力,而能充分发挥其身心潜能。这乃是一种积极的、丰富的情况,不仅是免于心理疾病而已。"一般认为心理健康是以积极的、有效的心理活动,平稳的、正常的心理状态,对当前和发展着的社会、自然环境以及自我内环境的变化具有良好的适应功能,并由此不断地发展健全的人格,提高生活质量,保持旺盛的精力和愉快的情绪。

（三）心理健康的标准

由于到目前为止仍没有一个全面而确定的心理健康的定义,不同的理论学派、不同专家从不同的角度给予心理健康的定义不完全相同,因此用来判断心理健康的标准也各不相同。其中影响比较大的有马斯洛(Maslow)和米特尔曼(Mittelman,1951)提出的心理健康的十条标准:①有充分的自我安全感;②能充分了解自己,并能恰当估价自己的能力;③生活理想切合实际;④不脱离周围现实环境;⑤能保持人格的完整与和谐;⑥善于从经验中学习;⑦能保持良好的人际关系;⑧能适度地宣泄情绪和控制情绪;⑨在符合团体要求的前提下,能有限度地发挥个性;⑩在不违背社会规范的前提下,能适当地满足个人的基本需求。

我国的一些学者提出了自己的心理健康的标准,包括如下内容:

1. 智力正常　包括分布在智力正态分布曲线之内者以及能对日常生活作出正常反应的智力超常者。

2. 情绪良好　包括能够经常保持愉快、开朗、自信的心情,善于从生活中寻求乐趣,对生活充满希望。一旦有了负性情绪,能够并善于调整,具有情绪的稳定性。

3. 人际和谐　包括乐于与人交往,既有稳定而广泛的人际关系,又有知己的朋友;在交往中保持独立而完整的人格,有自知之明,不卑不亢;能客观评价别人,取人之长补己之短,宽以待人,乐于助人等。

4. 适应环境　包括有积极的处世态度,与社会广泛接触,对社会现状有较清晰正确的认识,具有顺应社会改革变化的能力,勇于改造现实环境,达到自我实现与社会奉献的协调统一。

5. 人格完整　心理健康的最终目标是培养健全的人格。包括人格的各个结构要素不存在明显的缺陷与偏差;具有清醒的自我意识,不产生自我同一性混乱;以积极进取的人生观作为人格的核心,有相对完整的心理特征等。

心理健康与不健康之间并没有绝对的界限。同时,心理健康是一个动态、开放的过程,心理健康的人在特别恶劣的环境中,可能也会出现某些失常的行为。判断一个人的心理是否健康,应从整体上根据经常性的行为方式作综合性的评估。

（四）心理健康与疾病的关系

研究与临床观察已经一致证明,心理和社会因素在健康和疾病中具有十分重要的作用,不健康的心理可导致疾病的发生(详见第六章、第十章)。例如,长时间紧张的工作、经济压力、家庭矛盾等慢性应激,产生情绪的压抑,可引起体内内啡肽、儿茶酚胺等激素的分泌增加,导致胃肠道运动功能紊乱与胃黏膜供血不足,胃酸分泌增加,最终导致胃黏膜腐蚀、溃烂,形成胃十二指肠溃疡病。躯体的疾病和痛苦又可影响个体的情绪,反过来可以影响心理的健康,心身的交互作用是影响健康的一个重要的因素。因此,保持健康的心理,建立积极的应对方式和健康的行为方式,是保持心身健康的重要条件。

（五）心理健康的维护和促进

环境的变化及来自社会各方面的压力,都会使得个体出现心理紧张,严重时甚至于会出现心理障碍;由于生活中需要不能得到满足,目的不能实现,使得个体出现挫折感或各种心理冲突,心理失去平衡,甚至于精神崩溃。因此,心理健康需要维护和促进。心理健康维护的目的就是为了加强人们的心理健康和消除身心不健康因素,提高生活质量。一般来说,心理健康维护的目标有两个方面:第一是一般目标,即治疗心理疾病及处理适应不良行为,并设法尽早发现疾病的倾向,及时矫正或预防疾病的发生;第二是高级目标,即保持并增进个人和社会的心理健康,发展健全人格,使每个人都有能力适应变动的环境,同时应设法改善社会环境及人际关系,以防止或减少心理不健康的发生。健康促进是目前一种普遍的观点,既是个人的成就,也是集体的成就,健康促进是使人们能增强自我控制感并能改善他们的健康的一个过程。健康促进可以通过个人的努力,也可通过与医疗系统的配合,还可通过制定某些健康保健的政策来实现。

第二节　儿童期心理健康

一、胎儿期及婴幼儿期心理健康

按照人类发展心理的年龄划分,将个体发展分为若干相对独立而又相互联系的阶段。从怀孕到出生为胎儿期。胎儿出生后开始了人生的第一个阶段,直到上小学时(6、7岁)结束,这一阶段被称为婴幼儿期。婴幼儿期可进一步分为婴儿期(0~1岁)、婴幼儿期(1~3岁)、幼儿期(3~6岁、7岁)。

（一）胎儿期心理健康

生理发展是心理发展的物质基础,人的生命是从胎儿期开始的。个体是否心理健康,其先天素质和胎儿期的发育起着重要的作用。有研究证明胎儿期营养不良,会增加终生患精神病的风险。因此,怀孕母亲的健康状况、情绪状态、习惯嗜好等对胎儿的健康,以至个体一生的健康都会有影响。

1. 孕期营养及保健与胎儿健康　胎儿期是大脑发育的关键时期,而胎儿的营养完全依赖于母体的供养,因此孕期的营养状况,将严重地影响胎儿的健康。研究证明孕妇营养不良,食物中蛋白质、维生素、钙、磷及其他微量元素的缺乏会影响胎儿脑的发育,使婴儿易患克汀病、身体矮小及智力低下等。而营养的过剩或者不平衡也会影响胎儿的发育,如孕妇过多地进食动物肝脏,体内维生素 A 含量过高,可能会影响胎儿大脑和心脏发育。

孕妇吸烟、饮酒会影响胎儿心身健康。据美国卫生、教育、福利部报告,吸烟的孕妇产下体重不足孩子的比率大致是不吸烟孕妇的两倍。孕妇吸烟过多还可导致自然流产、死胎、早产及胎儿畸形,吸烟可使胎儿宫内窘迫及新生儿窒息率增加。不仅如此,据日本学者调查证实,丈夫吸烟也会影响胎儿健康,婴儿畸形发生率与父亲每日吸烟数量成正比。

孕妇大量饮酒与药物的使用是影响胎儿的重要因素之一,孕妇大量饮酒可造成"胎儿酒精中毒综合征",胎儿出生时矮小,体重轻,长大后智力低下,动作迟缓;有的还会出现畸形,如小头、心脏缺陷、关节骨骼变形、脊髓膜膨出等。另外,孕妇使用药物也应特别谨慎,许多药物可致胎儿畸形,例如四环素可致胎儿骨骼发育障碍,牙齿变黄;某些抗组胺药、抗癫痫药、抗精神病药及激素类药等都有可能致畸;链霉素、卡那毒素、磺胺类药物可致耳聋等。此外,孕妇妊娠 2~6 周受 X 射线辐射也会影响胎儿发育造成胎儿畸形,故应特别注意。

许多临床研究表明,妇女妊娠前 3 个月感染风疹、流行性感冒、腮腺炎、猩红热等病毒或弓形体等,容易造成胎儿发育畸形或死胎;孕妇内分泌失调、甲状腺功能低下,易使新生儿患痴呆症。孕妇患肺结核或尿路感染、糖尿病等疾病都会影响胎儿发育,她们所生的孩子有更多的先天畸形或缺陷。因此,孕妇应特别重视保持身体健康。

2. **孕妇的情绪与胎儿健康**　孕妇情绪的好坏,不仅直接影响其自身的健康,对胎儿的健康也有很大的影响。现代科学研究表明,情绪波动可影响内分泌功能,减少脑的供血量。孕妇情绪过度紧张,可使与应激有关的激素水平明显增高,包括肾上腺髓质和皮质激素分泌的增加。肾上腺髓质激素分泌增加,可使孕妇心跳加快,血压升高,从而影响胎儿脑的发育,影响小孩出生后的智力;而肾上腺皮质激素分泌增高,会影响胎儿上颌骨发育,容易造成胎儿腭裂、唇裂畸形等。另外,情绪不稳定孕妇发生难产及子痫的比率较高。因此,孕妇应保持稳定、愉快的心情。

(二) 婴儿期心理健康

婴儿时期的心理健康,不仅影响婴儿的生长发育,对其今后的成长都有着重要的影响。婴儿期的心理健康被认为是心理健康的起点,儿童时期出现的心理疾病如发育迟缓、情绪不稳定、睡眠障碍等多数是因为在婴儿时期抚养不当所致。许多有关心理健康素质因素是在婴儿时期奠定的,婴儿所经历的事件或者会直接表现在其心理活动中,或者留下"痕迹"对成年以后的生活产生深远的影响,而婴儿时期是极易受外界影响的年龄阶段。因此,提高对婴儿期心理健康的认识,有助于对婴儿心理健康的培养,对其以后的发展具有至关重要的作用。

1. **母乳喂养的重要性**　有人把物质营养、信息刺激和母爱称为婴儿期的三大营养。母乳营养充足、适合消化吸收,含有抗体和胱氨酸,可增加乳儿的免疫力和智力发展。而且,通过哺乳可增加母亲与孩子在视、听、触摸、语言和情感的沟通,使孩子获得心理上的满足,有助于神经系统的发育和健康情感的发展。

2. **增进母爱**　母亲的爱抚对婴儿的心理健康发展至关重要,而帮助婴儿建立依恋关系、减少分离焦虑是婴儿期心理卫生的重要内容。依恋(attachment)是指婴儿与主要照顾者之间的情感联结,这也包括对他人或宠物,甚至是一件物体如毯子、浴巾等的情感联系。婴儿形成对母亲依恋的关键期是出生 24 小时到 3 个月。很多研究结果表明,孩子与父母早期的依恋关系与他将来社会及情绪发展的顺利与否有直接的关系。分离焦虑(dissociative anxiety)是指婴儿离开了熟悉的环境,或他所依恋的人时所经历的紧张和不安全感。在 8 ~ 12 月时更明显,有的可延续到更大的年龄。因婴儿尚未发展到能预期未来的认知阶段,无法预测在新的环境时会发生什么且无求助的对象,所以婴儿对分离充满焦虑。帮助婴儿减轻分离焦虑的方法有:①玩捉迷藏游戏,让婴儿逐渐适应照顾者的暂时消失,并学会认识到照顾者会再出现的;②在安全的环境下,与婴儿保持适当的距离,观察婴儿的行为;③在必须分离时,可给婴儿一两件柔软的玩具或小毯子,让婴儿将依恋感转移到寄托的物品上,使婴儿适应与照顾者的分离。

3. **保证充足的睡眠**　新生儿大脑正在快速发育之中,充足的睡眠是保证大脑发育和心理健康的重要条件。

4. **促进运动与智力的发展**　适宜的信息刺激能促进婴儿运动、感觉器官和智力的发展,因此,应有意识地为孩子提供适量视、听、触觉刺激。婴儿动作发展顺序是口、头、四肢、躯干,所以,2 ~ 3 个月的婴儿可帮助他做被动体操,空腹时可训练俯卧和渐渐俯卧抬头。4 ~ 5 个月的婴儿可在俯卧的基础上训练四肢运动,爬行不仅是一项全身运动的好方法,还能促进大脑的发育,可利用玩具引逗他学爬行,或帮助他学翻身。半岁以后应训练他用手握东西,10 个月以后可训练他站立、迈步走路。研究认为婴儿的动作训练有益于脑的发育和动作的协调。

5. **增加游戏活动**　游戏对婴儿来说是一件重要的事情,通过游戏活动不仅可增强体力,更重要的是促使他们运用感官来认知世界,促进大脑发育,有利于儿童的创造性、社会性和认知能力的发展。游戏有如下几种主要的功能:①促进婴儿心身的健康与发育,游戏时要兼用各种感官,可以训练婴儿的知觉能力,增进婴儿的手脑并用,肢体灵活,感官敏锐;②游戏可以增进婴儿的知识,从玩积木中认知形状、空间及大小的关系,儿歌中了解事物及词汇并感受到愉快;③游戏可培养婴儿的注意力及自信心,因为婴儿对有兴趣的东西能保持长久的注意,从而增进记忆,游戏中的成功感可增强对事物及环境的探索,增强自信心;④游戏可消除紧张和忧虑,游戏可释放内心的冲突和负性情绪。婴儿的游戏大多是独自游戏,如独自玩玩具,玩自己的身体,观察别人,随着年龄的增长,游戏的方式也发生变化。

二、幼儿期心理健康

(一) 幼儿期的生理心理特点

3～6岁称幼儿期。3岁幼儿脑重已达成人的四分之三,7岁时已接近成人。神经纤维髓鞘已基本形成,神经兴奋性逐渐增高,睡眠时间相对减少,条件反射比较稳定,语言进一步发展,掌握词汇量增多,大脑的控制、调节功能逐渐发展。皮亚杰将2～7岁儿童的认知发展称为运算前期。此期认知特点有:①自我中心,以自我中心观点来推测周围事物,无法站在别人的立场角度从事思考,假定每个人的思考都与他一样,以为自己喜欢的东西别人也喜欢。不能理解别人会有不同的想法。②万物有灵论,幼儿相信自然界的事物都和他一样,是有生命、有意识、有目标的,如"太阳公公为什么不到我们家来玩一玩"。③符号功能,指2～4岁的幼儿以某物、某字或某种心理表象来代表未在眼前出现的另一种东西,也称表象功能。它与符号游戏有关,符号游戏是一种装扮游戏,即幼儿假装扮演的一类游戏,如将凳子作为一辆汽车,扫帚装扮成大炮以及过家家游戏等。

幼儿的语言发展经过了单字时期、称呼时期、构句期和好问期。幼儿的智力因素及环境因素影响幼儿语言的发展。

幼儿的感知觉迅速发展,能有意识地进行感知和观察,但不持久,容易转移。记忆带有直观形象性和无意性。无意想象主题多变,以形象思考问题,5、6岁后喜欢提问题,开始出现逻辑思维,但由于知识经验和认识能力有限,判断推理能力还有限。

幼儿的情感强烈、易变,容易受外界事物感染,别的孩子笑,他也笑,别人大声叫嚷,他也大声叫嚷,6、7岁时情感的控制调节能力有一定发展。

意志行为也有进一步发展,活动的目的性、独立性逐步增长,能使自己行动服从成人或集体的要求。但自觉性、自制力仍较差。

幼儿个性初步形成,自我意识逐渐发展,3岁左右开始出现自主行为,表现不听话,对事物的评价常带有极大的主观性。开始发展性别认同,已能区分男孩、女孩。

(二) 幼儿期的心理健康

1. **促进幼儿言语的发展**　对幼儿提供辅导有助于幼儿语言的发展。如:父母为幼儿提供良好的语言示范,语音正确,语速适中,尽量使用各种不同的词汇;不要再使用婴儿期的儿语;提供幼儿会话的机会,培养幼儿良好的语言习惯,如礼貌用语;鼓励儿童多讲话,不厌其烦地回答儿童提出的各种问题。

2. **对幼儿的独立愿望因势利导**　这一时期的儿童有强烈的好奇心和独立的愿望,无所不问,常要自行其是,表现不听话,学会了不论对错都说"不",心理学上被称之为"第一反抗期"。这是自我意识发展的表现,有积极的意义,应该因势利导,培养他们的自我管理能力。例如,引导幼儿自己起床、穿衣、吃饭、系鞋带和大小便等,做得好时应立即予以肯定和表扬,以利好的行为得到强化;同时不要对孩子求全责备,不要因孩子没有完成自己的设想而加以责备或讥笑。

3. **玩耍与游戏**　玩耍与游戏是幼儿的主导活动。也是儿童身心健康发展的重要途径,可以帮助幼儿走出自我中心的世界,学会与人交往,与人合作,建立群体伙伴关系。玩具和游戏是幼儿增长知识、诱发思维和想象力的最好途径。幼儿在一起愉快地玩,有利于社会交际、道德品质、自觉纪律、意志、性格和语言表达能力等的培养。

4. **正确对待孩子的无理取闹和过失**　幼儿偶尔无理取闹,其动机常是为了引起大人的注意,以达到某个目的。对此,应很好地讲明道理,不能无原则地迁就或哄劝,否则会对哭闹行为起到强化作用。

5. **父母言谈举止的表率作用**　家庭的气氛、父母的言谈举止对幼儿心理发展有重要影响,幼儿评判是非对错常常以父母或老师的言行作标准。因此,父母及老师应给幼儿做好表率。

三、儿童期心理健康

（一）儿童期的生理心理特点

儿童期指 6～12 岁,这个时期正是小学阶段,故也称为学龄期。此期儿童除生殖系统外其他器官已接近成人。脑的发育已趋成熟,是智力发展最快的时期,感知敏锐性提高,感知逐渐具有目的性和有意性;有意注意发展,注意稳定性增长;口头语言迅速发展,开始掌握书写言语,词汇量不断增加;形象思维逐步向抽象逻辑思维过渡,大脑皮层兴奋和抑制过程更为协调,行为自控管理能力增强。其言语、情感、意志、能力和个性也得到不同程度的发展。表现为对事物富于热情,情绪直接、容易外露、波动大,好奇心强,辨别力差。个性得到全面的发展,自我意识与社会意识迅速增长,但性格的可塑性大,道德观念逐步形成,喜欢模仿。

（二）儿童期的心理健康

1. **科学合理安排学习**　这是一个由游戏活动为主导转变为学习主导活动的时期,需要一个适应的时期,根据这一时期儿童的特点,老师和家长对新入学儿童应多给予具体的指导帮助,要重视新生各项常规训练,如课堂学习常规、品德行为常规等;学习时间不宜过长,内容上应生动活泼,要注意教学的直观性、趣味性;培养和激发儿童好学的动机、兴趣和坚强的意志。

2. **组织社会劳动**　儿童在劳动中不仅能增加对周围事物的认识,而且能增加与家人以外的成人及小朋友相处的机会,从中学会人际交往,发展友谊感和责任心,培养热爱劳动、助人的人格。

3. **培养开拓创造性思维**　成年人容易把多年积累的经验和知识灌输给小孩,容易出现说教式教育,对儿童的行为加以干预,诸如“这是对的,那是错的”,这样会影响儿童探索和创造性思维的发展。比如儿童用茶杯盖子喝水,大人会说“这是盖子,不能用来装水喝”,其实这说明儿童的探索和好奇心。儿童的教育不但要强调传授文化知识,还应注意儿童思维的灵活性、多向性、创造力和想象力的培养。

4. **注意“情商”的培养**　“情商”即非智力因素,即良好的心理品质,应着重三个方面加以培养:①良好的道德情操,积极、乐观、豁达的品格;②良好的意志品质,困难面前不低头的勇气,持之以恒的韧性;③同情与关心他人的品质,善于与人相处,善于调节控制自己的情感,并给人以好的感染。

第三节　青少年与青年心理健康

一、青少年期心理健康

青少年期一般是指 12～18 岁,是介于儿童与成年之间的成长时期,是从不成熟走向成熟的过渡时期,这一阶段的个体在生理上和心理上要经历很大的变化。

（一）青少年期的生理心理特点

青少年时期是生长和发育的快速阶段。生理方面发生巨大的变化,其身高、体重快速改变。在内分泌激素的作用下,男女少年第二性征相继出现,性功能开始成熟。男性表现为喉结的出现,声音变粗,生长胡须,出现遗精等;女性则出现声音变尖,乳房发育,月经来潮。这时脑和神经系统发育基本完成,第二信号系统作用显著提高。

青少年期的认知活动具有一定的精确性和概括性,意义识记增强,抽象逻辑思维开始占主导,思维的独立性、批判性有所发展,逐渐学会了独立思考问题。同时,自我意识存在矛盾,一方面青少年逐渐意识到自己已长大成人,希望独立,强烈要求自作主张,不喜欢老师、家长过多的管束,喜欢与同龄人集群;另一方面由于阅历浅,实践少,在许多方面还不成熟,经济上不能独立,从而出现独立性与依赖性的矛盾。想象力丰富、思维活跃、容易理想化,出现理想与现实的矛盾。可塑性大,易受外界的影响,情绪容易波动。性意识开始觉醒,产生对异性的好奇、关注和接近倾向,由于社会环境的制约,出现性意识与社会规范之间的矛盾。

(二) 青少年期的心理健康

1. 发展良好的自我意识　学校应开展青春期的自我意识教育,使青少年能够认识自身的发展变化规律,学会客观地认识自己,既看到自己的长处也看到不足,能客观地评价别人,学会面对现实,从自己的实际出发,确立当前的奋斗目标。

2. 保持情绪稳定　青少年的情绪容易受外界的影响,不稳定、容易冲动,易从一个极端走向另一个极端。应帮助他们找到合适自己的对付挫折的方法。父母与老师应以中立的态度接受他们的倾诉和宣泄,让他们学会在遭遇挫折或失败时怎样去获得社会支持,以缓解应激。

3. 预防性意识困扰　性是青少年最为困扰的问题之一,特别是青春发育期。应及时地对青少年进行性教育,包括心理和生理两个方面。让青少年对性器官及第二性征有正确的认识,以消除他们对之产生的神秘、好奇、不安、恐惧感;培养高尚的道德情操,提高法制观念,自觉抵制黄色影视书刊的不良影响;使青少年正确认识和理解性意识与性冲动,增进男女的正常交往,通过心理健康教育解决一些特殊的问题,如手淫、性梦、失恋等。

4. 消除心理代沟　代沟是指两代人之间心理上的差异和距离,一般是指父母与子女在思维、行为上,尤其是在看待事物的观点上的差异,可以引起相互之间的隔阂、猜疑、苦闷,甚至是青少年离家出走等问题行为的原因。代沟具有两重心理意义,一方面它意味着中学生自我意识的发展,心理已趋向成熟,具有积极的社会化倾向;另一方面它使家庭关系紧张,会影响两代人的心身健康,导致个别子女离家出走甚至更严重的后果。因此,对于严重的代沟应予重视,应该设法通过心理咨询等方式促进双方及早进行心理调适,指导子女应尊重、体谅父母,理解父母时有的唠叨哆嗦;同时指导父母尊重、理解和信任孩子。

二、青年期心理健康

青年期是介于青少年与中年期之间的阶段,是人生中最宝贵的黄金时期,生理与心理都已达到成熟,精力充沛,富于创造力,开始走向完全独立的生活,生活中也面临着许多挑战。

(一) 青年期的生理心理特点

1. 生理特征　青年在 22 岁左右生长发育已经成熟,各种生理功能已进入青壮年的最佳状态。身体素质包括机体在活动中表现出来的力量、耐力、速度、灵敏性和柔韧性等,在青年期进入高峰。脑的形态与功能已趋成熟。

2. 心理特征　青年期的个体在心理的各个方面得到了全面的发展,主要表现在:①认知能力趋于完善,青年人的词汇已很丰富,口语及书面表达趋于完善,抽象逻辑思维能力和注意的稳定性日益发达,观察的概括性和稳定性提高,并且富于幻想。②情绪情感丰富、强烈,但不稳定,同时其情感的内容也越发深刻且带有明显的倾向性。随着年龄的增长,其自我控制能力会逐渐提高。③意志活动控制力日渐增强,表现在自觉性与主动性的增强,遇事常常愿意主动钻研,而不希望依靠外力。随着知识与经验的增加,行为的果断性也有所增强。④人格逐渐成熟,其一表现为自我意识趋于成熟,一方面对自身能进行自我批评和自我教育,做到自尊、自爱、自强、自立,另一方面也懂得尊重他人,评价他人的能力也趋于成熟;其二,青年人生观、道德观已形成,对自然、社会、人生和恋爱等都有了比较稳定而系统的看法,对自然现象的科学解释、对社会发展状况的基本了解、对人生的认识与择偶标准的逐步确定,表明其社会化的进程已大大加快了。青年人各种能力发展不一,但观察力、记忆力,思维、注意力等均先后达到高峰。

(二) 青年期的心理健康

1. 培养良好的适应能力　青年期是自我摸索、自我意识发展的时期,而且必须走入社会独立生活,在其社会生活中常常会遇到各种挫折与人际关的矛盾需要应对。当个人对客观事物的判断与现实相统一时,就能形成自我认同,否则,就会产生心理冲突。有些青年由于种种原因造成人际交往失败时会感到苦闷、自卑,影响了身心健康。因此,应让青年寻找到相应的对策来应对,以增进其心理健康。使青年正确地认识自己,了解自己的长处与不足,正确地进行自我评价。同时,要帮助青年人树立适当的目标,从而避免不必要的心理挫折和失败感的产生;促进青年之间的相互交往,提供更多的交往的机会。

2. **及时解决情绪情感问题**　青年人富有理想,但容易在客观现实与理想不符时遭受挫折打击,出现强烈的情绪反应,表现为怨天尤人,自尊也可能会转化为自卑、自弃。青年人虽然懂得一些处世道理,但却不善于处理情感与理智之间的关系,以致不能坚持正确的认识和理智的控制,而成为情感的俘虏,事后又往往追悔莫及,苦恼不已。长期或经常的情绪情感困扰,将严重影响个体的心理健康和事业的发展。对此,可采取以下对策来及时调整好情绪情感,尽早摆脱困扰:①期望值适当,应该根据自己的能力调整期望值在自己的能力范围之内。同时,对他人的期望也不宜过高;②增加愉快生活的体验:每一个人的生活中包含有各种喜怒哀乐的生活体验,对于一个心理健康的人来说,多回忆积极向上、愉快生活的体验,有助于克服不良情绪;③寻找适当的机会及时宣泄自己的情绪,人在情绪不安与焦虑时,不妨找好朋友说说,或去心理咨询,甚至可以一个人面对墙壁倾诉胸中的郁闷;④行动转移或者升华法,可以用新的工作、新的行动去转移不良情绪的干扰。

3. **防止性的困扰**　青年时期是发生性及相关心理卫生问题的高峰期,与婚姻、家庭的幸福密切相关。如何处理性及随后遇到的问题,是有一定难度的。但首先应该对性有科学的认识,对性有正确的知识与态度是性心理健康的首要问题。性既不神秘、肮脏,是自然与合理的;也不能自由、放纵,违反伦理和法律法规。应该增进男女正常的交往,两性正常、友好交往后,往往会使青年男女更稳妥、更认真地择偶,会在交往中加深了解,逐步发展,会减少因空虚无聊而恋爱的比例,美满婚姻的成功率也会更高。

（朱熊兆）

第四节　中年期心理健康

中年期,又称为成年中期,一般是指35～60岁这一阶段。随着生活和医疗条件的改善,人类的平均寿命不断延长,因此对中年期的年龄划分是相对的。有学者甚至将中年的范围划定为45～63岁或65岁。由于中年期时间间隔较长,所以研究者又将35～50岁称为中年前期,50～60岁称为中年后期。在中年前期,个体处在生命的全盛时期,体力好、精力旺盛、工作能力强、效率高,知识经验和智力水平都处于高峰期;而在中年后期,个体的体力和心理发展状态开始呈现下降的趋势,但随年龄增长,个体的经验越来越丰富,知识面更宽广、深厚,因而工作能力和效率依然较高。

一、中年期的生理心理特点

（一）生理功能逐渐减退

1. **中年期的生理发展状态**　其发展状态介于青年期和老年期之间。青年期是生理功能日趋成熟和生理功能旺盛的时期,老年期是生理组织器官的老化期和生理功能的退行期,中年期既是生理功能成熟的延续阶段,又是生理功能从旺盛逐渐走向衰退的转变期。

2. **中年期的生理发展表现**　进入中年期后,人体的各个系统器官功能逐渐从完全成熟走向衰退。具体表现为:个体基础代谢率逐渐下降,大脑和内脏器官系统功能也逐步走向衰退,体重增加,身体渐胖,头发逐渐变白变疏,颜面部皮肤渐显粗糙;各种感觉器官的功能开始减退,在40岁以后视力、听力、感觉、嗅觉等开始降低;中年后期细胞免疫和体液免疫都开始出现功能减退,因而中年期也容易罹患多种躯体疾病。

（二）心理功能继续发展

1. 中年期个体的认知特点　中年人的智力发展模式是晶体智力继续上升,流体智力缓慢下降,智力技巧保持相对稳定,实用智力在不断增长达到最佳状态。中年人知识的积累和思维能力都达到了较高的水平,善于联想、善于分析并做出理智的判断,有独立的见解和较强的问题解决能力。

2. 中年期个体的情绪和意志特点　中年人情绪趋于稳定,较青年人更善于控制自己的情绪,较少冲动性,有能力延迟对刺激的反应。意志坚定,做事具有更强的目的性,善于决定自己的言行,有所为和有所不为。对既定目标,勇往直前,遇到挫折不气馁;同时,也能理智地调整目标并选择实现目标的途径。

3. 中年期个体的个性特点　中年人的个性稳定,风格突出,自我意识明确。个体通常了解自己的才能和所处的社会地位,会以自己独特的方式建立稳定的社会关系,并努力排除干扰,追求自己既定的人生目标。因而中年期也是最容易出成果和事业成功的时期。

二、中年期的心理健康

人到中年,大致走完人生旅途中的一半。中年人不论在社会、在家庭,都处于一个承上启下的中坚地位。他们经历了半生奋斗,闯过了人生的风风雨雨,在事业上已有一定成绩,但肩上仍继续承担着事业的重担。在家庭中,既要抚育尚未完全独立的儿女,还要赡养年迈的父母,有"操不完的心""做不完的事",因而成为心理负荷最大的人群。中年人往往心力交瘁,容易产生心理健康问题。现就常见的心理健康问题及应对方法阐述如下:

（一）注意身心健康，避免心理负荷过重

1. 合理安排时间及工作量　中年期任务繁重,工作生活非常忙碌,加之个体意识到人到中年,此时不搏更待何时,因而常常主动找事情做。但由于中年人生活工作繁忙,常感时间紧迫,又有很多想做的事情做不了,容易产生紧张焦虑的情绪。

因此,中年人要合理地安排自己的时间,注意劳逸结合,避免超负荷的工作,避免身心过劳。充分运用这一年龄阶段特有的智慧,设法取得智力和体力之间新的平衡和协调。

2. 学会处理各种烦恼、保持心态平和　中年期的烦恼也超过其他年龄阶段。据有关研究结果表明,"引起中年人烦恼"的因素依次排列为:身体不好、社会分配不公、想做的事做不了。此外,还有子女成长不称心、工作不理想、个人价值被否定、人际间的内耗(猜忌与摩擦)、真诚不被人理解等,也是引起中年人烦恼的因素。

注意保持心态的平和,学会心胸开阔地面对现实,正确对待名与利。凡事要有所为,有所不为,量力而行。不是凡事都和人比较,学会适当的放弃,烦恼便会大大减少。不要为眼前利益而牺牲身心的健康。

3. 缓解压力反应、维护身心健康　紧张感、焦虑和过多的烦恼均容易引起心理和躯体疾病,严重者还可导致自杀。研究表明,30～40岁年龄阶段的个体自杀率明显增高,40～60岁是自杀高峰期。60岁以后即开始下降。尽管自杀者在同龄人中毕竟是极少数,但根据自杀发展的年龄趋势来看,从另一个侧面反映了成年人中期的社会适应、情感适应和承受压力的状况。

中年人有着诸多的压力,学会自我调整和缓解压力显得尤为重要。当压力过大时,通过适当的方法宣泄和放松自己,定期参加体育运动,保持身心健康。

（二）处理好家庭中各种关系

1. 适应家庭的变化、调整夫妻感情　中年人是家庭中的一家之主。家庭是中年人事业成功的坚强后盾,家庭的稳定是影响中年人心理健康的重要因素。步入中年,随着子女逐渐长大成人,关心照料子女的负担逐渐减轻,但在子女离家自立之前,无论父母的教育观念和方式怎样,他们的情感指向主要还是子女。

当子女离家自立时,原有的家庭则面临向"空巢家庭"的转变。夫妻在情感上,需要重新调整,把

注意力再次转移到对方身上,此时的情感体验也较青年期更加深刻。

夫妻在这一阶段,要相互沟通,相互体谅,特别是在教育子女问题上,多讨论,避免态度的不统一,采取一致的态度对待子女的问题,正确处理家庭与婚姻矛盾。

2. 适应亲子关系的变化、保持良性互动　在中年期,随着子女年龄的增长,亲子间的关系也在发生相应的变化,中年人应注意这些变化,并适时进行调整。

(1)子女未成年之前:绝大多数子女都是与父母生活在一起,亲子之间交往的次数和相处的时间都较多,相互影响也比较明显。随着青春期的到来,子女追求独立与自主的倾向尤为明显,对父母不再言听计从。此阶段如果父母未认识到子女的发展变化,仍以原来的方式对待他们,把他们当作"小孩子"看待,就很容易和子女产生冲突或隔阂。

(2)子女即将离家自立时:他们已有相当大的独立性和自主能力,他们希望按自己的意愿选择职业,建立家庭。此时,做父母的一方面要尊重子女自主权,不宜过多干涉,更不能包办代替,否则易引起亲子矛盾;另一方面,父母还需用自己的知识经验与生活阅历,给子女以指导和帮助。

(3)子女离家后:由于空间上的限制,再加上子女已经成为成年人,他们在各方面都已基本成熟,思想观念、人格特质等都趋于稳定,父母对他们的影响相对减少、减弱,亲子关系也不同于以前。一方面父母和子女都是成年人,在许多方面都是平等的、相同的,比如都有工作和家庭等;另一方面,此时情感投入也不同以前。

总之,在子女成年前,父母情感投入与指向在子女身上占有很大比例;在子女成年离家后,中年父母的注意力开始转向配偶或第三代身上。而进入成年期的子女,他们的注意力主要指向自己的家庭与事业。中年人需要逐渐适应亲子关系的变化,建立和谐的人际关系。

3. 关心父母、妥善解决其养老事宜　在子女离家独立生活以后,中年人的家庭负担并没有由此而减轻。因为此时父母年岁已高,赡养老人的问题又摆在面前。照顾老年人,尤其是身体状况欠佳经常患病的老人,不仅经济上要承担责任,而且心理上也要承担一定的压力。中年人需要多和老年人进行情感交流和沟通,解除寂寞孤独造成的心理障碍,保持身体健康,免受疾病的困扰。

(三)顺利度过围绝经期

1. 正确认识围绝经期　围绝经期是生命周期中从中年向老年过渡的阶段,是生育能力由旺盛走向衰退的时期。女性在45~55岁左右,男性则为50~60岁之间,由于人们逐步走向衰老,身体各器官和各个组织都发生退行性变化,其功能和代谢上也产生相应的改变,其中尤以性腺功能的减退更为明显。

在围绝经期,个体第二性征将逐步退化,生殖器官慢慢萎缩,与性激素代谢相关的其他组织也随之退化。对女性来说,在卵巢分泌激素减少的同时,下丘脑、垂体和卵巢之间的平衡关系也发生了改变,因而产生了丘脑下部和垂体功能亢进,表现出自主神经系统功能紊乱等一系列症状,如面部潮红、出汗、头痛、眩晕、肢体麻木、情绪不稳定、小腹疼痛、心慌、失眠、易怒,甚至多疑等,症状可以多种多样。学者们统称这组症状为妇女围绝经期综合征或更年期综合征(perimenopausal syndrome)。在男性,性器官逐渐萎缩,性功能也出现由盛到衰的变化过程,主要表现为性功能减退、伴有自主神经功能障碍,在医学上这个时期称为男性围绝经期综合征。

围绝经期综合征是由生理内分泌的改变引起的,另外家庭、社会地位及复杂的心理社会因素,也参与了整个病理过程,对围绝经期综合征所出现的时间和反应的程度都有重要的影响。

2. 加强围绝经期的心理卫生和保健工作

(1)加强宣传和教育:说明围绝经期的到来是符合人生客观规律的过程。处于围绝经期的个体需要以科学的态度正确认识和对待这种生理的变化,调整认知结构,消除顾虑,减少思想负担,避免不必要的紧张、焦虑和恐惧情绪,适应更年期变化。

(2)维护心身健康:避免或尽量减少不必要的刺激,保持精神愉快、心情舒畅,有利于减轻或消除不舒适的感觉。对于躯体的不适感,及时就诊,做到无病放心、有病早治和及时调理,及早预防器质性疾病的产生。注意心理卫生保健,合理安排时间,劳逸结合,维护良好的人际关系。扩大交往,坚持体育锻炼,顺利地度过生命历程中的这一转折期。

第五节　老年期心理健康

老年期,也称成年晚期,是指60岁至死亡这段时期。老年期是生命周期中的最后一个阶段,世界卫生组织根据现代人生理心理结构上的变化,将人的年龄界限又作了新的划分:44岁以下为青年人;45～59岁为中年人;60～74岁为年轻老人;75～89岁为老老年人;90岁以上为非常老的老年人或长寿老年人。

根据联合国教科文组织规定,在一个国家或地区人口的年龄构成中,60岁以上者占10%或65岁以上者占7%,则成为人口老龄化的国家或地区。当前,在全世界190多个国家和地区中,约有60多个国家和地区已进入老龄化社会。我国在20世纪90年代末进入老龄化行列,60岁以上的老年人已经超过1.3亿,是世界上老年人口最多的一个国家。进入老年,个体的生理、心理和社会诸方面都会出现一系列变化。不断提高老年人的心理健康水平,使老年人幸福、愉快地欢度晚年及善终,已成为我国的一个重要卫生课题。

一、老年期的生理心理特点

(一)生理功能衰退

衰老是个体生长、成熟的必然的连续变化过程,是人体对内外环境适应能力减退的表现。老年人生理状况通常发生以下退行性改变。

1. 体表外形改变　老年人须发变白,脱落稀疏;牙龈组织萎缩,牙齿松动脱落;皮肤组织萎缩,弹性下降;皮脂腺萎缩、汗液分泌减少,皮肤干燥、无光泽、皱纹多;肌肉萎缩,弹性减弱,肌力下降;骨钙含量减少或骨质增生,关节活动不灵,脆性增加,容易骨折;身高、体重随年龄而降低。

2. 器官功能下降　老年人的各种脏器功能都有不同程度的减退,如脑细胞减少,细胞功能减弱,心血管功能下降,心脏病、高血压等疾病的发病率增多;肺的肺泡部分相对地减少,由20多岁时占肺的60%～70%降至50%以下,肺活量下降。肾脏重量减轻、老化,因而控制能力下降;前列腺肥大现象增多。甲状腺重量减轻,甲状腺功能减弱,肾上腺重量也减轻,男性激素的合成能力明显下降;甲状旁腺分泌功能下降;性腺萎缩,分泌功能下降。

(二)心理特征发生变化

1. 老年期个体的认知特点　感知觉功能下降。感知觉是个体心理发展过程中最早出现的心理功能,也是衰退最早的心理功能,比如老年人视力减退,出现"老花眼",听力也出现了下降。记忆力下降,无论是识记、保持,还是再认、重现能力均不如中青年。近期记忆差,易遗忘,表现为常忘事;远期记忆保持效果好,常能对往事准确而生动的回忆。理解记忆尚佳,机械记忆进一步衰退。

2. 老年期个体的情绪及人格特点　情绪趋于不稳定,表现为易兴奋、激惹、喜欢唠叨,情绪激动后需较长时间才能恢复。人格总体上稳定、成熟、可塑性小。表现出以自我为中心,猜疑保守、偏执敏感,不爱听取反面意见等特点。两性出现同化趋势,男性爱唠叨,变得女性化,女性更爱唠叨,变得更加女性化。

二、老年期的心理健康

(一)适应退休生活,享受老年生活

1. 退休综合征的表现　退休后,老年人的工作、生活环境和社会角色都会发生一系列变化:从为生活奔波的谋职者变成了旁观者,从以工作为重心转为以闲暇为中心,从工作单位为核心转为以家庭为核心,从紧张的生活转为清闲的生活,从接触的人多事多到接触的人少事少,从关怀子女者变成接

受子女赡养者,从经济比较富裕者变成收入微薄者。因此老年人思想上也从由积极状态变为消极状态,精神上从有依赖感变为无依赖感,在思想、生活、情绪、习惯、人际关系等方面容易出现不适应,产生"退休综合征"。

2. **退休综合征的应对**　　多数退休的老年人存在着或多或少的失落感和自卑感。老年人对退休的现实有一个逐渐适应的过程,帮助他们进行自我调节十分重要。

(1)把退休看作是一个成功生活历程的一部分。对于老年期出现的各种衰退现象,要有思想准备。改变其认知,以乐观的态度,面对人生中"有钱有闲"的这段时间,保持必要的人际交往,积极投身社会生活,对生活中的各种问题,面对现实,以切实的方法解决,不退缩,不逃避。另外,积极参加体育锻炼,维持适量的性生活,对保持身体健康大有裨益。

(2)坚持学习,活到老,学到老。进"老年大学"一类的学习场所,不仅可以改善老年人的心理功能,特别是记忆力和智力,延缓衰老,还可以使老年人紧跟时代的车轮前进,开阔眼界,将学习所得,加上自己过去的知识和经验,做些有益于集体和公众的事,从而体现个人价值,也使生活过得有意义,减少孤独感和失落感。

(3)培养和坚持各种兴趣爱好,做到"老有所乐"。通过培养各种兴趣爱好,既可丰富生活,激发对生活的兴趣,又可以协调、平衡神经系统的活动,使神经系统更好地调节全身各个系统、各个器官的生理活动。因此学会寻找快乐,对推迟和延缓衰老亦起积极作用。

(二)正确面对疾病和死亡

老年人免疫防御功能降低,容易患各种感染性疾病;免疫监视能力降低,使得各种癌症有可趁之机。另外,随年龄的增加,老年人的慢性疾病逐渐累积,并且容易急性进展,甚至陷入恶性循环,常常出现生活自理的下降。老年人应尽早学会应对此类问题。

1. **疾病和死亡是老年期的重要主题**　　步入老年期,个体常患有一种或多种老年疾病,越来越深刻地意识到死亡的临近,并由此产生心理波动。研究表明,老年人出现死亡念头的频率较高,特别是那些患有一种或多种慢性疾病,给晚年生活带来痛苦和不便的老年人,常会想到与"死"有关的问题,并不得不随时做出迎接死亡的准备,表现出对死亡的恐惧和焦虑。老年人的生死观的一个重要方面是希望"暴死",不希望卧病不起,给别人添麻烦。

2. **普及死亡教育,关心老年生命质量**　　在全社会加强死亡教育,树立死亡也是生命的一个部分的理念,只有对死亡有思想准备,不回避,不幻想,才能让老年人克服对死亡的恐惧心理,从容不迫的生活。同时,子女应在生活上积极照料老人,对老人多关心多体贴,多进行情感上的交流,老人有病及时医治,使老人感觉温暖和安全,也能很大程度上促进老年人的身心健康及生存品质。

3. **调动社会资源,帮助老年人渡过难关**　　随着中国老龄事业发展的黄金时期的到来,全社会对老年人,尤其是罹患疾病的老年个体的关爱关注日益增加。应充分利用各种社会资源,如医养结合的医疗机构、各类养老院、综合医院的老年科等,真正使老年人老有所养、老有所医。即使面临死亡,亦能给以临终的关怀,使其平和尊严的走完人生最后一段路程。

(薛云珍)

第四章　主要理论流派

本章系统地介绍了精神分析理论、行为学习理论、认知理论、人本主义心理学理论及心理生物学理论主要内容。同时，为了加深医学生对这些理论在健康和疾病中作用的理解，我们在介绍每种理论时，都提供了该理论在医学中应用的案例。

第一节　精神分析与心理动力学理论

精神分析理论是19世纪末奥地利的精神病学家弗洛伊德（Freud S）创立的。弗洛伊德在长期治疗癔症与神经症病人的过程中，形成了一系列对心理功能、心理发展及异常心理的概念与设想，称为经典精神分析（classic psychoanalysis）理论。现在我们将弗洛伊德与其后的现代精神分析理论的各种流派，统称为心理动力学理论（psychodynamics）。

一、经典精神分析理论内容

（一）潜意识理论

弗洛伊德在治疗癔症与神经症的病人时发现，通过催眠暗示和宣泄法让病人重新回忆起过去的经历、体验和宣泄被压抑的情绪，或将产生症状的原因谈出来后，症状就消失了。由此，他认识到被压抑在潜意识中未满足的冲动和情感、遭受过的创伤及未解决的冲突才是导致心理障碍的原因。于是，弗洛伊德以一种"心理地形学"（psychical topography）的观点，将人的心理活动分成意识、前意识和潜意识三个层次，并指出各种症状产生的原因主要在潜意识层面。

1. **意识（consciousness）**　是指那些在任何时刻都被知觉到的心理要素。包括感觉系统所提供的对外部世界的感受、知觉以及各种情绪体验。它直接与外部世界接触，通过对外部现实的知觉来指导与分配资源，调节能量，控制本能冲动。它是我们唯一可以直接到达的心理活动的层次。但意识在精神分析理论中扮演着比较次要的角色。

2. **前意识（preconsciousness）**　前意识介于潜意识与意识之间。包括所有当时意识不到但在某些情况下可以意识到的那些心理要素。主要功能是起到警戒作用，不允许潜意识的本能冲动直接进入意识层面。

3. **潜意识（unconsciousness）**　是指人的心理结构的深层，那些我们意识不到的，但却激发我们大多数的言语、情感和行为的原始冲动或本能欲望。潜意识的内容包括本能的能量和被压抑的欲望，而这些带"性"色彩的本能力量和欲望由于为道德、现实和社会文明所不容，所以被压抑到潜意识领域中而得不到满足。但它们总是在不断寻找出路，试图进入意识之中去寻求满足，而这种潜意识的矛盾冲突正是各种症状的根源。

弗洛伊德认为对人的正常心理和异常心理影响较大的主要在潜意识层面。例如，一个过分要求孩子的母亲，会认为她自己是个自我牺牲的母亲，她只是为孩子好，毫不为己着想，但旁观者都会说，这个母亲潜意识里有管辖和控制孩子的愿望。如果一个病人患有癔症性失明，我们可以推测其潜意识里可能有某些不愿看到的事物，或者他的良心禁止看到这种事物。

精神分析理论认为，潜意识心理的主要成分是童年时期未被满足的冲动或愿望、缺乏爱等形成的情结（complex），遭受威胁、虐待或某种创伤所诱发的恐惧等。某种程度上，当潜意识里未满足的冲动、未解决的创伤或冲突通过自我防御机制达成妥协,而在意识和行为上表现出痛苦或异常时就表现为各种症状。

（二）人格结构理论

弗洛伊德将人格结构分为本我、自我和超我。当三者关系协调,人格则表现出健康状况;当三者关系冲突,就会产生心理问题或心理疾病。

1. **本我**　本我(id)是与生俱来的动物式的活动,相当于潜意识内容,它服务于快乐原则(principle of pleasure),它不看条件、不问时机、不计后果地寻求本能欲望的即时满足和紧张的立即释放。本我中的需求产生时,个体要求立即满足,从而支配人的行为。比如,婴儿感到饥饿时立即要求吮奶,绝不考虑母亲有无困难。弗洛伊德称本我中的基本需求为"生之本能",它的成分是人类的基本需求,比如摄食、饮水、性等这些基本生理需要。生之本能是促进个体求生活动的内在力量,这种内在力量被称为"力必多"(libido)。本我除了由基本需要形成的生之本能之外,也包括攻击与破坏两种原始性的冲动,这种冲动称"死之本能"。弗洛伊德分别以希腊神话中爱神的名字爱洛斯(Eros)代表生之本能;以死神的名字萨那托斯(Thanatos)代表死之本能。

2. **自我**　自我(ego)是现实化的本能,它是个体出生后在现实环境中由本我中分化发展而产生的,代表着理性和审慎,由本我而来的各种需求,如不能在现实中立即获得满足,就必须迁就现实的限制,并学习如何在现实中获得需求满足。因此,自我服从于现实的原则(principle of reality),配合现实和超我的要求,延迟转移或缓慢释放本我的能量,对本我的欲望给予适当的满足。

3. **超我**　超我(superego)是道德化了的自我,它是长期社会生活过程中,将社会规范、道德观念等内化的结果,类似于人们通常讲的良心、理性等,为人格的最高形式和最文明的部分,多属于意识。超我有两个重要的组成部分:一个是自我理想(ego-ideal),是要求自己的行为符合自己理想的标准,当个体的所作所为符合自己的理想标准时,就会感到骄傲;另一个是良心(conscience),是规定自己不犯错误的标准,如果自己的所作所为违反了自己的良心,就会感到愧疚。超我服从于至善原则(principle of perfect),它一方面负责对违反道德标准的行为施行惩罚,另一方在确定道德行为标准。

本我在于体现自我的生存,追求本能欲望的满足,是必要的原动力。超我在于监督、控制和约束自己的行为,不至于违反社会道德标准,以维持正常的人际关系和社会秩序。而自我对上要符合超我的要求,对下要吸取本我的力量,并处理、调整本我的欲望,对外要适应现实环境,对内要保持心理平衡。图4-1表现了在三个假设的人身上本我、自我和超我三者之间的关系。如果一个人的本我、自我、超我三者彼此交互调节、和谐运作,就会形成一个发展正常、适应良好的人;如果三者调节失衡,或者彼此长期冲突,往往就会导致个体社会适应困难,甚至演变成心理异常。

（三）性心理发展阶段理论

弗洛伊德把性作为潜意识的核心问题,他认为潜意识中被压抑的欲望可归结为人的性欲冲动,人

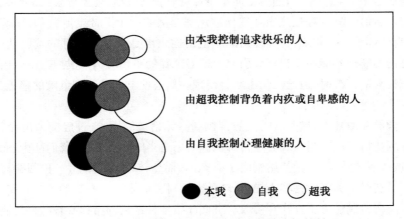

图4-1　三个假设人的本我、自我和超我之间的关系

的性本能是一切本能中最基本的东西,是人的行为的唯一重要动机。他把这种本能的能量称之为"力比多"(libido),力比多是驱使人追求快感的一个潜力。人成长的不同时期,"力比多"附着的部位是不一样的。按照这个理论,人的心理发展被分为以下五个时期:

1. 口唇期(oral stage,0~1岁)　这一时期婴儿原始欲望的满足,主要是靠口腔部位的吸吮、咀嚼、吞咽等活动来完成的。婴儿的快乐也多来自口腔的活动。如果这一时期口腔的活动受到限制,就会给将来的生活带来不良影响。成年人中有些人被称为"口腔性格者",可能就是口唇期发展不顺利导致的,他们在行为上主要表现为贪吃、酗酒、吸烟、咬指甲等,甚至有些性格的表现,如自卑、依赖及洁癖等也被认为是口腔性格的特征。

2. 肛门期(anal stage,2~3岁)　这一时期原始欲力的满足主要靠排泄和控制大小便时所产生的刺激快感而获得满足。这个时期是对婴幼儿进行卫生习惯训练的关键时期。如果管制得过严,也会给将来的生活带来不良影响。成年人中有些人表现出冷酷、顽固、刚愎自用、吝啬等,被弗洛伊德称为"肛门性格",可能就是这一时期发展不顺利的结果。

3. 性器期(phallic stage,4~6岁)　这一时期原始欲力的满足主要集中于性器官的部位。此时,幼儿喜欢触摸自己的性器官,幼儿在这个时期已经可以辨别男女性别,并且以父母中的异性作为自己的"性爱"对象,于是男孩以自己父亲为竞争对手而恋爱自己的母亲,这种现象被称为恋母情结(oedipus complex)。同理,女孩以自己的母亲为竞争对手而恋爱自己的父亲的现象被称为恋父情结(electra complex)。按弗洛伊德的说法,当男童发现女童的性器官与自己不同时,他可能假想甚至怀疑是被他父亲割掉了,因而产生恐惧,弗洛伊德称这种现象为阉割恐惧(fear of castration)或阉割情结(castration complex)。像这种既恋爱母亲又畏惧父亲的男童心理冲突,以后会自行逐渐消失,从原来的敌对转变为以父亲为楷模,向他学习、看齐,这种现象被称为认同。类似的心理历程也会在女童身上发生。由于她发现自己的性器官与男性不同,她怀疑自己原来的性器官被别人割掉了,于是既恋爱父亲却也对男性心怀嫉妒,这现象被弗洛伊德称为阳具嫉妒(penis envy),并认为女性这种情结直到成年结婚生子才会真正得到化解。

4. 潜伏期(latency stage,6岁到12~13岁)　6~7岁以后的儿童,兴趣扩大,注意力由对自己的身体和父母的感情转变到周围的事物,因此原始的欲力呈现出潜伏状态。这一时期的男女儿童之间,在情感上比以前疏远,团体活动多呈男女分离的趋势。

5. 两性期(genital stage,青春期以后)　青春期的开始时间,男性一般在13岁左右,女性一般在12岁左右。此时,个体的性器官逐渐成熟,生理与心理上所显示的特征,使两性差异开始显著。在这个时期以后,性的需求转向相似年龄的异性,并且有了两性生活的理想,有了婚姻家庭的意识。至此,性心理的发展已趋于成熟。

(四) 焦虑及自我防御机制理论

在人格发展过程中,本我、自我、超我之间产生冲突时,个体就可能产生焦虑。弗洛伊德描述了三种类型的焦虑:现实性焦虑、神经性焦虑和道德性焦虑。例如一个歹徒追赶我们,引起的是现实性焦虑,因为恐惧来自外部世界。相反,神经性焦虑和道德性焦虑是由个体内部的威胁造成的,当个体担心不能控制自己的情或本能而作出将会引来权威者惩罚的事情时,神经性焦虑就会出现;当个体担心会违反父母或社会的标准时,道德性焦虑就会出现。焦虑使自我感受到危险的逼近,这时自我就要采取行动。

为了使自我能够应对焦虑,这时就需要防御机制。无论是健康人、神经症或者精神病病人,都在无意识地运用心理防御机制。当自我心理防御机制启用适当时,它们帮助我们减少压力,增强适应能力。但是,如果被过多地使用,这种使用就成了病态的,而个体也就发展出一种回避现实的风格。自我心理防御机制最初是由弗洛伊德本人提出,之后安娜对它们进行了系统的归纳和整理,后来的心理学家们又对心理防御机制进行了补充和修改。下面介绍十种常见的自我心理防御机制。

1. 压抑(repression)　是一种最基本的防御机制,也是其他防御机制的基础。压抑将那些危险的或令人痛苦的想法和感受排除在知觉范围之外。它常常是焦虑的来源。在人生前五年中发生的心理创伤性事件一般会被压抑为无意识。而被压抑的冲动和欲望并未消失,它仍在无意识中积极活动,寻求满足。

2. **否认(denial)** 否认现实也许是所有自我防御机制中最简单的一个,它让人们有意识或无意识地拒绝使人感到焦虑痛苦的事件。例如,拒绝承认亲人的死亡。

3. **退行(regression)** 是指倒退到一个早期的人格发展阶段。面对强大的压力、焦虑时,个体可能会采取过去适宜,但是现在已经不成熟的行为。例如,成年人在内心焦虑时可能不自觉地咬手指等。

4. **投射(projection)** 即把自己产生的无法接受的情感或意念归因于他人。当个体感受到强烈的性驱力、破坏驱力或道德律令的威胁时,他可能不会容忍相应的焦虑,而是把自己的情感投射到他人身上。我们其实也经常这么做,因此我们常常困惑不已,为什么别人的行为和我们那么相似。

5. **反向形成(reaction formation)** 人们通过采取与令人不安的欲望相反的有意识的态度和行为,从而避免自己去面对无法接受的冲动,使自己无需去应对本应出现的焦虑。这种表现可能是个体会用虚假的爱来隐藏自己的恨。例如,一个恨丈夫的妻子,可能在行动上过分地爱和献身于丈夫,以此来避免因不喜欢丈夫而导致的对婚姻的威胁。

6. **置换(displacement)** 当个体感到焦虑时,他可能不把自己的冲动、情感发泄到危险的物或人身上,而把它转移到更安全的物或人身上。例如,在公司受了老板责骂的老实人,回家可能把愤怒转嫁到自己孩子身上。

7. **合理化(rationalization)** 某个已经发生而不被个体所接受的糟糕的、失败的行为或观念,人们就找出看似合理正当的理由来解释它,从而缓解自己的焦虑和失望感。例如,伊索寓言里吃不上葡萄的狐狸说葡萄是酸的。

8. **认同(identification)** 通过呈现出他人的特征,人们可以减少自己的焦虑及其他消极情感。例如认同一位成功的企业家、运动员等。

人们能通过认同成功的因素来提升自己在他人眼中的价值,从而提高个体的自尊感,并使个体摆脱失败感。认同是发展过程的一部分,儿童可以通过认同习得性别角色的行为,同时它也可能成为过度自卑者的防御反应。

9. **理智化(intellectualization)** 不直接应对情感的问题,而采用抽象思维间接地处理。例如,某人被公司降职了,但他却貌似超然地说事情本来可能会更糟。

10. **升华(sublimation)** 是一种较为积极的防御机制。它把内驱力改造成社会可接受的行为。例如,最常见的形式就是把攻击性的欲望转化为体育竞技。体育运动为身体攻击性的表达提供了一个更被接受的发泄渠道,力比多与攻击驱力经常在不被个体觉知或意识到的情况下得以表达出来,并且还可能得到额外的奖励——称赞。

(五)释梦理论

弗洛伊德在1900年出版的《梦的解析》一书中详细论述了关于梦的学说,对梦境提出了划时代的独特解释。弗洛伊德认为,超我的监督检查机制在睡眠时变得松懈,潜意识中的本能冲动以伪装的形式趁机闯入意识而得到表现,构成了梦境。可见,梦是对清醒时被压抑到潜意识中的欲望的表达,是通往潜意识的一条捷径。释梦(dream analysis)则是去挖掘、寻求梦中隐匿的意义。借助对梦的分析和解释可以窥见潜意识中的欲望和冲突,并可以用来治疗心理疾病。

弗洛伊德认为人的精神活动是有规律的。无论是意识活动还是潜意识的心理活动,都遵循一定的因果发展变化。尽管梦表面上极其紊乱怪诞,也同样是有规律的活动,任何梦都有其意义和价值。因此,弗洛伊德的释梦严格遵守因果法则。

梦是愿望的达成或满足。弗洛伊德把梦的实质理解为是一种"愿望的达成",它可以算是一种清醒状态精神活动的延续。弗洛伊德在分析梦的改装变形时,把梦分为隐梦和显梦。显梦指当事人醒来后还能回忆的梦境,它是梦境的表面,属于意识层面,所以当事人可以陈述出来;隐梦是梦境深处不为当事人所了解的部分,这一部分才是梦境的真实面貌。只有通过精神分析,人们才能了解这些欲望。梦的解析就是以当事人所陈述的显梦为起点,进一步探究隐梦中所隐含的真正意义。

就梦的功能而言,做梦既可以使欲望得到满足,又可以充当睡眠守护者,保证充足的睡眠。平常被压抑在潜意识中的冲动和性欲,如果长时间得不到宣泄,难免会造成心理问题。在睡眠时,因意识层面的监控减少,潜意识中的部分欲望得以在梦中活动而获得满足,从而减少潜意识中的紧张与压力,有效舒解当事人的情绪。之所以说梦是睡眠的守护者,是因为做梦通常是在浅睡眠阶段,浅睡眠随时可能被外界的刺激所惊醒。假如这时进入梦境,梦未做完,就可以继续睡眠。

尽管弗洛伊德关于梦的理论确实具有划时代的意义,但是也有不足之处,主要有两点:一是弗洛伊德的释梦理论都是以精神病人的梦为原型建立的,用它来解释一般人的做梦现象时,难免有以偏概全的缺点;二是弗洛伊德在解释隐梦和梦的欲望满足功能时,总是将人的潜意识欲望解释为性欲的冲动,将梦的内容模式化,从而忽略了梦的多元性的形成背景。

二、现代精神分析的发展

弗洛伊德的精神分析理论从创立之初到其后的传承中,一直存在着在理论观点和治疗技术上的不断分化和重组。弗洛伊德以后的精神分析在近现代的发展中形成了几个分支,弗洛伊德的经典理论和其后的发展一般被统称为"心理动力学理论"(psychodynamics)。其中他的女儿安娜·弗洛伊德和哈特曼、埃里克森等人强调自我的功能,形成了精神分析的自我心理学(ego psychology)。因第二次世界大战移居到美国的精神分析学家霍妮、弗洛姆和沙利文等,用文化因素、社会条件和人际关系等取代了性本能和攻击本能在精神分析理论中的地位,形成了新精神分析(neo-psychoa-nalysis)。新精神分析学派对精神分析的主要观点做了修正。第一,弗洛伊德强调快乐原则是主宰人类行为的原则,新精神分析不强调本能行为的决定因素,而强调文化社会因素对人格发展及神经症症状的影响,如安全和满足的需要是主宰人类行为的指导原则;第二,他们把自我看作是人格的更独立的部分,给予自我更重要的地位和自主权,他们认为自我不论在功能和起源都不依赖本我,它是负责智力发展和社会发展的一种理性的指导系统;第三,强调童年经验和家庭环境对人格发展和精神病病因学的重大作用。

现代精神分析中比较有影响的是客体关系理论(object-relations theory)和自体心理学(self psychology)理论,主要代表人物有梅兰妮·克莱因、玛格丽特·玛勒、奥托·科恩伯格和海因茨·科胡特等。他们用了许多传统的精神分析概念或术语,但对客体关系和自体特别重视,并将研究的重心从俄狄浦斯转到俄狄浦斯前期(3岁以前)的心理发展冲突上。

克莱因、科恩伯格的客体关系理论强调母亲与婴儿的亲密关系对心理健康的影响。所谓客体关系指的是人与人之间的关系。客体关系中的客体(object)指的是有特别意义的人或事物,是一个人的感情或内驱力的投注对象或目标。在对婴儿的养育过程中,母亲是婴儿最重要的客体,母亲与婴儿形成了错综复杂的客体关系,儿童的人格组织是外部客体(如母亲)及客体关系内化的结果。科恩伯格认为理解人格结构(从极度紊乱到正常)的关键是母婴关系,早期健康的客体关系会使个体获得一个整合的自我、有力的超我和满意的人际关系;早期不良的母婴关系会导致矛盾的自我状态和多种不同程度的成人心理障碍,如边缘性人格障碍。

科胡特关于自体和自体的结构的观点主要来自对自恋性人格障碍的分析。他对自体的强调远超过自我(ego),自我只是心理学家设想的描述性概念。他认为自体不是一个概念,而是一个空间上紧密结合在一起、在时间上是持久的、是创始的中心和印象的容器,是一个人精神世界的核心。弗洛伊德将心理疾病看作是本我、自我和超我之间的结构冲突的表现,而自体心理学理论认为,如果个体在童年期受到虐待、创伤及不良的养育方式的影响,其自体的发育就会受到阻碍,导致自体的断裂、扭曲和发育不良,发展的停止导致不完整的人格结构,从而罹患自体性疾病,如自恋性人格和表演性人格障碍等。

专栏 4-1　心理动力学理论临床应用举例

女,28 岁,是一位机关工作者。

诉说自己在公共场合总是控制不住的"脸红",并担心脸红时别人对自己有不好的看法。这种情况是在一次参加县里招商活动时变得有些控制不住了,当时她负责检查各个房间的设备,她每进入一个房间,都要不由自主地照镜子看自己的脸是不是变红了。检查结束的时候,她觉得脸色变得像红苹果一样。后来这种情况对她的工作和生活影响特别大。通过会谈来访者回忆起最早在 8 年前就曾出现过脸红,那时她去美容院做面膜,可能是由于面膜的原因,她的脸在开会时仍有些红,同事就问她为什么,自此以后她就开始注意这个现象。结果发展到一开会就容易担心脸红,并为此忧心、懊恼。

案例分析:这是恐惧症中常见的一种症状,多发生于青年女性。按照精神分析的人格结构理论分析,这是来访者的"自我"的功能尚不成熟,"超我"的监督比较严厉,现实感不太好。通过会谈治疗者了解到,这位女士在家庭中从小受到父母的过度管束,如不能与男生交往,说话做事要谨慎等。她也很听父母的话,从小到大很规矩、正派,对自己严格要求。结果形成了一个严厉的"超我",这个"超我"对"自我"的各种活动时刻进行着监督,使她变得过于谨慎、刻板。最初,脸红只不过是其内心的情绪或冲动有所唤醒的表现,结果由于严厉超我的检查作用,脸红引起了自我的焦虑或不安,这种焦虑潜意识的产生了信号作用,提醒她时刻防备自己在公共场合别暴露内心的愿望或冲动,驱使她主动回避与异性接触,以免控制不住"本我"带给她的更大的焦虑和罪恶感。对脸红的烦恼、担忧和回避行为,严重地妨碍了她的工作和生活,成为一种社交焦虑的症状。

针对来访者的症状,治疗者向她解释:一个人性格中的本我和超我部分,无论哪一方过强或过弱都会产生不和谐与心理冲突,性格内部不稳就容易产生各种心理症状。解决的要点是引导来访者缓解超我的严厉监督和评判作用,不去认同超我的各种要求,而是倾听自己的心声,尊重和认同自己内心的愿望和要求,努力提高自我的功能,使其自我变得更合情合理、更符合现实,能较好地处理外部现实、本我与超我之间的关系。认清和辨别外部环境中所感觉到的"危险"不过是一种幻想,只有使本我的愿望得到适当宣泄,其与超我之间变得和谐、平衡,才能形成一种健康和谐的人格并最终消除面红恐惧的症状。

(张曼华)

第二节　行为学习理论

1913 年美国心理学家华生发表了《行为主义者眼中的心理学》,成为行为主义诞生的标志,它的理论来源是经典条件反射理论、操作性条件反射理论和社会学习理论。这三种理论的共同点是学习,它们都是关于有机体学习的发生机制和条件的理论,其中每种理论各说明一种学习形式。因此,"学习"是行为理论的核心内容。在本节内容中,主要介绍经典的行为学习理论,即经典条件反射理论、操作性条件反射理论和社会学习理论。

一、行为学习的主要理论内容

一般认为,"行为"是指个体活动中可以直接观察的部分。行为主义者对人类行为的理解包括:行为就是人们所说和所做的;行为具有一种以上的测量尺度;行为可以观察和记录;行为对外界环境产生影响;行为是受自然规律支配的。行为主义者对人类本性的理解是:人是被环境和遗传决定的反应或有机体,人既是环境的生产者,也是环境的产物,人的行为是有规律的,人的行为是学习来的。新行为主义心理学家斯金纳等人通过大量的研究,扩大了人们对行为含义的理解,将"行为"理解为个体内在的和外在的各种形式的运动,也包括主观体验、意识等心理活动和内脏活动。行为学习的理论是不同的学者在不同的时期建立和发展起来的,其主要观点是把发展视为以奖励、惩罚和模仿为基础的学习。

二、经典的行为学习理论

(一) 经典条件反射理论

俄国生理学家巴甫洛夫(Pavlov IP,1849—1936),在20世纪初发现了经典条件反射(classic conditioning,CC),又叫反应性条件反射,它是以无条件反射为基础而形成的。一个中性刺激通过与无条件刺激配对,最后能引起原来只有无条件刺激才能引起的反应,这就是初级条件反射。在初级条件反射的基础上又可以引起一个新的中性刺激从而建立次级条件反射。由于人具有概念和语词能力,可以用概念和语词替代任何具体的刺激物,所以人能够以语词建立极其复杂的条件反射系统。华生(Watson JB,1878—1954)曾经认为,经典的条件反射是一切行为的基本单位,意思是一切行为都可以通过分析还原为一个个条件反射。这一看法后来由于对操作性条件反射和其他学习形成的发现而被提出质疑,但经典的条件学习的确是许多行为的获得途径,这一点是毋庸置疑的。图4-2清晰地显示了经典条件反射的建立与消退过程。

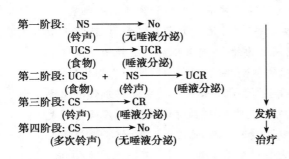

第一阶段:　NS ————→ No
　　　　　(铃声)　　(无唾液分泌)
　　　　　UCS ————→ UCR
　　　　　(食物)　　(唾液分泌)
第二阶段: UCS ＋ NS ————→ UCR
　　　　　(食物)　(铃声)　　(唾液分泌)
第三阶段: CS ————→ CR
　　　　　(铃声)　　(唾液分泌)
第四阶段: CS ————→ No
　　　　　(多次铃声)　(无唾液分泌)

发病
治疗

NS: 中性刺激(neutral stimulus)
No: 无(no)
CS: 条件刺激(conditioned stimulus)
UCS: 非条件刺激(unconditioned stimulus)
CR: 条件反应(conditioned response)
UCR: 非条件反应(unconditioned response)

图4-2　经典条件反射的建立与消退过程

影响经典条件反射的因素:①非条件刺激(UCS)与条件刺激(CS)的性质——越强的刺激,其效果越显著;②UCS和CS之间的时间关系——CS必须先于或同时与UCS发生;③CS和UCS之间的一致性——在每一次试验中CS与UCS要同时展示;④共同作用的次数——随着CS与UCS共同配合的次数增多,条件反射增强;⑤以前对CS的体验——如果主体以前在没有非条件刺激的情况下已受过某种刺激,那么,当这种刺激与一个非条件刺激共同作用时,就不太可能成为条件刺激。

心理学家华生进一步说明人的行为,不管是正常或病态的行为,适应性或非适应性的行为,都是经过"学习"而获得的。华生跟他的同事于1920年曾发表他们的临床实验。他们让一个九个月大的男孩跟一只白鼠接近,每当男孩看到白鼠时他们就制造不悦的噪声(如猛击铁棒),经过这样的几次结合后,每当白鼠出现时,男孩就会哭闹,出现紊乱的表现。此后观察这男孩不但怕老鼠而且还泛化到白兔等有毛的动物身上去了。甚至对本来他不怕的对象,如兔、狗、毛绒玩具、棉花也发生了恐惧或消极的反应。可以说这是经过实验制造的人为的"恐惧症",也证实了"惧怕"的行为(或非适应性的精神症状)可经过"学习"而产生。

华生认为:不论如何复杂的人类行为都是学习的结果。复杂的学习行为遵循两条规律:①频因律,即对某一刺激的某一行为反应发生的次数越多,那么这一行为就越有可能固定保留下来,并在以后遇到相同的刺激时很可能再次发生;②近因律,即对某一刺激发生的某一行为反应,与这一刺激在时间上越接近,那么这一行为反应越容易固定下来,并在以后遇到相同的刺激时越容易发生。

(二) 操作性条件反射理论

美国心理学家斯金纳(Skinner BF,1904—1990)通过一系列实验证明操作性条件反射理论。在一个后人以他的名字命名的斯金纳箱中,安放有一个食物盘。把一只饥饿的鸽子放入箱中,它在寻找食物时可能啄红灯的窗户而获得了食物。如果这种操作偶然重复若干次,鸽子就会主动啄红灯的窗户。也就是说它学会了获得食物的行为,食物是对啄红灯的窗户的奖励,因此也称为"奖励性的学习"。操作性条件反射的实验有力地说明:行为的后果直接影响该行为的增多或减少。

虽然许多与情绪反应相联系的行为和习惯可能是应答性条件作用的结果,但人们普遍认为,人类更大范围的行为类型是通过操作性条件反射过程获得的。

操作性条件反射(operant conditioning)又叫工具性条件反射(instrumental conditioning)。它描述了有机体(动物或人)做出一个特定的行为反应后,导致环境发生某种变化,即发生了一个事件。如果事件是积极的具有正性价值的话,有机体会更倾向于作出同样的行为,如果事件是消极的不具有正性价值的话,则会抑制该行为。显然,这是一种学习过程,通过这种过程,有机体"知道"了行为与后效的关系,并能根据行为后效来调节行为。

既然人们的行为是由行为的后效来塑造的,那么,有意识地设置一些环境条件,使特定的行为产生特定的后效,就可以有效地控制、塑造行为。操作性条件反射的治疗原理就在于此。

在操作性条件反射中,我们还会遇到一个十分重要的理论,行为强化。所谓行为强化是指:一个具体的行为的发生,有一个直接结果紧随着这个行为,导致了这个具体行为在将来被加强的过程。行为强化分为正性强化与负性强化。所谓正性强化是行为结果使积极刺激增加,进而使该行为反应逐渐加强。所谓负性强化是指行为结果使消极刺激减少,进而使该行为反应逐渐加强。

例如:孩子在商店发脾气时,刺激结果是妈妈立刻给孩子买糖,结果导致,将来孩子更有可能在商店里发脾气,这对孩子来讲是正性强化;当孩子在商店发脾气时,妈妈立刻买糖,刺激结果是孩子停止了发脾气,结果导致了孩子一哭,妈妈更有可能买糖,若对妈妈来讲,可以看作负性强化。

影响行为强化的因素:①直接性:当刺激物在行为配合直接发生,强化刺激效果更大;②一致性:刺激与行为发生的一致性越大,强化效果越大;③已形成事件:在刺激发生之前环境与个体的实际状态具有直接的关系;④结果的特征:强化刺激,因人而异。

(三)社会学习理论

美国心理学家班杜拉(Albert Bandura)是社会学习理论的创建者。社会学习理论提出了另一种学习形式,称作观察学习或模仿学习。社会学习理论家认为,人类的大量行为的获得不是通过条件作用的途径进行的。例如:没有哪位成年人去为一位少年设计一套学骑自行车的强化训练程序,绝大多数孩子都是先观察别人如何骑车,由别人告知一些要领,然后自己进行模仿练习而学会骑车的。按社会学习理论的说法,构成人的模仿对象的范围极其多样,不仅有别人的行为,而且像书籍、电影等也都是被模仿学习的来源。这就难怪他们要宣称模仿学习是人类学习的主要途径了。

班杜拉认为观察学习包括四个具体过程:首先是注意过程,即集中注意观察所要模仿的行为示范,这是后面过程的基础;其次是保持过程,指把观察得到的信息进行编码并储存在记忆中的活动;第三是运用再现过程,即通过自己的运用结合再现被模仿的行为;第四是动机确立过程,是指观察者必须有理由重视榜样的行为,这一过程会影响前面三种过程。多数有目的的模仿行为都须某种动机力量的支持。观察、记忆和重现,如果没有动机推动和支持,都有可能不发生。当然也有无意模仿的情况,但这种模仿往往是零散的、随机的,且往往对个体不具有明显的意义。

社会学习在社会化过程中的作用是班杜拉一直特别重视的方面。所谓社会学习是社会引导社会成员用社会认可的方法去活动。在此方面,班杜拉作过许多方面的研究,比如攻击性的社会化。如果当儿童用合乎社会的方法表示攻击性时,如球赛或打猎,父母和其他成年人就奖励儿童;当他们用社会不允许的方式来表现攻击性时,如打小孩,则父母和成年人则惩罚他们。儿童就会根据被强化的模式来调整自己的行为。班杜拉认为,男女儿童的性别品质的发展较多的也是通过社会化过程的学习,特别是通过模仿而获得的。

专栏4-2　行为学习理论临床应用举例

病人的一般资料:王某,女,20岁,大学生。

求助过程及方式:由父母陪同来心理门诊求治。

求助的主要原因:病人半年前与男友分手之后,心情低落,产生难以抗拒的饮食欲望,在外暴饮暴食，一直吃到撑得难受才罢休，暴食后心情稍有缓解。之后每逢心情不好，或遇事不顺心即会产生强烈的饮食欲望，暴饮暴食。开始时每2至3周发作一次，每次暴食维持1~2天，饭量是常人的3~5倍。发作时，每1~2小时即会产生难以忍受的饥饿感，若不进食，则头晕、心慌、易怒，进食后缓解。3个月前发作变得频繁，发作持续时间变长。体重明显增加。因担心身材改变，在暴食后采用引吐、导泻、增加运动量等方法，以消除暴食引起身体发胖的恐惧心理。一再发誓不再滥吃，但饥饿感来袭时，又无法控制。病人近半年来学习效率下降，有时旷课，感觉难以应付考试。

重要的成长经历：病人9岁时父母离异，之后随父亲生活，在病人不开心的时候父亲就会给她买好吃的东西来哄她开心，她就会觉得心情好些，病人认为吃东西让胃满满的能改善心情。

此病人被诊断为神经性贪食症，病人存在暴食的问题行为，这种行为被情绪的短期改善所强化，当病人觉得暴食能改善情绪时暴食的问题行为就逐渐固定下来。

结合本理论对案例形成的心理学解释：在病人的成长经历中曾有遇到不开心的事情时，就通过进食缓解情绪的经历，进食和缓解情绪之间建立了操作性条件反射，即不开心的时候吃东西能获得改善心情的奖励。所以当病人再次遭遇强烈的生活事件刺激时，会通过暴食的方式来缓解情绪。对此案例，医师决定使用行为疗法中的正强化法矫正其不良进食行为。

（汤艳清）

第三节　认知理论

文化知识水平和生活环境等差异，人们对问题往往有不同的理解和作出不同的反应。面对失败，有人寻找新方法应对困难，有人怨天怨地，也有人怪责自己，甚至有人悲观绝望而产生了或轻或重的心理问题。认知理论的重点正是在于帮助有心理问题的病人改变对人对物的看法及态度，从而解决其心理问题。

一、主要的理论内容

1. **关于认知（cognition）**　认知的内涵包括：①从信息加工角度来说，认知指信息为人接受之后经历的转换、合成、储存、重建、再现和使用等加工过程，包括了感觉、知觉、记忆、思维和注意、想象等过程；②从社会心理学角度来说，认知指个体对他人、自我、社会关系、社会规则等社会性客体和社会现象及其关系的感知、理解的心理活动，也可称为社会认知。根据认知的不同特性，可以把认知分为：主观和客观，积极和消极，理性和非理性等。

认知的基本过程：①接受和评价体内外刺激信息；②作出决策、产生应对行为以解决问题；③预测和评估行为后果。

认知对心理和行为的影响是巨大的，通常表现为：①个体赋予事物不同的意义与解释，即个体对事物的认知不同，使得人们对同样的事件出现了完全不同的描述和不同的情感体验与行为反应；②人们自幼形成的认知模式影响着人们的信息加工过程，决定着人们对事物的评价、推理和解决问题的过程；③改变个体惯常的认知模式，就能改变人们的态度和行为，解决人们的心理问题。

2. **认知疗法（cognitive therapy）理论基础**　认知疗法是一组通过改变思维或信念和行为的方法来改变不良认知，达到消除不良情绪和行为的短程心理治疗方法。

认知疗法是20世纪60~70年代由一批心理学家在美国发展起来的一种心理治疗技术。它实际上并非是一个统一的学派和运动，而基本上属于人本主义心理学范畴，但更注重应用认知心理学的研究成果、研究方法来解决具体问题。

　　认知学派认为外部世界的刺激并不直接引起个体的反应,它作为一种感觉信息,经过人格结构和过去经验的折射及思维过程对信息的评价后产生各种情绪。认知心理学家们认为任何情绪与行为都有认知因素参与,并由认知发动和维持。当病人出现认知的局限和歪曲时,就可引起情绪的紊乱和行为的适应不良。若要治疗这种变态的行为和情绪,就必须纠正错误的认知过程和错误的观念。认知疗法的基本原理包括:①认知影响行为。认知是情感的中介,引起个体情绪和行为问题的原因不是事件本身,而是人们对事件的解释。认知和情感、行为互相联系,互相影响。负性认知和情感、行为障碍互相加强,形成恶性循环,是情感、行为障碍迁延不愈的重要原因。打破恶性循环是治疗的关键。②治疗的关键在于重建认知。③主要着眼点放在病人非功能性的认知问题上,通过改变病人对己、对人或对事的看法与态度来改变并改善其心理问题。情绪障碍的病人往往存在重大的认知曲解,这些不良认知是病人痛苦的真正原因,一旦认知的曲解得到识别和矫正,病人的情绪障碍就会获得快速的改善。④治疗技术在于改变病人的现实评价。

　　认知疗法是根据认知过程影响情感和行为的理论假设,通过认知和行为技术来改变或重建不良认知为目标,发现病人的不良认知成为认知疗法的重要环节。歪曲的、不合理的、消极的信念或想法,往往导致情绪障碍和自我挫败行为(self-defeating behavior)。认知疗法强调,常见的心理障碍的中心问题是某些歪曲的思维。认知治疗在于向病人提供有效的方法以克服盲目、错误的认知。从广义的角度看,认知疗法包括所有能改变错误认知的方法,如说明、教育、批评、促膝谈心等作为一种特殊的治疗手段,相应地有其特殊的方法、技术和程序。

　　3. 认知行为理论　该理论中富有代表性的包括:埃利斯理性情绪治疗理论、班杜拉社会学习理论、格拉瑟现实治疗理论、托尔曼的认知行为主义理论、贝克的认知疗法理论。

　　(1)埃利斯理性情绪治疗理论:20世纪50年代美国临床心理学家埃里斯(Ellis)提出了认知的"ABC情绪理论框架",认为"人不是为事情困扰着,而是被对这件事的看法困扰着。"简单来说,ABC指的是事件、人们对事件的看法,事件的结果;所谓ABC,A指事件(accident);B指信念(beliefs),也称为非理性信念,是指个体在遇到诱发事件之后,对该事件的想法、解释和评价;C是指这件事发生后,人的情绪和行为结果(consequence)。埃里斯用这个框架来说明人们有正确的认知,他的情绪和行为就是正常的;如果他的认知是错误的,则他的情绪和行为都可能是错误的。

　　(2)格拉瑟现实治疗理论:美国心理治疗学家威廉·格拉瑟(William Glasser)的现实治疗理论是建立在控制理论基础上,假设人们可以对他们的生活、行为、感受和思想负责,依赖人的理智和逻辑能力,以问题为中心,以现实合理的途径求得问题的解决。它注意思维和行为,较少直接针对情感和情绪,强调现在和将来,不纠缠于过去,重视"怎么办",而不是"为什么"。格拉瑟现实治疗理论受到多种心理治疗理论和技术的影响,是具有一定程度整合的治疗模式。此理论的创立缘于格拉瑟认为精神分析不是教人对自己负责,而是固守过去并因过去而总是指责别人。现实治疗理论强调当事人的责任和力量;重视当前的行为,协助当事人拟定明确的行为改变计划并切实执行;以关怀和尊重为基础建立彼此的信任关系;强调当事人自身优点和潜能,帮助他发展成功认同经验。格拉瑟强调了许多学派所忽视的责任问题,对心理治疗做出了宝贵的贡献。他还强调人的力量、价值、潜能,强调人的自主性,主张人们应积极生活、更好地把握自己的人生,使生命更有意义。

　　(3)贝克的认知疗法理论:美国心理学家贝克通过大量的抑郁症临床案例及深入的研究,在1976年出版的《认知治疗和情绪困扰》一书中明确提出了认知治疗的理论观点:心理问题主要是在错误的前提下,对现实误解的结果;这种错误可以从平常的事件中产生,如错误的学习,依据片面的或不正确信息作出错误推论,或者不能适当地区分现实与想象之间的差别等。他还提出,个体的情感和行为在很大程度上是由其自身认识外部世界的方式或方法决定的,即一个人的思想决定了他的内心体验和行为反应。认知治疗的基础理论来自于信息加工的理论模式,认为人们的行为,感情是由对事物的认知所影响和决定的。贝克指出,心理障碍的产生并不是激发事件或不良刺激的直接后果,而是通过了认知加工,在歪曲或错误的思维影响下促成的。他还指出,错误思想常以"自动思维"的形式出现,即这些错误思想常是不知不觉地、习惯地进行,因而不易被认识到,不同的心理障碍有不同内容的认知歪曲。

4. 认知理论在临床中的应用　认知流派强调认知可以改变人们的观念、行为和情绪。在临床上,认知理论不仅运用于心理障碍的治疗,还被引入于对各科病人的健康教育,便于增加病人对疾病的认识,改变病人对疾病的错误认知,从而改变他们对疾病的诊疗行为,提高病人的依从性。

医护人员在糖尿病健康教育中应用认知理论,结果发现可以提高糖尿病病人的依从性。他们在门诊及病区的走廊以及病房内张贴糖尿病专业知识,包括疾病发生发展的过程和转归,使病人感受一些糖尿病方面的知识;向病人介绍饮食原则和运动疗法,教会病人测定尿糖或正确使用便携式血糖仪,逐步学会胰岛素的注射方法,掌握降血糖药物的注意事项;在医院建立糖尿病基础知识和治疗控制讲座,由糖尿病防治专业医护人员主讲,使病人及其家属认识到糖尿病是终身疾病,治疗需持之以恒;在医院召开工休座谈会,会议主要由糖尿病病人发表自己对糖尿病知识的认识,对医师的医嘱执行情况,讨论分析个人行为因素。在会上鼓励治疗效果好的病友介绍自己的经验共同分享并制定奖励措施,唤起糖尿病病人的模仿意识,提高糖尿病病人依从性。实验组的规则用药和健康教育计划执行情况显著高于对照组,说明认知理论对提高糖尿病病人依从性有明显作用。糖尿病病人通过学习、交流心得、模仿榜样,改变了他们对糖尿病的错误看法,从而改变自己的行为,积极配合治疗,提高病人用药的依从性,使血糖控制在正常范围提高生活质量有重要意义。

专栏4-3　认知理论临床应用举例

案例:男,36 岁,汉族,已婚,未育,大学文化程度,工程师、职业经理人,福建人。于2012年5月28日入院。

有糖尿病史16年,考虑为"2型糖尿病",不规律使用口服降糖药物,2011年2月开始加用基础胰岛素,2011年3月因腹痛、腹泻在当地医院诊断为"酮症酸中毒",予小剂量胰岛素治疗可缓解。出院后病人治疗不规律,血糖控制差。一年前无明显诱因出现上腹剧痛,为阵发性绞痛,疼痛时需保持身体前屈才稍缓解,伴有恶心、呕吐胆汁样胃内容物。查腹部平片、B超、CT均未见异常,胃镜示"反流性食管炎、胃炎",肠镜未见异常。予注射"安定"及"吗啡"后方可缓解。2月后上诉症状再发,期间曾予止吐、促胃肠动力药物症状不能缓解,后使用"吗啡"才能缓解。后上腹痛、呕吐症状发作愈发频繁,伴多次呕吐,性质基本同前。为求进一步诊治入院。

初步诊断:1. 糖尿病胃轻瘫;2. 反流性食管炎;3.2型糖尿病、糖尿病性周围神经病变、糖尿病性肾病;4. 高血压病(3级,极高危组);5. 高脂血症。

该病人对糖尿病的治疗存在错误的认知:糖尿病药物用上了就不能停了,最好尽量迟些开始用药,而且平时不吃药、经常到饭店吃大餐也没有什么不适,做运动太辛苦。

入院后进行健康教育,病人认识到控制饮食、适当运动和规律用药能让糖尿病控制良好,减少糖尿病并发症的出现。病人认知的改变让其治疗依从性提高,出院至今已经半年一直规则治疗。

二、现代认知理论的发展

认知理论在现代的发展更趋多元化,其中的正念治疗是目前发展最为迅猛。正念疗法是目前欧美最流行的心理治疗,被广泛应用于治疗和缓解焦虑、抑郁、强迫、冲动等情绪心理问题,在人格障碍、成瘾、饮食障碍、人际沟通、冲动控制等方面的治疗中也有大量应用。正念,是佛教的一种修行方式,它强调有意识、不带评判地觉察当下。自1979年卡巴金在马萨诸塞州医学院开设减压诊所,设计了一系列"正念减压"课程后,西方的心理学家和医学家将正念的概念和方法从佛教中提炼出来,发展出了多种以正念为基础的心理疗法。目前较为成熟的正念疗法包括正念减压疗法(mindfulness-based stress reduction）、正念认知疗法（mindfulness-based cognitive therapy）、辩证行为疗法（dialectical behavioral therapy）和接纳与承诺疗法（acceptance and commitment therapy）。在心理机制上，正念与感知觉敏感性的变化，注意、记忆和情绪的改善有关。正念强调对此时此刻内外部刺激的持续注意和不评判接纳。在这个过程中，个体的感知觉敏感性和注意、记忆能力以及情绪状态、情绪调节能力等也将发生显著变化。基本认知能力的变化改变了个体对内外部刺激的初级和高级加工方式，这种信息加工方式的变化对于维持个体（尤其是抑郁、焦虑和注意缺陷病人）身心健康极其重要，这也可能是正念达到各种临床功效的重要原因。

（关念红）

第四节 人本主义心理学理论

一、主要的理论内容

人本主义心理学（humanistic psychology）是从20世纪四、五十年代到70年代在美国兴起的一种心理学流派，它强调研究人性，如人的成长、潜能与自我实现倾向，人的存在与意义等，人本主义心理学是西方心理学史上一次重大的变革，被认为是继行为主义和精神分析之后的心理学第三势力（third force），以马斯洛、罗杰斯为主要代表。人本主义心理学在心理咨询与心理治疗，组织管理、教育改革等方面均有重要的贡献。

（一）马斯洛的需要与自我实现理论

亚伯拉罕·马斯洛（Abraham Maslow）是美国人本主义心理学的主要代表。他早期曾研究行为主义，但随着研究的深入，他认为传统的心理学如精神分析和行为主义，关于人性的看法过于狭窄，两者对正常、健康的人都没有进行充分的研究。弗洛伊德的心理学思想主要来自对精神障碍病人的研究，马斯洛的研究对象主要是有自我实现倾向的人或者自我实现者，如贝多芬、爱因斯坦、林肯等。

马斯洛认为人类行为的心理驱力不是性本能，而是人的需要。他把人的需要称为"似本能"（instinctoid），需要有先天的遗传基础，但人的需要的满足与表现要取决于后天的环境，"似本能"不像动物的本能那么强烈，人的"似本能"与理性不存在不可调和的对立。

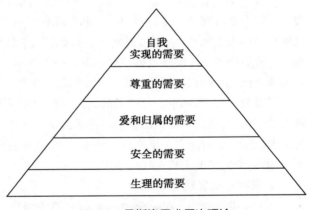

图4-3 马斯洛需求层次理论

人的需要分为两大类、七个层次，好像一座金字塔，由下而上依次是第一类需要包括生理需要、安全需要、归属与爱的需要和尊重的需要，这些属于基本需要（basic needs）也可以称为缺失性需要（deficiency needs）；第二类需要包括认知需要、审美需要、自我实现需要，这些属于成长性需要（growth needs）或存在需要。后来，马斯洛把认知需要和审美需要归入自我实现需要，最终形成需要的五层次说（图4-3）。人在满足高一层次的需要之前，至少必须先部分满足低一层次的需要。

缺失性需要具有似本能的性质，是人的基本生存需要，为人与动物所共有，必须从外界获取，可激发缺失性动机并推动人的行为，促使人去获取他所缺乏的某种东西，如食物、安全的场所、爱或尊重，一旦得到满足，紧张消除，兴奋降低，便失去动机。马斯洛认为，长期处于基本需要缺失状态中的人会产生心理疾病，而缺失性需要的满足则可以避免疾病。

成长性需要可激发成长性动机，为人类所特有，是一种超越了生存满足之后，发自内心的渴求发展和实现自身潜能的需要，不断趋向统一、整合的过程。自我实现的需要是超越性的，追求真、善和美。自我实现(self-actualization),是一种不断实现潜能、智能和天资,完成天职、命运或禀性,更充分认识、承认人的内在天性,在人的内部,将最终导向完美人格的塑造。马斯洛指出,成长性需要得到满足可以促进人的心理健康和个人成长,需要受挫则会导致无意义感和空虚感。否认真理,易患妄想症;没有正义和秩序,人们会感到恐怖和焦虑;缺乏幽默感,人们会变得陈腐、僵化和忧郁。

(二) 心理健康与心理治疗观

马斯洛在多年研究与临床实践基础上,提出了与正统心理学家和精神病学家很不相同的疾病观和治疗观。他认为精神疾患可以看作是病人没有能力认识并满足自己的需要,没有能力达到心理健康状态,因此精神疾患是一种匮乏性疾病。他指出,神经症是由于病人得不到安全感所致,在与他人的关系中得不到尊重和承认,没有归属感。假如成熟可以被解释成为充分的人性,那么精神疾病可以解释成人性的退缩。神经症病人从身体上可以说是成熟的,但心理上是迟钝的,思想上是贫乏的。

马斯洛通过对接受过心理治疗的人的调查发现,各种类型的、成功的心理治疗方法都能使病人进一步认识自己,增强、鼓励他们的基本需要,减少和消除他们的病态需要。因此,满足基本需要对成功的治疗或减轻神经症具有首要的作用。马斯洛认为心理治疗要取得成效,必须符合以下条件:①病人基本需要的满足。这是通向自我实现之路的重要一步;②病人自我认识的改善。就是帮助一个人朝向具有更丰满的人性和人格的完善方面发展;③建立良好的社会环境。由于社会的病态造成和加剧了心理疾病病人的病态,因此,改善病人生存的社会条件,建立良好的社会才能促进康复。

(三) 罗杰斯的主要理论

1. 人的主观性和人性观　卡尔·罗杰斯(Carl Rogers)的理论是从心理治疗的实践经验中发展出来的。他创立了"以人为中心疗法"(person centered psychotherapy),是人本主义心理治疗流派中最有影响的人。罗杰斯对人的理解持现象学的观点,认为每个人都有自己的主观世界,都存在于以他自己为中心的不断改变的体验世界中。人的主观意识状态或体验被称为现象场、经验域。人所感知觉的世界对个体来说就是"现实",因此每个人都有对"现实"的独特的、主观的认识。罗杰斯强调人的主观性是在心理咨询与治疗过程中要注意的一个基本特性,来访者作为一个人也有自己的主观的目的和选择,这也是导致"以人为中心"一词出现的原因。

罗杰斯认为,人基本上是诚实的、善良的、可以信赖的。这些特性与生俱来,而某些"恶"的特性则来源于社会,是由于防御的结果而并非出自本性,每个人都可以作出自己的决定,每个人都有着自我实现的倾向。若能有一个适宜的环境,一个人将有能力指导自己,调整自己的行为,控制自己的行动,从而达到良好的主观选择与适应。

2. 自我与实现倾向

(1) 实现倾向(actualization tendency):罗杰斯以人为中心的理论有一个核心假设,即实现倾向。罗杰斯指出"人类给予人印象最为深刻的事实似乎就是其有方向性的那种倾向性,倾向于朝着完美,朝着实现各种潜能的方向发展"。实现倾向是存在于所有生命身上一种明显的生长、发展、活动的趋势,趋向完善或完美的潜能,具有引导、调整、控制自己的能力,并可以作为区分一个有机体是有生命的还是无生命的鉴别标准。心理成长和心理成熟的根源来自个体内部而不是外部力量。并不是只有人才有实现倾向,只要具备某种条件,一些动物甚至于植物也具有先天的实现它们遗传潜能的生长倾向。由于只有人类才具有自我的概念,因此人类才有自我实现的潜能。

(2) 自我与自我实现:刚出生的婴儿并没有自我的概念,随着与他人、环境的相互作用,开始慢慢地把自己与非自己区分开来。当婴儿的部分经验成为他私有的经验,即在婴儿的知觉域中,那些感觉起来能被自己控制的一部分客体或体验,才被认为是自我的一部分并被结合进自我结构。自我(ego)是个体关于自己各方面的印象也称为自我概念(self concept),包括个体意识中知觉到的所有关于他的存在和他的经验方面的东西,是一个人对他自己的知觉和认识。一个成熟健康个体的自我概念与他的真实情况应该是相符合的,也就是与他的真实自我(real self)相接近或符合。理想自我(ideal self)是个体对希望自己是一个什么样的人的自我看法。理想自我包括个体渴望拥有的那些个体认为重要的和有价值的品质,它们通常是积极的。理想自我与自我概念之间悬殊的差距表明人格的不协调和不健康。心理健康的人知觉的自我概念与理想自我之间相接近或符合。

一旦婴儿建立起自我结构的雏形,他们实现自我的倾向就开始发展起来。自我实现是实现倾向的子系统。实现倾向指的是整体的人,包括意识与无意识,生理和认知,而自我实现则是指意识知觉到的自我实现倾向。当有机体和知觉的自我(即自我概念)一致时,这两种实现倾向几乎是相同的;但是当人们的机体经验与他们的自我概念不一致时,实现倾向与自我实现倾向便有了差异。

(3)有机体的评价过程(organismic valuing process)及其作用:有机体评价过程是指有机体对体验的估量以及这种体验能否满足实现倾向的评价过程。例如,一个婴儿的行为表现出他更喜欢诸如新奇感和安全感等体验,他依靠这些经验来维持其有机体并使之得到发展;他对于诸如疼痛和饥饿的感觉体验,对那些不利于他维持有机体自身及发展的东西,会采取拒绝的态度,这一对自身的体验、经验评估的过程,是在无意识的有机体水平上发进行的,而不是有意识借助于语言符号进行的。当人们长大一些之后,他们的有机体评价过程在帮助他们达到自我成长方面就会变得更为有效了,他们不但能及时地感觉到自己的经验和体验,并能有意识地评价这种经验和体验。但意识层面或者语言符号与有机体的评价过程究竟是如何组织联系起来的现在并不清楚。

(4)价值条件(conditions of worth):在婴儿早期发展中有一种对来自他人的关爱、接纳与积极评价的需要,即积极关注的需要(need of positive regard)。如当其行为得到重要他人(如父母)的好评时,儿童积极评价的需要就得到了某种满足。但是这种积极关注往往是有条件的,如"你要乖,要听话"才能得到积极关注,否则得到的就是惩罚与排斥。因此随着孩子成长,接受到的条件越来越多,形成了孩子的另一种行为标准,即价值条件(conditions of worth),也就是孩子知道要得到重要他人的积极关注,感到自己是有价值的,必须按照重要他人的期待行事,否则就得不到这种关注。

价值条件这一现象在自我概念形成中起了很重要的作用,因为这意味着个体存在两种评价过程,第一种是有机体的评价过程,这种过程可以真实地反映实现的倾向。第二种是价值条件的过程,这是建立在他人评价的内化基础之上的,这一过程并不能真实地反映个体的实现倾向,相反却在妨碍着这种倾向。当个体过多地采取第二种评价过程时,就不能按照有机体评价过程生活,从而在自我意识层面远离或背离自我的实现倾向。

3. 自我概念与心理失调 罗杰斯不主张使用精神疾病诊断中的术语表示心理失调。他常用"不一致、脆弱、防御或解体"这类术语描述心理失调的现象。罗杰斯认为人是一种处于实现其自我概念过程中的人,心理失调与无效的自我概念密切相关。有效的自我概念允许人们真实地感知其经验或体验,而当经验遭到否认或歪曲时,自我概念与经验或体验就不一致了。罗杰斯用潜知觉(subception)这一概念,来解释与实现倾向相联系的自身感觉及本体体验被歪曲的机制。因为,潜知觉是本体体验与自我概念之间的一个有机体的防御性中介过程,它负责对自我概念构成威胁的那些经验或体验作出反应。心理失调的常见症状——焦虑,这种特殊的紧张状态,就是有机体对潜知觉中自我概念和本体体验之矛盾的一种模糊反应。适应程度低的人,一旦遭遇某种重大的经验不协调的情况,防御过程就可能失灵,这种感觉或体验就可能被意识到,其结果就出现了紊乱的状态,甚至于可能出现精神崩溃的情况。

既然无效的自我概念不能使人正确地感知其经验、体验,就应该尽快地被个体的自我结构调整过来,但事实上无效的自我概念很难被改变。这是因为无效的自我概念中包含有许多价值条件的作用,它们深深地植根于自我概念之中,成为人们接受或拒绝他们经验的标准。最终,人们开始相信别人那些同他们消极的自我概念一致的评价,忽视了他们自己的感觉和内脏知觉,从而逐渐地疏离了他们真正的自我或机体自我。即使个体主观上想努力改变自己,也往往因意识到这样又激发了自我概念与体验的不一致而产生焦虑,从而积重难返形成恶性循环。

4. 罗杰斯的心理治疗观　自我概念与有机体自我的经验的不一致主要源于自我概念受到外部教化因素的影响,个体把他人的价值观内化为自己的价值标准。但以人为中心的治疗相信个体中蕴藏着实现的倾向的强大动力,相信积极的成长力量,相信人有能力调整和控制自己,相信人是能够发现其自我概念中的问题的,他们会评价自我经验对自我实现的作用,不断地使自我概念适应于新的经验,朝着自我实现的方向迈进。基于这种认识,罗杰斯提出了以人为中心的心理治疗。他强调心理治疗者如果能为来访者创造一个真诚一致、无条件积极关注和设身处地的理解的氛围和条件,使来访者能够自由地表达自己、了解自己和自身的体验,来访者的自我成长和实现倾向就会发生,最终产生整体的改变。

二、现代人本主义理论的发展

人本主义理论在 20 世纪 60 至 70 年代迅速崛起,人本主义理论是心理学研究领域第一次把人的潜能、人性、自我实现等作为研究对象,但由于该理论过分强调主观经验,缺乏科学的研究方法,过分强调先天潜能,忽视社会和环境对个体的影响,所以在其崛起之后开始逐渐减弱。

20 世纪 60 年代末人本主义心理学创始人马斯洛和萨蒂奇(Sutich AJ)等人意识到人本主义心理学只关注个体的自我及其实现的不足,马斯洛明确指出"我认为人本主义的、第三种力量的心理学是过渡性的,为更高级的第四种心理学,即超个人或超人本心理学做准备,这种心理学以宇宙为中心而不是以人的需要和兴趣为中心,它超出人性、同一性和自我实现等概念。"倡导应该将自我与个人以外的世界和意义联系起来,这个领域属于超越的领域或超出自我关怀的精神生活领域。由此提出"心理学的第四势力,即超个人心理学(transpersonal psychology),它不仅关注个人及其潜能的充分实现,而且更加关注超越个人的经验和精神生活,即将个人的生命与外部世界和意义联系起来的精神领域。"它是人本心理学的充分发展,也可以说是人本心理学的派生物,研究"超自我、超时空的心理现象的特殊规律""是关于个人及其超越的心理学,是试图将世界精神传统的智慧整合到现代心理学的知识系统的一个学派"。超个人心理学认为,不同的心理学理论体系应当相互整合,才能达到对人类本性的全面了解。它关切的是作为整体的心理学,吸收和借鉴了很多古代东方思想,为东西方心理学思想整合奠定了理论和实践基础,将一种新的世界观和方法论带进具体研究中,试图阐述一种具有更高定向的终极价值。但由于超个人心理学诸如宇宙觉知、内在协同、精神通道、超越感知、宇宙自我幽默与嬉戏等晦涩难懂和神秘的研究主题,及其缺乏系统实证研究等特点,至今仍未被美国心理学会正式承认,其未来发展还有很长的路要走。

20 世纪末西方心理学界兴起一股新的研究思潮——积极心理学(positive psychology)的研究,美国心理学协会主席马丁·塞里格曼(Martin Seligman)指出"无情地把注意的中心放在消极的一面,使得心理学只关注令人不悦的痛苦的生活事件,看不到成长、掌握、动力和顿悟",他的目的是在马斯洛和罗杰斯前期工作的基础上,说服心理学家倡导心理学的积极取向,研究人类的积极心理品质,充分挖掘更积极的人性和人类潜能,促进个人和社会的发展,使人类走向幸福。人本主义心理学及由此产生的人类潜能研究奠定了积极心理学发展的基础。积极心理学认为心理学的研究对象应该是正常的、健康的普通人,而不是少数有"问题的人",应该注重人性的优点,而不是他们的弱点。积极心理学的研究包含了主观幸福感、幸福科学、生活满意度、积极情感、乐观主义、生活和幸福的目标制定、工作中的积极心理等典型课题。在研究视野上,关注个体心理研究的同时,强调对群体和社会心理的探讨。在研究方法和手段上,吸收了传统主流心理学研究的绝大多数研究方法手段(如量表法、问卷法、访谈法和实验法等),将其与人本主义的现象学方法、经验分析法等有机结合起来,并进一步依赖严格的实验研究,引入神经生理学、脑科学、基因生物学等学科研究方法。积极心理学"认真地规避了过去贴在人本主义心理学身上那种反科学的标签",使其成为一门新兴的心理学,它的发展代表了人本主义心理学运动最持久的影响力。

专栏4-4 人本主义理论临床应用举例

女,22岁,大学生。

她诉说了很多困惑和冲突:我从小就是个听话的女孩,在家里我妈妈管着一切,也许她是怕我受伤害,她总是说做人要聪明、不能干傻事、不能太幼稚,只有学习好才是自己的等等。比方说在班里我主动制止别人说话,她教训我:"你管别人干什么,别人会多讨厌你,只要自己学习好就行了。"这样的事多了,我心里对自己说:"我绝不让人嘲笑我,我决不让人伤害我。我要学习好到别人不能伤害我"。长久以来我有了一种压力,我甚至不知道它是什么,到现在我才意识到我不敢做一个"平凡"的人。妈妈恨"平凡"的人,看不起平凡的人,她崇拜有权力的人,有钱的人。我有各种类似的困扰:我怎样做都没有意义,只有顺从她的意图才是被允许的,我才是一个正常人,否则我会被认为是不可接受的。我的生活只是一个逃避伤害,生活没有质量、没有自己,只有焦虑、害怕,没有爱、没有意义。我为什么要这样?怎样才能把这些怪念头赶跑呢?那样我可就真的像解放了一样。

经过您给我做的几次咨询,我感觉出来了,我原先总觉得没有自己的东西,但现在我体会出来了,我内心的东西是对的,我是有"自己"的,每个人都是有"自己"的,只是我的"自己"被妈妈压的一无是处,我的自我不敢承认它,面对它。我希望医师能帮我自己站起来,现在我就像一个稚嫩的小孩,我得把自己长出来啊。

从这个案例中,我们也许能体会到这个女生的心理困惑。在这个家庭中妈妈有很大的影响力,如孩子被要求做人要聪明、不能被嘲笑,只有符合妈妈观点才是正确的,才是一个好孩子。这就是一种价值条件化的教育,只有符合妈妈的观点才是被允许的和正确的。这种影响使她形成了一种歪曲的自我概念,如"我绝不让人嘲笑我,我要学习好到别人不能伤害我",她有一种压力,不能做平凡的人,那样会被人瞧不起等。这种歪曲的自我概念与她来自生活的、自身的自我经验和体验产生了冲突,于是她产生了很多困惑、焦虑和矛盾。在心理咨询过程中,她越来越体会到"我内心的东西是对的,我是有自己的,每个人都是有自己的""只是我的自己被妈妈压的一无是处,我的自我不敢承认它"。于是,她的自我概念发生了变化,她变得能够接受自己,表现出强烈的自我成长的愿望。

(邓 冰)

第五节 心理生物学理论

一、主要的理论内容

长期以来,不少生理学家和心理学家利用生物学理论和方法探索心身相互关系的规律和生理机制,逐渐形成了医学心理学的心理生物学方向。心理生物学方向和精神分析学派的心理动力学方向构成了心身医学形成和发展的两个主要方向。心理生物学研究是目前心身相关研究中的最前沿部分,也是今后医学心理学研究的一个重要方向。

尽管在不同时期对心身关系有不同的看法和理论指导,并采用了多种不同研究手段,但心理生物学研究就本质而言是研究心理行为变量与生物学变量之间的关系的。一方面,可以以心理和行为因素作为自变量,以生理指标为应变量,观察各种不同个性和行为状态下的各种生理变化(如脑电、心电、皮肤电、血液中激素及其代谢物的含量等);另一方面,也可以以生物干预为自变量(如损毁、电刺激、药物干预等),以心理变量为应变量,研究脑和躯体的生理状况改变所引起的心理行为的改变。

(一) 情绪的丘脑假说

早在20世纪20年代,美国生理学家坎农(Cannon WB,1871—1945)在总结当时生理学实验研究成果的基础上,提出了情绪的丘脑假说。该理论认为,情绪的控制中枢在丘脑,丘脑一方面传送情绪冲动至大脑皮层产生情绪体验,另一方面通过自主神经系统影响外周心血管活动和内脏功能,故长期不良的情绪反应可导致躯体疾病的发生。另外,他还提出了应急反应(emergency reaction)概念和机体内平衡(homeostasis)理论,即当个体处于恐慌、饥饿等紧急状态时会引起肾上腺皮质激素的分泌,同时通过交感-副交感神经的协调调节使机体保持内环境的平衡。同一时期,前苏联著名神经生理学家巴甫洛夫(Pavlov IP,1849—1936)提出了情绪的动力定型和高级神经活动学说,认为高级神经活动控制情绪并调节内脏功能,并进一步推论,高级神经活动的异常可导致内脏功能失调,使机体产生各种各样的疾病。

(二) 应激学说

20世纪30年代,加拿大生理学家塞里(Selye H)提出了著名的应激(stress)适应假说,认为应激是机体对恐惧等各种有害因素进行抵御的一种非特异性反应,表现为一般适应综合征(general adaptation syndrome,GAS)。按照这一假说,个体对外界紧张性刺激首先表现警戒反应;随后是适应或抵抗期,在此阶段,个体将成功地动员有关反应系统,做好应付外界紧张刺激的准备,并使个体内部防御力量与紧张刺激建立新的平衡。如果应激源持续存在或反复出现,则出现衰竭期;在衰竭期,个体的抗衡能力逐渐衰竭,机体出现焦虑、头痛和血压升高等一系列症状,并可导致各种心身疾病的产生。Selye在应激方面的开创性工作对后来医学心理学的发展产生了巨大的影响,直至今日,应激仍是医学心理学的重要研究内容。

(三) 情绪中枢假说

瑞士生理学家赫斯(Hess WR,1881—1973)利用电刺激或破坏猫和狗脑的某些特定部位,发现自主功能的中心在延髓、间脑,特别是下丘脑。他发现用微弱的电流刺激猫的下丘脑特定部位可引发出恐惧、发怒等情绪反应和攻击行为。Hess的研究带动了寻找"情绪中枢"的热潮。已证明下丘脑存在"性中枢""摄食中枢""饱食中枢"和"兴奋中枢"等等,这些"情绪中枢"的发现为中枢控制情绪的假设提供了丰富的证据,为此,他在1949年获得诺贝尔生理或医学奖。

(四) 心身相关

美国心理学家沃尔夫(Wolff HG)是现代医学心理学中生物学研究方向的代表人物,他在1943年出版的 *Human Gastric Function* 这本书中详细描写了一个叫汤姆的胃瘘病人日常生活中各种精神因素对胃液分泌的影响,阐述了人类心理变量和生物学变量之间的关系,探讨了心理社会因素与生理因素相互作用对人类健康的影响。Wolff最大的贡献是在研究中对心理变量进行定量化,并客观地测量所观察的生理和病理学变化。他所倡导的一系列研究方法成为医学心理学生物学研究方向的标准模式。后继的许多研究者采用类似的方法对心身疾病的发生、发展、诊断、治疗和康复进行了大量心理生物学研究,并把研究成果用于临床实践。

(五) 脑功能定位

很早以前,研究者们就对心理活动的脑定位感兴趣,1861年法国外科医师、神经病理学家布罗卡(Broca PP)发现,病人言语表达障碍与左额叶后部病变有关,提出了"我们用左大脑半球说话",1874年德国神经医学家韦尼克(Wernicke C)又描述了一起左颞上回病变引起语言理解困难的病例。这些发现提示心理活动可以像感觉、运动等初级功能一样定位于脑皮层的特定区域。美国神经心理学家斯佩里(Sperry RW)对经过割裂脑手术的病人进行了数年精细的实验研究,发现胼胝体切断以后,左、右半球便独立地进行活动,左右脑的功能分立就是通过这些行为实验被证实的。前苏联神经心理学家鲁利亚(1973)建立了他的大脑三个基本功能联合区的学说,把大脑区分为三大块基本功能单元:一个是调节大脑觉醒水平和维持适当紧张度的;一个是接受、加工和分析来自外部和内部环境环境感觉信息的;第三个计划、调节和执行不同复杂活动的,所有的行为都需要这三个基本功能单元的相互作用。根据大脑皮层细胞的结构和功能特点,把大脑皮层分为三级功能区。

二、心理生物学理论的进展

随着现代科学技术的发展,特别是医学基础学科如神经解剖、病理、神经生化、内分泌学和免疫学等的发展,人们对脑的结构和功能及人类的心理与行为活动的认识越来越深刻。与其他心理学理论不同,发展迅速的分子生物学和各种成像技术使人们对心理的生物学基础有了更为直观和精细的认识。

（一）遗传学的研究

研究已经表明很多精神疾病属于多基因遗传病,如抑郁症和精神分裂症。如果某种疾病是由于一系列遗传易感基因的累积而发病,那么与病人的血缘关系越近,他带有相同易感基因的概率就越大,发病率也越高。疾病遗传学研究的最终目的是为了对疾病进行预防和治疗。虽然基因治疗在精神疾病中的应用还处于非常初期的探索阶段,但随着科学技术的发展,它有可能成为对付精神疾病的重要手段。

（二）神经内分泌的研究

心理行为与神经内分泌调节之间的关系十分密切,其中由下丘脑、垂体和靶器官构成的几个轴起到了重要的调节作用:下丘脑-垂体-甲状腺(HPT)轴;下丘脑-垂体-肾上腺(HPA)轴;下丘脑-垂体-性腺(HPG)轴。

1. HPT 轴　由下丘脑所释放的激素促甲状腺激素释放激素(TRH)对神经元的兴奋性和神经递质的调节,特别是对黑质-纹状体 DA 系统、中枢隔和海马带胆碱能系统的调节有着直接作用。

2. HPA 轴　由下丘脑释放的促肾上腺皮质激素释放激素(CRH),垂体释放的促肾上腺皮质激素(ACTH)和外周器官肾上腺皮质释放的皮质醇都与应激调节有关。现代研究已经证明处于紧急状态时血中 ACTH 的升高主要是因为下丘脑的室旁核释放 CRH 所造成。脑对应激的调节主要通过以下两条途径:①兴奋下丘脑-腺垂体-肾上腺皮质轴从而增加糖皮质激素的合成和分泌;②激活脑干青斑核交感神经-肾上腺髓质轴而释放儿茶酚胺;同时,脑边缘系统,如海马、内嗅皮质等也参与应激的调节。

3. HPG 轴　由下丘脑-垂体-性腺轴中释放的性激素在个体出生后与心理和社会因素共同作用于性的发育。雄性功能不足状态会使攻击性和性动力不足,而补充雄性激素则可提高攻击性和性行为。月经前及产后的情感改变可能与雌激素水平的改变有关。此外生理水平的雌激素还具有神经保护作用,它可增强乙酰胆碱神经元对皮层和海马的投射,从而减少由胆碱能神经元损害所伴随的认知障碍。如 Luine 等(2008)20 余年的基础研究发现雌激素对大脑有神经保护作用。Sherwin 等(2008)的观察及实验性研究也提示绝经妇女的雌激素治疗对大脑认知是有益的。

此外生长激素(GH)、催乳素(PRL)、缩胆囊素(CCK)和血管紧张素(VAP)等也具有重要的神经内分泌功能,可影响正常与异常心理的发生发展过程。如 InnarTöru 等(2010)发现一些人格特质可能影响健康志愿者的由 CCK-4 诱发的恐慌发作的易感性。

（三）中枢神经递质的研究

目前的研究已证明乙酰胆碱(ACh)、去甲肾上腺素(NE)、多巴胺(DA)、5-羟色胺(5-HT)、谷氨酸、γ-氨基丁酸(GABA)等经典的神经递质在正常和异常的心理活动中发挥了作用。中枢 ACh 参与大脑的学习和记忆功能,阿尔茨海默病病人中枢 ACh 神经元发生退行性改变而导致其功能不足。在重性抑郁障碍时可能有中枢 NE 功能不足,特别是双向情感障碍的抑郁状态时 NE 代谢产物 MHPG 的排泄减少。中枢 DA 功能与人类的心理活动关系十分密切,中枢特别是前额叶 DA 功能不足可能与精神分裂症的阴性症状有关,而中脑边缘系统 DA 功能过高则可能与精神分裂症的阳性症状相关。5-HT 的正常功能对维持人类精神活动正常起着重要作用,药理学研究提示重性抑郁障碍、焦虑症、强迫性神经症和惊恐障碍以及进食障碍都与中枢某些通路 5-HT 功能不足有关,而中脑边缘系统和前额叶5-HT 功能过高则可能与精神分裂症有关。

（四）神经免疫学的研究

目前已经在几乎所有的免疫细胞上发现了神经递质和激素的受体,同样,神经递质和激素的受体也大多数都已在免疫细胞上发现。心理因素和神经-内分泌-免疫系统有很密切的关系。神经内分泌系统对免疫功能起调节作用,尤其是在机体应激过程中:早期关于应激反应的研究已经发现长久的应激可严重影响免疫功能,引起肾上腺增大,并伴随胸腺和淋巴结的退化。应激过程中 HPA 轴通过改变外周糖皮质醇水平,进而改变各种主要免疫细胞的反应性。总之,神经激素和神经调节激素在应激的作用下影响着免疫功能的不同方面。

心理因素对免疫系统的影响很大,如丧失亲人尤其是丧偶这样的负性生活事件能使 NK 细胞和淋巴细胞的活性受到抑制,是使恶性肿瘤发病率升高的部分原因。很多重性精神疾病也常伴有免疫功能的改变,如抑郁障碍、精神分裂症、孤独症等。

使用精神药物也可使免疫细胞数量和功能发生改变,很多精神药物对免疫功能都起着不同程度的抑制作用。

(五) 脑影像技术

目前用于脑定位、脑功能及脑代谢研究的脑影像技术包括磁共振成像(MRI)、功能磁共振成像(fMRI)、磁共振弥散张量成像(DTI)、正电子发射断层显像(PET)、单光子发射型计算机断层仪(SPECT)等在认知神经科学、临床心理学和临床医学等领域得到了广泛应用。

另外还有心理应激测试术(MST),即以心理作业(如问题解决、信息处理、心理运动、情感状态、厌恶或痛苦等作业)为应激源,同时配合各种生物参数的记录,主要用于各系统的心理生理研究。

专栏 4-5　心理生物理论临床应用举例

陈某,男性,31 岁,已婚,个体经营户。因为紧张,坐立不安、担忧、头晕、心悸、胸闷不适、失眠 3 年,血压增高 1 年余,来就医。

病人诉三年前一个深夜,一小偷进入卧室行窃,当时非常紧张,清楚感觉到自己心跳呼吸加快、全身发紧,一番搏斗后小偷逃离,虽财物损失不大,但情绪无法平息。此后,到了晚上就紧张害怕,不敢独自在家,晚上入睡有困难,做噩梦,症状逐渐加重,整日紧张不安、担忧、头晕、心悸、胸闷不适、失眠,经常腹痛腹泻,体重下降,怀疑自己得了重病,曾去医院检查,发现除血压偏高,其他未见异常,医师诊断"焦虑障碍",因担心药物副作用拒绝服用抗焦虑药,又因在家血压正常故未服降血压药。近一年来血压持续偏高,服用降血压药,疗效不好,现在两种降压药联合使用,血压仍有波动。实验室检查未发现引起高血压的原因,诊断为原发性高血压。医师建议他来精神卫生科诊治。

既往体健,无明显躯体疾病和精神疾病史。

小时候父母外出做生意,跟爷爷奶奶生活,上学后主要寄宿在学校,性格易紧张,胆小,做事谨慎,对自己身体比较关注,人际交往能力一般。

家族中无精神病史,父亲有高血压史。

体检:神经系统正常,精神检查,神志清,仪表整洁,接触合作,无幻觉妄想,自知力完整,求医心切。表情紧张,两眉紧锁,主诉多,反复问"我的病有没有关系,会不会好",对药物治疗又很疑虑,怕药物依赖和损害记忆。

诊断:高血压病(原发性高血压),焦虑障碍。

治疗:认知行为治疗和药物治疗,两周后症状明显改善,尤其是紧张情绪,对治疗有信心,不再那么担心药物副作用,血压开始平稳。一个月后,症状继续好转,降血压药改为一种。三个月后症状全部消失,降血压药改为隔日服用,血压保持在正常范围。

分析:原发性高血压是一种心身疾病,其病因是遗传与环境等多个因素交互作用的结果。该病人童年期的应激-与父母分离,可导致其性格有焦虑、不安全倾向,面对应急事件时(半夜小偷进入房间)更易处于焦虑状态,加上病人的焦虑性格担心药物副作用不敢服药,焦虑症状一直无法缓解。长期的焦虑紧张情绪导致视丘下部和垂体-交感神经-肾上腺髓质轴被激活(HPA 轴),儿茶酚胺分泌增加,引起交感神经功能亢进,导致心率加快和血压增高等变化,由于病人有高血压家族史(父亲有高血压),具有高血压易感素质,遗传素质、焦虑性人格和生活事件最终导致了高血压病。通过认知行为治疗和药物治疗,阻断了焦虑紧张情绪,HPA 轴张力降低,达到降低血压的目的。

(何金彩)

第五章　心理评估

心理评估的目的是对心理现象进行定性和定量的客观描述,是医学心理学研究与临床实践的重要方法之一,因此有必要了解心理评估的基本理论和基本方法。

第一节　心理评估概述

一、心理评估的概念及作用

（一）心理评估的概念

心理评估(psychological assessment)是依据心理学的理论和方法对人的心理品质及水平所做出的鉴定。所谓心理品质包括心理过程和人格特征等内容,如情绪状态、记忆、智力、性格等。

在医学心理学中有时用"心理诊断"(psychological diagnosis)的概念。"诊断"一词是医学常用的一个术语,其目的是要对病人的病情做出性质和程度的判定。心理诊断则是要对有心理问题或心理障碍的人做出心理方面的判断和鉴别。显然,心理评估与心理诊断的概念在某些方面是一致的,但心理评估的范畴比心理诊断更广泛。

（二）心理评估的作用

心理评估在医学心理学中的作用是非常重要的,医学心理学的一个大的领域是临床心理学,而临床心理学有两个基本任务:一是临床心理评估,另一个是心理干预(如心理治疗或心理咨询等)。显然,心理评估是心理干预的重要前提和依据,同时心理评估还可对心理干预的效果做出判定。

在医学心理学的其他领域如护理心理学、心身疾病、健康心理学等方面,心理评估的作用也是很大的。无论是心身疾病还是由理化和生物学因素引起的躯体疾病,病人在患病前及发病过程中都存在不同程度的心理问题或心理障碍,对这些问题的把握及了解对于作好心理护理工作是至关重要的,也是预防和治疗心身疾病的一个重要方面。心理评估对于维护和促进正常人群的心理健康也是有帮助。首先,了解不同个体的心理特征可借助于心理评估的方法,这样才能有的放矢地对不同人群进行心理卫生方面的指导;其次,对于一些不健康行为的研究和评估以及对个体心理方面的影响也需借助心理评估的方法,这对于改变一些人的不良健康行为、促进他们保持自身的心理健康有很大作用。

二、心理评估的方法

（一）观察法

观察法(observation method)是通过对被评估者的行为表现直接或间接(通过摄录像设备等)的观察或观测而进行心理评估的一种方法。观察法的依据之一是人的行为是由其基本心理特征所决定的,因此是稳定的,在不同的情况下也会有大致相同的反应。在观察下得到的行为表现和印象可以推测被观察者的人格特征及存在问题。但也有人认为,观察时的情境十分重要,实际上人的行为反应离不开对情境的确认和调试,即有什么样的情景就会有相对应的反应。这两种看法都支持需要在情境中观察和了解人的行为反应及表现。

观察法可分为自然情境中的观察和特定情境下的观察两类。自然情境指的是被观察者生活、学习、或工作未被干扰下的原本状态。在自然情境下对被评估者进行观察有时是十分必要的,因为当事人或其周围的人所提供的情况很可能与实际情况不一致,而需要评估者在实际情境中进行观察,加以判断。例如,一个学生被认为上课不守纪律、不注意听讲。但在课堂的实际观察中却发现,有些老师的课讲的实在太糟糕,许多学生都不爱听、在下面玩闹,这个学生也经常被他周围的人干扰,不得不卷入其中。自然观察虽然有效,但也面临着一些困境。一是评估者到被评估人的自然生活情境中去观察实际上有许多困难和麻烦,同时也在干扰及影响被观察者的反应,失去了一定的自然真实性。如果偷偷地观察,不让其发现,又面临着伦理和法规的约束,有时是不被允许的。目前,在一些场所如教室、车间及一些公共场所加装监控录像设备似乎是一个比较可行的方式,但也需谨慎从事。

观察的另一种方法是特定情境下的观察。特定情境的含义有两个方面,一是平时很少遇到的、比较特殊的情境,如遇到大的灾难、身处战场、面临重大的考试或比赛等,在这样的情境下,一个人面临重大的考验,往往会表现出比较典型的、特殊的行为反应,对考察一个人的心理品质十分有意义。但这样的情境比较难遇,也较难控制。另一个含义是心理评估者人为设置的、可以控制的情境,在这样的情境下观察并记录被观察者的反应。此种方法用的较多,如对儿童行为的观察,以及对一些特定人群的行为观察,如入院的精神障碍者、需要司法鉴定的犯罪嫌疑人等。观察的方式可采用比较传统的"单向玻璃室",即被观察者在一间房间活动,观察者在另一间房间可以通过一个单向的玻璃窗看到他们的活动,而被观察者却看不到观察者。目前,摄录像技术(监视器)在此种方法中的应用也较为普遍,对被观察者的行为可以进行重演、分析和研究。但必须要注意到,除了一些特殊的情况,如被观察者有犯罪的嫌疑、或其不具备自知能力,一般被观察者需要被告知他正在被观察。对那些不具备自知能力的被观察者也需要告知其监护人或家属。这是心理学的伦理规则所规定的。

(二) 会谈法

会谈法(interview method)也有称作"交谈法""晤谈法"等。其基本形式是评估者与被评估者面对面的语言交流,也是心理评估中最常用的一种基本方法。会谈的形式包括自由式会谈和结构式会谈两种。前者的谈话是开放式的,气氛比较轻松,被评估者较少受到约束,使他们有更多的机会表述自己的想法。所不足的是用时相对较多,有时会谈内容可能较松散,影响评估的效率。在会谈中主试者的主观印象甚至偏见有时也是不可避免的。这些主观印象及偏见有时也会影响到会谈的结果评价,需要加以注意。结构式会谈是根据评估目的预先设计一定的结构和程序,谈话内容有所限定,效率相对较高。一般可编制一个评估大纲或评估表,在会谈时逐项提问,再根据受试者的回答进行评定。在应用结构式会谈法时评估者既可以根据自己的经验对受试者的反应作出评定,也可以简单地依据一份详细的评估记录单记分。结构式会谈的最大优点是节省时间、效率高,但有时也会使被评估者感到拘谨,有例行公事的感觉。

会谈是一种互动的过程。在会谈中评估者起着主导和决定的作用。因此,评估者掌握和正确使用会谈技术是十分重要的。会谈技术包括言语沟通和非言语沟通(如表情、姿态等)两个方面。言语沟通中,包含了听与说,听有时比说更重要。评估者要耐心地倾听被评估者的表述,抓住问题的每个细节,还要注意搜集被评估者的情绪状态、行为举止、思维表达、逻辑性等方面的情况,综合地分析和判断,为评估提供依据。听的过程同时也是观察的过程。说也有许多技巧,如重述(verbatim play-back)、释义(paraphrase)、澄清(clarify)、概括(summarization)、通情(empathy)等。在非言语沟通中,可以通过微笑、点头、注视、身体前倾等表情和姿势表达对被评估者的接受、肯定、关注、鼓励等思想感情,促进被评估者的合作,对被评估者进行启发和引导,将问题引向深入。

(三) 调查法

调查的含义是当有些资料不可能从当事人那里获得时,就要从相关的人或材料那里得到。因此,调查是一种间接的、迂回的方式。当然,有些资料即便可以从当事人那里获得,但可信度不够时,也需要再进行调查以便印证资料的可信程度。根据调查的取向可分为历史调查和现状调查两类。历史调查主要是了解被评估者过去的一些情况,如各种经历、表现、所获得的成绩或惩处、以往的个性、人际关系等。调查的方式一般侧重于档案、书信、日记、各种证书、履历表、以及与当事人有关的人和事等。现状调查主要围绕与当前问题有关的内容进行,如在现实生活中的表现如何,适应能力的水平等,以与当事人关系密切的人(如同学、同事、父母、亲友、老师、领导、兄弟姐妹等)为调查重点。尽管从周围的人那里获得信息是十分必要的,但有时忽视了信息提供者与被评估人之间的关系也会使调查的结果有很大偏差,影响最后的结论。如信息提供者与被评估人之间的个人感情很好,或者有个人利益的关系,他就会倾向于提供对被评估人有利的资料;相反的话,他也会提供不利的资料。因此,在向周围人进行调查时特别要注意这一点,间接的旁证也并不总是客观的。调查方式除一般询问外,还可采用调查表(问卷)的形式进行。调查法的优点是可以结合纵向与横向两方面的内容,广泛而全面。不足之处是调查常常是间接性的评估,材料的真实性容易受被调查者主观因素的影响。

(四) 心理测验法及临床评定量表

去医院看病时,需要对一些生理指标(如血压、血细胞数、尿蛋白含量等)进行测量,以判定健康状况。人的心理现象也可以通过测量进行鉴别。所谓心理测量就是依据一定法则,用数量化手段对心理现象或行为加以确定和测定。从语义上讲,测验(test)是名词,而测量(measure)是动词。心理测验是一种心理测量的工具。人们往往将这两个概念混用,但这并不影响对测验实质的理解。为了使测量结果便于比较和数量化分析,心理测量主要采用量表的形式进行。量表是由一些经过精心选择的,一般能较正确而可靠地反映人的某些心理特点的问题或操作任务所组成。测量时让受试者对测量内容做出回答或反应,然后根据一定标准计算得分,从而得出结论。

在心理评估中,心理测验(psychological test)占有十分重要的地位。尽管前述的一些基本方法(会谈法、调查法、观察法)应用普遍,但是这些都无法取代心理测验的作用。因为测验可对心理现象的某些特定方面进行系统评定,并且测验一般采用标准化、数量化的原则,所得到的结果可以参照常模进行比较,避免了一些主观因素的影响,使结果更为客观。心理测验的应用范围很广,种类也十分繁多。在医学领域内,心理测验所涉及的内容主要包括器质和功能性疾病的诊断中与心理学有关的各方面问题,如智力、人格、特殊能力、症状评定等。目前,人们对心理测验的应用与解释尚有许多不同意见,对此我们应有辨证的认识,不可夸大测验的作用,也不可滥用测验,而应在一定范围内结合其他资料正确发挥测验适当而有效的作用。关于心理测验的内容将在后面详细介绍。

目前在临床和心理卫生工作中还应用许多精神症状及其他方面的评定量表。评定量表与心理测验有许多相似之处,如大多采用问卷的形式测评,多以分数作为结果的评估,以标准化的原则为指导等。但评定量表与心理测验的显著不同在于评定量表强调简单明了、操作方便,因此其在编制的标准化程度并不那么严格,大多数测验的材料也无须严格保密,允许出版发行。自评量表使用者无须经过特殊培训就可以使用量表,评定量表的应用也比较广泛。

三、心理评估的一般过程

心理评估的目的不同,其一般程序也有所区别。但无非是根据评估的目的收集资料、对资料和信息进行加工处理,最后做出判断这样一个过程。以临床心理评估为例,它与医学诊断的过程十分相似,包括:

1. **确定评估目的**　首先要确定来访者或提出评估要求的人首要的问题是什么,进而确定评估目的。如要了解学习困难的原因就需要鉴别学生的智力水平或人格特征;在临床进行心理咨询时首先也要对来访者做出有无心理障碍的判定。

2. **明确评估问题与方法**　详细了解被评估者的当前心理问题;问题的起因及发展;可能的影响因素;被评估者早年的生活经历、家庭背景、以及当前的适应、人际关系等。这与医学病历的书写包括主诉、现病史、既往史、家族史等内容很相似。当然关注的中心是心理问题,所涉及的内容也更广泛。在这一过程中,主要应用心理评估的调查法、观察法和会谈法。

3. **了解特殊问题**　对一些特殊问题、重点问题的深入了解和评估这类似于医学诊断过程中的生理生化检查。除进一步应用上述方法外,还主要借助于心理测验的方法,有时还用"作品"分析法。

4. 结果描述与报告　将前面所收集资料进行分析、处理。要写出评估报告、作出结论,并对当事人及有关人员进行解释,以确定下一步对问题处理的目标。

四、心理测验发展

关于心理测验的思想,应追溯到对人的个别差异的研究。我国古代史书上很早就有许多关于评定人的个性、才能等心理品质的详细记载。《孟子》一书中写道:"权然后知轻重,度然后知长短。物皆然,心为甚"。指出了人的心理特征的可知性。我国民间的习俗"周岁试儿"(又称"抓周"),将一些常用的物品如纸笔刀钱或针线剪尺之类摆放在刚满周岁的儿童面前,观察儿童的兴趣所在。借以推断孩子的智愚、职业选择乃至贪廉等心理品质。这些也具有一些"心理测验"的味道。但是,严格意义上的心理测验是伴随着科学心理学的诞生,特别是借鉴了实验心理学的方法和手段才出现的。1879 年心理学奠基人冯特(Wundt)在德国莱比锡建立了第一个心理学实验室,从事人的感知觉和反应时的研究。他的学生卡特尔(Cattell)发现不同人的反应时间具有特征性差异,这启发他开始从事对人的个别差异的研究。英国心理学家高尔顿(Galton)对推动测验运动起了重要作用。1884 年他在英国国际博览会上建立了一个人类学测量实验室,测量了近一万人的各种生理、心理特质,为人的个别差异研究积累了大量资料。高尔顿的另一个贡献是将统计学方法用于心理测量。他的工作对卡特尔具有很大启示和影响。1890 年卡特尔发表了"心理测验程序"一文,首先使用了"心理测验"这个概念,并指出心理测验应当建立在统计学与实验室的基础上。

与此同时,由于社会需要的推动,使心理测验向着实用与普及的方向发展。1905 年,法国心理学家比奈(Binet)和助手西蒙(Simon)受教育当局委托,为甄别入学儿童的智力,编制了一个包括 30 个项目的智力测验,即著名的比奈-西蒙量表"Binet-Simon scale"。这一量表的出现标志着人们对智力的鉴别进入了数量化阶段。比奈-西蒙量表引起了全世界的注意,很快被转译成多种文字出版。美国斯坦福大学 Terman 在其修订本中提出了智商的概念,使不同年龄的受试者智力衡量有了统一的尺度。

比奈-西蒙量表是一种个别的心理测验。第一次世界大战期间,为了筛选大批入伍的应征者,出现了可对许多人同时测量的"团体测验"。到了第二次世界大战时,美国心理学家韦克斯勒(Wechsler)进一步提出了离差智商的概念。离差智商不是以一个人的年龄为标准,而是以其所在团体平均水平为标准来衡量他的智商高低。后来许多心理测验的评分方法都是根据这一原理设计的。韦克斯勒还编制了适用于不同年龄阶段使用的一系列成套智力测验、记忆测验,在国际上广泛使用。

除了智力测验以外,在测量心理的其他方面如记忆、注意、思维以及人格等方面,近半个世纪以来也有很大发展。如二十年代出现了墨迹测验,三十年代后出现了主题统觉测验等。此外,临床中还出现了许多评定量表等。到目前为止,国际上大约有上千种心理测验在应用。

五、标准化心理测验的基本条件

我们强调心理测验的标准化是因为在测验中由于测量误差的影响会极大地干扰着测量结果的正确性和可靠性。所谓测量误差(error)是指与测验目的无关的因素所引起的测验结果不稳定或不准确的效应。由于心理测验所要测量的是人的复杂的心理现象,因此能够带来测量误差的因素较物理、化学测量和生理学测量更多、更复杂,应该引起我们的注意。心理测验的误差来源主要有四个方面。

(一) 施测条件

测量环境的好坏及各种条件是否一致会给测量结果带来很大影响,显然,在一个嘈杂、有许多意外干扰,过冷(或过热)的环境中测量,会使受试者的注意力不能集中,感到不适和厌烦。如果测量的标准不一致,有时限制时间有时又不限制时间,或者随意调换测验程序等都会使结果出现较大偏差。

(二) 主试者因素

主试者是测验的主持人,前面提到的施测条件和方法都要靠主试者来掌握。因此测量的准确与否与主试者有很大关系。主试者的主观因素也会影响到测验误差。如主试者对受试者的偏好态度、对结果的预期等,都会影响到受试者的反应;主试者情绪的好坏、疲劳与否以及前后对比效应等也会影响到对评分标准的掌握。因此主试者需要经过标准化的训练以避免这些干扰因素。

（三）受试者因素

1. 应试动机 受试者应试动机的强弱会直接影响测验成绩。如果一个受试者对测验毫无兴趣,只是被动作出反应,甚至消极对抗,其结果如何是可想而知的。所以一般在做心理测验之前,要使受试者明确测验的意义,充分发动其应试动机,以保证测验顺利完成并得到真实结果。

2. 测验焦虑 测验焦虑是受试者在测验前或测验中的一种紧张体验。这种紧张体验在一定强度下有助于测验成绩的提高,但过分强烈则使注意力不能集中而影响测验结果。

3. 生理状态 受试者在施测过程中的机体状况,如疲劳与否,有无其他不适等也会影响测验成绩,带来误差。所以测量应选在受试者身体健康、体力充沛时进行,每次测量时间也不应过长。

（四）信度、效度及常模

心理测验的标准化目标是减少测量误差,使测量结果可靠和有效。测验的标准化涉及到几个方面:一是在测验的编制过程中需要按照一套标准的程序建立测验内容、制定评分标准、固定实施方法;二是所编制的测验需要具备心理测量学的技术指标,并且达到一定标准;三是在测验实施过程中施测人员要严格按照测验的操作规程执行。标准化心理测验的技术指标主要有信度、效度及常模等。

1. 信度 信度(reliability)是指一个测验工具在对同一对象的几次测量中所得结果的一致程度。它反映工具的可靠性和稳定性。在相同情况下,同一受试者在几次测量中所得结果变化不大,便说明该测量工具性能稳定,信度高。就像我们测量一个物体的长短,如果用钢尺量,则几次量的结果都会是一样的;但如果用松紧带来量,则可能有时量长,有时量短。松紧带作为量具不可靠。

2. 效度 效度(validity)指一个测量工具能够测量出其所要测东西的真实程度。它反映工具的有效性、正确性。如测量一个人的智力,如果选用的工具不是一种公认的智力测验量表,而是某门功课的考题,这样几次测量,虽然得分可能一致(信度高),但得到的却是一个人掌握某门功课的知识而不是智力(尽管二者有些关系)。所以我们要对一个人的心理品质进行测量,首先要选用效度高的工具。

信度和效度是一个测量工具好差的两项最基本指标。信度、效度很低或只有高信度而无效度的测验都会使测量结果严重失真,不能反映所测内容的本来特点。因此,每个心理测验工具编制出来后都要进行信度和效度检验(一般以相关系数来衡量),只有这两项指标都达到一定标准后才能使用。

3. 常模 常模(norm)是指某种测验在某种人群中测查结果的标准量数,即可比较的标准,目前大多数标准化测验采用的标准分常模。有了常模,一个人的测验成绩才能通过比较而得出是优是劣,是正常还是异常。如正常人的体温一般不超过 37℃,血压范围在 120/80mmHg 左右,这些参数可以称作生理常模。

由于人的心理现象较生理活动更为复杂,所受影响因素更多,所以每一种心理测验工具都要建立自己的常模,甚至同一量表在不同国家、地区应用或随着时代的变迁,都要重新修订,建立新的常模。

建立心理测验的常模是一个繁琐而复杂的过程。首先是选择有代表性的样本,也称为标准化样本,它是建立常模的依据。取样原则一般是依据测验对象按人口实际分布情况分层取样,并且要有相当数量。标准化样本的来源应该和测验的使用范围相一致。如果样本选得不合适,必然会影响常模的参考价值,最后导致测量失真。第二步是对标准化样本采用心理测验工具进行测量。所使用的工具也应和最后实际应用的工具相一致。测量得出的结果还要进行统计处理。应该注意的是不同测验的常模具有不同涵义和不同形式。平均值是最简单的常模形式,而大多数标准化测验采用标准分(standard score)形式。如智力测验的常模常采用正常人群正确得分的均数和标准差,对个人的智力进行评估时再转换成智商(一种标准分形式)的形式;而人格测验的常模通常不是所期望的或正确的成绩,它无所谓正确和错误,只是"典型的"或多数人的答案。采用较多的评估形式是 T 分数(也是一种标准分形式)。此外常模的形式还有 Z 分数、百分位、标准九分、划界分等。关于这些分数的相互关系如图 5-1 所示。具体应用时要根据实际情况而定。

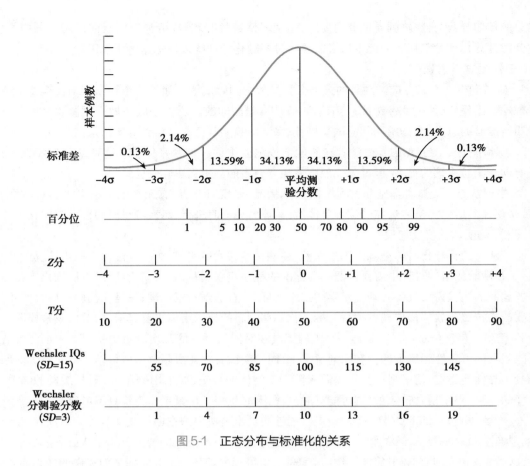

图 5-1   正态分布与标准化的关系

六、应用心理测验的基本原则

尽管心理测验有用且有效,但在实践过程中却不能滥用。因为心理测验是一种比较严谨的技术手段,它从理论的提出、工具的制定,都要经过大量反复的论证和修订,到最后实际应用时,也要不断修订常模和验证效度。有权使用心理测验的人,应具有一定的心理学知识,并经过专项测验工具的使用培训。心理测验不是娱乐的游戏手段,也不同于一般的生理学的测量方法,因为它涉及人的更高级的心理功能,使用时稍有不慎,都会产生不良后果。因此在应用心理测验时,应坚持下述原则:

1. **标准化原则**   因为心理测验是一种数量化手段,因此标准化原则必须坚持。测量应采用公认的标准化的工具,施测方法要严格根据测验指导手册的规定执行,这是提高测验结果的信度和效度的可靠保证。

2. **保密原则**   这也是心理测验的一条伦理道德标准。关于测验的内容、答案及记分方法只有作此项工作的有关人员才能掌握,不允许随意扩散,更不允许在出版物上公开发表,否则必然会影响测验结果的真实性。保密原则的另一个方面是对受试者测验结果的保护,这涉及到个人的隐私权。有关工作人员应尊重受试者的利益。

3. **客观性原则**   心理测验的结果只是测出来的东西,所以对结果作出评价时要遵循客观性原则,也就是对结果的解释要符合受试者的实际情况。如两个被试智力测验的结果,智商都是85,一个受试者是山区农民,结合他所受教育程度和生活环境等条件,可考虑他的智力水平基本上是正常的;而另一个是某大学教授,测量时严格遵守了测验的要求,结合其他的表现则考虑到该人的大脑有退行性改变的可能。此外,还要注意不要以一两次心理测验的结果来下结论,尤其是对于年龄小的儿童作智能发育障碍的诊断时更要注意。总之,在下结论时不要草率从事,在做结果评价时应结合受试者的生活经历、家庭、社会环境以及通过会谈、观察法所获得的各种资料全面考虑。

七、心理测验的类型及应用

心理测验根据其功能、测量方法，以及测验材料的性质等可以有不同的分类。

（一）根据测验功能分类

1. 智力测验　临床上智力测验主要应用于儿童智力发育的鉴定以及作为脑器质性损害及退行性病变的参考指标，此外也可作为特殊教育或职业选择时的咨询参考。常用的工具有比奈-西蒙智力量表、韦克斯勒成人和儿童智力量表、丹佛发育筛选测验（DDST）等。

2. 人格测验　常用的量表有明尼苏达多人格调查表（Minnesota multiphasic personality inventory，MMPI）、洛夏墨迹测验、主题统觉测验（TAT）以及艾森克人格问卷（EPQ）等。这些测验目前在临床上多用于某些心理障碍病人的诊断和病情预后的参考，也可用于科研或心理咨询时对人格的评价等。

3. 神经心理学测验　主要包括一些个别能力测验，如感知运动测验、记忆测验、联想思维测验等，还有一些成套测验，主要以 H-R 神经心理学测验为代表。这些测验可用于脑器质性损害的辅助诊断和脑与行为关系的研究。

4. 评定量表　目前在临床和心理卫生工作中，还应用一些评价精神症状及其他方面的评定量表，如抑郁量表、焦虑量表、生活事件量表、认知功能量表、生活质量综合评定量表、心身健康调查表等，这些量表对临床工作以及科研等具有特殊的意义和应用价值。

（二）根据测验方法分类

1. 问卷法　测验多采用结构式问题的方式，让被试者以"是"或"否"或在有限的几种选择上作出回答。这种方法的结果评分容易，易于统一处理。一些人格测验如 MMPI、EPQ 及评定量表等都是采用问卷法的形式。

2. 作业法　测验形式是非文字的，让受试者进行实际操作。多用于测量感知和运动等操作能力。对于婴幼儿及受文化教育因素限制的受试者（如文盲、语言不通的人或有语言残障的人等），心理测验中也主要采用这种形式。

3. 投射法　测验材料无严谨的结构，如一些意义不明的图像、一片模糊的墨迹或一句不完整的句子。要求受试者根据自己的理解随意作出回答，借以诱导出受试者的经验、情绪或内心冲突。投射法多用于测量人格，如洛夏测验、TAT 等，也有用于异常思维的检测，如自由联想测验、填词测验等。

（三）其他分类

根据一次测验的人数，可分为个别测验和团体测验。根据沟通方式，可以分为言语测验和非言语（或称操作）测验等，这里就不一一介绍。

（洪　炜）

第二节　智　力　测　验

智力测验（intelligence test）是评估个人一般能力的方法，它是根据有关智力的理论或智力概念经标准化过程编制而成。智力测验在教育、临床医学、司法鉴定、人力资源管理等诸多领域中有广泛应用。例如，在教育中人们需要判断儿童的智力水平，进而因材施教；在人力资源管理中，应了解员工的智力结构特点，扬长避短，使其人尽其才；在司法鉴定工作中，要根据当事人的智力水平来判断其的责任能力。

一、智力、智商和智力水平的分级

（一）智力

目前有关智力的定义很多,但尚无一个被所有心理学家所全部接受的定义。人们在适应环境时需要学习知识和掌握技能,需要运用所学的知识和技能来解决所面临的实际问题。只有通过智力活动,才能使人们达到积极的创造性的环境适应,包括自然环境和社会环境的适应。因而,就其功能而言,智力是人们在获得知识和掌握技能(学习),以及运用知识和技能来解决实际问题时所必备的心理条件或特征。就其机制来说,智力活动是神经系统、特别是大脑的高级神经活动的某种特性,其活动过程包括了全部认知过程,是一种最复杂、综合的认知过程。就其结构来说,智力活动包括了多种因素(心理特征),人们在通俗用语中常用聪明(耳聪目明,即感觉敏锐)、过目不忘(记忆力)、举一反三(逻辑推理)、别出心裁(创造力)等来描述智力。心理学家们提出了智力结构的多因素学说,用于指导智力测验的编制。

由于目前尚无统一的智力定义,因此,在使用某一智力测验时必须熟悉编制者所采用的智力定义。本节重点介绍的韦氏智力量表的作者 Wechsler 的智力定义是:"智力是个人行动有目的,思维合理,应付环境有效地聚集的或全面的才能"。第一个正式智力测验比奈量表的编制者 Binet A 和 Simon 对智力的定义描述是"在我们看来,在智力中存在某种基本才能,它的改变或欠缺,对于实际生活至关重要。这种才能包括判断力、辨别力、主动性和适应能力。善于判断、善于理解、善于推理,这些都是智力的基本活动"。

（二）智商

智商(intelligence quotient,IQ)是智力的量化单位,即通过智力测验将智力水平数量化,用数字的形式表达出来,以便于人们的理解与比较。计算智商的公式有比率智商和离差智商二种。比率智商由 Terman 提出,其公式如下:

$$IQ=(MA/CA)\times100 \tag{式5-1}$$

公式中,MA(mental age)为心理年龄(又称智力年龄),是某一儿童在智力测验的成绩所达到的水平,MA 是以一群同龄儿童(称样本)在该测验的平均成绩为标准而得到的。CA(chronological age)为实际年龄,即该儿童在测验时的实际岁数。例如,某儿童智力测验时的 CA 为 10 岁,他的智力测验成绩达到了 12 岁儿童的平均水平(MA 为 12),由比率智商公式计算出该儿童的 IQ 为 120。另一 10 岁儿童在智力测验的成绩为 8 岁儿童的平均水平(MA 为 8),则 IQ 为 80。

比率智商公式是建立在儿童的智力水平随着年龄增长而增长的线性关系的基础上。但实际上智力发展到一定年龄便停止发展,呈平台状态,老年人的智力水平有所下降。因此,Wechsler 提出了离差智商公式,Wechsler 认为人类智商在任何年龄均呈常态分布,可以用标准分的方法计算智商,其公式为:

$$IQ=100+15(x-m)/s \tag{式5-2}$$

公式中,m 为该年龄阶段样本在智力测验的平均成绩,x 为某受试者在智力测验的成绩,s 为样本成绩的标准差。在该公式中(x-m)/s 是标准分(z)公式,如果(x-m)=0,为了不使 IQ 为 0,故升值为100;同时使每个 z 分都升值 15 倍。离差智商计算方法克服了比率智商计算方法受年龄限制的缺点,成为目前通用的 IQ 计算方法。

（三）智力水平的分级

智力量表编制后,经过科学的采样,可以将智力水平根据 IQ 值进行分级,通常是将智商平均值(100)和其上、下一个标准差(15)的范围定位为"平常智力",其余依据高于或低于平常智力水平依次分级,其分级方法见表5-1。

表 5-1　智力水平分级

智力水平	IQ 值	标准差范围
天才	145 ~ 160	+3 ~ 4s
极超常	130 ~ 145	+2 ~ 3s
超常	115 ~ 130	+1 ~ 2s
平常	85 ~ 115	±1s
边界	70 ~ 85	−1 ~ 2s
轻度智力低下	55 ~ 70	−2 ~ 3s
中度智力低下	40 ~ 55	−3 ~ 4s
重度智力低下	25 ~ 40	−4 ~ 5s
极重度智力低下	<25	−5s 以下

以上介绍的是国际常用的分级方法,有的智力量表编制者使用自己的分级方法,应用时要仔细阅读该智力量表的使用手册。例如,有智力量表将标准差定为 16,这时平常智商为 84 ~ 116,其他级别以此类推。

二、常用智力测验和发展量表

评估智力水平多采用智力测验和发展量表(developmental scale),因为 4 岁以前婴幼儿的智力和生理功能的发展和分化不完全,测验方法难以清晰地划分;所以,0 ~ 3 岁采用发展量表来评估智力水平,4 岁以后采用智力测验和适应量表(adaptive behavior scale)来测查智力水平。

(一) 智力测验

国际上通用的智力测验有比奈量表(Binet Scale,B-S)、韦氏量表(Wechsler Scale,W-S)、考夫曼儿童能力成套测验(Kaufman Assessment Battery for Children,K-ABC)和瑞文测验等,在临床医学中用的最多的是韦氏量表。因此,重点介绍韦氏量表,对其他只作简单介绍。

1. 韦氏量表　包括成人(16 岁以上)、儿童(6 ~ 16 岁)和学龄前期(4 ~ 6 岁)三个年龄版本。最早是 Wechsler 在 1939 年出版的 W-B,先后几次发展和修订,现在成为"韦氏成人智力量表"(Wechsler Adult Intelligence Scale,WAIS),其修订本为 WAIS-R)、"韦氏儿童智力量表"(WISC,修订本为 WISC-R)和"韦氏学前和初级小学儿童量表"(WPPSI)。这三套量表现在又都作了修订,韦氏另有一套记忆量表(WMS)未包括在韦氏量表之内。我国已有 WAIS、WISC 和 WPPSI 的修订本,而且其中的 WISC 和 WPPSI 还有多种修订本。在此只以 WAIS 为例作介绍。

韦氏成人智力量表的中国修订本称为"中国修订韦氏成人智力量表(WAIS-RC)",全量表(Full scale,FS)共含 11 个分测验,其中 6 个分测验组成言语量表(Verbal scale,VS),5 个分测验组成操作量表(Performance scale,PS)。根据测验结果,按常模换算出三个智商,即全量表智商(FIQ)、言语智商(VIQ)和操作智商(PIQ)。WISC 及 WPPSI 的结构除分量表所包括的分测验有数目不同外,其余均相同。

言语量表的分测验及其主要功能:

(1) 知识(I):由一些常识所组成,测量知识及兴趣范围和长时记忆。

(2) 领悟(C):由一些社会价值、社会习俗和法规理由的问题所组成,测量社会适应和道德判断能力。

(3) 算术(A):心算。测量数的概念,数的操作能力,注意集中能力,以及解决问题的能力。

(4) 相似性(S):找出两物(名词)的共同性。测量抽象和概括能力。

(5) 背数(D):分顺背和倒背两式。即听到一读数后立即照样背出来(顺背)和听到读数后,按原来数字顺序的相反顺序背出来(倒背)。测量短时记忆和注意力。

(6) 词汇(V):给一些词下定义,测量词语的理解和表达能力。

操作量表的分测验及其主要功能：

（7）数字-符号（DS）：9 个数字，每个数字下面有一个规定的符号。要求按此规定填一些数字下面所缺的符号。测量手-眼协调、注意集中和操作速度。

（8）填图（PC）：一系列图片，每图缺一个不可少的部件，要求说明所缺部件名称和指出所缺部位。测量视觉辨别力，对构成物体要素的认识能力，以及扫视后迅速抓住缺点的能力。

（9）积木图案（BD）：用红白两色的立方体复制图案。测量空间知觉、视觉分析综合能力。

（10）图片排列（PA）：调整无秩序的图片成有意义的系列。测量逻辑联想，部分与整体的关系，以及思维的灵活性。

（11）拼物（OA）：将一物的碎片复原。测量想象力、抓住线索的能力以及"手-眼"协调能力。

从各分量表和分测验得到的三种智商，其中 FIQ 可代表受试者的总智力水平，VIQ 代表言语智力水平，FIQ 代表操作智力水平。因素分析结果，这些分测验负荷三种主要智力因素，即 A（言语理解）因素，B（知觉组织）因素和 C（记忆/注意）因素。在言语量表中的多数分测验负荷 A 因素；操作量表中的多数分测验负荷 B 因素；C 因素则为 A，D 和 DS 分测验所负荷。对受试者的智力作分析时，不仅根据三种智商的水平，而且还要比较 VIQ 与 PIQ 的关系，以及分析各分测验的成绩分布剖图型式等方法来进行。

2. 比奈量表   第一个比奈量表（B-S）于 1905 年为法国比奈（Binet A，1857—1911）和西蒙（Simon，1873—1961）所编制，是世界上第一个智力量表，以后分别于 1908 年和 1911 年作了修改。至 1916 年美国 Terman 在斯坦福大学根据 B-S 作了很大发展，最突出的是第一次提出 IQ 及其计算法（比率智商计算法），此量表被称为斯坦福-比奈量表（Stanford Binet Scale，S-B）。该量表中的测验项目仍沿用 B-S 方法，按难度依年龄组排列，每一年龄组包括 6 个项目，每通过一项计月龄两个月，6 项全通过，说明受试者的智力达到了这个年龄水平。这种项目排列法在心理测量学上称"混合列车"式。至 1960 年，改比率智商计算法成离差智商计算法，至 S-B4 又将项目的混合列车式排列，改成"专列"式排列，即是仿 W-S 方式，将功能相同的项目集中成分测验，所以量表由许多测验组成，而不按年龄组分段。于是 S-B4 的形式与 W-S 的也相似了。S-B4 有 15 个分测验，组成四个领域，即词语推理、数量推理、抽象/视推理以及短时记忆。最初 B-S 为预测儿童学习能力而编，S-B 仍沿其意，所以此量表一直在教育上用得多，临床上用得少。我国陆志韦于 1937 年修订过 S-B 的 1916 年版本，后有吴天敏根据陆氏修订本再作修改（1986）。

3. 瑞文测验   原名"渐进矩阵"，由瑞文（Raven JC）于 1938 年编制，是一种非文字智力测验，可用于测量一个人的观察能力和思维推理能力。

瑞文测验在理论上依据斯皮尔曼的智力二因素理论，被认为是测量一般因素的有效工具。现经过修订，它已发展为标准型（SPM）、彩色型（CPM，适用于较小儿童和智力落后者）、高级型（APM，适用于智力水平较高者）和联合型四种。

1978 年，中国学者李丹和王栋将 CPM 和 SPM 的部分测验项目联合使用，编制成《中国联合型瑞文测验》，并分别发布中国城市和农村儿童智力常模。1985 年，中国心理学家张厚粲对瑞文测验标准型做了中文修订，并出版《瑞文标准推理测验中国城市修订版》。1996 年王栋和钱明完成了中国再标准化工作，形成城市儿童、农村儿童和城市成人三个常模。

由于该测验是由图形构成的，能够在言语交流不便的情况下实施。故可用于对有言语障碍者的智力测量，也可作为不同民族、不同语种间的跨文化研究的工具。对于大规模的智力筛选或对智力进行初步分等尤其适用，具有省时省力的效果。

4. 考夫曼儿童能力成套测验   Kaufman（1983）采用了 Luria 信息处理方法和 Sperry 大脑特异性功能（Specialization work）理论来编制 K-ABC。该量表主要适用于 2～12.5 岁儿童，在临床、教育评估及心理学基础研究方面均有一定应用价值。

（二）儿童发展量表和适应能力评定量表

1. 儿童发展量表　儿童早年发展量表，主要包括身体生长和心理发展两大内容。其中心理发展又以适应行为为重点。婴幼儿期所观察到的主要是一些本能和动作以及一些初级的智力活动，虽然与以后的智力水平相关程度不高，但临床上需要了解这一时期的智力发展水平，因此发展量表具有较大的临床应用价值。知名的有贝利（Bayley）婴幼儿发展量表（2 至 30 个月），丹佛（Denver）发展筛查测验（2 周至 6 岁），盖赛尔（Gesell）发展诊断量表（2.5～6 岁）等，国内各有相应的修订本。

2. 适应行为量表　适应行为（adaptive behavior）也称社会适应能力（social competition），是指个人独立处理日常生活与承担社会责任的能力达到他的年龄和所处社会文化背景所期望的程度，也就是个体适应自然和社会环境的有效性（effective）。适应行性主要是个体在后天环境下的获得性行为技能，适应行为量表则用于评估个体适应行为发展水平和特征，广泛应用于智力低下（mental retardation，MR）的诊断、分类、训练及特殊教育等方面。例如在对于 MR 的诊断与分类上适应行为有着与智力测验相同的重要性。

人所处的年龄阶段不同，其适应行为会表现出不同的特征，因此有着多种适应行为评定量表。早期有 Doll 编制的 Vineland 社会成就量表（1940、1965 年），随后有美国智力低下协会（AAMD）编制的适应行为量表。我国有姚树桥、龚耀先（1991 年）编制的儿童适应行为评定量表，该量表包括感觉运动、生活自理、语言发展、个人取向、社会责任、时空定向、劳动技能、经济活动等 8 个方面，用适应能力商数（adaptive quotient，ADQ）表示儿童适应行为发展的总体水平。该量表适用于 3～12 岁儿童的适应行为发展水平和特征的评估，是智力低下儿童的诊断性工具之一。

（刘　畅）

第三节　人　格　测　验

人格是指一个人的思维、情绪和行为的特征模式，以及这些模式背后隐藏或外显的心理机制，即每个人身上都存在的一些持久、稳定的特征。每一种人格理论都假定这种个别差异的存在，并假定这些差异是可以测量的。而测量手段包括熟练评价者的评分（rating）资料、自我评定（self-report）资料和实验情景或测量资料（tested data）等。

测验人格的技术和方法很多，包括观察、访谈、行为评定量表、问卷法、投射测验等，最常用的方法为问卷法（即自陈量表）和投射法，前者包括明尼苏达多项人格调查表、艾森克人格问卷、卡特尔人格测验等；后者包括洛夏墨迹测验、主题统觉测验等。人格心理学家认为投射法和问卷法反映了两个完全不同的动机系统：前者是潜意识的，后者是意识的、自我归因的。人格体现的内容主要属于意识层面，而语言涵盖了人格中很重要的内容，心理学家则确信人格可以通过语言这种媒介来测量。

一、明尼苏达多项人格调查表

明尼苏达多项人格调查表（Minnesota multiphasic personality inventory，MMPI），为 Hathaway SR 和 Mckinley JC 等于 20 世纪 40 年代初根据经验效标法编制，最初只作为一套对精神病有鉴别作用的辅助量表，后来发展为人格量表。自问世以来，该量表应用非常广泛，为美国出版的《心理测验年鉴》第 9 版（1985）中最常用的人格量表。MMPI 主要用于病理心理研究，协助临床诊断，在精神医学、心身医学、行为医学、司法鉴定等领域应用十分广泛。

MMPI 适用于 16 岁以上、至少有 6 年受教育经历者。1989 年 Butcher J 等完成了 MMPI 的修订工作，称 MMPI-2。20 世纪 80 年代初我国宋维真等完成了 MMPI 中文版修订工作，并于此后制定了 MMPI-2 全国常模。MMPI-2 提供了成人和青少年常模，可用于 13 岁以上青少年和成人。该量表既可个别施测，也可团体测查，但 MMPI-2 应用不及 MMPI 广泛。

MMPI 共有 566 个自我陈述形式的题目，MMPI-2 为 567 个条目，其中 1～399 题是与临床有关的，其他属于一些研究量表,题目内容范围很广,包括身体各方面的情况、精神状态,以及对家庭、婚姻、宗教、政治、法律、社会等方面的态度和看法。被试根据自己的实际情况对每个题目做"是"与"否"的回答,若的确不能判定则不作答。可根据被试的回答情况进行量化分析,或做人格剖面图,现在除手工分析方法外,还有多种计算机辅助分析和解释系统。

MMPI 常用 4 个效度量表和 10 个临床量表。

1. 效度量表

(1)疑问(question,Q):被试不能回答的题目数,如超过 30 个题目以上,测验结果不可靠。

(2)掩饰(lie,L):测量被试者对该调查的态度。高分反映防御、天真、思想单纯等。

(3)效度(validity,V):测量任意回答倾向。高分表示任意回答、诈病或存在偏执。

(4)校正分(correction,C):测量过分防御或不现实倾向。高分表示被试对测验持防卫态度。

2. 临床量表

(1)疑病量表(hypochondriasis,Hs):测量被试疑病倾向及对身体健康的不正常关心。高分表示被试有许多身体上的不适、不愉快、自我中心、敌意、需求、寻求注意等。条目举例:我常会恶心呕吐。

(2)抑郁量表(depression,D):测量情绪低落、焦虑问题。高分表示情绪低落,缺乏自信,自杀观念,有轻度焦虑和激动。条目举例:我常有很多心事。

(3)癔病量表(hysteria,Hy):测量被试对心身症状的关注和敏感,自我中心等特点。高分反映自我中心、自大、自私、期待更多的注意和爱抚,与人的关系肤浅、幼稚。条目举例:每星期至少有一两次,我会无缘无故地觉得周身发热。

(4)精神病态性偏倚量表(psychopathic deviation,Pd):测量被试的社会行为偏离特点。高分反映被试脱离一般社会道德规范,无视社会习俗,社会适应差,冲动敌意,攻击性倾向。条目举例:我童年时期中,有一段时间偷过人家的东西。

(5)男子气或女子气量表(masculinity-femininity,Mf):测量男子女性化、女子男性化倾向。男性高分反映敏感、爱美、被动等女性倾向,女性高分则反映粗鲁、好攻击、自信、缺乏情感、不敏感等男性化倾向。条目举例:和我性别相同的人最容易喜欢我。

(6)妄想量表(paranoia,Pa):测量被试是否具有病理性思维。高分提示多疑、过分敏感,甚至有妄想存在,平时思维方式为容易指责别人而很少内疚,有时可表现强词夺理、敌意、愤怒、甚至侵犯他人。条目举例:有人想害我。

(7)精神衰弱量表(psychasthenia,Pt):测量精神衰弱、强迫、恐怖或焦虑等神经症特点。高分提示强迫观念、严重焦虑、高度紧张、恐怖等反应。条目举例:我似乎比别人更难于集中注意力。

(8)精神分裂症量表(schizophrenia,Sc):测量思维异常和行为古怪等精神分裂症的一些临床特点。高分提示思维古怪,行为退缩,可能存在幻觉妄想,情感不稳。条目举例:有时我会哭一阵笑一阵,连自己也不能控制。

(9)躁狂症量表(mania,Ma):测量情绪紧张、过度兴奋、夸大、易激惹等轻躁狂症的特点。高分反映联想过多过快,情绪激昂,夸大,易激惹,活动过多,精力过分充沛、乐观、无拘束等特点。条目举例:我是个重要人物。

(10)社会内向量表(social introversion,Si):测量社会化倾向。高分提示性格内向,胆小退缩,不善社交活动,过分自我控制等;低分反映外向。条目举例:但愿我不要太害羞。

各量表结果采用 T 分形式,可在 MMPI 剖析图上标出。一般某量表 T 分高于 70 则认为存在该量表所反映的精神病理症状,比如抑郁量表≥70 分认为存在抑郁症状。但具体分析时应综合各量表 T 分高低情况解释。

二、艾森克人格问卷

艾森克人格问卷(Eysenck personality questionnaire,EPQ)由英国心理学家 Eysenck HJ 与其夫人根

据其人格三个维度的理论,于 1975 年在其 1952 年和 1964 年两个版本的基础上,根据主成分分析法编制而成,1994 年作了修订,在国际上被广为应用。EPQ 成人问卷适用于测查 16 岁以上的成人,儿童问卷适用于 7~15 岁儿童。国外 EPQ 儿童本有 97 个条目,成人 101 个条目。我国龚耀先的修订本成人和儿童均为 88 个条目;陈仲庚修订本成人有 85 个条目。

EPQ 由三个人格维度和一个效度尺度量表组成。

(1) 神经质(neuroticism,N):测查情绪稳定性。高分反映易焦虑、抑郁和较强烈的情绪反应倾向等特征。条目举例:你容易激动吗?

(2) 内-外向(introversion-extroversion,E):测查内向和外向人格特征。高分反映个性外向,具有好交际、热情、冲动等特征,低分则反映个性内向,具有好静、稳重、不善言谈等特征。条目举例:你是否健谈?

(3) 精神质(psychoticism,P):测查一些与精神病理有关的人格特征。高分可能具有孤独、缺乏同情心、不关心他人、难以适应外部环境、好攻击、与别人不友好等特征;也可能具有极其与众不同的人格特征。条目举例:你是否在晚上小心翼翼地关好门窗?

(4) 掩饰(lie,L):测查朴实、遵从社会习俗及道德规范等特征。在国外,高分表明掩饰、隐瞒,但在我国 L 分高的意义仍未十分明了。条目举例:你曾经拿过别人的东西(哪怕一针一线)吗?

EPQ 结果采用标准分 T 分表示,根据各维度 T 分高低判断人格倾向和特征。还将 N 维度和 E 维度组合,进一步分出外向稳定(多血质)、外向不稳定(胆汁质)、内向稳定(黏液质)、内向不稳定(抑郁质)四种人格特征,各型之间还有移行型。

EPQ 为自陈量表,施测方便,有时也可以作团体测验,是我国临床应用最为广泛的人格测验。但其条目较少,反映的信息量也相对较少,故反映的人格特征类型有限。

三、卡特尔 16 项人格因素问卷

卡特尔 16 项人格因素问卷(16 personality factor questionnaire,16PF)为 Cattell RB 采用主成分分析法编制而成,他认为 16 个根源特质是构成人格的内在基础因素,测量这些特质即可知道个体的人格特征。16 PF 用来测量以下特质:A 乐群性,B 聪慧性,C 稳定性,E 恃强性,F 兴奋性,G 有恒性,H 敢为性,I 敏感性,L 怀疑性,M 幻想性,N 世故性,O 忧虑性,Q1 激进性,Q2 独立性,Q3 自律性,Q4 紧张性。

16PF 有 A、B、C、D、E 式五种复本。A、B 为全本,各有 187 个题目;C、D 为缩减本,各 105 个题目。前四种复本适用于 16 岁以上并有小学以上文化程度者;E 式为 128 个题目,专为阅读水平低的人而设计。16PF 主要用于确定和测量正常人的基本人格特征,并进一步评估某些次级人格因素。我国已有相关修订本及全国常模,目前使用较多的是 1970 年刘永和、梅吉瑞合作修订的版本。

A、B、C、D 式均有三种答案可供选择:A、是的;B、介于 A 与 C 之间;C、不是的。凡答案与记分标准相符记 2 分,相反记 0 分,中间记 1 分;E 式有两种答案可供选择。条目举例:我感到在处理多数事情上我是一个熟练的人。

16PF 结果采用标准分(Z 分)。通常认为<4 分为低分(1~3 分),>7 分为高分(8~10 分)。高、低分结果均有相应的人格特征说明。

四、其他人格测验工具

除上述三种人格量表外,还有多种人格测验工具,其中使用主成分分析法编制而成的大五因子模式人格量表,其信度和效度在不同语言文化中已被证实。其中使用较多的有 Costa PT 和 McCrae RR 编制的 NEO 人格问卷修订版(NEO personality inventory-revised,NEO-PI-R),用来测量经验开放性(openness to experiences)、责任心(conscientiousness)、外向性(extraversion)、宜人性(agreeableness)和神经质(neuroticism),还有 Zuckerman M 编制的 Zuckerman-Kuhlman 人格问卷(Zuckerman-Kuhlman personality questionnaire,ZKPQ),用来测量冲动感觉寻求(impulsive sensation seeking)、神经质-焦虑(neuroticism-anxiety)、攻击-敌意(aggression-hostility)、社交性(sociability)和活泼性(activity)。

(王 伟)

第四节 神经心理测验

神经心理测验是神经心理学研究的重要方法之一,用于人类脑功能的评估,包括感知觉、运动、言语、注意、记忆、思维等。它可用于正常人,更常用于脑损伤病人的临床诊断和严重程度评估。

按测验形式,神经心理测验有单项测验和成套测验两种。前者只有一种项目形式,测量一种神经心理功能,常用于神经心理筛选;而后者有多种项目形式,能较全面地测量神经心理功能。

一、神经心理筛选测验

该类测验用于筛查病人有无神经学问题,并初步判断是器质性或功能性问题,以决定病人是否进行更全面的神经心理功能和神经病学检查。

1. Bender-Gestalt 测验(Bender-Gestalt test) 为 1938 年 Bender L 编制,主要测查空间能力。要求被试临摹一张纸上的 9 个几何图形,根据临摹错误多少和错误特征判断测验结果。目前此测验常作为简捷的空间能力测查和有无脑损伤的初步筛查工具。我国已有该测验的较大样本常模。

2. Wisconsin 卡片分类测验(Wisconsin card sorting test) 为 1948 年 Berg EA 提出,它所测查的是抽象思维能力,即根据以往经验进行分类、概括、工作记忆和认知转移的能力。检查工具由 4 张模板和 128 张卡片构成。4 张模板上分别为一个红三角形,两个绿五角星,三个黄十字形和四个蓝圆。卡片上有不同形状(三角形、五角星、十字形、圆形)、不同颜色(红、黄、绿、蓝)、不同数量(1、2、3、4)的图形。要求被试根据 4 张模板对 128 张卡片进行分类,测试时不告诉被试分类的原则,只说出每次测验是否正确。该测验已在我国广泛应用。

3. Benton 视觉保持测验(Benton vision retention test) 为 Benton AL 于 1955 年所编制,适用年龄为 5 岁以上。本测验有三种不同形式的测验图(C、D、E 式)。我国唐秋萍、龚耀先于 20 世纪 90 年代初修订了该测验。此测验主要用于脑损伤后视知觉、视觉记忆和视觉空间结构能力的评估。

4. 快速神经学甄别实验(quick neurological screening test) 为 Mutti M 等所编,主要用于测量与学习有关的综合神经功能。主要测量运动发展,控制粗大与精细肌肉运动的技巧,运动和计划的顺序性,速度和节奏感,空间组织,视知觉和听觉技巧,平衡和小脑前庭功能,学习相关功能等。程灶火、姚树桥(1994 年)初步应用该测验结果表明,此实验对学习困难儿童具有较好的鉴别作用。

5. 皮肤电反应(galvanic skin response) 测量的是全身最大的器官——皮肤的电阻。皮肤电反应是衡量个体内部状态的较可信参数,从生理角度而言,它能反映汗腺活动及交感神经系统的变化。交感兴奋导致汗腺活动增加,进而引起电阻的增加,电阻的微弱变化,都能通过手掌或指尖的电极反映出来。由于交感神经活动和情绪唤醒之间存在着联系,因此皮肤电反应也被用于许多有趣的领域,如 1967 年 Fenz & Epstein 将它用于焦虑和紧张水平的研究,而 1973 年 Raskin 把它用作测谎仪的一部分。

6. Stroop 测验(Stroop test) 要求被试看着一系列色彩词,说出这些词的实际色彩,分两个阶段进行。第一阶段,词语和色彩是匹配的;第二阶段,词语和色彩是不匹配的,比如蓝笔写的"红"字。该测验通过记录两个阶段的反应时间、两者之差、第二阶段的错误率,来测查被试注意力的灵活性、选择性。

Stroop 测验中,命名色彩所花的时间比阅读花的长。该效应称为 Stroop 效应,是 Stroop JR 于 1935 年阐述的,它表明大脑接收到矛盾信息时,信息间的干扰会影响信息处理速度。对于 Stroop 效应产生的原因,有以下两种解释:①信息处理速度理论,认为大脑阅读单词的速度比命名色彩的速度要快;

②注意选择理论,认为命名色彩比阅读单词需要更多的注意力投入。

影像学检查表明,Stroop 试验中,前扣带回区域处于激活状态。该测验常用于注意缺陷多动综合征、阿尔茨海默病(Alzheimer disease)等的粗略筛选。

7. 线段中分测验(line bisection test) 要求被试在没有尺子、不把纸对折的条件下,画出 A4 纸上数条水平线段的中点,往某侧的偏移往往指示存在对侧空间的相对忽视。临床研究证实,在某些特殊情况下,单侧大脑病变病人会持续地犯某种方向特异性的错误。比如右顶叶病变病人,存在对左侧空间的忽视,在试验时会把中点标在实际位置的右侧。因此,该试验能区分大脑右侧病变、左侧病变、双测弥漫性病变病人及健康对照,还可作为对疾病预后的评估手段,如急性中风。

测试前须考察被试的利手。另外,被试的年龄、性别、文化背景,实验时目测方向(从左到右或反之)、所用的手(利手或非利手)等因素都会影响对中点的判断。

二、成套神经心理测验

成套神经心理测验一般含有多个分测验,各分测验形式不同,分别测量一种或多种神经心理功能,从而可以对神经心理功能作较全面的评估。

成套神经心理测验品种较多,其中 H-R 成套神经心理测验(Halstead-Reitan neuropsychological battery),为 Halstead WC 编制,Reitan RM 加以发展而成。用于测查多方面的心理功能或能力状况,包括感知觉、运动、注意力、记忆力、抽象思维能力和言语功能等。此测验有成人、儿童、幼儿三式,我国龚耀先等分别于 1986、1988 及 1991 年进行了修订。这里只介绍我国修订的 HRB 成人式的十个分测验。

(1)范畴测验(category test):要求被试通过尝试、错误,发现一系列图片(156 张)中隐含的数字规律,并在反应仪上作出应答,测查被试分析、概括、推理等能力。此测验有助于反映额叶功能。

(2)触摸操作测验(tactual performance test):要求被试在蒙着双眼的情况下,凭感知觉将不同形状的形块放入相应的木槽中。分利手、非利手、双手三次操作,最后使其回忆这些形块的形状和位置。此测验测查被试触知觉、运动觉、记忆能力,手的协同与灵活性,而比较左右侧操作成绩有助于反映左右半球功能差异。

(3)节律测验(rhythm test):要求被试听 30 对音乐节律录音,辨别每对节律是否相同,测查注意力、瞬间记忆力和节律辨别能力。此测验有助于了解右半球功能。

(4)手指敲击测验(finger tapping test):要求被试分别用左右手食指快速敲击计算器的按键,测查精细运动能力。比较左右手敲击快慢的差异有助于反映左右半球粗细运动控制功能差异。

(5)Halstead-Wepman 失语甄别测验(Halstead-Wepman aphasia screening test):要求被试回答问题,复述问题,临摹图形,执行简单命令,测查言语接受和表达功能,以及有无失语。

(6)语声知觉测验(speech-sounds perception test):要求被试在听到一个单词或一对单词的发音(录音)后,从 4 个被选词中找出相应的词,共测 30 个(对)词,测查被试者注意力和语音知觉能力。

(7)侧性优势检查(lateral dominance test):通过对被试写字、投球、拿东西等动作的询问和观察,判断其利手或利侧,进一步判断言语优势半球。

(8)握力测验(grip strength test):要求被试分别用左右手紧握握力计,尽其最大力量,测查运动功能。左右握力比较有助于反映左右半球功能和运动功能差异。

(9)连线测验(trail making test):此测验分甲乙两式,甲式要求被试将一张 16 开纸上散在的 25 个阿拉伯数字按顺序连接;乙式除数字系列外,还有英文字母系列,要求被试按顺序交替连接阿拉伯数字和英文字母。测查空间知觉、眼手协调、思维灵活性等能力。

(10)感知觉障碍测验(sensory perceptual disturbance test):此测验包括听觉检查、视野检测、脸手触觉辨认、手指符号辨认和形状辨认等 6 个方面,测查有无周边视野缺损、听觉障碍、触觉和知觉障碍,以及了解大脑两半球功能的差别。

每一分测验有不同的划界分常模,即区分有无病理的临界分。根据划入病理范围的分测验数可计算出损伤指数(impairment index),即属病理的测验数除以总测验数,临床上依据损伤指数的大小来协助判断脑损伤的严重程度(表5-2)。

表 5-2　神经心理测验与脑功能障碍的关联

左半球功能障碍	弥漫性障碍	右半球功能障碍
(1)智力:VIQ<PIQ	普遍降低	PIQ<VIQ
(2)记忆:言语记忆成绩特别低	普遍降低	TPT 记位、WMS 记位特别低
(3)思维:A、S 成绩下降明显	范畴,C、S 成绩低	BD、PA 成绩特别低
(4)运动:敲击、TPT 时间、握力,右手力量低于左手	连线 B 低	前述测验成绩左手明显低于右手,定型性运动能力低
(5)感知觉:右手,右侧有阳性体征发现		左手,左侧有阳性体征发现,节奏性感知觉能力低
(6)失语检查:言语困难,语言知觉能力低		有结构性失用

（王　伟）

第五节　评定量表

一、概述

关于"评定量表"(rating scale)概念的界定,目前尚无统一认识。有人认为"评定量表"仅限于那些不能合作进行测验的受试者(如严重的智残者、精神病人、重病病人和婴幼儿等)而必须采用由主试者进行评定的量表。从这点意义上说,评定量表不是严格的"心理测验"。也有人认为目前在医学以及社会科学界所广泛采用的一些量表,也具有心理测验数量化、标准化这样一些基本特征,虽然在基本理论背景、难易程度等方面有些不同,但二者在形式上常常混淆,也不必过分强调它们的区别。尽管概念上难以界定,但我们还是可以从二者的特征找到评定量表与严格意义上的心理测验的一些不同之处。

首先,评定量表多是以实用为目的,强调实用性,理论背景不一定严格,多是在一些问卷的基本上进行结构化、数量化而发展起来。另一个突出特点就是简便易操作,如对病人的检查常用作筛查工具(而不作诊断用),评价也多采用原始分直接评定。此外,评定量表也不像心理测验那样控制严格,有些可公开发表,许多评定量表非专业工作者稍加训练就可掌握。具有上述特征的评定量表既有他评的,也有自评的(如 SCL-90)。在医学心理学中常用的评定量表有许多种类,包括精神症状评定量表、与心理应激有关的生活事件量表、应对方式量表和社会支持等量表等。

二、自评量表

所谓自评量表是指受试者根据量表的题目和内容自行选择答案做出判断的评定量表。这里仅介绍一些医学心理学常用的自评量表。

(一)90 项症状自评量表

90 项症状自评量表(symptom check list 90,SCL-90)测查 10 个心理症状因子:躯体化、强迫症状、人际关系敏感、抑郁、焦虑、敌意、恐怖、偏执和精神质,以及附加因子。因子分用于反映有无各种心理症状及其严重程度。每个项目后按"没有、很轻、中等、偏重、严重"等级以 1~5 分 5 级选择评分,由被试者根据自己最近的情况和体会对各项目选择恰当的评分。评定结果分析总平均水平、各因子的水平以及表现突出的因子,借以了解病人问题的范围、表现以及严重程度等。SCL-90 可进行追踪性测查,以观察病情发展或评估治疗效果。

　　SCL-90 的具体分析指标有：①总分：将所有项目评分相加，即得到的总分；②阳性项目数：大于或等于 2 的项目数；③因子数：将各因子的项目评分相加得因子粗分，再将因子粗分除以因子项目数，即得到因子分。

　　根据总分、阳性项目数、因子分等评分结果情况，判定是否有阳性症状及其严重程度，或是否需进一步检查。因子分越高，反映症状越多，障碍越严重。

　　10 个因子的定义、项目数及其含义：

　　躯体化：包括 1、4、12、27、40、42、48、49、52、53、56、58 共 12 项，主要反映主观的身体不舒适感。

　　强迫：包括 3、9、10、28、38、45、46、51、55、65 共 10 项，主要反映强迫症状。

　　人际敏感：包括 6、21、34、36、37、41、61、69、73 共 9 项，主要反映个人的不自在感和自卑感。

　　抑郁：包括 5、14、15、20、22、26、29、30、31、32、54、71、79 共 13 项，主要反映抑郁症状。

　　焦虑：包括 2、17、23、33、39、57、72、78、80、86 共 10 项，主要反映焦虑症状。

　　敌意：包括 11、24、63、67、74、81 共 6 项，主要反映敌对表现。

　　恐怖：包括 13、25、47、50、70、75、82 共 7 项，主要反映恐惧症状。

　　偏执：包括 8、18、43、68、76、83 共 6 项，主要反映猜疑和关系妄想等精神症状。

　　精神病性：包括 7、16、35、62、77、84、85、87、88、90 共 10 项，主要反映幻听、被控制感等精神分裂症症状。

　　附加项：包括 19、44、59、60、64、66、89 共 7 项，主要反映睡眠和饮食情况。

［附］　90 项症状自评量表（SCL-90）的内容

1. 头痛	27. 腰痛
2. 神经过敏，心中不踏实	28. 感到难以完成任务
3. 头脑中有不必要的想法或字句盘旋	29. 感到孤独
4. 头昏或昏倒	30. 感到苦闷
5. 对异性的兴趣减退	31. 过分担忧
6. 对旁人责备求全	32. 对事物不感兴趣
7. 感到别人能控制您的思想	33. 感到害怕
8. 责怪自己制造麻烦	34. 我的感情容易受到伤害
9. 忘性大	35. 旁人能知道您的私下想法
10. 担心自己的衣饰整及仪态的端正	36. 感到别人不理解您、不同情您
11. 容易烦恼和激动	37. 感到人们对您不友好、不喜欢您
12. 胸痛	38. 做事必须做得很慢以保证做得正确
13. 害怕空旷的场所或街道	39. 心跳得很厉害
14. 感到自己的精力下降，活动减慢	40. 恶心或胃部不舒服
15. 想结束自己的生命	41. 感到比不上他人
16. 听到旁人听不到的声音	42. 肌肉酸痛
17. 发抖	43. 感到有人在监视您、谈论您
18. 感到大多数人都不可信任	44. 难以入睡
19. 胃口不好	45. 做事必须反复检查
20. 容易哭泣	46. 难以做出决定
21. 同异性相处时感到害羞不自在	47. 怕乘电车，公共汽车、地铁或火车
22. 感到受骗、中了圈套或有人想抓住您	48. 呼吸有困难
23. 无缘无故地突然感到害怕	49. 一阵阵发冷或发热
24. 自己不能控制地大发脾气	50. 因为感到害怕而避开某些东西、场合或活动
25. 怕单独出门	51. 脑子变空了
26. 经常责怪自己	52. 身体发麻或刺痛

续表

53. 喉咙有梗塞感	72. 一阵阵恐惧或惊恐
54. 感到前途没有希望	73. 感到在公众场合吃东西很不舒服
55. 不能集中注意力	74. 经常与人争论
56. 感到身体的某一部分软弱无力	75. 单独一人时神经很紧张
57. 感到紧张或容易紧张	76. 别人对您的成绩没有作出恰当的评价
58. 感到手或脚发重	77. 即便和别人在一起也感到孤单
59. 想到死亡的事	78. 感到坐立不安心神不定
60. 吃得太多	79. 感到自己没有什么价值
61. 当别人看着您或谈论您时感到不自在	80. 感到熟悉的东西变成陌生或不像是真的
62. 有一些不属于您自己的想法	81. 大叫或摔东西
63. 有想打人或伤害他人的冲动	82. 害怕会在公共场合昏倒
64. 醒得太早	83. 感到别人想占您的便宜
65. 必须反复洗手、点数目或触摸某些东西	84. 为一些有关"性"的想法而很苦恼
66. 睡得不稳不深	85. 认为应该因为自己的过错而受到惩罚
67. 有想摔坏或破坏东西的冲动	86. 感到要赶快把事情做完
68. 有一些别人没有的想法或念头	87. 感到自己的身体有严重问题
69. 感到对别人神经过敏	88. 从未感到和其他人很亲近
70. 在商店或电影院等人多的地方感到不自在	89. 感到自己有罪
71. 感到任何事情都很困难	90. 感到自己的脑子有毛病

（二）抑郁自评量表

抑郁自评量表(self-rating depression scale,SDS)由 Zung 于 1965 年编制。量表包含 20 个项目,采用四级评分方式,该量表使用方法简便,能相当直观地反映病人抑郁的主观感受及严重程度。使用者也不需经特殊训练。目前多用于门诊病人的粗筛、情绪状态评定以及调查、科研等。

评分:大多数项目为正向评分:①1 分:很少有该项症状;②2 分:有时有该项症状;③3 分:大部分时间有该项症状;④4 分:绝大部分时间有该项症状。但项目 2、5、6、11、12、14、16、17、18、20 为反向评分题,按 4~1 计分。由被试者按照量表说明进行自我评定,依次回答每个条目。

总分:将所有项目得分相加,即得到总分,如果总分超过 41 分可考虑筛查阳性,即可能有抑郁存在,需进一步检查。抑郁严重指数:抑郁严重指数=总分/80。指数范围为 0.25~1.0,指数越高,反映抑郁程度越重。

[附] Zung 自评抑郁量表(SDS)的内容

1. 我觉得闷闷不乐,情绪低沉	11. 我的头脑与平常一样清楚
2. 我觉得一天之中早晨最好	12. 我觉得经常做的事情并没有困难
3. 我一阵阵哭出来或觉得想哭	13. 我觉得不安而平静不下来
4. 我晚上睡眠不好	14. 我对将来抱有希望
5. 我吃得跟平常一样多	15. 我比平常容易生气激动
6. 我与异性密切接触时和以往一样感到愉快	16. 我觉得作出决定是容易的
7. 我发觉我的体重在下降	17. 我觉得自己是个有用的人,有人需要我
8. 我有便秘的苦恼	18. 我的生活过得很有意思
9. 我心跳比平时快	19. 我认为我死了别人会生活得好些
10. 我无缘无故地感到疲乏	20. 平常感兴趣的事我仍然照样感兴趣

（三）焦虑自评量表

焦虑自评量表（self-rating anxiety scale，SAS）由 Zung 于 1971 年编制，由 20 个与焦虑症状有关的项目组成。用于反映有无焦虑症状及其严重程度。适用于焦虑症状的成人，也可用于流行病学调查。

评分：每项问题后有 1~4 四级评分选择：①1 分：很少有该项症状；②2 分：有时有该项症状；③3 分：大部分时间有该项症状；④4 分：绝大部分时间有该项症状。项目 5、9、13、17、19 为反向评分题，按 4~1 计分。由被试者按量表明说进行自我评定，依次回答每个条目。

总分：将所有项目评分相加，即得到总分。总分超过 40 分可考虑筛查阳性，即可能有焦虑症状，需进一步检查。分数越高，反映焦虑程度越重。

[附]　Zung 自评焦虑量表（SAS）的内容

1. 我感到比往常更加过敏和焦虑	11. 我因阵阵的眩晕而不舒服
2. 我无缘无故感到担心	12. 我有阵阵要昏倒的感觉
3. 我容易心烦意乱或感到恐慌	13. 我呼吸时进气和出气都不费力
4. 我感到我的身体好像被分成几块，支离破碎	14. 我的手指和脚趾感到麻木和刺痛
5. 我感到事事顺利，不会有倒霉的事情发生	15. 我因胃痛和消化不良而苦恼
6. 我的四肢抖动和震颤	16. 我必须时常排尿
7. 我因头痛、颈痛和背痛而烦恼	17. 我的手总是温暖而干燥
8. 我感到无力且容易疲劳	18. 我觉得脸发烧发红
9. 我感到很平衡，能安静坐下来	19. 我容易入睡，晚上休息很好
10. 我感到我的心跳较快	20. 我做噩梦

（四）生活事件量表

国内外有多种生活事件量表。这里介绍由杨德森、张亚林编制的生活事件量表（life event scale，LES）。该量表由 48 条我国较常见的生活事件组成，包括三个方面的问题：家庭生活方面（28 条）、工作学习方面（13 条）、社交及其他方面（7 条），另外有 2 条空白项目，供填写被试者已经经历而表中并未列出的某些事件。

LES 是自评量表，由被试者自己填写。填写者须仔细阅读和领会指导语，然后逐条一一过目。根据调查者的要求，将某一时间范围内（通常为一年内）的事件记录。对于表上已列出但并未经历的事件应一一注明"未经历"，不留空白，以防遗漏。然后，由填写者根据自身的实际感受而不是按常理或伦理观念去判断那些经历过的事件对本人来说是好事或是坏事？影响程度如何？影响持续的时间有多久？影响程度分为 5 级，从毫无影响到影响极重分别记 0、1、2、3、4 分。影响持续时间分三月内、半年内、一年内、一年以上共 4 个等级，分别记 1、2、3、4 分。

统计指标为生活事件刺激量，计算方法如下：

（1）单项事件刺激量＝该事件影响程度分×该事件持续时间分×该事件发生次数

（2）正性事件刺激量＝全部好事刺激量之和

（3）负性事件刺激量＝全部坏事刺激量之和

（4）生活事件总刺激量＝正性事件刺激量＋负性事件刺激量

生活事件刺激量越高反映个体承受的精神压力越大。负性事件刺激量的分值越高对心身健康的影响越大；正性事件的意义尚待进一步的研究。

[附] 生活事件量表(LES)的结构与内容

家庭有关问题	
家庭有关问题	(25)家庭成员重病、重伤
(1)恋爱或订婚	(26)家庭成员死亡
(2)恋爱失败、破裂	(27)本人重病或重伤
(3)结婚工作学习中的问题	(28)住房紧张
(4)自己(爱人)怀孕	(29)待业、无业
(5)自己(爱人)流产	(30)开始就业
(6)家庭增添新成员	(31)高考失败
(7)与爱人父母不和	(32)扣发奖金或罚款
(8)夫妻感情不好	(33)突出的个人成就
(9)夫妻分居(因不和)	(34)晋升、提级
(10)夫妻两地分居(工作需要)	(35)对现职工作不满意
(11)性生活不满或独身	(36)工作学习压力大(如成绩不好)
(12)配偶一方有外遇	(37)与上级关系紧张
(13)夫妻重归于好	(38)与同事邻居不和
(14)超指标生育	(39)第一次远走他乡异国
(15)本人(爱人)做绝育手术	(40)生活规律重大变动(饮食睡眠规律改变)
(16)配偶死亡	(41)本人退离休或未安排具体工作
(17)离婚社交与其他问题	(42)好友重病或重伤
(18)子女升学(就业)失败	(43)好友死亡
(19)子女管教困难	(44)被人误会、错怪、诬告、议论
(20)子女长期离家	(45)介入民事法律纠纷
(21)父母不和	(46)被拘留、受处罚
(22)家庭经济困难	(47)失窃、财产损失
(23)欠债500元以上	(48)意外惊吓、事故、自然灾害
(24)经济情况显著改善	

注:若受试者认为有表中未列生活事件对其造成较大影响,可以自己填入所留的空栏中,并也作出相应评价。

(五)特质应对方式问卷

应对(coping)是心理应激过程的重要中介因素,与应激事件性质以及应激结果均有关系。近十年来应对方式受到广泛的重视,出现许多应对方式量表,特质应对方式问卷(trait coping style questionnaire,TCSQ)是其中之一。

特质应对方式问卷是自评量表,由20条反映应对特点的项目组成,包括2个方面:积极应对与消极应对(各含10个条目)。用于反映被试者面对困难挫折时的积极与消极的态度和行为特征。被试者根据自己大多数情况时的表现逐项填写。各项目答案从"肯定是"到"肯定不是"采用5、4、3、2、1五级评分。评价指标包括:

积极应对分:将条目1、3、5、8、9、11、14、15、18、20的评分累加,即得积极应对分。一般人群的平均分为30.22±8.72。分数高,反映积极应对特征明显。

消极应对分:将条目2、4、6、7、10、12、13、16、17、19的评分累加,即得消极应对分。一般人群的平均分为23.58±8.41,分数高,反映消极应对特征明显。

实际应用中,消极应对特征的病因学意义大于积极应对,其原因有待进一步研究。

[附] 特质应对方式问卷(TCSQ)的内容

1. 能尽快地将不愉快忘掉	5. 通常向好的方面想,想开些
2. 陷入对事件的回忆和幻想之中而不能摆脱	6. 不愉快的事很容易引起情绪波动
3. 当作事情根本未发生过	7. 将情绪压在心底里不表现出来,但又忘不掉
4. 易迁怒于别人而经常发脾气	8. 通常与类似的人比较,就觉得算不了什么

续表

9. 将消极因素化为积极因素,例如参加活动	15. 相信困难和挫折可以锻炼人
10. 遇烦恼的事很容易想悄悄地哭一场	16. 在很长的时间里回忆所遇到的不愉快的事
11. 旁人很容易使你重新高兴起来	17. 遇到难题往往责怪自己无能而怨恨自己
12. 如果与人发生冲突,宁可长期不理对方	18. 认为天底下没有什么大不了的事
13. 对重大困难往往举棋不定,想不出方法	19. 遇苦恼事喜欢一人独处
14. 对困难和痛苦能很快适应	20. 通常以幽默的方式化解尴尬局面

三、他评量表

所谓他评量表是由评估者根据对被评估者的行为观察或访谈所进行的量化评估。一般对使用者的专科知识以及量表使用经验等要求较高。他评量表方式在情绪和外显行为定量评估中广泛应用,这里以汉密尔顿抑郁量表为例加以介绍:

汉密尔顿抑郁量表(Hamilton Depression Scale,HAMD)由 Hamilton 于 1960 年编制,是临床上评定抑郁状态时应用得最普遍的量表。本量表有 17 项、21 项和 24 项等 3 种版本。利用 HAMD 作一次评定大约需 15~20 分钟。这主要取决于病人的病情严重程度及其合作情况,如病人伴有严重阻滞时所需时间将更长。

1. **项目和评分标准** HAMD 大部分项目采用 0~4 分的 5 级评分法,各级的标准为:0 分为无,1 分为轻度,2 分为中度,3 分为重度,4 分为很重。少数项目采用 0~2 分的 3 级评分法,其分级的标准为:0 分为无,1 分为轻~中度,2 分为重度。

2. **评定注意事项** 包括以下内容。

(1)适用于具有抑郁症状的成年病人。

(2)应由经过培训的两名评定者对病人进行 HAMD 联合检查。

(3)一般采用交谈与观察的方式。检查结束后,两名评定者分别独立评分。

(4)评定的时间范围:入组时,评定当时或入组前一周的情况;治疗后 2~6 周,以同样方式,对入组病人再次评定,比较治疗前后症状和病情的变化。

(5)HAMD 中,有的项目依据对病人的观察进行评定;有的项目则根据病人自己的口头叙述评分;尚需向病人家属或病房工作人员收集资料。

3. **结果分析** 总分:能较好地反映病情严重程度的指标,病情越轻总分越低,病情愈重总分愈高。而且治疗前后总分的变化情况可用来评估病人病情的变化情况。

按照 Davis JM 的划界分,总分超过 35 分,可能为严重抑郁;超过 20 分,可能是轻或中等度的抑郁;如小于 8 分,病人就没有抑郁症状。一般的划界分,HAMD 17 项分别为 24 分、17 分和 7 分。

4. **应用评价** HAMD 评定方法简便,标准明确,便于掌握,可用于抑郁症、躁郁症、神经症等多种疾病的抑郁症状之评定,尤其适用于抑郁症。HAMD 在抑郁量表中,作为最标准者之一,如果要发展新的抑郁量表,往往应以 HAMD 作平行效度检验的工具。

[附] HAMD 条目及具体的评分标准举例

1. 抑郁情绪 ①只在问到时才诉述;②在访谈中自发地表达;③不用言语也可以从表情,姿势,声音或欲哭中流露出这种情绪;④病人的自发言语和非语言表达(表情,动作)几乎完全表现为这种情绪
2. 有罪恶感 ①责备自己,感到自己已连累他人;②认为自己犯了罪,或反复思考以往的过失和错误;③认为目前的疾病,是对自己错误的惩罚,或有罪恶妄想;④罪恶妄想伴有指责或威胁性幻觉
3. 自杀 ①觉得活着没有意义;②希望自己已经死去,或常想到与死有关的事;③消极观念(自杀念头)
4. 入睡困难(初段失眠) ①主诉有入睡困难,上床半小时后仍不能入睡(要注意平时病人入睡的时间);②主诉每晚均有入睡困难

（洪　炜）

第六章 心理应激

掌握心理应激理论不但有助于认识心理社会因素在疾病发生发展过程中的作用规律（心理病因学），还在维护个体心理社会因素的动态平衡（心理卫生与健康促进）、降低各种心理社会因素的负面影响（应激的控制与管理），乃至整个医学工作领域，都有理论与实践指导意义。

第一节 心理应激概述

一、应激与心理应激理论

（一）应激的概念与发展

应激（stress）概念的提出和心理应激（psychological stress）理论的发展经历了较长的历史过程。现代应激理论将应激定义为：应激是个体面临或觉察到环境变化对机体有威胁或挑战时做出的适应性和应对性反应的过程。

在应激概念的历史演化过程中，有三位学者做出了重要贡献，分别是伯纳德（Bernard C）、坎农（Cannon W）和塞里（Selye H）。

伯纳德认为，生命维持的关键是机体保持内部环境的稳定，对机体的完整性和稳定性的挑战或刺激会诱发机体的反应以抗衡其所造成的威胁。这是现代应激概念的基础。

坎农继承了伯纳德的思想，将机体在面对环境变化时保持内环境稳定的过程称作"内稳态"。他认为，感觉神经使大脑能够与身体其他部分进行沟通。大脑能觉察到身体内部状态的不适当的变化，且能通过各种机制来正确地加以补偿。坎农不仅关心物理环境对机体保持稳态的影响和机体维持稳态的机制，也关心有心理意义的刺激对人的影响，认为心理和社会功能的失调也可导致良好健康状态的丧失。

塞里是第一个系统使用应激概念说明机体受到威胁时所发生的调节反应的生理学家。他用"应激"这一术语代表严重威胁机体内稳态的任何刺激影响，而将引起应激的刺激称为"应激源"。塞里在实验中发现，用冷、热刺激，感染和毒物作为应激源的动物实验中，总是能引起小鼠肾上腺皮质增生，胸腺、脾脏、淋巴结明显萎缩，嗜酸性白细胞显著下降，胃黏膜浅层溃疡等变化，上述反应与注射物的种类和性质无关。塞里将这种反应称为一般性适应综合征（general adaptation syndrome，GAS），认为这是一种机体的非特异性反应。也即虽然严重程度上存在差异，但应激反应对于个体生存和适应都是必须的。

一般性适应综合征可划分为三期：①警觉期，表现为体重减轻、肾上腺皮质增大。外周反应为肾上腺素分泌增加，血压升高，脉搏与呼吸加快，心脑血管血流量增加，血糖升高等等。这些反应唤起了体内的防御能力，使机体处在最好的态势，以增强力量，准备做出"战斗或逃跑"反应。如果应激源非常严重，可以直接引起动物死亡。若机体处于持续的有害刺激，又能度过第一阶段，则会转入下一阶段。②抵抗期或耐受期，表现为体重恢复正常，肾上腺皮质变小，淋巴腺恢复正常，激素水平恒定。这时机体对应激源表现出一定的适应，对其抵抗能力增强。若机体继续处在有害刺激下或刺激过于严重，则会丧失所获得的抵抗力而进入下一个阶段。③衰竭期，表现为肾上腺增大，最终耗竭。体重再次减轻，淋巴系统功能紊乱，激素水平再次升高后降低。当个体抵抗应激的能力枯竭时，副交感神经系统异常兴奋，常出现抑郁、疾病甚至死亡。

以上应激概念的发展与人们对疾病发生和发展的普遍规律的认识相一致,即认为外界刺激可导致机体稳态的失衡与调节,应激刺激导致机体出现损伤和抗损伤反应,损伤和抗损伤因素均可导致疾病的发生。

(二) 心理学界关注的应激

自 20 世纪 30 年代起,心理学家们对应激问题的研究扩充了应激的涵义。这类研究关注"应激造成的生理、社会和心理系统的紊乱",认为"应激是某些情况下据信会导致疾病的机制之一"。随着研究的深入,心理学家认识到多种心理社会因素如个人的认知评价和应对方式等在应激中的意义。20世纪 60 年代,Lazarus R 等提出认知评价在应激中的重要性,指出应激的发生并不伴随特定的刺激或特定的反应,而是发生于个体察觉或估价一种有威胁的情景之时。此后 Folkman S 和 Lazarus R 等研究了应对方式在应激过程中的作用,形成了认知应激作用理论。

二、应激的概念模型

应激的概念模型是对应激现象本质的理论概括。由于人们对应激现象的实质有不同的看法,便有不同的理论模型。近百年来,不同学者形成了不同的应激理论,如有早期重视应激反应的"应激反应模型"(response-based model of stress)、重视应激刺激作用的"刺激模型"(stimulus-based model of stress),到以后重视个体对应激源和应对能力的"认知评价模型"(cognitive appraisal model of stress)、应激作用的"过程模型"。近年的发展趋势则是关注应激多因素作用的"系统"模型。本章主要介绍应激的认知评价模型、应激的系统模型和应激的过程模型。

(一) 应激的认知评价模型

塞里和拉扎勒斯均认为,引起应激反应的事件多种多样,但不同的个体对其认知评价可有不同。1979 年,Woolofolk 和 Richardson 正式提出了应激的认知评价模型。认为应激反应不是环境因素的直接结果,许多环境因素本来是中性的、无关紧要的;它们之所以引起一些人的应激反应,是由于这些人将其视为"至关重要的""威胁性的"和"必须慎重应对的"。因此,该模型认为应激反应是个体对情境或事件认知评价的结果,人们感受和评价事物的方式、对应激源赋予的意义决定着应激反应的发生和程度。认知评价在应激发生和反应中的作用见应激的心理中介机制部分。

(二) 应激的系统模型

通过大量的有关应激因素之间相互关系的实证研究提示,应激有关因素之间不是单向的从因到果或从刺激到反应的过程,而是多因素相互作用的系统。对个体而言,现实生活中的任何人都生活在自然和社会环境中,人与环境之间在不同的水平相互影响、相互作用。从自身来看,人的心理功能和生理功能也是相互联系、相互作用的。例如,病人可以对应激刺激做出不同的认知评价,从而趋向于采用不同的应对方式和利用不同的社会支持,导致不同的应激反应。反过来,应激反应也影响社会支持、应对方式、认知评价直至生活事件。也就是说,应激其实是有关因素相互作用的系统,即"应激系统模型"。

应激系统模型的基本特征(法则)包括:①应激是多因素的系统;②各因素互相影响互为因果;③各因素之间动态的平衡或失衡决定个体的健康或疾病;④认知因素在平衡和失衡中起关键作用;⑤人格因素起核心作用。

根据系统模型,心理应激可以被定义为:个体的生活事件、认知评价、应对方式、社会支持、人格特征和心身反应等生物、心理、社会多因素构成相互作用的动态平衡"系统",当由于某种原因导致系统失衡,就是心理应激(图 6-1)。

(三) 应激的"过程"模型

根据应激学说的发展历史和 20 世纪 70 ~ 80 年代国外各种应激有关研究成果,国内学者如姜乾金等倾向于将心理应激看作是由应激源(生活事件)到应激反应的多因素作用过程,即"应激过程模型"(图 6-2)。

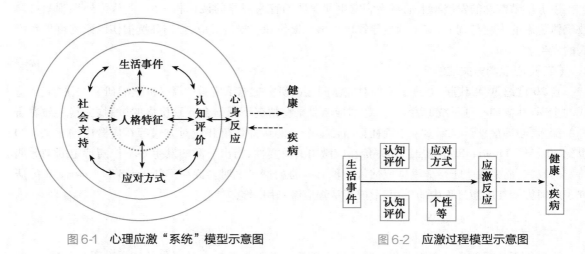

图 6-1   心理应激"系统"模型示意图   图 6-2   应激过程模型示意图

根据过程模型,心理应激可以被定义为:个体在应激源作用下,通过认知、应对、社会支持和个性特征等中间多因素的影响或中介,最终以心理生理反应表现出来的作用"过程"。

该定义强调,应激是个体对环境威胁和挑战的一种适应过程;应激的原因是生活事件,应激的结果是适应的和不适应的心身反应;从生活事件到应激反应的过程受个体的认知等多种内外因素的制约。

这一定义符合人们通常的因果逻辑思维习惯,易于理解也便于对某些疾病发生的病因做出解释。

三、心理应激的意义

心理应激的理论模型为医学心理学研究提供了框架和思路,在应激与疾病的发病机制、健康促进领域具有理论与实际指导意义。

在医学认识论方面,心理应激理论特别是"系统模型",使我们认识到个体实际上是生活在应激多因素的动态平衡之中。心理应激多因素作用过程与健康的关系与心理社会因素与疾病和健康的关系相一致。与疾病密切相关的不良行为方式如吸烟、酗酒、药物滥用、多食、少运动、肥胖及对社会压力不良反应等均可在心理应激理论的框架下进行研究。并且随着工业化、现代化和竞争日趋激烈、人际关系日趋复杂,人们感受到的生活压力增大,心理应激程度也不断增强,由此而引起的生理和心理反应和形成的症状和体征,正成为当代人们身体不适和精神痛苦的根源。这种从整体上对健康和疾病的认识,有助于我们的健康工作决策,也有助于医学的模式转变。

在病因学方面(心理病因学),"反应模型"和"过程模型"有助于清晰理解心理疾病和心身疾病的发生发展过程。例如近些年来在国内外许多研究中,将心身健康的变异情况(如情绪反应、心身症状)作为应激作用的结果或应激反应来看待,而将与健康和疾病有关的各种心理社会因素,例如生活事件、认知因素、应对方式、社会支持、个性特点和某些生物学因素悉数作为应激有关因素进行多因素的分析研究,取得了较好的研究成果。

在治疗方面,根据"刺激模型"可以通过任何消除或降低各种应激因素的负面影响,促进机体系统因素之间的良性循环而实现新的平衡,达到治疗的目的。干预策略包括了应激模型中的多个环节,例如:①控制或回避生活事件;②改变认知评价;③改善社会支持;④应对指导;⑤松弛训练;⑥阻断应激启动通路等。

在预防医学方面和健康促进领域,"认知模型"有助于认识和指导合理调整应激各有关因素的动态平衡,促进个体在不同内外环境下的健康成长或保持适应(心理卫生)。如应对指导训练、社会支持系统的建立、人格健全的促进等都是可用的心理保健措施。

除此之外,应激模型的基本法则还可应用于临床个体心理咨询(治疗)程式,应用于压力管理、应激相关疾病和家庭婚姻咨询与治疗。

第二节　应　激　源

一、应激源的定义与分类

应激源（stressors）是引起应激的刺激，也就是应激的原因。通常是指向机体提出适应和应对要求并进而导致充满紧张性的生理和心理反应的刺激物。

应激源的分类学术界尚无一致的意见，常见的分类如下：

（一）按应激源性质分类

1. **躯体性应激源**　躯体性应激源是指对人的躯体直接发生刺激作用的刺激物，包括各种物理的、化学的和生物学的刺激物，如过高过低的温度、强烈的噪声、酸碱刺激、不良食物、微生物等。这一类应激源是引起人们生理应激和应激的生理反应的主要刺激物。

2. **心理性应激源**　心理性应激源是指来自人们头脑中的紧张性信息，主要指冲突、挫折和各种原因导致的自尊感降低。心理性应激源与其他类应激源的显著不同之处是它直接来自人们的头脑；但也常常是外界刺激物作用的结果。例如，心理冲突往往在人际关系出现困难或发生目标冲突时产生。同样，较低的自尊感多产生于难以胜任学习和工作任务之时。

3. **社会性应激源**　社会性应激源是指能导致个人生活风格变化，并要求人们对其做出调整或适应的事件。所谓生活风格（样式），是指组成一个人的日常生活方式的许多"经验和事件"。社会性应激源包括应激性生活事件和日常生活困扰。应激性生活事件指生活中重大的变故。日常生活困扰是指轻微而频繁的困扰或微应激源如每天挤车上下班，处理家庭事务，操心孩子学习等。日常生活困扰因年龄和职业特征不同而有所差异，如警察的日常生活困扰为"司法系统的效能低下"和"歪曲的攻击性评价"；教师的日常生活困扰为"完成论文"和"工资低"；大学生的日常生活困扰则为"专业好坏"及"寻求职业或兼职"。

4. **文化性应激源**　文化性应激源是指因语言、风俗和习惯的改变而引起应激，最为常见的是"文化性迁移"，如由一种语言环境进入另一种语言环境，或由一个民族聚居区、一个国家迁入另一个民族聚居区、一个国家。在这种情况下，个体将面临一种生疏的生活方式、习惯与风俗，从而不得不改变自己原来的生活方式与习惯，以顺应新的情况。

（二）按生活事件的现象学分类

最常见的应激源是生活事件，其内容很广，许多事件还相互牵扯交织在一起，要做出准确而又避免重复的分类较困难，从现象学角度对生活事件内容进行归类。

1. **工作事件**　是指工作环境或工作性质具备紧张性和刺激性，易使人产生不同程度的应激。常见的有：①长期从事高温、低温、噪音、矿井下等环境的工作；②高科技、现代化需要高度注意力集中和消耗脑力的工作；③长期远离人群（远洋、高山、沙漠）或高度消耗体力及威胁生命安全或是经常改变生活节律无章可循的工作或是长期从事单调重复的流水线工作，或是社会要求和个人愿望超出本人实际能力限度的工作，都可成为心理应激的来源。

2. **家庭事件**　这是日常生活中最多见的应激源。如多次恋爱不成功或失恋，夫妻关系不和、两地分居、有外遇被发现、情感破裂、离婚、爱人患病、配偶死亡、本人患病、外伤、分娩、手术、子女管教困难，住房拥挤，经济拮据，有长期需要照顾的老年人、残疾人、瘫痪病人或是家庭成员之间关系紧张，都可成为长期慢性的应激事件。

3. **人际关系事件**　包括与领导、同事、邻里、朋友之间的意见分歧和矛盾冲突等。

4. **经济事件**　包括经济上的困难或变故，如负债、失窃、亏损和失业等。

5. **社会和环境事件**　每个人都生活在特定的自然环境和社会环境当中，无数自然和社会的变化，包括各种自然灾害、战争和动乱，社会政治经济制度变革、工业化、现代化和都市化所带来各种环境的污染,交通住房的拥挤、人口过度集中、失业、加快的生活节奏、知识的更新、竞争的加剧,物质滥用、酗酒、卖淫、嫖赌、偷盗等犯罪行为所造成的人为事件,都会成为某些人的应激源。研究证明,在和平稳定时期,个体与同事、领导之间的人际矛盾和冲突是很重要的生活事件。

6. 个人健康事件　指疾病或健康变故给个人造成的心理威胁,如癌症诊断、健康恶化、心身不适等。

7. 自我实现和自尊方面事件　指个人在事业和学业上的失败或挫折,以及涉及案件、被审查、被判罚等。

8. 喜庆事件　指结婚、再婚、立功受奖、晋升、晋级等,需要个体作出相应心理调整。

（三）按事件对个体的影响分类

按生活事件对当事人的影响性质,可分为正性和负性生活事件,是以当事人的体验作为判断依据。

1. 正性生活事件（positive events）　是指个人认为对自己具有积极作用的事件。日常生活中有很多事件具有明显积极意义,如晋升、提级、立功、受奖等。但也有在一般人看来是喜庆的事情,而在某些当事人身上同样出现消极的反应,例如结婚对于某些当事人却引起心理障碍,成为负性事件。

2. 负性生活事件（negative events）　指个人认为对自己产生消极作用的不愉快事件。这些事件都具有明显的厌恶性质或带给人痛苦悲哀心境,如亲人死亡、患急重病等。研究证明,负性生活事件与心身健康相关性明显高于正性生活事件。因为负性生活事件对人具有威胁性,会造成较明显较持久的消极情绪体验,从而导致机体出现病感或疾病。

（四）按生活事件的主观和客观属性分类

1. 客观事件（objective events）　某些生活事件的发生是不以人们的主观意志为转移的,是无法掌握无法控制的,多为突然发生的灾难如地震、洪水、滑坡、火灾、车祸、空难、海难、空袭、战争等,当然也包括人的生老病死事件。灾难事件或者创伤性事件可以引起强烈的急性精神创伤或延缓应激反应或创伤后应激障碍（posttraumatic stress disorder,PTSD）。国内外诸多研究表明,该障碍往往病程迁延,严重影响病人的心理和社会功能。这类具有客观属性的事件在评定时其重测信度较高。

2. 主观事件（subjective events）　实际上,很多人就处在应激性环境之中,如居住条件差、工资收入低,父母、子女、夫妻、邻里、同事、上下级之间长期关系紧张,晋升提级受到挫折,工作学习负担过重,对职业不满意而又无法改变等等。但这些事件相对地是可以预料和可以被个人所控制的,并具有一定的主观属性。主观事件在评定时其重测信度较低。

二、应激源的研究

（一）生活事件的量化研究

1967 年,美国华盛顿大学医学院的精神病学专家 Homes 和 Rahe 通过对 5000 多人进行社会调查和实验所获得的资料编制了"社会再适应评定量表"。量表中列出了 43 种生活事件,每种生活事件标以不同的生活变化单位（life change units,LCU）,用以表示事件对个体的心理刺激强度。其中配偶死亡事件的心理刺激强度最高为100LCU,当事人需要去重新适应所需付出的努力程度也最大,与健康的关系也最为密切。其他有关事件 LCU 量值按次递减,如结婚为 50,微小违规最低为 11。利用这个量表可以检测一个人在某一段时间内所经历的各种生活事件,并以生活变化单位 LUC 的总量来表示。

Holmes 早期研究发现,LCU 一年累计超过 300,第二年有 86% 的人将会患病;若一年 LCU 为150~300,则有 50% 的人可能在第二年患病;若一年 LCU 小于 150,第二年可能平安无事身体健康。Rabkin（1976）研究发现生活变化单位的升高与突然的心源性死亡、心肌梗死、结核、白血病、多发性硬化、糖尿病、运动创伤和交通事故有类似的相关性。

"社会再适应评定量表"发表以后,学者纷纷致力于生活事件的性质、种类、发生频度、持续时间等因素与有关疾病如神经症、躯体疾病和心身疾病之间关系的调查。国内张明园（1987）编制了同类生活事件量表。但是,随着研究报告的增多,一些研究发现,"社会再适应评定量表"这种客观定量的生活事件单位与疾病的相关程度较低($r=0.30 \sim 0.40$),有的研究还证明没有相关。这说明评定生活事件所致的应激强度和应激反应的类型还应考虑许多其他因素的影响,如个体的认知评价、应对方式、人格特征和生理素质等。以后,各种以被试者自己估计应激强度的生活事件量表编制出版。在这些量表中各种生活事件由被试按事件对自己的影响程度作出认识评分,并以事件的正、负性质分别计分和统计。这些量表所获的生活事件分与健康和疾病的相关性有明显的提高。国内杨德森(1988)等编制的生活事件量表即属于这一类型。

(二) 应激源的属性与健康和疾病关系研究

早期的研究结果显示,伴有心理上丧失感的生活事件,例如配偶的死亡,对健康的危害最大。有人对新近配偶死亡的 903 名男性作了 6 年的追踪观察,结果发现,居丧第一年对健康的影响最大,其死亡率为对照组的 12 倍。后期的研究进一步阐明了生活事件的质和量与健康和疾病的关系。中国科学院心理研究所和北京医科大学对钢铁工人进行的调查发现有三种刺激因素对疾病发生的影响最大,它们是:①在较紧张的学习或工作中伴随不愉快的情绪;②工作中或家族中人际关系不协调;③亲人的意外死亡或者突然的意外事故,是造成应激和致病的重要原因。对癌症病人(姜乾金等,1987)的研究发现,"家庭不幸事件""工作学习过度"和"人际关系不协调"等生活事件可能有重要意义。与疾病关系密切应激源是负性生活事件,最严重的是丧偶、家庭成员的死亡。还有学者的研究表明,不可预料、不可控制的负性生活事件对人威胁更大。在致病机制研究方面,生活事件如何导致机体发病的详细机制还不清楚。Rahe 认为,生活事件仅是引起疾病的危险因素,类似于血清胆固醇升高与冠心病发病之间的关系。生活事件对人体免疫功能有影响,亲人病故、夫妻离异、事业受挫、遭受歧视等事件经大脑的认知评价后引起悲哀、抑郁、孤独等负性心理体验,进而导致一系列生理生化及免疫系统的改变。Bartrop 等首先报道丧偶后细胞免疫功能低下。随后 Schlaif 等发现在丧偶前细胞免疫水平没有显著的改变,丧偶后的 2 个月则明显低下,一年后才恢复到丧偶前水平。家庭的破裂也可见到相似的结果,经历婚变后的妇女,她们有严重的情感障碍,其淋巴细胞的反应性、TH 细胞、NK 细胞的百分率皆显著降低,而 EB 病毒抗体滴度增高,反映离异者细胞免疫受损。可见,"丧失"导致的悲伤对免疫功能造成影响。后期的研究证明,应激源的不同属性如强度(如创伤性应激)、时程(急性、慢性)、可控性等均是影响致病的因素,其致病的机制也有所差异。

第三节 应激过程的中介机制

一、应激的心理中介

(一) 认知评价

1. 认知评价的概念 评价(evaluation or appraisal)是指个体对遇到的生活事件的性质、程度和可能的危害情况作出估计。Folkman 和 Lazarus(1984)将个体对生活事件的认知评价过程分为初级评价(primary appraisal)和次级评价(secondary appraisal)。初级评价是个体在某一事件发生时立即通过认知活动判断其是否与自己有利害关系。一旦得到有关系的判断,个体立即会对事件的性质(如是否可以改变)、属性(如是丧失、威胁还是挑战)和个人的能力作出估计,这就是次级评价。伴随着次级评价,个体会同时进行相应的应对活动:如果次级评价事件是可以改变的,采用的往往是问题关注应对;如果次级评价为不可改变,则往往采用情绪关注应对(图 6-3)。可见,认知评价在生活事件到应激反应的过程中起重要的中介作用。

2. 认知评价的研究

(1) 认知因素在应激中的作用:对生活事件的认知评价直接影响个体的应对活动和心身反应,因而是生活事件到应激反应的关键中介因素之一。上一节提及的以客观计分标准,研究生活事件和心身健康关系所存在的问题,其原因之一就是因为未考虑个人对事件的真实评价。

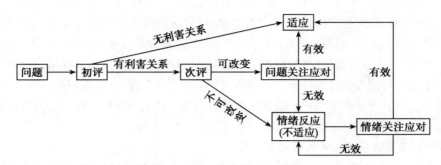

图6-3 认知、应对与应激过程

Lazarus 早期曾认为,应激发生于个体察觉或评估一种有威胁的情景之时,具体的说是关于对需求以及处理需求的能力的察觉和评估,甚至认为应激不决定于具体的刺激和反应。

认知评价本身也受其他各种应激有关因素的影响,如社会支持一定程度上可以改变个体的认知过程,个性特征也间接影响个体对某些事件的认知,而生活事件本身的属性不能说与认知评价无关。所以,在近年的许多实际病因学研究工作中,虽然仍将认知因素作为应激的关键性中间变量来对待,但毕竟还要考虑其他有关应激因素的综合作用。

(2)认知因素的量化:认知评价在应激过程和心理病因学中的重要性与其量化研究程度两者之间并不相称。虽然 Folkman 本人曾对认知评价活动进行过定量研究,但至今尚缺乏经典的用于对生活事件作出认知评价的测量工具。不过目前一些自我估分的生活事件量表,实际上已部分结合个人认知评价因素。在临床心理研究工作中,也可以采用问卷或访谈的方法,让被试对有关事件的认知特点一一做出等级评估。近年有不少类似研究结果都证明认知评价在生活事件与疾病的联系中确实起着重要的中介作用。

(二)应对方式

1. 应对的概念 应对(coping)又称应付。由于应对可以被直接理解成是个体解决生活事件和减轻事件对自身影响的各种策略,故又称为应对策略(coping strategies)。目前一般定义为,应对是个体对生活事件以及因生活事件而出现的自身不稳定状态所采取的认知和行为措施。

顺便指出,心理防御机制(defense mechanism)与应对比较相近。也有学者认为防御机制是应对方式的一个类别。但两者理论基础不同,前者是精神分析理论的概念,是潜意识的;后者是应激理论的概念,主要是意识的和行为的。但两者也存在着一定联系,例如两者都是心理的自我保护措施;目前应对量表中也包含着许多心理防御性质的条目如合理化、压抑、迁怒等。

应对概念的内涵、外延、性质、种类与其他心理社会因素的关系以及在应激过程中的地位等问题至今仍不统一,在具体讨论过程中均易引出歧义和异议,是应激研究中颇具争论性的问题。

实际上,应对概念的涵义是很广的,或者说应对是多维度的。

姜乾金(2002)以"过程"论为基础,以国外应对量表中出现的各种因子为分析对象,发现应对活动实际上涉及到应激作用过程的各个环节(图6-4)。

2. 应对的分类 如果从应对的主体角度看,应对活动涉及个体的心理活动(如再评价)、行为操作(如回避)和躯体变化(如放松)。目前多数应对量表兼有这几方面的应对条目内容。从应对的指向性看,有的应对策略是针对事件或问题的,有的则是针对个体的情绪反应的,前者为问题关注应对(problem-focused coping),后者为情绪关注应对(emotion-focused coping)。目前多数应对量表兼有这两方面的应对条目内容。

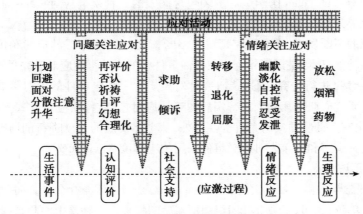

图 6-4　应对与应激过程的关系

从应对是否有利于缓冲应激的作用,从而对健康产生有利或者不利的影响来看,有积极应对和消极应对。目前这方面的理论和具体研究较少。

从应对策略与个性的关系来看,可能存在一些与个性特质(trait)有关的、相对稳定的和习惯化了的应对风格(coping styles)或特质应对。例如,日常生活中某些人习惯于幽默,而有些人习惯于回避(借酒消愁)。与前述的过程研究相对应,以特质应对理念进行的应对研究曾被称为特质研究(trait-oriented approach)。

3. 应对的研究　目前,关于应对是应激事件和应激心身反应的重要中介变量的观点已被广泛接受。有关应对在心理应激过程中的作用及其在心理病因学中的意义的研究已成为心理应激研究中很活跃的一个领域。

(1)应对与心理病因学研究:在应对研究领域,许多是围绕应对在心理病因学中的意义的。以癌症研究为例,许多资料证明癌症的发生、发展明显受到包括应对因素在内的心理社会因素的影响。由于癌症本身作为一种严重的生活事件,对病人又起着心理应激源的作用,使癌症病人往往采用更多的应对策略,癌症的转归、预后、病人的生活质量、康复等(可看作应激结果)也就明显受病人各种应对策略的影响。因此,通过对癌症病人应对活动特点、影响因素和作用规律的研究,除了可以为癌症临床制订和实施应对干预手段提供科学依据以外,也可以通过对癌症病人应对策略及其与应激有关因素相互关系的认识,从临床实际研究的角度揭示应对和应激过程之间的理论关系。

(2)应对与其他应激因素关系的研究:研究证明,应对与各种应激有关因素存在相互影响和相互制约的关系。应对与生活事件、认知评价、社会支持、个性特征、应激反应等各种应激因素相关,还与性别、年龄、文化、职业、身体素质等有关。

(3)应对的量化研究:由于应对分类尚无统一的认识,故应对的测定方法也多种多样。

Folkman 和 Lazarus 1980 年编制,1985 年修订的应对量表将应对分为 8 种:对抗、淡化、自控、求助、自责、逃避、计划和自评,分别被划归为问题关注应对和情绪关注应对两大类。这是经典的应对过程研究问卷。从早期的背景资料中可以看出,在不同事件和不同对象中,该问卷条目的主成分筛选结果一致性较低。

国内肖计划等(1995)筛选出包括解决问题、自责、求助、幻想、退避和合理化 6 种应付方式的应付方式问卷。

卢抗生等(2000)修订自 Folkman 等的老年应对问卷,包含 5 种应对方式:面对、淡化、探索、幻想、回避,分别被划归为积极应对和消极应对两类。

姜乾金等(1987、1993、1999)以应对的特质研究思路,采用因素筛选与效标考察相结合的方法,将一组与一定的个性特质有内在联系的应对条目分成消极应对和积极应对,最后形成特质应对问卷。特质应对反映的是个体内部某些相对稳定的、具有习惯化倾向的应对方式或应对风格。

沈晓红等(2000)修订的 Feifel 医学应对量表包含病人的三种疾病应对策略：面对、回避和屈服。这三种应对方式代表了人们在遇到疾病威胁时的基本行为方式。

随着对应对认识的不断发展,应对研究领域也不断拓展。从"广义"的应对角度展开研究,例如上述应对量表及其各种修订本,是试图将个体在生活事件中的各种可能应对策略尽数列入研究范围。从相对"狭义"的应对角度进行研究,则选择研究针对疾病这一特定事件的应对策略,如 Levine 的否认机制问卷更只选择研究心肌梗死病人对待疾病的否认应对策略,特质应对方式问卷只选择那些与个性有关、与个体健康有关的特质应对条目等。另外,从个体发展的角度进行的研究发现,应对方式存在年龄差异,儿童、青少年和成年人对应激事件采用的应对策略不同。

（三）社会支持系统

1. **社会支持的概念与分类**   社会支持(social support)是指个体与社会各方面包括亲属、朋友、同事、伙伴等以及家庭、单位、党团、工会等社团组织所产生的精神上和物质上的联系程度。在应激研究领域,一般认为社会支持具有减轻应激的作用,是应激作用过程中个体"可利用的外部资源"。

社会支持所包含的内容相当广泛,可从多个维度进行分类。例如客观支持与主观支持。客观支持指一个人与社会所发生的客观的或实际的联系程度,例如得到物质上的直接援助和社会网络。这里的社会网络是指稳定的(如家庭、婚姻、朋友、同事等)或不稳定的(非正式团体、暂时性的交际等)社会联系的大小和获得程度。主观支持指个体体验到在社会中被尊重、被支持、被理解和满意的程度。许多研究证明,个体感知到的支持程度与社会支持的效果是一致的。

2. **社会支持的研究**   在社会支持与心理病因学研究方面,研究证明社会支持与应激事件引起的心身反应成负相关,说明社会支持对健康具有保护性作用,可以降低心身疾病的发生和促进疾病的康复。

有证据表明,幼年严重的情绪剥夺,可产生某些神经内分泌的变化,如 ACTH 及生长激素分泌不足等。Thomas 等研究 256 名成人的血胆固醇水平、血尿酸水平及免疫功能。通常应激会使血胆固醇水平升高,血尿酸水平升高,免疫功能降低。他们发现,社会相互关系调查表的密友关系部分社会支持得分高,则血胆固醇水平及血尿酸水平低,免疫反应水平高。这一变化与年龄、体重、吸烟、酗酒、情绪不良体验等因素无关。

动物实验也证明社会支持与心身健康之间的肯定联系。有人发现在实验应激情境下,如果有同窝动物或动物母亲存在、有其他较弱小动物存在或有实验人员的安抚时,可以降低小白鼠胃溃疡、地鼠的高血压、山羊的实验性神经症和兔的动脉粥样硬化性心脏病的发生。相反,扰乱动物的社会关系,如模拟的"社会隔离"可导致动物行为的明显异常。

3. **社会支持与其他应激因素关系的研究**   研究证明个体的社会支持程度与各种应激因素存在交互关系。例如,许多生活事件本身就是社会支持方面的问题;认知因素影响社会支持的获得特别是影响主观支持的质量;社会支持与应激反应程度也有关系。Sarason 等(1981)发现社会支持数量与艾森克个性问卷的外向分呈正相关,而社会支持数量和社会支持满意程度二者均与神经质分呈负相关,说明社会支持与个性有一定的联系。

4. **社会支持保护健康的机制研究**   有两种理论解释：

（1）缓冲作用假说：该假说认为社会支持本身对健康无直接影响,而是通过提高个体对日常生活中伤害性刺激的应对能力和顺应性,从而削减应激反应,起到缓冲生活事件的作用。例如 Blumenthal(1987)证明,社会支持能改善 A 型行为者的冠心病临床过程。

（2）独立作用假说：该假说认为社会支持不一定要在心理应激存在下才发挥作用,而是通过社会支持本身的作用以维持个体良好的情绪进而促进健康。例如有资料显示,与世隔绝的老年人比密切联系社会的老年人相对死亡率高。社会支持低下本身可能导致个体产生不良心理体验,如孤独感、无助感,从而使心理健康水平降低。这说明充分利用社会支持和提高个体被支持的主观体验对健康有直接的意义。

5. 社会支持的量化研究 由于社会支持涉及面广,除了采用多维的分类方式外,还形成了不同的社会支持量表。

肖水源(1987)总结文献将社会支持分为主观支持、客观支持和利用度3类,并形成一项社会支持量表。

Blumenthal(1987)等在领悟社会支持量表中,将社会支持分为家庭支持、朋友支持和其他人支持3类。该量表已由姜乾金等引进。

在 Wilcox(1982)的社会支持调查表中,社会支持分为情绪支持、归属支持和实质支持。

Sarason 等(1981)的社会支持问卷有两个维度:社会支持的数量,即在需要的时候能够依靠别人的程度;对获得的支持的满意程度。

(四) 个性特征

1. 个性与应激因素的关系 作为应激系统中的诸多因素之一,个性与生活事件、认知评价、应对方式、社会支持和应激反应等因素之间均存在相关性。因此,应激系统模型将个性看成是应激系统中的核心因素。

个性可以影响个体对生活事件的感知,有时甚至可以决定生活事件的形成。许多资料证明,个性特征与生活事件量表分之间特别是主观事件的频度以及负性事件的判断方面存在相关性。

态度、价值观和行为准则等个性倾向性,以及能力和性格等个性心理特征因素,都可以不同程度地影响个体在应激过程中的初级评价和次级评价。这些因素决定个体对各种内外刺激的认知倾向,从而影响对个人现状的评估。事业心太强或性格太脆弱的人就容易判断自己的失败,个性有缺陷的人往往存在非理性的认知偏差,使个体对各种内外刺激发生评价上的偏差,可以导致较多的心身症状。

个性影响应对方式。前文已述及,个性特质在一定程度上决定应对活动的倾向性即应对风格。不同人格类型的个体在面临应激时可以表现出不同的应对策略。Folkman 曾根据"情绪关注"类应对的跨情境重测相关高于"问题关注"类,认为情绪关注类应对更多的受人格影响。Glass 等(1977)的研究发现:当面对无法控制的应激时,A 型行为模式的人与 B 型行为模式的人相比,其应对行为更多的显示出缺乏灵活性和适应不良。而 Vingerhoets 和 Flohr 的研究却提示:面临应激环境时,A 型行为模式的人较 B 型行为模式的人更多地采用积极正视问题的应付行为,而不是默认。同时还发现 A 型行为模式的人不像 B 型行为模式的人那样易于接受现实,对问题的起因他们更多地强调自身因素而不是环境。

个性特征间接影响客观社会支持的形成,也直接影响主观社会支持和社会支持的利用度水平。人与人之间的支持是相互作用的过程,一个人在支持别人的同时,也为获得别人对自己的支持打下基础,个性孤僻、不好交往、万事不求人的人是很难得到和充分利用社会支持。

个性与应激反应的形成和程度也有关。同样的生活事件,在不同个性的人身上可以出现完全不同的心身反应结果。

2. 个性在心理病因学研究中的意义 个性与健康的密切联系早有研究,早期精神分析论者甚至试图说明不同的人格与几种经典的心身疾病之间存在内在联系。近几十年有大量的个性调查研究,证明某些个性因素确与多种疾病的发生发展有关,但其特异性并不高。许多资料证明,特定的个性确易导致特定的负性情绪反应,进而与精神症状和躯体症状发生联系。这说明情绪可能是个性与疾病之间的桥梁。但这一认识并未能进一步解释个性与情绪之间的联系又是如何的。心理应激研究为此提供了解释:在应激作用过程中,个性与各种应激因素存在广泛联系,个性通过与各因素间的互相作用,最终影响应激心身反应的性质和程度,并与个体的健康和疾病相联系。

二、应激的生理中介

应激的生理中介是指参与介导或调节应激源和应激生理反应的生理解剖结构和功能系统。早期的研究关注功能系统,最近的研究则指向更微观的水平。

（一）应激系统

1.“应激系统（stress system）”的概念　Chrousos 和 Gold（1992）提出“应激系统”的概念,认为应激系统是应激综合征的效应器。“应激系统”包括促皮质素释放激素、蓝斑-去甲肾上腺素/自主神经系统,以及它们的外周效应器（垂体-肾上腺皮质轴和自主神经系统支配的组织）。应激系统的概念强调应激相关的生理基础是一个复杂的、互动的整体,应激反应通常是通过神经系统、内分泌系统和免疫系统的中介途径而发生的。

2.　应激生理中介相关成分　除 Chrousos 和 Gold 提出经典应激系统成分,最近几十年的研究发现,应激的生理中介包含更多的成分和内容。

（1）交感-肾上腺髓质系统:是机体面对急性应激时,尤其是个体认为具有威胁性的情形时发生反应的功能系统。此时,交感神经末梢释放去甲肾上腺素,肾上腺髓质释放去甲肾上腺素和肾上腺素,后者与受体结合引起器官功能和激活水平的变化。

（2）自主神经系统:自主神经系统经由下丘脑的调节,通过交感神经和副交感神经的平衡调节机体的放松和应激水平。没有紧急情况时副交感神经活动处于优势,机体处于“休养”过程。紧急情况下交感神经活动处于优势如心率加快保证防御时骨骼肌所需的血液供应、瞳孔扩大以改善视觉等。

（3）下丘脑-垂体-肾上腺皮质轴:这个系统受中枢神经系统调控。作为对来自中枢神经系统的刺激的反应,下丘脑释放促肾上腺皮质激素释放激素,传送到腺垂体,引起腺垂体分泌促肾上腺皮质激素,进入血液循环,引起肾上腺皮质分泌肾上腺皮质激素。在无应激情况下,肾上腺皮质激素对下丘脑释放促肾上腺皮质激素有直接的负反馈效应而达到稳态,而在应激情况下这种负反馈效应和稳态受到破坏。应激情况下肾上腺皮质激素的分泌对于某些代谢性的应激反应（如发热、炎症等）有启动作用,构成一种减少应激源的危害的机制。

（4）内源性阿片系统:内源性阿片系统也可能在应激时起到积极应对的作用,通过减少恐惧、镇痛,以及抑制和疼痛有关的退缩行为,对搏击和其他应对反应有一定意义。但这个系统可能与经历不可控的应激刺激之后的行为表现消沉有关。例如 Millan & Emrich（1981）对人体使用吗啡不仅可以镇痛,还能减少在不利条件下的焦虑感和预期的疼痛。

（5）性腺轴:应激时下丘脑-垂体-肾上腺皮质轴的激活,来自这个轴系的反馈作用于下丘脑,对性腺轴的功能产生影响,可导致促性腺激素释放的减少,繁殖能力受损。

（6）肾素-血管紧张素-醛固酮系统:应激时肾脏可分泌肾素,肾素-血管紧张素-醛固酮系统激活,使血压升高,通过肾脏排泄水、钠减少。

（7）免疫系统:包括免疫器官、细胞和免疫分子。免疫系统对不同应激的反应有所差别。如当暴露于不可控制的应激刺激（如丧偶、睡眠剥夺）时,一开始使人体免疫功能抑制,对疾病的易感性提高,而随后可能反应为免疫功能增强或紊乱。

（8）关于“情绪脑区”:一般认为边缘系统为“情绪脑区”,近年来研究指出,下丘脑内存在防御反应带（defense zone）,位于下丘脑中线两旁的腹内侧区,该区与情绪反应有关的生理活动的控制有关。下丘脑内控制情绪行为反应的中枢,也参与对心血管活动的调节。

（二）应激生理中介相关的细胞与分子机制

研究显示,应激可导致细胞和分子水平的生物信号通路的启动和紊乱。这些信号通路的变化是应激相关障碍（疾病）发生的基础,构成了应激生理中介相关的细胞和分子机制。

1.　氧化应激　研究提示,各类应激刺激如束缚应激、睡眠剥夺和社会孤立均可通过升高糖皮质激素水平,导致器官和组织活性氧增加,脂质过氧化物堆积、细胞缺氧等变化。提示应激可通过氧化应激导致机体损伤。

2.　细胞凋亡　大量研究均证实应激启动细胞凋亡,其基本途径是应激导致糖皮质激素大量分泌,使糖皮质激素受体分布较多的部位如海马、纹状体等的细胞处于长期高水平的兴奋状态,导致细胞兴奋型毒性发生,启动细胞凋亡程序,导致细胞的凋亡和坏死。

3. 代谢应激 慢性应激可抑制糖运输,导致能量供应障碍,影响细胞的代谢、增殖和分化,加速衰老过程。是某些疾病如早老性痴呆和认知功能障碍的基础。此外,应激导致的糖皮质激素水平升高可以导致胰岛素抵抗,使能量供应障碍,也加速衰老过程。

4. 神经营养因子分泌异常 各类应激刺激降低神经营养因子的分泌,使细胞保护机制减弱,导致神经系统的可塑性降低和局部神经网络调节紊乱,引发器官功能障碍。

(潘　芳)

第四节　应 激 反 应

一、概念

应激反应(stress reaction)是心理学的重要概念,对人的心理健康有重要影响的心理现象,指个体因为应激源所致的各种生物、心理、社会、行为方面的变化,常称为应激的心身反应(psychosomatic response)。不过,由于各种应激因素存在交互关系,在应激研究中要对应激反应概念作严格的界定,实际上有一定的难度。例如,个体由于生活事件引致的认知评价活动,其本身就是事件引起的一种心理"反应"。同样,许多应对活动也可以被看成是对生活事件的"反应",甚至许多继发的事件也仅仅是个体对原发事件的进一步"反应"。需要提及的是人们虽然普遍接纳应激反应包括"刺激"及"反应"两个部分,但由于历史或职业的缘故,在部分心理学及医学学术领域,仍有许多学者使用"应激"概念,此概念往往近乎于应激反应。

二、应激的生理反应

1929 年坎农(Cannon)在《疼痛、饥饿、恐怖、暴怒时的身体变化》一书中提到"应急"或"战或逃"反应,20 世纪 30 年代塞里提出的"一般适应综合征(GAS)",其主要内容多是描述应激的生理反应。随后瑞士生理学家瓦尔特·鲁道夫·赫斯(Walter Rudolf Hess)发现大脑的某些部位决定和协调内脏器官功能,发现自主功能的中心在脑底部—延髓、间脑,特别是下丘脑,并与埃加斯·莫尼兹(Egas Moniz)共获 1949 年诺贝尔奖。在赫斯研究的基础上,1967 年 Gellhorn 提出自主-整合理论模型,即通过两个相互作用又相互对立的神经生物系统的动态稳定来调节自主神经系统及躯体内脏功能,包括非特异反应系统(ergotropic system)和向营养性系统(trophotropic system)。

目前来看,应激的生理反应以及最终影响心身健康的心身中介机制(mediating mechanism)涉及到神经系统、内分泌系统和免疫系统。必须指出,这三条中介途径其实是一个整体,而且其中有关细节问题正是目前深入研究的领域。各种应激刺激通过脑干的感觉通路传递到丘脑和网状结构,而后继续传递到涉及生理功能调节的自主神经和内分泌的下丘脑以及涉及心理活动的"认知脑"区和"情绪脑"区。在这些脑区之间有广泛的神经联系,以实现活动的整合;另一方面通过神经体液途径,调节脑下垂体和其他分泌腺体的活动以协调机体对应激源的反应。应激的生理反应最终可涉及全身各个系统和器官,甚至毛发。

从应激生理反应模块理论来看,目前有两大理论模块得到专家共识。

1. "应急反应" 最经典的应激的生理反应模块是 Cannon 描述的"应急反应(emergency reaction)",是个体在感受到威胁与挑战时机体发生的"搏斗或逃跑"反应。应急反应是一种"内置的",对情绪刺激的先天反应,这种反应的自主成分使机体做好搏斗或逃跑的积极准备。应急反应时涉及的生理变化有:交感-肾上腺髓质系统激活,交感神经兴奋;心率加快,心肌收缩力增强,回心血量增加,心输出量增加,血压升高;呼吸频率加快,潮气量增加;脾脏缩小,脑和骨骼肌血流量增加,皮肤、黏膜和消化道的小动脉收缩,血流量减少;脂肪动员为游离脂肪酸,肝糖原分解为葡萄糖;凝血时间缩短等。

应急反应在动物的防御反应(defensive reaction)和人的积极应对反应(active coping reaction)中能观察到。

2. 伴有负性情绪且个体认为没有应对可能性的应激反应　这里描述的是一种慢性应激状态下的生理反应,该慢性应激状态以环境中有应激源、伴有负性情绪、对环境控制的缺乏或个体认为没有应对的可能性为特征。在对人的研究中,一个典型的自然情况是经历丧亡,经历丧亡者的环境中有应激源(如失去爱人的持续状态),伴有负性情绪(与失去爱人有关的悲伤、愤怒、无望等),对环境控制的缺乏(无法改变失去爱人的事实)。其余自然情况还有经历不可逆转的伤残、某些与工作有关的慢性应激等。在对人的实验研究中可设置抑制应对的情况。在动物实验研究中的例子是设置无法回避的反复电击。其他例子如用于研究抗抑郁药物的强迫游泳模型。

伴有负性情绪而且个体认为应对没有可能性时的应激反应中,下丘脑-垂体-肾上腺皮质轴激活,极度警惕,运动抑制,交感神经系统激活,外周循环阻力增加,血压升高,但是心率和心输出量在副交感神经系统介导下减慢。

肾上腺皮质激素分泌增加在临床抑郁病人和经历丧亡者中很常见。动物实验表明,肾上腺皮质激素分泌的增加与对环境控制的缺乏(环境中有应激源,而且没有应对的可能性)密切相关。动物实验还发现,对环境的控制与肾上腺皮质激素水平的关系可扩展到在群体里的统治等级与肾上腺皮质激素水平的关系,统治等级越低的个体的肾上腺皮质激素水平越高。

三、应激的心理反应

如前所述,应激涉及大脑的多个脑区,可引起众多心理现象,大脑对应激的心理反应存在积极和消极两个方面,积极的心理反应会刺激大脑皮层使觉醒水平增加,感觉灵敏,知觉准确,思维敏捷,认知评价清晰,注意力集中,行动果断,情绪紧张高亢。消极的心理反应会出现过度紧张、焦虑不安,认知水平降低,情绪波动大,思维混乱,行动犹豫不决,判断力与决策能力降低。具体来讲,应激的心理反应涉及认知、情绪及行为三个方面,这三方面的反应不是孤立的,通常是双向调节,构成一个反馈回路系统。

(一)情绪性应激反应

个体在不同应激源的刺激下,产生程度不同的情绪反应(emotional response),以下介绍常见的情绪反应。

1. 焦虑(anxiety)　是最常出现的情绪性应激反应,当个体预感危机来临或预期事物的不良后果时出现紧张不安,急躁、担忧的情绪状态,这里指的是"状态焦虑"(state anxiety),由应激源刺激引发的。还有一种为特质焦虑(trait anxiety),指无明确原因的焦虑,与焦虑性人格有关。适当的反应性焦虑可以提高人的觉醒水平,是一种保护反应;而过度和慢性的焦虑则会削弱个体的应对能力和自主神经功能紊乱。

2. 抑郁(depression)　消极、悲观的情绪状态,表现为兴趣活动减退,言语活动减少,无助感、无望感强烈,自我评价降低,严重者出现自杀行为,常由丧失亲人、离婚、失恋、失业、遭受重大挫折和长期慢性躯体疾病引发,属外源性抑郁。还有一种为内源性抑郁,与人大脑自主调节心境情绪功能下降和遗传变异生物信号传递紊乱等内在素质有关。

3. 恐惧(fear)　企图摆脱有特定危险的情境或对象时的情绪状态。适度的恐惧有助于激活警觉期动员途径,使注意力集中而防御风险,但常常缺乏应对的信心,表现为逃跑或回避,严重时出现行为障碍和社会功能的损失。

4. 愤怒(anger)　与健康和疾病关系最直接的是应激的情绪反应。常见的应激情绪反应包括焦虑、恐惧、愤怒、抑郁等,实际上应激能唤起焦虑、恐惧、愤怒、受挫感、冲突、压力、伤害、悲伤、迷惑、力不从心、内疚、羞耻、孤独、抑郁等几乎所有种类的负性情绪。负性情绪反应还可与其他心理行为活动产生相互影响,使自我意识狭窄、注意力下降,判断能力和社会适应能力下降。

（二）认知性应激反应

应激时唤起注意和认知过程，以适应和应对外界环境变化。但应激较剧烈时，认知能力普遍下降。常见的认知性应激反应表现为：意识障碍，如意识蒙眬、意识范围狭小；注意力受损，表现为注意力集中困难、注意范围狭窄等；记忆、思维、想象力减退等。认知能力下降的一个解释是应激下唤醒水平超过了最适水平，会影响认知功能。此外，情绪性应激反应如焦虑、抑郁等，也会影响注意、记忆、思维等认知过程。

这些负面的认知性应激反应使人陷入灾难中，难以自拔。如

1. 偏执（paranoia） 个体在应激后出现认知狭窄、偏激、钻牛角尖，平日非常理智的人变得固执、蛮不讲理。也可表现为过分的自我关注，注意自身的感受、想法、信念等内部世界，而非外部世界。

2. 灾难化（catastrophizing） 个体经历应激事件后，过分强调事件的潜在即消极后果，引发了整日惴惴不安的消极情绪和行为障碍。

3. 反复沉思（rumination） 不由自主对应激事件反复思考，阻碍了适应性应对策略如升华、宽恕等机制的出现，使适应受阻。这种反复思考常带有强迫症状的性质。

4. 闪回（flashback）与闯入（intrusive）性思维 经历严重的灾难性事件后，生活中常不由自主的闪回灾难的影子，活生生的，就好像重新经历一样；或者是脑海中突然闯入一些灾难性痛苦情境或思维内容，表现为挥之不去。此为创伤后应激障碍的重要症状特点。

另一方面，某些认知反应可以是心理防御机制的一部分，如否认、投射等等，还有某些重大应激后可出现选择性遗忘。

（三）行为性应激反应

当个体经历应激源刺激后，常自觉或不自觉在行为上发生改变，以摆脱烦恼，减轻内在不安，恢复与环境的稳定性。积极的行为性应激可为病人减少压力，甚至可以激发主体的能动性，激励主体克服困难，战胜挫折。而消极的行为性应激则会使个体出现回避、退缩等行为。包括应对策略及防御机制。应对策略是指人们有意识的采取行动，例如对应激源的回避。防御机制指对应激源无意识的反应，在本章其他章节已有详细叙述，本章不再赘述。本节仅介绍积极及消极的行为应对反应。

1. 积极的行为应激反应 包括问题解决策略及情绪缓解策略。前者发挥主观能动性改变不利环境，后者改变自己对事件的情绪反应强度。

（1）问题解决策略：包括以下内容。

①寻求社会支持-拥有的好的社会支持常常会带来很多资源和能量。②获得解决问题需要的信息-全面了解应激源，正确认识压力，了解解决问题的方法，获得更多的选择。③制定解决问题需要的计划-制定计划，并实施计划。④面对问题，找到切入点-直面问题，直面应激源，能动的适应并改造境遇。

（2）情绪缓解策略：包括以下内容。

①宣泄情绪-向他人表达自己的情绪。②改善认知-评估事件，了解哪些是可以改变的，而哪些又是需要接受的，改变对事物的期待。③行为放松训练-放松训练、瑜伽、观呼吸法、冥想等都是积极的应对策略。④回避问题-避开可以引起痛苦回忆的人或事，回避困难。

当遇到应激事件后，个体常常选择使用不同的应对策略缓解压力，面对困难。但并非所有的应对策略都是适应性的，例如在事件发生的早期，回避策略会阻止个体寻找解决问题的方法。

2. 适应不良的行为性应激反应 早期常可减轻人们的应激反应，但长远观察，常常引发不良的后果。包括：

（1）逃避（escape）与回避（avoidance）：这是一种常见的消极性的应激反应，这里有一个有趣的比喻，在沙漠中鸵鸟遇到危险时常把头埋在沙堆里，以为看不见则危险不存在。逃避指已经接触应激源后远离应激源的行为；回避指预先知道应激源会出现，而提前远离（如拖延、闭门不出、离家出走、离校、辞职等）。

（2）退化（regression）与依赖（dependence）：个体经历创伤事件后表现出不成熟的应对方式，失去

成人式解决问题的态度和方法,退行至小孩的阶段。退行常伴有依赖心理和行为(如就地打滚,退化到孩子的反应方式)。

(3)敌对(hostility)与攻击(attack):个体出现过激的情绪反应,过激的行为,其共同的心理基础是愤怒,有时甚至出现自伤及伤人行为(如争吵、冲动、伤人、毁物、自伤、自杀等)。

(4)无助(helplessness)与自怜(self-pity):无助是指无能为力、无所适从、持宿命论的行为状态,其心理基础常有抑郁的成分。无助常使人无法主动摆脱不利的情境,如听天由命。自怜指自己可怜自己,心理基础包含对自身的焦虑和愤怒等成分。多见于性格孤僻、孤芳自赏、独居、对外界环境缺乏兴趣者。

(5)物质滥用(substance abuse):某些个体在经历应激事件后会选择通过饮酒、吸烟或服用某些药物的行为方式来转移痛苦,这些不良的行为方式通过负强化机制逐渐成为个体的习惯,如饮酒或服用过量的精神活性药物等。

第五节　应激的医学后果

一、应激的后果

(一)应激事件刺激后,按照发生应激时间的长短分类

1. 急性应激　是机体受到突然强烈的刺激后发生的应激。

2. 慢性应激　是机体在长期而持久的压力状态下发生的应激。

(二)根据应激的后果,常常有的3种转归

1. 适应　当应激源作用于机体时,机体为保持内环境平衡而改变的过程。

所有的生物应对行为的最终目标为适应,个体通过保持内环境稳态,并调整自己的情绪、认知、行为,使之最终适应社会生存。具体表现为生理层面积极应对,免疫力短暂增强,心理层面承受力、信心、应对能力增强,人际层面改善人际关系,获得更多的社会支持等。

2. 不适应　应激源刺激下机体出现一系列功能、代谢紊乱和结构损伤,并出现精神障碍和心身疾病,严重时可出现危险或破坏性行为如自杀、自伤、伤人、毁物、外走等意外。

3. 亚适应　应激源刺激后生理及心理水平表现为亚健康状态,常表现为疲劳、失眠、食欲差、情绪不稳等。情绪亚健康状态表现为情绪易波动,存在焦虑及抑郁体验,但尚达不到情感障碍及神经症诊断标准。认知亚健康状态,表现为绝对化思维,非黑即白的观念等,常会影响个体看问题的态度。当亚健康持续发展,可进入"潜临床阶段",此时个体已出现发展为某些疾病的高危倾向,出现慢性疲劳或持续的身心失调,且常伴有反复感染、慢性咽痛、精力减退、反应能力减退、适应能力减退。

当个体生活中慢性应激持续存在达2年至5年,甚至更长时间时,慢性应激存在时间积累效应,容易发生精神障碍或心身疾病。慢性应激非常常见,如婚姻危机、工作不满、人际困难、已明确诊断的重性疾病、烧伤、性侵犯、家庭暴力等。当慢性应激持续存在且得不到有效干预时,个体症状常迁延不愈。例如,一位符合中到重度抑郁发作诊断标准的老年女性,发病前数年老伴患"脑梗死",梗死后出现左侧肢体偏瘫、失语,生活不能自理,需要家人陪伴照顾,无法有效交流。这位老年女性面对丧失社会功能的老伴,需要给予生活上无微不至的照顾,感到力不从心,其子女均在国外生活,缺乏社会支持。在这样的生活框架下,如不针对慢性应激进行干预,仅仅靠抗抑郁药物及一般心理治疗,其抑郁发作很难得到缓解,即使治疗有效也可能会复发或出现其他后续问题。

二、应激的医学后果

由前所述可知应激的后果包括适应、亚适应及不适应。适应属于生理性应激常称为良性应激,不适应属于病理性应激。亚适应介于两者之间。不适应常引起各种各样的医学后果。

（一）应激引发的生理变化

1. 对神经系统的影响　研究表明应激可影响大脑的认知功能,对海马介导的联想记忆有明显损害,Bremner 在"应激是否损伤脑?"一文中论述了应激对海马的损伤效应,其作用机制为糖皮质激素通过兴奋性氨基酸引起海马衰退。研究还发现应激状态下,诱导神经元凋亡,例如各种理化刺激如氧化应激、生长因子剥夺均可导致神经元凋亡。中枢神经递质也参与应激反应,例如去甲肾上腺素能神经元及多巴胺能神经元在应激反应中均被激活。

2. 对内分泌系统的影响　应激反应常激活下丘脑-垂体-肾上腺(HPA)轴,引起血浆糖皮质激素水平增高。HPA 轴对中等强度的刺激最敏感,应激主要引起交感神经兴奋,有时也可出现副交感神经兴奋。应激时,交感神经-肾上腺髓质所产生的不利方面在于收缩外周小血管,减少微循环血流量,出现组织缺血;儿茶酚胺促使血小板聚集可引起组织缺血,导致过多的能量消耗,增加了心肌的耗氧量。

冷应激引起一系列神经内分泌反应,包括 HPA 轴、HPH 轴、自主神经、SAM 系统激素和神经递质的合成和分泌增加,促生长激素轴、促性腺轴、催乳激素轴的激素分泌受到抑制。而热应激使甲状腺分泌排泄功能障碍,腺泡大小不一,滤泡上皮细胞类型改变,甲状腺的生理作用降低,从而影响动物的生长发育,热应激使得肾上腺的肾间组织、嗜铬组织变性显著。

3. 对免疫系统的影响　应激时可抑制免疫系统功能,如淋巴细胞有丝分裂原反应下降;吞噬作用下降;干扰素生成减少;自然杀伤细胞活性减低;辅助性 T 细胞和抑制性 T 细胞降低;唾液免疫球蛋白 A 活性降低。临床研究证实,应激抑制免疫功能,癌症发病与复发、自身免疫系统疾病发病均与应激性生活事件相关。

4. 对心血管系统的影响　应激时,激活交感神经-肾上腺髓质系统,引起心率加快、心肌收缩力加强、外周阻力增加、血液重新分布,可提高心输出量,升高血压,保证重要器官如心、脑、骨骼肌的血液供应;同时引起皮肤、腹腔脏器缺血缺氧,心肌耗氧量增加。

5. 对消化系统的影响　应激时引起的消化系统障碍非常多见。最受人关注的是应激引起的消化道溃疡,称应激性溃疡(stress ulcer)。应激状态下,交感神经过度兴奋,造成血中儿茶酚胺水平升高,致使胃黏膜微血管痉挛以及胃黏膜下动静脉短路开放和血液分流,导致黏膜缺血,缺血可以进一步使毛细血管扩张,淤血,血管通透性增加,从而发生黏膜水肿、坏死,最终导致黏膜出血、糜烂及溃疡形成。

6. 应激对呼吸系统的影响　应激时可以对呼吸系统功能产生影响。应激状态时,呼吸频率增加,呼吸变快引起过度通气,进而呼吸费力,进一步引起人的恐慌。此时全身耗氧量增高,机体分泌儿茶酚胺增多,可致肺动脉压升高,肺毛细血管通透性增高,由于血液凝固性增高,肺微血栓形成等多种因素致急性呼吸窘迫综合征。

7. 应激对泌尿系统的影响　应激时交感肾上腺髓质兴奋,肾素-血管紧张素-醛固酮系统激活。肾小球小动脉明显收缩,肾血流量减少,肾小球滤过率减少;醛固酮分泌增多,肾小管钠、水排除减少;抗利尿激素分泌增多,肾远曲小管和集合管对水的通透性增加,水重吸收增加。表现为尿少,尿比重高、钠水排出减少。

8. 应激对生殖系统的影响　月经失调、闭经、功血、不孕、性功能障碍、高雄激素血症与身心应激密切相关,应激时生殖内分泌紊乱,性激素功能低下或紊乱。慢性应激时乳腺细胞和子宫内膜细胞增生。

（二）应激常常引起精神心理障碍

ICD-10 与 DSM-4 将应激性事件的反应分为 3 组,分别是急性应激障碍、创伤后应激障碍及适应障碍。

1. 急性应激障碍

（1）概述:急性应激障碍(acute stress disorder,ASD)指遭遇强烈的精神刺激后(如自然灾害、严重攻击、战争、亲人离丧、性侵犯)数分钟至数小时起病,出现短暂应激反应,大多历时短暂。ASD 是一种精神障碍,主要特点为分离、再现、回避和过度警觉。ASD 的发生不仅与病人经历的生活事件有关,还与人格特征、认识评价(包括文化背景、教育程度及智力水平)、社会支持有关。

（2）症状特点：①核心症状，创伤性重现体验、回避与麻木、高度警觉状态。与创伤后应激障碍相似，详细症状描述见创伤后应激障碍章节；②分离症状，是 ASD 常见症状，表现为麻木、情感反应迟钝、意识清晰度下降、不真实感、分离性遗忘、人格解体或现实解体。这些症状常在应激源刺激后数分钟至数小时出现，并在 2～3 天缓解或消失，少数病人可达 1 月余，对发作可有部分性或完全遗忘；③一般表现，早期常表现为茫然状态，并伴有一定程度的意识障碍，如意识清晰度下降、意识范围缩小、注意力狭窄，可出现定向力障碍；④精神病性症状，表现为激越、兴奋话多或无目的漫游，严重时出现思维联想松弛、片段的幻觉、妄想，或出现木僵状态，情绪障碍中可表现为焦虑、抑郁。

2. 创伤后应激障碍

（1）概述：创伤后应激障碍（posttraumatic stress disorder, PTSD）指个体受到异常威胁性或灾难性事件所引发的强烈的无助、恐惧、焦虑或厌恶等心理反应，常延迟出现并长期持续，通常延迟在事发 1 月后，有些则在创伤后数月-数年延迟发作。PTSD 最初被认为是战争创伤所引起的，现在已经扩展至更多的生活事件如暴力、性侵犯虐待、重大交通事故，以及洪水、地震、海啸等自然灾害。PTSD 特征为事件发生后长期的焦虑反应，主要症状包括持续的反复闯入性体验、持续的警觉性增高、对创伤事件持久的回避及对一般事物的麻木。

（2）PTSD 症状特点：①反复体验，不需刺激和相关引发物，PTSD 病人即可再次生动体验创伤情境，表现为在意识中创伤性事件反复闯入性，伴随痛苦记忆，被称为侵入性回忆或闪回。创伤体验有时可出现在梦中。这种反复体验给病人带来了极大的痛苦，一方面个体难以预料事件的发生，难以控制发生的时间和次数；另一方面再一次的闪回如同再一次经历创伤；②回避与情感麻木，这是 PTSD 的核心症状，个体试图在生理与情感上远离伤痛。创伤常引发非常强烈的负性情绪，如恐惧、紧张和焦虑，这些情绪常可持续终生。为了避免如此强烈的负性情绪，许多 PTSD 病人在生活中常表现为情感体验受限。同时对创伤事件的回避可以短暂缓解痛苦。情感麻木及回避使 PTSD 病人间接受益，并不断强化其行为。病人出现不愿与人交往，对亲人冷淡。兴趣范围缩小，对创伤有关的人和事出现选择性遗忘；③过度警觉，在创伤事件发生后早期此症状最为普遍，个体出现过分警觉、易激惹或易怒、惊跳反应、坐立不安、注意力不集中；④症状常在创伤事件后数日至数月发病，症状持续存在，严重影响社会功能。多数病人在一年内恢复，少数病人持续多年迁延不愈。

3. 适应障碍

（1）概述：表现形式多样，指个体经历应激事件后出现了反应性情绪障碍、适应不良行为障碍和社会功能受损。成人常见情绪障碍，如焦虑、抑郁及与之有关的躯体症状，但尚达不到抑郁症及焦虑症的诊断标准。青少年以品行障碍为主，如出现逃学、盗窃、说谎、斗殴、酗酒、破坏公物、过早开始出现性行为，行为与年龄不符。儿童可出现退行现象，表现在尿床、吸吮拇指等。病人病前有一定的人格缺陷，适应力差，常在遭遇生活事件后 1 个月起病，病程一般不超过 6 个月。

（2）症状特点：主要表现为情绪障碍，可同时出现适应不良行为及躯体不适。病人的临床症状变化较大，以情绪和行为异常为主，常见焦虑不安、抑郁、胆小害怕、注意力难以集中、易激惹。常伴有自主神经系统紊乱如心悸、出汗等。适应不良的行为包括逃避退缩、攻击敌视等。

第六节　应激的管理

一、概述

应激是一个多因素的集合概念，涉及应激刺激、应激反应、认知评价、应对方式、社会支持、个性特征等等因素，应激被看作是一个作用过程，一个系统。应激系统模型中的各因素不是孤立的静止的，而是呈现互动的关系和动态的发展平衡，其中认知评价和人格特征是关键因素和核心因素。因此，应激的管理也是一个系统，是多维度的，针对应激涉及的各个因素和作用过程的环节，有诸多具有可操作性的管理"窗口"。根据应激系统模型，针对某一因素的应激管理，可以"牵一发而动全身"，打破恶性循环链条,促进恶性的动态平衡向良性的动态平衡转化。而从不同层面同时针对多种因素的应激管理是一个系统工程,收效可能更大。本节就应激的管理问题,首先从应激涉及的各因素入手列出诸多具有可操作性的应激管理窗口,然后系统的阐述,提出一套具有可操作性的应激管理方案的思路供参考,并重点引入"应激易感模型"的概念。

二、应激的管理的切入点

(一) 针对应激源的管理

应激源(生活事件、慢性压力)包括生物、心理、社会和文化等方面的刺激,按照应激刺激的持续时间可分为急性生活事件和慢性压力(Pearlin,1989),按现象学分类包括疾病问题、职业问题、家庭问题、人际关系问题和经济问题等。

"适度的"应激刺激对提高个体面对应激刺激的适应能力是有帮助的,而既然应激刺激是不可避免的,这种"预防接种效应"显然是有益的。Antonovsky(1979)首次提出有益健康模型理论,其核心概念称为"心理统合感"或者"心理凝聚感",是指个体内部稳定的对生活的总体感受和认知的一种心理倾向,具有这种心理倾向的人拥有一种深入、持久并具有动力性的自信心。"心理统合感"是个体通过应对过去人生经历中遇到的种种挑战和刺激的结果而获得,从而使个体具有应对更大的应激刺激的能力;而那些生活经历非常平稳、常规、可预测(相对无生活事件、无应激刺激)的个体遇到生活事件时应对能力是差的,从而对应激引起的健康问题更加易感。

很多应激刺激受自然、社会规律支配,其存在是客观的,对个体和特定群体而言都具有一定程度的不可控制性。一方面生老病死、自然灾害很大程度上是自然发生的,不受人类的主观意愿控制,而生老病死作为生活事件,相关的应激过程是不可能也没有必要完全消除。另一方面,对于个体而言,"社会事实"的存在是客观的,是一种个体之外的、超越个体的社会存在。

虽然"必要的痛"是不可避免的甚至可能是有益的,但"不必要的痛"在一定程度上是能够减少的。如针对某些职业应激的健康促进项目,能够减少特定人群中特定的"客观"应激刺激,如工作时间制度相关的慢性紧张、与家人共处的活动减少等,从而减少应激相关的心身疾病。

此外,发生在一个人身上的生活事件通常不是单个的生活事件,而是一系列生活事件,或一个生活事件之后的一系列相关生活事件。例如一个女性在经历"确诊为乳腺癌"这个生活事件之后,很可能经历"手术切除乳腺""化疗进一步损害形象""从工作状态变为住院状态(角色转换)""治疗期间与家人分开(家庭问题)""住院费用支出(经济问题)"等一系列相关生活事件。有研究提示,生活事件在时间上的累积效应对健康是有害的。而且,持续时间很长的慢性压力对个体的身心健康产生严重影响,如研究显示,角色限制,即指一个人被困在不愉快的工作或婚姻中,能够对人产生重大影响,因为这些角色是非常重要的。因此,在个人层面的应激管理上,需要对一个人的生活现状有系统和全面的了解,将其置于大的生活框架中,获得包括家庭生活、工作情况、人际关系、经济状况、健康状况等方面的详细信息。

(二) 针对认知评价的管理

对生活事件的认知评价直接影响个体的应对活动和最终的心身反应性质和程度,是生活事件到应激反应的关键中介因素之一,但目前尚缺乏经典的用于对生活事件做出认知评价的测量工具。然而,各种以被试者主观估计应激强度的生活事件量表已部分结合了对个人认知评价因素的量化。前文提到,在心理卫生研究工作中,也可以采用问卷或访谈的方法,让被试对有关事件的认知特点一一作出等级评估。而且,目前一些应用比较成熟的心理测查工具如明尼苏达多项人格测试(MMPI)能够对个体的一般性认知特点有很好的反映,如偏执分对绝对化思维、僵化、"非故意的把个人的不幸归之于外部的情况"这类认知倾向的识别。认知评价是应激易感模型中的重要环节,且评价相对容易,可作为具有可操作性的对应激易感个体的筛选窗口。对于筛选出来的应激易感个体,也可进行认知层面的干预。因此,针对认知层面进行的筛选和干预可能对应激的管理有重要意义。例如,对初次确诊为乳腺癌的病人进行应激相关认知评价评估,筛选出应激易感个体,进行重点干预,从预防的高度增强个体的应对能力,减轻应激给个体带来的危害。

(三) 针对应对方式的管理

应对可以被直接理解成是个体解决生活事件和减轻事件对自身影响的各种策略,故又称为应对策略。应对是多维度的,应对活动实际上涉及到应激作用过程的各个环节,包括生理反应(如烟酒药物、肌肉放松)、认知评价(如否认、自评)、情绪反应(如焦虑、发泄)、社会支持(如求助、倾诉)等层面。从应对策略与个性的关系来看,可能存在一些与个性特质有关的、相对稳定的和习惯化了的应对风格或特质应对。例如,日常生活中某些人习惯于幽默,而有些人习惯于回避(借酒消愁)。以特质应对理念进行的应对研究曾被称为特质研究。

某些应对方式是建设性的,而某些应对方式是破坏性的。前文提到过,Snyder 和 Pulvers(2001)总结属于躲避应对、破坏有效的应对过程的因素有:反复沉思、过度的自我关注、拖延、敌对体验等;属于接近应对、加强有效的应对过程的因素有获得社会支持、寻求意义、使用幽默、与他人比较(向下比较)、暴露秘密、保持活跃、转移注意力和正念冥想,以及宽恕等。个体通常具有相对稳定的和习惯化了的应对风格,如果其应对风格是破坏性的,则应激更有可能对该个体带来破坏性的影响,换句话说,该个体具有应激易感性。例如,有些人习惯于用烟酒或其他精神活性物质作为应对方式,来调节情绪,这种应对方式对情绪改善可以具有即刻的生理心理效果,但从长远效果来看,对个体的身心健康、社会功能等是具有破坏性的。

针对应对方式的管理的意义在于,虽然应对方式作为一种特质或习惯是不易改变的,但是个体的应对风格是可以改变的。利用特质应对问卷一类的量化工具筛选出习惯于破坏性应对方式的个体,通过有针对性的干预使他们用建设性的应对方式代替破坏性的应对方式,能够降低个体的应激易感性,达到预防应激相关心身疾病的目的。因此,针对应对方式的管理是具有可操作性的管理窗口之一。

(四) 针对社会支持的管理

社会支持是个体与社会各方面的联系程度,是应激作用过程中个体可利用的外部资源。社会支持系统好的个体倾向于比没有社会支持或很少社会支持的个体健康问题少。自从 20 世纪 70 年代起,社会支持对躯体健康的影响开始引起行为和医学研究者的兴趣,尤其是 1979 年一个 9 年的前瞻性研究发现"社会整合"指数,包括婚姻状况、朋友、邻里关系、参加正式或非正式团体等内容,与死亡率有关。

一方面,社会支持,包括主观体验到的支持,具有减轻应激的作用。如,对经历失业、应激性生活事件、性侵犯和职业应激、无家可归和自然灾害的人群的研究表明社会支持能起缓冲应激的作用。另一方面,社会隔离、缺少社会联系或社会规范控制本身可以成为非常强大的应激刺激。如,缺乏社交技能、或缺乏社会支持,可以导致孤独、无望、焦虑和抑郁,以及持续的误解和失望。

Moss(1973)强调了小组对个体的社会支持作用,在小组中个体能获得归属感、被接纳感、被需要感,这些主观感觉对健康感和减轻紧张症状是至关重要的,有助于减少应激带来的心身疾病和问题。另外,成员较少的小组容易就应对方式达成共识,形成小组规范,从而减少不确定性给个体带来的焦虑。

针对社会支持的管理:筛选缺少社会支持的应激易感者作为重点干预对象;架构针对特定应激刺激的社会支持平台,如促进乳腺癌病人自助/互助小组、特定职业相关应激自助/互助小组的形成和运行、提高心理咨询服务的可获得性等。侧重于社会技能技巧训练的团体治疗(如应用于大一新生中缺少社交技能和社会支持的个体)、针对特定危机事件的团体治疗(如应用于自杀者自杀后周围相关小群体的团体治疗)等形式的团体治疗可以成为系统的应激管理中的重要管理模块。

(五) 针对个性特征的管理

这里的个性特征是指个体的人格层面。人格特征是应激系统模型中是核心因素,是个体层面的应激管理需要考虑的重要内容。

(六) 针对应激反应的管理

Moss(1973)指出,处理应激性的信息的过程能够带来中枢神经系统、自主神经系统和神经内分泌系统的改变,这些改变使某些人对疾病的易感性增加,而最脆弱的是那些生理反应很容易唤起并且反应较强烈深入和持久的个体。从生理层面的易感性入手,可以利用客观的测量,如测量心率、血压、手掌皮肤湿度、尿 17-羟基皮质酮水平等,来筛选出在实验条件下处理应激性的信息的过程中生理反应较强烈深入和持久的个体,为干预创造条件。值得特别指出的是,作者的临床经验表明,对平静状态下的心率变异度的客观测量能非常好的反映出自主神经功能状态,与临床观察到的个体对应激的"心理承受能力"有很好的相关性。而对心率变异度的测量具有无创、时间短、设备简单、容易操作、费用低等特点,很适合用于对人群的筛选。

根据作者的临床经验,很多精神科疾病与内科疾病共病者,如精神科门诊病人中同时患有高血压病、高脂血症和(或)糖尿病者,在经过恰当的精神科药物和(或)心理治疗后,原有的内科疾病病情得到好转。例如伴有高血压病的病人的血压水平下降,可以减少降压药的种类或剂量,甚至停用降压药也能使血压维持在恰当的水平。这种现象在没有使用具有降低血压副作用的精神科药物的时候也能观察到,可能与病人焦虑水平下降有关。这些临床观察提示,在系统的应激管理方案中,记录常见心身疾病的病情变化对于监测评价应激管理的干预效果可能是一个有应用价值的变量。

三、应激易感模型

应激易感模型是一个概念,简言之就是通过各种定性定量的方法(如对生理指标的客观测量、各种心理测量量表等)在人群中筛选出应激易感者(或者叫做脆弱的个体)并进行多种途径的干预。"应激易感性(vulnerability of the individual exposed to stressful stimuli)"这个概念是 20 世纪 70 年代提出来的,根据 Cassel(1976)的假设,个体的抵抗能力对于应激对健康的影响来说是一个关键因素。在 Cassel 看来,决定个体的抵抗能力有两个基本因素,即应对的能力和社会支持。

(一) 生理层面的易感性

1. 生理反应　可作为从生活事件应激源至躯体疾病的中间环节或中介机制。例如研究发现工作中缺乏社会支持与心血管疾病发生具有相关性,通过心血管反应如心率、血压的变化来介导。

2. 个体差异　个体差异性使某些个体在生理层面表现出比其他个体更容易罹患应激相关的躯体疾病。来自遗传学研究的强有力的证据表明,基因和分子水平上应激的遗传易感性(genetic predispositions)是真实存在的,Weiner 指出,应激性情景能够诱发遗传易感性素质,从而使个体表现出精神障碍和其他心理问题。与基因多态性有关的中枢神经系统 5-HT 功能下降可能是一种应激遗传易感性素质。Moss(1973)指出,处理应激性的信息的过程能够带来中枢神经系统、自主神经系统和神经内分泌系统的改变,这些改变使某些人(对应激源出现强烈且持久的反应)对疾病的易感性增加。

个体差异性不仅局限于某些生理层面,在心理层面及性格特征的个体差异性(如敌对、易怒、疑心大、悲观、抑郁、绝望等)同样影响个体对疾病的易感性。有时生理及心理的个体差异性可伴随存在。如在实验条件下诱发被试愤怒,行明尼苏达多项人格测试,结果提示敌对因子分高的受试者,白昼尿儿茶酚胺水平较高,β 肾上腺素受体下调,交感神经介导的心血管反应更加强烈,表明他们在日常生活中交感神经活动水平较高。

3. 生理层面的应激易感性的指标　目前常采用的生物标记测量简单易行、无创、客观,在实践中可操作性好,能够与病人相对主观的心理测量量表结合,相互印证。

(1)心率和血压(heart rate & blood pressure):监测心脏的跳动频率,体循环的动脉血压,可了解病人的基本生命体征。持续的心率或血压升高可能是慢性的自主神经活动唤起的迹象,而由于对心率和血压的测量客观、简单、无创,适合用于应激易感者筛选系统。

(2)心率变异度(heart rate variability, HRV):心率变异度是指逐次心跳周期差异的变化情况,反映神经体液因素对窦房结的调节作用,即反映自主神经系统交感神经活性与副交感神经活性及其平衡协调的关系。在副交感神经活性增高或交感神经活性减低时,心率变异度增高,反之相反。作为一个客观生理指标,与个体对应激的"心理承受能力"有很好的相关性,能够在一定程度上反映个体的精神心理障碍的轻重和社会功能损害程度。研究发现,焦虑症病人 HRV 减少,即副交感神经调控的减少,交感调控增加。

（3）其他有实践意义的生物指标:其他比较好的生物标记有手掌皮肤电阻、尿肾上腺皮质激素水平和儿茶酚胺水平、血脂指标,以及疼痛敏感性检查(利用弹簧压痛仪)等。

（二）心理层面的应激易感性

1. 心理层面的应激易感性   涉及认知、情绪、行为、人格特点等多方面。一个人通常有相对固定的认知、情绪、行为模式。

在认知层面,绝对化倾向如"非黑即白"、追求完美的倾向,愤世嫉俗倾向如"这个世界对我是不公平的",以偏概全"世界上所有的男人都是负心汉"、负性偏倚倾向如对应激源的过度反应、灾难化"已经走到世界末日"等等,在对应激的认知评价环节作用于整个应激过程和系统,由应激模型可知,最终将引起心身反应。

在情绪层面,很多证据表明应激的情绪反应与躯体疾病相关。如应激时常见的情绪反应——抑郁、焦虑、愤怒、恐惧均能诱发心血管疾病发生。

在行为层面,应激时过度饮酒、过度进食、服用大量的精神活性物质、缺乏运动,退缩等不良行为方式可以作为一种中间机制促使应激相关躯体疾病的发生、发展。

在人格特点方面,如"神经质(neuroticism)"倾向的人常出现情绪不稳、容易体验到负性情绪如焦虑、抑郁、易激惹等,在认知特点上倾向于把模糊的中性信息理解为负面的信息等。这样的人格特点将自身置于更多的应激刺激之中,常经历或"感受到"更多的人际冲突;在面临"相同"的应激刺激时由于对应激刺激的认知评价特点等原因而比一般人体验到更多的负性情绪;从应对的角度看,社会支持资源可能不够。

2. 心理层面的应激易感性测量

（1）明尼苏达多项人格测试(MMPI):MMPI 对指导精神科诊断及药物、心理治疗具有很好的参考价值。MMPI 包含 10 个临床量表及 4 个效度量表。10 个临床量表从 10 个不同症状进行区分,分别是疑病(Hs)、抑郁(D)、癔症(Hy)、精神病态(Pd)、男性化-女性化(Mf)、妄想狂(Pa)、精神衰弱(Pt)、精神分裂(Sc)、轻躁狂(Ma)、社会内向(Si)。MMPI 能较好地反映病人的某些认知模式,与临床获得的印象相互印证。MMPI 与 SCL-90、心率变异度测量结合起来,反映出的模式对指导临床工作有重要意义。

（2）其他心理测量量表:如焦虑、抑郁自评量表、90 项症状自评量表(SCL-90)、艾森克性格量表以及汉密尔顿抑郁、焦虑症状量表和用于自杀风险评估的量表等。

（三）社会层面的应激易感性

1. 社会层面的应激易感性   对生活事件的研究显示,处于社会经济标尺的底层的人面对负性应激源,其情感抵抗力尤其脆弱。人群中社会经济地位较低的人伴发冠心病风险和各种原因死亡率上升。社会经济地位较低的阶层不仅常经受更多的生活事件,而且应对的资源及社会支持最少。Evans(1994)认为社会等级与应对危机的能力之间存在相关性,一个人的社会地位越高,其可选择的应对方式及社会支持越多,这种应对的优势随社会阶梯的降低而成比例的降低。Evans 认为,个体所处的"微环境(microenvironment)",即家庭和工作中的各种关系,会影响个体躯体健康。不同性别之间也有重要差异,女性更容易受家庭相关的负性事件的影响而男性则更容易受工作和经济问题的影响。

社会层面的应激易感性还体现在可获得的社会支持,根据缓冲作用假说,即当个体经历应激事件后,社会支持能够通过各种途径协助个体应对危机,如情感支持能缓解孤独和无助感,经济支持可以帮助个体缓解现实困难等。根据独立作用假说,社会联系和社会支持是基本的人性需要,缺乏社会支持本身就是一种应激,将带来不利的身心反应。这两种假说从不同角度对社会支持的心身效果作用机制做出了解释。1987 年对整个瑞典人群的流行病学研究证明,除去年龄、初始病情、社会阶层这些混淆因素的影响之后,低度的社会支持与中度或高度的社会支持相比,心血管疾病死亡风险仍提高40%。

2. 社会层面的应激易感性的测量   社会层面的应激易感性测量涉及的变量可包括社会人口学

特征、生活事件和社会支持等。

四、系统的应激管理方案

（一）概述

应激管理方案作为一个系统工程,整体框架上应包括群体层面的应激管理和个体层面的应激管理两个层面。而且这两个层面是结合在一起的。无论是群体层面还是个体层面的管理,系统的应激管理方案的具体成分应包括针对应激的各种相关因素的管理,如针对应激刺激的管理、针对认知评价的管理、针对应对方式的管理、针对社会支持的管理、针对个性特点的管理,以及针对应激生理反应的管理等,全面涵盖应激易感模型中的生理层面、心理层面和社会层面。从过程程序来看,至少应包括干预前评估、干预、干预后评估(干预后可能不止一次)三道程序。

"管理模块"和"系统管理"是非常重要的理念。管理模块的理念是指将一个系统工程一层一层的分解为不同层面的模块,直至最后成为可操作可执行的模块。例如,"筛选应激易感者"可作为一个大而模糊的模块,可分解出"确定具体的筛选工具和指标,开发筛选系统"这个更具体的模块,可能进一步分解出"根据科研数据和实践经验选择筛选工具和指标""培训人力资源、开发计算机软件、建立远程管理系统"等更接近执行层面的模块;又如"培训人力资源"这个模块最终可分解出一个"编写教材"的可执行模块。

（二）群体层面的应激管理

群体层面的应激管理包括识别特定问题和需要干预的特定群体(如易感者)并进行有针对性的干预,以及从物理环境、制度环境、资源环境等途径进行的可看作是"健康促进"的宏观干预。群体层面的应激管理作为一个系统工程,超出精神卫生和心理治疗工作者的常规工作范围,参与者包括政策制定者、其他医学工作者、社会工作者等多种成分。

例如,20 世纪 90 年代起,中国农村地区出现与节育手术有关的身心症状问题,接受节育术的农村妇女出现群体癔症性下肢瘫痪。针对这一身心症状进行的研究表明,情绪不稳定倾向、心理暗示性高、疼痛敏感性高以及较多负性生活事件能在一定程度上预测接受节育手术的妇女术后身心症状的严重程度和持续时间。对筛选出的具有应激易感素质的个体进行干预可减少身心症状的发生。除此之外,较差的手术环境和选择产褥期进行手术是影响节育术后身心症状恢复的主要因素。通过改变节育手术的时间、地点及提高医护人员的技术水平和改善医患互动方式可减少手术后的身心症状。这一研究提示,通过系统的应激管理方案可降低应激易感者的心身症状(刘破资等,2002)。

（三）个体层面的应激管理

个体层面的应激管理是分层次的,包括"医学干预"和"自我调节"。医学干预是对"个案"的处理,如症状识别、评估诊断、药物治疗、个体心理治疗、小组治疗等。对每个个案的处理也应该是系统的和全面的。自我调节是没有专业人士介入的个体层面的应激管理。医学干预从精神科临床管理角度可分为"医学指导性咨询"和"医学干预性咨询"两种模式,两者的差别主要在于前者给予病人和家属较大范围的自主性,而后者是在建立和维持高质量的治疗关系基础上,提高病人和家属治疗的依从性。临床实践中,可根据个体的具体情况选择进入的临床管理模式。"医学指导性咨询"可根据病人的病情给病人提供一些治疗干预的选项,由病人自主决定;"医学干预性咨询"则在良好治疗关系的基础上,使病人和家属配合药物治疗(经评估认为药物治疗对病人非常必要,利远大于弊)。

应激相关的自我调节方法有很多,如合理休息、饮食,通过运动缓解焦虑、抑郁情绪,寻求社会支持等。应激相关的自我调节对于非精神障碍者和处于稳定期和康复期的精神障碍病人的身心健康有重要意义。

（刘破资）

第七章　心　身　疾　病

第一节　心身疾病概述

一、心身疾病的概念

（一）心身疾病及相关概念

心身疾病（psychosomatic disease）：又称心理生理疾病（psychophysiological disease），是指心理社会因素在发生、发展与转归上起着重要作用，有明确的病理基础、器官出现了形态学改变或组织改变的躯体疾病。围绕心身疾病近年来出现了许多名词，如心身反应、心身障碍等等，但严格地讲这些术语的涵义是有差别的，不能混为一谈。

心身反应：又称心理生理反应，指由心理刺激或情绪活动引起的生理反应，如恐惧时会引起或伴发血压、心率和呼吸的变化；愤怒时胃酸分泌量和胃黏膜血流量改变等，它们呈一过性，一旦情绪刺激物移除，心身反应便会消失。

心身障碍：又称心理生理障碍，是心身反应的进一步发展，是在不良心理因素的长期作用下，引起的相对持续时间较长的一种障碍。但此阶段所发生的，只是量的变化，是可逆性的，而非质的变化，并无实质性的、组织性的损害。

（二）心身医学与心身疾病

关于心与身的关系，即精神与躯体的关系，一直是医学关注的内容。祖国传统医学很早就注意到形与神是相互依存、不可分割的统一体。《黄帝内经》里就指出："心者，五脏六腑之主也……，悲哀愁忧则心动，心动则五脏六腑皆摇"，提出了人的情绪反应可以影响内脏的观点。西方医学创始人希波克拉底（Hippocrate）早在公元前400年便已经注意到心理因素和气质因素对人体的影响。他指出："知道患有某病的是什么样的人，比知道某人患了什么样的病重要得多"。虽然在其后的各种理论中对心身关系也有相应的论述与发展，但都仅停留在朴素的哲学观点基础上，真正现代心身医学的建立则是在20世纪初。

20世纪20～30年代是心身医学的早期发展阶段。在这个时期里，弗洛伊德（Freud）的心理动力学理论被引入心身医学领域，认为潜意识的心理冲突在某些躯体疾病的发生发展中起重要作用。其代表人物亚历山大（Alexander）提出了著名的"特殊冲突理论"，认为潜意识里被压抑的心理冲突可以伴随有某些躯体疾病，如对感情的强烈心理冲突，能引起胃的过度活动，可导致体质脆弱者罹患十二指肠溃疡；过度的忧伤和依赖情绪可导致支气管哮喘；被压抑的愤怒可导致高血压等。美国著名的生理学家坎农（Cannon）发现情绪状态对机体的生理过程有明显的影响作用，形成情绪生理学说。他认为，由互相协调的生理过程维持着机体内部的相对稳定状态，称为内稳态，但如机体遭遇到重大或长期的干扰时，通过情绪的作用，内稳态会发生失衡，最终导致疾病。俄国生理学家巴甫洛夫（Pavlov）通过大量的动物实验，创建了条件反射学说，提出了心理因素影响躯体功能的原因在于中枢神经系统的调节作用。加拿大生理学家塞里（Selye）在30年代提出了著名的应激学说，他发现各种外界的应激源作用于机体，可以引起机体的一系列非特异性的反应，称之为"全身适应综合征"（general adaptation syndrome，GAS）。Selye认为GAS与刺激类型没有关系，而是机体垂体-肾上腺皮质轴兴奋所引起的生理变化，是机体对应激所作出防御反应的普遍形式。上述的实验生理学的研究，大多仅限于动物的研究。到了20世纪50年代，著名学者沃尔夫（Wolff）通过对胃造瘘伴有胃黏膜疝病人的长期观察,发现了情绪影响生理功能并可引起功能紊乱的客观事实。他认为情绪因素在一些躯体疾病中起着重要作用,提出了情绪对器官生理功能的影响,不仅取决于精神因素,还与易感素质和人格特征等遗传倾向有关,从此开创了医学的新领域——心身医学。

近些年来,心理-神经-内分泌-免疫的相关研究不断取得进展,此外,计算机图形处理与神经影像技术的飞速发展为研究情绪和疾病的通路提供了有效的方法。总之,现代的心身医学,无论是方法还是手段都是早期研究所无法比拟的,而且涉及的课题和内容也更加广泛,并已大量应用于临床,或者以咨询和行为医学的形式出现。因此,当代心身医学体现了人们在健康或疾病研究中对心理-社会-生物因素相互作用的认识,也是医学心理学研究的重要内容之一。

（三） 心身疾病概念的演变

随着研究的深入,心身医学的概念一直在变化发展和延伸。从美国精神疾病诊断与统计手册(DSM)来看,DSM-Ⅰ(1952)设有"心身疾病"这一单独的疾病单元;DSM-Ⅱ(1968)被更名为"心理生理性自主神经与内脏反应",并按累及器官进行分类;DSM-Ⅲ(1980)及 DSM-Ⅲ-R(1987)中,心身疾病被纳入"影响躯体状况的心理因素"之中。DSM-Ⅳ(1994)则将心身疾病相关内容列入"影响医学情况的心理因素",是指对医学疾患有不良影响的心理或行为因素。DSM-5(2015)中,"影响躯体状况的心理因素"被归入"躯体症状及相关障碍"。DSM-5 的分类反映了心身相互作用的关系,并要求人们同时兼顾心、身两个方面。

如 DSM 一样,WHO 制定的 ICD 也曾有过"心理生理障碍"及"精神因素引起的生理功能"的分类。目前,ICD-10 将传统的"心身疾病"分别纳入不同分类,归为"神经症、应激相关的及躯体形式障碍"(F4),还有一些内容被分散在"伴有生理紊乱及躯体因素的行为综合征"(F5)以及其他分类中。即将出版的 ICD-11 中将"心身疾病"分别纳入"神经症、应激相关的及躯体形式障碍"以及"疾病伴有的心理及行为因素"以及其他分类之中。

在 1958 年,我国的精神疾病分类中并没有心身疾病。1981 年《中华医学会精神病分类》将"心身疾病"列入第十三类。1995 年《中国精神疾病分类第 2 版修订版》(CCMD-2-R)取消了心身疾病分类,相关内容归类至"与心理因素有关的生理障碍"(分类 5)和"神经症及与心理因素有关的精神障碍"(分类 4)之中,另有部分归入"儿童青少年精神障碍"之中,此种情况一直延续至 CCMD-3。

日本、德国和美国等国对心身疾病也很重视。1992 年,日本心身医学会将心身疾病定义为"躯体疾病中,其发病及经过与心理社会因素密切相关的,有器质或功能的病理过程。神经症(如抑郁症)等其他精神障碍伴随的躯体症状除外"。德国和美国的心身医学由于不同起源,到目前为止,心身医学亦没有统一的定义。大致存在这几种定义:①心身医学是精神医学的一个特殊领域或亚专科,基本等同于会诊-联络精神病学(consultation-liaison psychiatry,CLP),其从业者主要是精神科医师,目的是在复杂的非精神科疾病病人中识别诊断和治疗并发或共病的精神障碍及相关疾病;②心身医学是医学的分支,是与精神科、内外科相互独立的一级学科,主要在于德语国家使用;心身医学是处置病人的整体医学方式或手段。该定义指的是在诊断和治疗过程中全面考虑生物、心理和社会因素的共同作用,适用于包括精神医学在内的所有临床医学专科。

美国精神病学家 Cobb S 曾指出:"心身医学将丧失其存在的独立性,它在分科研究中的目的和作用作为母体吸收到一般医学中,成为医学的共同财产"。总之,心身疾病概念在目前的权威性心理障碍分类体系中已然消失,并被其他概念所取代,但其"精髓"却早已融入了整个临床实践之中。

（四） 心身疾病的分类

为了便于理解,本教材将心身疾病按照器官系统进行分类如下:

1. **心血管系统的心身疾病**　冠状动脉粥样硬化性心脏病、阵发性心动过速、心律不齐、原发性高血压、原发性低血压、雷诺病等;

2. **呼吸系统的心身疾病**　支气管哮喘、过度换气综合征、神经性咳嗽等;

3. **消化系统的心身疾病**　胃、十二指肠溃疡、溃疡性结肠炎、肠易激惹综合征、神经性厌食、神经性呕吐等；

　　4. **内分泌系统的心身疾病**　甲状腺功能亢进、糖尿病、艾迪生病等；

　　5. **泌尿生殖系统的心身疾病**　夜尿症、神经性尿频、勃起功能障碍、性欲减退、早泄、痛经、月经紊乱、经前期紧张症、功能失常性子宫出血、功能性不孕症等；

　　6. **肌肉骨骼系统的心身疾病**　类风湿关节炎、慢性疼痛、痉挛性斜颈等；

　　7. **神经系统的心身疾病**　紧张性头痛、血管性头痛等；

　　8. **皮肤系统的心身疾病**　神经性皮炎、慢性荨麻疹、多汗症、瘙痒症、湿疹等；

　　9. **外科的心身疾病**　器官移植综合征、整形术后综合征等；

　　10. **儿科的心身疾病**　遗尿、口吃等；

　　11. **眼科的心身疾病**　原发性青光眼、眼睑痉挛等；

　　12. **耳鼻喉科的心身疾病**　梅尼埃病、咽异感综合征等；

　　13. **口腔科的心身疾病**　特发性舌痛症、颞下颌关节紊乱综合征等；

　　14. **恶性肿瘤**。

　　以上各类疾病，均可与应激相关，其发生、发展以及转归均涉及心理、社会因素，心理干预有助于疾病的康复，这种对疾病的整体观念符合生物-心理-社会医学模式的发展和需求。

二、心身疾病的发病机制

　　心身疾病的发病机制较为复杂且相关研究不断更新，目前的研究主要包括心理学机制、生物学机制以及综合的作用机制等。

　　1. 心理学机制

　　（1）心理动力学理论：心理动力学理论重视潜意识心理冲突在心身疾病发生中的作用，认为个体特异的潜意识特征决定了心理冲突引起的特定的心身疾病。心身疾病的发病共包括三个要素：①未解决的心理冲突；②躯体器官的脆弱易感性；③自主神经的过度活动性。心理冲突多源于童年时代，常常被潜抑在潜意识之中，在个体的成长过程中，由于应激因素（如生活变故等）的刺激，这些冲突会重新出现。如果这些复现的心理冲突缺乏合适的宣泄途径，就会由过度活动的自主神经系统引起相应的功能障碍，造成所支配的脆弱器官损伤（Alexander F）。

　　目前认为，潜意识心理冲突时通过自主神经系统功能活动的改变，造成某些易感器官的病变而致病的。例如心理冲突在迷走神经功能亢进的基础之上可造成哮喘发作、溃疡病等；在交感神经功能亢进的基础上可造成原发性高血压、甲状腺功能亢进等。因此，只需查清致病的潜意识心理冲突即可明确其发病机制。该理论的缺陷是过度夸大了潜意识的作用和影响。

　　（2）心理行为学理论：巴甫洛夫经典条件反射的著名的狗的唾液分泌反射实验说明条件反射是一种独立的生理反应。行为学习理论认为某些社会环境刺激引发个体习得性心理和生理反应，表现为情绪紧张、呼吸加快、血压增高等，由于个体素质的问题，或特殊环境因素的强化，或通过泛化作用，导致这些习得性心理和生理反应可被固定下来，最终演变成症状和疾病。例如先将动物置于一封闭箱内并给予反复电刺激，然后进行逃避学习训练，会发现动物不逃避电击，即使示意逃避过程，动物训练成绩依然不好，说明它仍然固守无效的应对方法而不做新的尝试，此类似临床抑郁的情绪表现，这就是习得性无助（learned helplessness）。

　　心身障碍有一部分属于条件反射性学习，也可能是儿童模仿学习的行为结果。例如哮喘儿童可因哮喘发作会获得父母的额外照顾而被强化，这与社会学习理论中的观察学习和模仿相关。Miller等关于"植物性反应的操作条件反射性控制"的实验，说明人类的某些具有方向性改变的疾病可以通过学习而获得。例如血压的升高或降低、腺体分泌能力的增强或减弱、肌肉的收缩等。被广泛地应用于心身疾病治疗的生物反馈疗法以及其他行为治疗技术均是基于此原理而提出的。

　　（3）心理认知理论：认知是心理过程的重要方面，认知是指个体通过感觉器官对外部信息的接受、传导、编码储存、提取,以及不断加工、反复利用,形成经验的过程。认知理论认为,事物本身的意义在于个体对它的认知和评价。认知不仅与行为关系密切,同时也是情绪产生的必要条件。Sifnoses等通过对传统的心身疾病的临床观察提出"述情障碍"与心身疾病的发生密切相关。"述情障碍"常常用于难以体验和表达情感的病人,指的是幻想和象征性思维能力的缺乏,难以识别和描述情感,以及难以区分情感和躯体感觉。而这些往往都与个体对于躯体和情感的认知相关,属于认知的范畴。"述情障碍"的产生与心理社会因素密切相关,主要包括童年期的不良经历和负性体验、家庭环境、社会文化因素等。

2. 生物学机制

(1)神经生理学机制

1)大脑皮层(以及边缘系统):心理活动依赖于大脑,是脑的功能以及外部世界的反映。心理应激作为一种信息,经过人体相应的感受器的传入神经到达大脑,在大脑加工和存储,形成高级心理功能认知和评价,并产生一定的情绪反应和生理变化。情绪反应和生理变化相互作用,通过反馈又可以作为新的刺激,进一步使中枢神经活动发生变化。

2)大脑皮质联合区的信息加工:大脑皮质联合区将输入信息通过与边缘系统的联系,转化为带有情绪色彩的内脏活动,通过与运动前区的联系,构成随意行为传出。传出信息触发应激系统引起生理反应,渐而致心身疾病的发生。

3)神经递质:大脑内神经环路的调节和传导通过神经递质为媒介,神经冲动使突触前膜释放递质,进入突触间隙,与突触后膜相应位点结合,将冲动从一个神经元传递到另一个神经元。重要的中枢神经递质有去甲肾上腺素(NE)、乙酰胆碱(Ach)、5-羟色胺(5-HT)、γ-氨基丁酸(GABA)、多巴胺(DA)、和儿茶酚胺、肽类等。应激状态可以明显地影响脑内神经递质的生化合成与代谢过程并发挥反馈调节作用。如在应激状态下,脑内儿茶酚胺浓度增加。

4)自主神经系统:包括交感和副交感神经系统,它们与内脏功能的调节密切相关。正常情况下,交感和副交感神经处于相互平衡和制约中,共同协调和控制身体的生理活动,如心率、呼吸、血压、消化以及新陈代谢等。但是,当遭遇紧张情景时,交感神经系统兴奋,心跳加快,血压升高,若交感神经功能活动异常增强和持续时,可导致全身小动脉长期痉挛和硬化,血压持续上升,导致不可逆的改变,渐而引起心身疾病。

(2)神经内分泌机制:内分泌系统在维护机体内部环境稳定以及机体适应环境中起着重要的作用,激素分泌过多或过少都会引起机体生理代谢的改变。下丘脑能分泌一些肽类激素的释放因子,释放因子作用于垂体,释放相应的促激素,促激素分别作用于外周靶腺,而产生相应的激素。在应激状态下,肾上腺皮质激素、肾上腺素、去甲肾上腺素、甲状腺素、生长激素及抗利尿激素增高;在机体休战状态下,胰岛素、性激素趋于升高。外周内分泌激素的改变又可以通过反馈机制影响下丘脑的激素分泌。

(3)神经免疫学机制:目前有充分证据表明心理应激可改变免疫调节影响人体健康,临床免疫失调可导致疾病风险增加。当下丘脑-垂体-外周靶腺处于持久激活状态时,可导致激素分泌紊乱、失调,引起机体一系列免疫功能障碍。①胸腺功能失调,影响 T 淋巴细胞的成熟;②抑制抗体反应,血液中抗原潴留;③降低巨噬细胞的活动能力,使免疫性细胞的反应失效;④干扰淋巴细胞的再循环,导致淋巴组织的退化;⑤抑制 γ-球蛋白的形成;⑥使嗜酸性细胞下降;⑦降低抗体的活动能力,不能即时消灭增殖的病菌,最终影响机体对病毒、细菌、过敏物质的抵抗力,免疫功能下降,病原微生物得以繁殖和渗透,导致机体患病。

(4)生活方式、遗传和环境的作用机制:心身疾病的发生,与生活方式的改变以及遗传和环境因素息息相关,如高血压、糖尿病、肥胖症等均与不良的生活方式直接相关。不良的生活方式、遗传基础以及环境交互作用导致 DNA 甲基化等为可能的发病机制。机体适应应激需求的能量储存有限,过度使用导致耗竭,加之强烈而持久的心理社会应激的作用便会导致心身疾病的产生。

三、心身疾病的诊断与防治原则

按照生物-心理-社会医学模式,心身疾病的诊断和防治都应该兼顾个体的心理、生理以及社会三个方面。

(一) 诊断原则

1. 心身疾病的诊断原则

(1) 疾病的发生包括心理社会因素,其与躯体症状有明确的时间关系;

(2) 躯体症状有明确的器质性病理改变,或存在已知的病理生理学变化;

(3) 排除精神、心理障碍。

2. 心身疾病的诊断程序

心身疾病的诊断程序包括:躯体诊断和心理诊断,躯体诊断的方法、原则与诊断学相同,心理诊断主要包括:

(1) 病史采集:对疑有心身疾病的病例,在采集病史的同时,应特别留意收集个体心理社会方面的有关资料,包括个人发展史、个性或行为特质、社会生活事件、人际关系状况、家庭或社会支持资源、个体的认知评价模式等,并分析这些心理社会因素与心身疾病发生发展的相互关系。

(2) 体格检查:与临床体格检查相同,但需要适当关注检查时病人的心理行为反应方式,有时可以观察病人对待体格检查和治疗的特殊反应方式,恰当判断病人心理特质上的某些特点,例如是否过于敏感、神经质等,以及不遵医嘱或强烈的情绪反应。

(3) 心理行为检查:对于初步疑为心身疾病者,应结合病史资料,采用晤谈、行为观察、心理测量或必要的心理生理学检查方法。所选的心理测验应着重测评病人的情绪障碍如焦虑、抑郁等。还可以采用适当方式评估其心理应激源、应对能力、社会支持等。评估结果有助于对病人进行较为系统的医学心理学检查,确定心理社会因素的性质、内容,评价它们在疾病发生、发展恶化以及转归中的作用。

(4) 综合分析:根据以上程序所收集的资料,结合心身疾病基本理论,对是否是心身疾病、何种疾病、有哪些心理社会因素其主要作用以及可能的作用机制等问题做出恰当评估。此外,在诊疗过程中,需要随时观察新的问题的出现,根据变化过程,及时调整并重新评估和采取新的干预措施。

(二) 心身疾病的治疗原则

对心身疾病实施心理干预应围绕消除心理社会刺激因素、消除心理学病因和消除生物学症状为主要目标。主要原则是心、身同治,但对于具体病例应有所侧重,主要包括:

1. 对于急性发病而又躯体症状严重的病人,应以躯体对症治疗为主,辅以心理治疗。例如对于急性心肌梗死的病人,综合的生物性救助措施是解决问题的关键,而那些存在严重焦虑和恐惧反应的病人应实施及时的心理干预。

2. 对于以心理症状为主、辅以躯体症状的疾病,或虽然以躯体症状为主但已呈慢性化的心身疾病,则可在实施常规躯体治疗的同时,重点安排好心理治疗。例如高血压、糖尿病、慢性消化性溃疡病人,除了给予适当的药物治疗外,应重点做好心理和行为指导等各项工作。

(三) 心身疾病的预防

心身疾病是心理因素和生物因素综合作用的结果,因而心身疾病的预防也应兼顾心、身两个方面。心理社会因素大多需要较长的时间作用才会引起心身疾病,因此心身疾病应尽早进行心理学预防。具体的预防措施应包括个人和社会两个方面:①个人预防:心身疾病的预防应从个体预防做起。个体预防表现为应该积极学习现代科学知识,加强个人修养,提高辨识能力,学会从不同角度观察和分析问题,培养健全的人格;有目的的完善个人生活经历,学会缓解心理压力的方法,提高个体的社会适应能力;积极建立和谐的人际关系,和谐的人际关系对于社会支持的获得,改善个体认知能力以及宣泄负性情绪方面具有重要意义;提高个体应对挫折的能力,能够在较强的应激下,学会运用成熟的心理防御机制,及时的消除应激的情绪反应,尽早恢复内心的平静等。②社会预防:社会预防是以预防心身疾病为目的,并通过改善个体社会生活环境而实现。社会预防是通过社会力量,为个体创造一个良好的工作环境,提高个体的社会认同感和价值感,从而形成良好的社会氛围,减少社会应激因素的产生。此外,在心身疾病的预防中也应注意识别心身疾病的易感因素,如明显存在心理素质弱点的人、有明显的行为问题者、持续处于应激源或出现情绪危机的个体以及存在心身疾病遗传倾向(如高血压家族史)或以及出现心身疾病先兆征象(如血压增高)的个体,则更加应该注意加强心理预防工作。

(张　宁)

第二节　常见心身疾病

一、原发性高血压

原发性高血压(primary hypertension)作为人类复杂性疾病,其病因是遗传与环境等多个因素交互作用的结果。流行病学调查表明,原发性高血压发病率总的趋势为发达国家高于发展中国家,城市居民高于农村,知识阶层高于非知识阶层,老年高于非老年,寡妇和鳏夫的血压高于配偶健在者,这里重点强调与心理社会因素相关的因素。

(一)心理社会因素

1. 不良行为因素　流行病学调查发现高血压发病率与高盐饮食、肥胖、缺少运动、吸烟及大量饮酒等因素有关。

2. 童年应激　童年期的应激如被虐待、社会隔离、低社会经济状态等可导致 HPA 轴的高功能状态,并影响交感肾上腺髓质系统和肾素-血管紧张素-醛固酮系统,同时使个体面对挑战时更易处于焦虑状态和上述神经内分泌系统处于高活动状态,这种状态可能持续到成年期,并将这一反应模式固着下来。因此临床上常常看到这些个体青春期血压偏高,这些人群未来罹患高血压的可能性高于一般人群。

3. 负性情绪　负性情绪(negative emotion)常作为高血压的诱发因素。如 Markorit 等对 123 例血压正常的人随访 18～20 年后发现,焦虑、愤怒情绪及发怒后抑制情绪的发泄可明显增加中年男性高血压的危险度,是高血压发病的一个预警因素。

4. 慢性应激　应激性生活事件与高血压有关。在第二次世界大战期间,被围困在列宁格勒达三年之久的人,高血压患病率从战前 4% 上升到 64%,长期慢性应激状态较急性应激事件更易引起高血压。而按社会经济状况、犯罪率、暴力行为的发生、人口密度、迁居率、高婚率等因素将城市区分为高应激区及低应激区,高应激区的居民高血压发病率高于低应激区。此外注意力高度集中,精神紧张而体力活动较少的职业,以及对视觉、听觉形成慢性刺激的环境,可能也是导致血压升高的因素,如在高应激水平下工作的空中交通管理员及纺织工人高血压发病率较高。

5. 人格特征　过分谨慎、顺从、愤怒的扭曲表达、好斗等人格特质与高血压的发病有关。在应对方式中受压抑的愤怒表达和过分的愤怒表达与高血压发病有关;在不良环境下(受教育程度低下、社会经济地位低下),采用积极应对方式的人容易患高血压。

6. 精神障碍　大量研究表明失眠、焦虑障碍、抑郁障碍、双相障碍等会影响血压、血压的调节及血管内皮细胞功能。

(二)原发性高血压的心理生物学机制(图7-1)

从上述疾病发生的示意图可看出,高血压是复杂性疾病,目前仍然没有确切的证据来阐述心理社会因素与高血压间的机制。

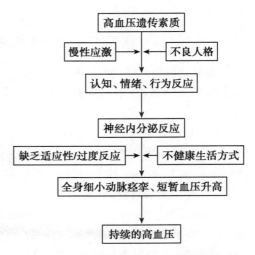

图7-1　原发性高血压的心理生物学机制示意图

目前的研究主要集中在：

1. 压抑和表达情感与血压的关系；

2. 心理社会因素与抗高血压药物的选择关系；

3. 明确与心理社会因素相关的高血压临床表型。

在高血压临床表型的研究中，从心身医学的角度更多关注高血压病人同时共患交感神经系统兴奋相关疾病；临床无法解释的严重血压升高；对利尿、钙通道阻滞药、作用于肾素-血管紧张素-醛固酮系统的抗高血压治疗抵抗；发作性和不稳定高血压，对 α 和 β 受体阻滞剂有效者。

（三）高血压病人的疾病行为特点

原发性高血压常常隐匿起病，病程较长，早期血压可波动在正常与异常间，病人在刚发现高血压时常紧张焦虑，随后常见的反应是忽视疾病，这与人们对疾病的认识不足、症状轻、疾病初期对病人社会功能影响小和身体对高血压状态的代偿性适应有关。当疾病导致机体代偿能力下降而再次产生症状时，会再度呈现紧张焦虑。

（四）高血压的健康行为教育和辅助治疗

对高血压病人的心理社会干预和健康行为教育处方是治疗高血压的基础。

1. **松弛训练**　松弛训练（relaxation training）是治疗高血压较常用的基础治疗，病人通过长期反复训练，掌握了全身主动放松时的个体体验，并逐渐做到很容易地再呈现这种心身状态，临床实验证明，长期的松弛训练可降低外周交感神经活动的张力，达到降低血压的目的。一些研究者报告了成功的病例对照研究：采用 24 小时连续动态监测血压的方法检测放松治疗和药物治疗对高血压的疗效，发现放松治疗加药物治疗优于单纯药物治疗。

2. **运动疗法**　多数研究指出耐力性运动训练或有氧运动训练均有中度降压作用。轻型高血压特别是缺乏运动的病人，可通过耐力性运动训练如快走、跑步、骑自行车、游泳、滑雪等达到降压、减肥和减少心脏并发症目的。有人还指出运动可提高高密度脂蛋白胆固醇防止粥样斑块形成。但患有中、重型高血压者应避免竞争性体育项目。

3. **对伴发的精神障碍进行积极治疗**　对持续存在焦虑和抑郁的病人，需选择适当的抗抑郁药物如选择性 5-羟色胺再摄取抑制剂（SSRIs）和抗焦虑药物进行治疗；并辅以认知行为治疗，改变其不良的行为和认知。对伴失眠、睡眠呼吸暂停综合征的病人也要积极对症治疗。

4. **改变生活习惯**　减轻体重、限盐、戒烟和控制饮酒是降压的有效措施。

5. **生物反馈**　是内脏学习的过程，血压成为一种能被病人"随意"操作的内脏行为，从而达到降压目的。

二、冠状动脉粥样硬化性心脏病

冠状动脉粥样硬化性心脏病（coronary atherosclerotic heart disease）指冠状动脉发生粥样硬化引起官腔狭窄或闭塞，导致心肌缺血缺氧或坏死而引起的心脏病，简称冠心病（coronary heart disease，CHD）。

（一）心理社会因素

1. **A 型行为模式（type A behavior pattern，TABP）**　1950 年由美国两位心脏病专家 Friedman 和 Rosenman 提出的概念，他们发现 CHD 病人大都有较高的成就欲望，富于挑战和竞争精神，容易发生无端敌意、争强好胜、不耐烦、有时间紧迫感等。Friedman 称其恼怒（aggravation）、激动（irritation）、发怒（anger）和不耐烦（impatience）为"AIAI 反应"。相对缺乏这些特点的行为被称为 B 型行为：特别有耐心的、谦虚的、放松的、有安全感的、有适当自尊的。

多年来，A 型行为是否是 CHD 的危险因素仍有争议，A 型行为中的愤怒和敌意在冠心病的发病中可能具有更重要的作用。研究发现愤怒和敌意是男性 CHD 预测因素，愤怒特质与 CHD 的总死亡率呈正相关。因此，对 CHD 病人愤怒和敌意的识别和管理非常重要。此外，有支配特质者与不仅与心梗和冠脉病变所致的猝死相关，也与冠脉造影阳性结果相关，而顺从者对心脏有保护作用；有时间紧迫感者患 CHD 危险度较对照组增加。但这些行为方式如何与冠心病相关并恶化其结局的机制尚不清楚,可能与自主神经功能改变相关。1 项对 18 个病例对照研究的荟萃分析表明,旨在减少 A 型行为的心理治疗可以改善冠心病的预后。1 年随访表明,当 A 型行为减少后,冠心病的预后显著改善。

2. **生活事件** 应激性生活事件(life event)常被作为冠心病发病的危险因素之一。许多回顾性调查显示,心肌梗死病人出现症状前的 6 个月 ~1 年内,其生活事件明显增多。处于应激环境中的移民比具有相同饮食习惯的原籍居民的冠心病发病率要高。战争、自然灾害后心肌梗死发生率或猝死增加,但急性应激后心源性猝死很难认定为冠心病,如纽约世贸中心遭到恐怖袭击后致死性心律失常的发生增加。

3. **冠心病与负性情绪** 抑郁障碍病人静息态心率增加和心率变异度下降。抑郁障碍病人冠心病的患病率是正常人群的 2 ~3 倍,而冠心病病人中抑郁障碍的时点患病率为 17% ~22%,是普通人群的 3 ~4 倍。心导管术后 1 年以内出现抑郁发作是以后出现严重心脏事件发作的独立危险因素,而与现有心脏疾病的严重程度、左室射血分数以及吸烟没有关系。最近的一项对已经发生了心肌梗死病人的前瞻性研究发现,抑郁是心肌梗死病人 6 个月内死亡的独立的危险因素。对这些因心肌梗死而住院的病人进行 18 个月随访研究,发现抑郁障碍的发作是以后因心脏疾病而致死的预测指标。

焦虑可使交感神经的活动增加,诱发急性心肌梗死或心源性猝死。有报道心肌梗死后焦虑严重的病人出现心脏严重缺血或死亡事件是无焦虑障碍者的 5 倍。此外,愤怒、敌意也是对冠心病病人造成不利影响的负性情绪。其中,愤怒回忆对心功能的损害最大。

心血管疾病与双相障碍的流行病学研究中发现,经过年龄校正后双相障碍中的心血管疾病患病率仍然较高,且起病年龄较早,有研究发现可能早 4 ~7 年;双相障碍病人较之无双相障碍病人发生多种致死性心脏事件的相对危险度为 1.5 ~1.9。

4. **不良生活方式** 吸烟、过度饮酒、缺乏运动、过食与肥胖等是冠心病重要的危险因素。它们往往是在特定社会环境和心理环境条件下形成的。例如,一定的经济条件、饮食习惯、文化背景易造成肥胖;特定的工作条件和技术的进步造成运动缺乏等。

（二）**冠心病病人的心理反应**

1. **对诊断和症状的反应** 许多病人常常在不知不觉中患上冠心病,在没有症状和被诊断前通常无心理反应。诊断为冠心病后病人的反应与病前的人格特征和对疾病的认识有关。倾向于悲观归因模式思维的病人常常紧张焦虑不安,甚至出现惊恐发作,在他们的生活中充满对预期死亡的焦虑,部分病人继发抑郁,整个生活方式发生重大的改变,疾病行为成为他们生活中的主要行为,这样可能加重冠心病,诱发心肌梗死。部分病人则采用"否认"的心理防御机制,导致就诊的延误。

2. **心肌梗死病人急性期心理反应** 国外对冠心病监护病房(CCU)病人的研究发现,至少 80% 病人有不同程度的焦虑、58% 出现抑郁情绪、22% 产生敌对情绪、16% 表现不安。通常第 1 天为焦虑;第 2 天有部分病人呈现"否认"的防卫反应;第 3 ~5 天主要为抑郁,并成为病人的主要情绪反应,其持续时间比焦虑长。在冠心病病房中约 33% 的病人请过精神科会诊,理由依次为:焦虑、抑郁、行为问题、敌意、谵妄、睡眠障碍、征求用药意见等。这些心理因素对疾病的发展又起着重要的作用。焦虑情绪主要是由于担心突然死亡、有被遗弃感和对各种躯体症状的反应。在 CCU 病人突然处于一个陌生环境,并被当做一样"物体"固定在床上接受治疗,一系列监护仪器连续记录他身上的各种数据并以此评价病人的医学状态,这一切都无法被自己所控制,若周围有病人死亡或接受抢救,情绪反应可能更加严重。而在心肌梗死急性期采用"否认"机制则有利病人对疾病的适应。

3. **心肌梗死病人康复期心理反应** 病人康复期最常见的主诉是疲乏、抑郁、睡眠障碍、对性生活的担心、不敢恢复工作等。因此,对大多数病例,主张在恢复早期就指导其进行渐进性活动锻炼。

（三）**冠心病的心理社会干预**

1. **病人教育** 在不同的临床阶段,针对病人的不同症状和心理反应,作好针对性的病人教育指导工作,这些措施对病人认识疾病、减少焦虑有良好效果。

2. 危险行为的矫正　矫正 A 型行为中愤怒和敌意为主的"AIAI"反应,一般采用综合方法:松弛训练、改变自己的期望、进行时间管理指导和人际交往训练等。

3. 改变不良生活方式　吸烟、酗酒、过食和肥胖、缺少运动等不良生活方式的改变是一个循序渐进的过程,分阶段的计划可帮助病人逐渐克服改变不良生活方式的恐惧和不习惯。

4. 焦虑抑郁的治疗　如果病人出现明确的焦虑、抑郁,则需要针对性的药物和支持性心理治疗、认知矫正等多种方法,抗抑郁药首选 SSRIs,舍曲林治疗冠心病的临床研究(SADHEART)为临床提供了很好的循证医学证据。

三、雷诺病

雷诺现象(Raynaud phenomenon)是指病人受寒冷或紧张的刺激后,手指(脚趾)皮肤突然出现苍白,随后变紫、变红,伴局部发冷、感觉异常和疼痛等短暂的临床现象,常反复发作。由 Raynaud M 于 1862 年观察到。病因分为原发性和继发性,原发性常双侧肢体受累,无原发疾病,称雷诺病(Raynaud disease);继发性雷诺现象是由其他疾病引起,尤其常伴发于结缔组织疾病。病人大多数是 16 ~ 40 岁女性,尤其是在冬季和比较寒冷的地区较为常见。

(一)发病因素与机制

雷诺现象的发病机制尚不完全清楚。研究提示遗传因素、黏附分子、血管内皮和血流因素等参与了雷诺现象的发病过程。

1. 遗传因素　雷诺现象受遗传因素的影响。荷兰一大家族的调查发现,在 289 名家族成员中,有 50 名成员发生雷诺现象,占 17.3%。而 Smyth 等的研究发现,在有雷诺现象发作家族史的人群中,其发病率达 45.3%,提示雷诺现象有潜在的遗传倾向。

2. 黏附分子　黏附分子水平的增高可能与继发性雷诺现象有关。对 13 例原发性雷诺现象病人和 19 例继发性雷诺现象病人以及 16 例正常人作的对照研究显示,血浆细胞间黏附分子-Ⅰ、血管细胞黏附分子-Ⅰ、E 选择素等黏附分子在继发性雷诺现象病人组中明显高于其他两组,而在原发性雷诺现象病人和对照组中没有差别。

3. 内皮细胞　内皮依赖性血管损伤在雷诺现象发病中有一定的作用。Generini 等给继发性雷诺现象病人补充雌激素和神经肽后,发现雌激素和神经肽能够纠正血管内皮细胞的功能异常,从而引起潜在的血管扩张。Smith 等利用冷刺激引起血管收缩,通过体外血管试验来比较乙酰胆碱和硝普钠(分别为内皮依赖性和非依赖性扩张剂)对雷诺现象病人的血管扩张反应,结果显示应用乙酰胆碱后病人组的血管无明显扩张,而用硝普钠组的作用不受影响,表明内皮损伤后内皮依赖性血管扩张剂作用明显减弱。

4. 血流因素　Ziegler 等认为血流因素在雷诺现象中起重要的作用,对 38 例病人和 137 例对照进行了研究,发现在肢端皮肤受到冷刺激再暴露于热温度后,患病组手指的温度较对照组低,并且在不同切率下的全血血流黏滞度最高。因此,冷刺激引起的血管痉挛与血流因素有一定的关系。

5. 心理社会因素　精神创伤、心理冲突、情绪应激、一般的突发生活事件可以直接诱发本病,原有偏头痛、变异性心绞痛和周围血管狭窄性疾病病人更容易出现交感神经功能增强而发作此病。有些病人性格特征属于神经质类型,情绪易于激动,对疾病常有忧虑或恐惧心理;而精神紧张又是诱发此病发作的内在因素。

(二)临床表现

疾病开始偶尔在冬季出现轻度、短时间的发作。若干年后,病情严重性和持续时间均有增加。病人遇寒冷发作,致使惧怕过冬,每到寒冷季节焦虑紧张,常呈焦虑状态,甚至抑郁悲观。

典型发作可分:缺血期,指(趾)远端皮肤出现发作性苍白、僵冷,伴出汗、麻木或疼痛;缺氧期,受累部位继续缺血,毛细血管扩张淤血,皮肤发绀而呈紫色,皮温低、疼痛;充血期,一般在保暖以后,也可自动发生,血管痉挛解除,动脉充血,皮肤潮红,皮温回升,可有刺痛。一般发作过程持续 10 多分钟,约 1/3 病例持续 1 小时以上,有时须将患肢浸于温水中方可缓解。发作往往从某一手指开始,逐渐在其余手指出现类似症状。多数病例只有手指发病,苍白到掌指关节水平明显消失。手指和足趾同时累及也不少见。耳廓、面颊、额及鼻尖的 Raynaud 现象较少见。在系统性硬化病常伴有多系统的雷诺现象,累及肺、肾、心脏的终末动脉。

非典型发作可仅出现苍白、发绀,无明显充血期;有些病人出现苍白后转潮红,或苍白、青紫、潮红并存。有的病人可能只有一、两个手指非对称性受累,或只是手指的某些部分累及。发作间期没有症状,体格检查可能完全正常。有的病人可主诉长期手脚发冷,可见手指发凉和苍白。发作期除肤色改变外,脉搏搏动正常、间或发现手、足发凉多汗。

多次反复发作者受累部位可发生营养障碍,表现为皮肤干燥、指端皮下组织萎缩、指腹逐渐消失,指甲生长缓慢、开裂、变形,有的因慢性缺血而出现手背组织纤维化。

（三）诊断

原发性雷诺现象一般采用以下诊断标准:由寒冷或情感刺激引起的血管痉挛性发作;累及双侧肢体的对称性发作;缺乏组织坏死或坏疽的证据;病史和体格检查无继发性疾病;指甲毛细血管正常;红细胞沉降率正常;血清学检查阴性,尤其是抗核抗体阴性。

继发性雷诺现象的诊断:第一次发作年龄大于 30 岁,发作时疼痛明显,常表现为非对称性肢体发作,伴有皮肤缺血性损伤,并且自身抗体阳性,常为结缔组织疾病所引起的继发性雷诺现象。

常继发性雷诺现象的疾病有:结缔组织病,系统性硬化病、类风湿关节炎、系统性红斑狼疮、皮肌炎、多发性肌炎等;阻塞性动脉疾病,四肢动脉粥样硬化、血栓性脉管炎、急性动脉阻塞等;原发性肺动脉高压;神经系统疾病,脊髓空洞症、椎间盘疾病、脊髓肿瘤、脊髓灰质炎、脑卒中、腕管综合征等;血液异常,血中冷凝素增加、冷球蛋白血症、冷纤维蛋白原血症、骨髓增生性疾病、巨球蛋白血症等;损伤,震荡伤、锤击手综合征、电休克、冻伤等;药物,麦角衍化物、β 受体阻滞药、铅、铊、砷中毒,避孕药等。上述不同疾病雷诺现象的发生率差别很大。如系统性硬化病发生率达 80% ~ 90%,有时以此症为首发症状,甚至为多年内的唯一症状。系统性红斑狼疮发生率约 20%。动脉粥样硬化病人较少并发此症,但 50 岁以上男性有雷诺现象病人中,动脉粥样硬化则为主要原因。

（四）治疗

1. 一般治疗　很少或仅有轻度发作者只需常规避免冷刺激和情感刺激,一般无须药物治疗。反复发作或症状较重者,药物治疗仍然是主要的治疗手段。

常用药物:①钙通道阻滞剂,硝苯地平可以缓解雷诺现象的发作;②血管紧张素转换酶抑制剂及血管紧张素 Ⅱ 受体阻滞剂,依拉普利是一种血管紧张素转换酶抑制剂,它能减少雷诺现象的发作频率,尤其是原发性雷诺现象的发作频率;③磷酸二酯酶抑制剂,西地那非是一种选择性的磷酸二酯酶抑制剂,它通过 cGMP 途径引起血管的扩张,每天两次 50mg 的西地那非治疗不仅可以减少雷诺现象的发作频率,而且可以增加毛细血管的血流速度;④抗氧化剂,每日 500mg 的普罗布考能有效的控制雷诺现象的发作。

2. 精神药物治疗　选择性 5-HT 再摄取抑制剂氟西汀是一种有效的治疗药物。

3. 心理治疗　①生物反馈,生物反馈治疗对雷诺病的疗效显著,尤以皮温反馈的效果为佳。皮温生物反馈指尖温度与肢体血液循环有密切关系,可反映血流动力学改变。②自律训练法,系一种自我催眠法,由德国医师舒欠茨 1932 年首创,通过自我主观诱导的方法进入催眠状态取得全身肌肉放松、心神安宁效果,以利于病人主动调整和恢复心理平衡。

四、糖尿病

（一）心理社会因素

1. 应激性生活事件　流行病学和回顾性研究均发现糖尿病的发生与应激性生活事件有一定关系。一些应激性生活事件如夫妻关系不和、家庭成员患病等可降低胰岛素分泌、升高血糖、诱发或加重糖尿病。Stein 等(1985)对 38 名青少年糖尿病病人与 38 名患其他慢性疾病的病人进行对照研究,结果发现糖尿病组双亲去世和严重的家庭破裂等生活事件者远较对照组多,且77%发生在糖尿病发病前。Goetsch等(1990)在自然生活环境中对6例2型糖尿病病人给予人为的应激事件(心算),结果显示在心算期间,病人的血糖水平显著增高,而且应激强度越大,血糖升高越明显,说明应激事件能引起糖尿病病人的血糖变化。大量的临床研究资料表明,生活事件与糖尿病病人的代谢也密切相关,一些糖尿病病人在饮食和治疗药物不变的情况下,由于生活事件的突然袭击,病情在一夜之间迅速加剧,甚至出现严重的并发症。

2. 负性情绪和精神障碍   抑郁可能增加血糖控制的困难和糖尿病并发症。一些研究发现抑郁与糖化血红蛋白存在相关,而抑郁的严重程度与HPT轴的调节差相关。抑郁障碍时病人对血糖控制的依从性下降,包括不及时、按量用药,饮食控制困难、运动减少、社会功能受损、医患沟通不良等。而在抑郁控制良好的基础上,糖尿病的控制常常变得相对容易。

精神分裂症病人2型糖尿病患病率高于一般人群,这可能与抗精神病药导致的肥胖、不健康的饮食习惯和较差的卫生保健相关。非典型抗精神病药的广泛使用增加了这种倾向,因此在治疗精神分裂症病人过程中监测血糖、体重、血脂等已经成为必需。

3. 个性特征   历史上,糖尿病曾被Dunbar(1936)看作是一种经典的心身疾病,她认为大多数糖尿病病人性格不成熟、具有被动依赖性、做事优柔寡断、缺乏自信,常有不安全感,有受虐狂的某些特征。这些人格特点被称作"糖尿病病人人格"。但目前缺乏前瞻性研究来证实糖尿病病人是否有特征性的人格。

(二) 糖尿病病人的心理反应

1型糖尿病病人多为青少年,他们往往难以适应糖尿病所带来的变化,其病情更易波动。对饮食和药物治疗的严格要求对于正在成长中的孩子来说是个沉重的负担。糖尿病影响了他们与同龄人之间的交往,妨碍了他们完成这一年龄阶段的心理发展过程。因此,在青少年期发病的病人中常可见到激动、愤怒、抑郁与失望的情绪反应,也可见到孤僻和不成熟的性格特点。Lioyd等对80例16～25岁1型糖尿病病人的对照研究表明,糖尿病病人明显孤独、少有亲密的社会关系,并且很少对其社会关系发表意见,表现出对亲密关系的恐惧。因此,如何帮助青少年适应糖尿病所带来的变化、顺利完成心理发展过程是需要关注的问题。

成年期发病的病人多为2型糖尿病,其患病后心理反应的性质、强度和持久性取决于许多因素,包括病情的严重程度、既往的健康状况、生活经历、社会支持、对疾病的认识和对预后的评估以及应对能力和性格等。需要特别指出的是,糖尿病病人的病情易于波动,病人的应对努力和预防病情波动的措施不一定总是导致病情稳定或好转,病人就会感到烦躁、做事无耐心、情绪不稳、失望、无所适从、悲哀、忧愁、苦闷,对生活和未来失去信心,对付外界挑战和适应生活的能力下降,甚至导致自杀行为,自杀意念的发生与抑郁严重程度和治疗依从性差相关。不良的情绪对糖尿病的代谢控制和病情转归又会产生消极的影响。

糖尿病对中枢神经系统的影响近年受到关注,由于高血糖对血管内皮的损伤,导致血-脑脊液屏障功能下降和中枢神经系统的缺血缺氧,全面影响人心理活动,包括认知功能、情绪、性格、运动能力等,并影响病人的社会功能,这些功能的受损又会影响病人的血糖控制,如糖尿病病人抑郁发生率>25%,并发现抑郁和高血糖显著相关。

糖尿病还可引起性功能障碍,主要表现在性欲下降、性兴奋降低、勃起能力下降及性交次数减少,性满意度下降,进而影响人际关系。这与血糖控制不良、躯体并发症、神经系统受损和抑郁情绪有关。

总之,糖尿病是一慢性复杂疾病,帮助青少年糖尿病病人适应糖尿病所带来的变化,顺利完成心理发展过程非常重要。对所有糖尿病病人在帮助改变生活方式时要更多关注他们患病后的情绪反应和生活质量。

(三) 糖尿病病人的心理社会干预

心理干预的主要目的是改善病人的情绪反应和提高他们对糖尿病医疗计划的依从性。

1. 糖尿病病人及其家庭的健康教育   要让病人和家属了解糖尿病的基本知识、学会注射胰岛素和尿糖测定技术,帮助病人科学地安排生活、饮食和体力活动,避免肥胖和感染的发生。

2. 改变生活方式 饮食控制是糖尿病的基础治疗措施。为了提高病人对复杂的治疗计划的遵从程度,可以采用一些行为治疗方法。例如,与病人订立一个"行为协议"。在行为协议中,为医师和病人规定一系列责任和相互期待的行为;医师和病人相互配合,共同为控制疾病负责。医师的责任是根据病人的病情为病人安排治疗(包括食谱),而病人的责任是执行医师的嘱咐,严格按食谱进食、按处方用药。这种协议可以采取口头和书面两种形式,都可提高病人的遵从性。协议要根据病人情况不断地修正和检查,协议中也可规定必要的奖罚措施。此外,让病人每天记治疗日记、对行为作自我检测,也可提高病人的遵医行为。日记中应包括每天的饮食、活动、用药和尿糖等详细情况。医务人员不定期地检查和复核。

3. 心理治疗和精神药物治疗 一些随机对照研究证实认知行为治疗、松弛训练和应对技能训练对糖尿病病人的血糖控制有效,但结果并不一致。主要采用支持性和解释性心理治疗,让病人正确认识糖尿病,调整对"挫折"的看法,消除抑郁情绪,并进行自我情绪控制训练,学会应对生活事件。

此外,适当的抗抑郁药物治疗对糖尿病病人伴发抑郁是有效的,并可能促进血糖的控制。

五、哮喘

(一) 心理社会因素

1. 亲子关系 支气管哮喘(bronchial asthma)是一种变态反应性疾病,通常起病于幼儿或儿童早期,进入青少年后逐渐缓解;成年后的哮喘常常合并慢性阻塞性肺病。心理因素可以诱发和加重哮喘发作。以往认为哮喘是一种典型的心身疾病,1940年,Alexander F将哮喘病人的哮鸣音和气道分泌物解释为"对母亲压抑的哭声",认为特定的人格特征和特殊的潜意识冲突是导致哮喘的主要原因。虽然部分支气管哮喘病人表现出依赖、强烈需求别人照顾和关心的特点,但一直未发现有特异性人格类型特征。精神分析学家发现约1/3哮喘病人具有强烈地乞求母亲或替代者保护的潜意识愿望,这种愿望使病人对母子分离特别敏感,病人的母亲常表现出过分牵挂的、审美的、统治的、助人的人格特征,因此认为病人的乞求保护的愿望是由母亲人格特点所引起,一旦病人的需求得不到及时满足时,就有可能出现哮喘发作。但这一观点未被研究证实。

长期反复发作的哮喘会引起病人的焦虑、抑郁、沮丧,加之过分注意自己疾病的行为模式,家长如果过分关注,给患儿过多的照顾,不知不觉地运用了操作性条件反射的方法,促使哮喘症状延续下去,发作更加频繁。

2. 应激性生活事件 目前认为哮喘的发生与免疫、感染、内分泌、自主神经、生物化学和心理因素有关,单独的心理因素虽不能引起发病,但是重要的促发因素,约5%～20%的哮喘发作由心理因素促发,常见的有母子关系冲突、亲人死亡、弟妹出生、家庭不和、意外事件、心爱的玩具被破坏、进入幼儿园导致突然的环境改变引起不愉快的情绪等;美国纽约遭遇"9·11"恐怖袭击后,哮喘病人的症状严重程度增加27%。

3. 负性情绪 合并焦虑或惊恐障碍可能恶化哮喘,有30%哮喘病人符合惊恐障碍和广场恐惧的诊断标准,高于普通人群,但常被内科医师认为是严重的哮喘发作而忽视,对呼吸困难的恐惧可能直接诱发哮喘,并导致住院率和哮喘相关的死亡率增加;哮喘病人若伴有强烈恐惧、情感不稳定、对拒绝过分反应、对待困境缺乏耐心等人格特征时可能过度使用糖皮质激素和支气管扩张剂,或过长时间的住院,而糖皮质激素、β_2受体激动药、氨茶碱等可能加重焦虑。

慢性哮喘病人常伴有羞耻、低自尊和抑郁,这些是病程加重的危险因素,抑郁伴随的睡眠障碍可能降低病人识别气道阻力增加的能力,而副交感神经的优势可能增加病人的气道反应性和阻力。

(二) 哮喘病人的行为特征

哮喘病人对呼吸困难本身和对死亡的恐惧,表现出过分紧张、忧虑、敏感,常有濒死感,并出现心悸、多汗、震颤等交感神经兴奋的表现。而反复发作的哮喘,病人受到病痛的折磨,逐渐对疾病丧失信心,产生抑郁悲观情绪,社会功能下降,甚至出现自杀观念。有些病人长期患病,容易产生对激素、对他人的依赖心理,使哮喘更不容易控制。

(三) 心理干预

对哮喘儿童应给予有条件的积极关注,创造一个和谐的家庭关系,避免对儿童的过度保护,鼓励患儿参加外部活动,帮助患儿成长。促进病人行为方式的改变,如加强锻炼非常重要。应注意长期使用氨茶碱或糖皮质激素等对病人带来的不良反应,包括体重增加、情绪不稳定等,这些需在多学科合作下解决。对有焦虑的病人,使用苯二氮䓬类药物治疗有效可鉴别焦虑还是哮喘加重;伴有抑郁和焦虑的病人可使用 SSRIs 治疗,治疗过程中要避免药物的不良事件。

六、消化性溃疡和功能性胃肠病

(一) 消化性溃疡

BeaumontW 最早观察到情绪影响到人胃的外观和功能,Pavlov I 用狗建立的条件刺激和条件反应使人们理解了胃肠道和脑的联系,Engel G 通过一个胃瘘女病人发现成长因素、人际关系和情绪状态均影响胃肠功能。消化性溃疡和溃疡性结肠炎是最早被归为心身疾病的,早期的理论认为消化性溃疡的病因是胃酸分泌过多,重大生活事件、长期慢性应激、不良的情绪和人格与消化性溃疡有关。现代研究证实 95% ~99% 的十二指肠溃疡和 70% ~90% 的胃溃疡与幽门螺杆菌感染有关;但大量研究也证实经历灾难、职业和家庭问题增加消化性溃疡的发病率;目前认为应激可能导致免疫力降低,增加了个体对幽门螺杆菌的易感性。

焦虑、抑郁等情绪障碍是否是消化性溃疡的病因仍然缺乏直接证据,情绪障碍可能通过危害健康的不良行为如吸烟、酗酒、缺乏饮食规律等影响消化性溃疡的形成和病程。尽管如此,抗菌治疗和生活行为改变已经治愈了大部分消化性溃疡。

(二) 功能性胃肠病

目前与消化系统相关的心身疾病研究聚焦于神经内分泌、神经递质是如何在脑与胃肠道间交互作用的,更加关注功能性胃肠病。功能性胃肠病是一组胃肠道功能紊乱综合征,具有腹痛、腹胀、腹泻等消化系统症状,常常伴有头痛、头昏、失眠、焦虑、抑郁等神经精神症状,常常反复发作并慢性化,临床上无法找到可解释症状的阳性发现,涉及的部位包括咽、食管、胃、胆道、Oddi 括约肌、小肠、大肠和肛门等。2006 年 *Gastroenterology* 发表了新的功能性胃肠病罗马 Ⅲ 型诊断标准,对 28 个成人功能性胃肠病分 6 大类:食管(A 类);胃十二指肠(B 类);肠道(C 类);功能性腹痛综合征(D 类);胆道(E 类)和肛门直肠(F 类),将诊断标准减少至诊断前症状出现至少 6 个月,近 3 个月症状符合诊断标准,淡化了疾病功能性和器质性的界限,更阐明胃肠功能动力与内脏感知、中枢神经系统与脑-肠轴关系皆受大脑皮层调控。

报告有功能性胃肠病症状的比例较高,Drossman 在美国社区中调查发现 69% 的人群有 20 个功能性胃肠功能病相关症状中的某些症状,其中功能性胃灼热感、功能性腹胀气和吞气症超过了 20%。女性更多倾向报告“癔症球”、功能性吞咽困难、激惹结肠综合征、功能性便秘、功能性腹痛、排便困难等,男性则较多报告吞气症和功能性腹胀。

功能性胃肠病与精神障碍有较高的共病率,大量研究证实了应激、焦虑可影响胃肠功能。如急性应激导致食管上段静息态肌张力增加和下段肌收缩的幅度,而产生“癔症球”或食管痉挛综合征;还可降低胃窦的活动,导致功能性的恶心和呕吐;也可导致小肠运动减弱而大肠运动增加,这与结肠激惹综合征的形成有关。焦虑症病人出现“癔症球”、吞咽困难、胸痛、胃管反流等症状均与食管平滑肌收缩异常有关,提示焦虑导致了食管的生理改变而出现症状,而功能性食管动力障碍中 84% 的病人至少符合一种精神病学的诊断,包括抑郁症、焦虑障碍、躯体化障碍和恐惧症。

肠激惹综合征常与精神疾病共病。流行病学研究发现社区中有腹痛、腹泻、胃肠胀气、便秘、恶心和呕吐等消化道症状的病人共病抑郁障碍、惊恐障碍、广场恐惧的比例高出正常人群,而且消化道症状的数量多,则上述精神障碍的比例高;研究发现腹泻型肠激惹综合征病人存在肾上腺素能异常,而便秘型则存在胆碱能功能的异常。

大多数功能性胃肠功能病病程持续数年,但大多数预后良好;对病人的积极关注和发展建设性的人际关系有助于改善预后。

使用精神药物治疗功能性胃肠病应注意药物对胃肠功能的双重影响,如 TCA(三环类抗抑郁药)可以减少胃肠蠕动,减轻腹泻,但可能导致便秘。因此,基础治疗是改善饮食的种类和结构,辅以对症治疗,精神药物常常适用于病情较重的病人,可选择 TCA 或 SSRI 等抗抑郁药进行治疗,但剂量常常小于抗抑郁治疗。

七、经前期情绪障碍

经前期情绪障碍(premenstrual mood disorder,PMDD)较常见,发病率为 5% ~ 10%,其特征是在妇女月经周期的黄体期后期,至少有一种心境障碍症状的严重发作,且在卵泡期早期开始缓解,月经后一周消失。其主要症状有显著的抑郁、无望和自责,显著的焦虑、紧张,显著的情绪不稳定,显著的烦恼、易激惹和人际冲突增加等,次要症状为兴趣下降、注意力集中困难、精力缺乏、食欲和睡眠改变、躯体不适等,这些症状明显影响到病人的生活、工作和人际关系。有 80% 的女性在月经期报告有轻度经前期症状,20% ~ 50% 报告有轻中度经前期症状,这些可被称为经前期综合征,有 5% 的女性符合 DSM-Ⅳ-TR 的诊断标准。在上述 5% ~ 8% 病人中,其社会功能受到影响。这样,在每一个月经周期,有 1/4 的育龄期妇女受到上述综合征的影响,常常影响婚姻关系和社会角色,降低了工作效率,导致直接和间接的高疾病负担。

(一) 病因

病因尚不十分明确,一般认为与以下因素有关

1. 精神因素 常见于平日情绪紧张、急躁、感觉过敏、容易兴奋的妇女,且在工作与生活遇到困扰,精神不愉快时加重。研究显示,妇女经前期发生各种严重的行为或事件(如犯罪行为、自杀企图及精神病发作等)较多,提示经前期情绪的变化与不适可加剧心理障碍。有人从意识与潜意识冲突作解释,企图证实人格因素的作用,未获成功。在社会因素方面,他人教育(母亲、姐姐)可以影响对症状的知觉与对月经的态度。在心理方面,缺乏月经生理卫生知识,认为月经是脏东西、行经"倒霉"、有一系列痛苦麻烦,而产生紧张恐惧等不良情绪体验,以及女性少年时的不幸、负性生活事件的刺激等可使雌激素分泌异常而发病。近年来还发现经前期综合征发病的心理学还与 α-MSH(促黑激素)及 β-内啡肽的异常释放或对其过敏有关。

2. 催乳素的作用 近年发现催乳素在本症发病因素上起着重要的作用。丘脑下部神经元分泌的多巴胺可直接通过垂体门脉血管的循环,抑制垂体分泌催乳素。也可间接地促进丘脑下部另一些神经元分泌催乳素抑制因素,有抑制垂体前叶分泌催乳素的作用。当精神受到刺激或紧张时丘脑下部产生的多巴胺下降,减少对垂体分泌催乳素的抑制,而催乳素增多则引起妇女乳房胀痛的症状。催乳素升高可影响促性腺激素合成与分泌,如有黄体分泌减少,则会引起经前期综合征。因此血中催乳素过多是产生经前期综合征的原因之一。

3. 雌孕激素比例失调 临床上常发现经前期综合征的病人常伴有月经期缩短、无排卵月经以及黄体功能障碍等月经失调现象,由于孕激素不足,使得雌孕激素比值升高,体内雌激素相对过高的情况下,肾素分泌增加可促使血管紧张素增加,从而导致肾上腺皮质分泌较多的醛固酮,使水钠潴留而水肿、头痛等,由于雌激素是在肝脏中代谢,因此临床上常见到肝病病人常有经前期综合征。

(二) 诊断

生育年龄妇女在月经前,相当于黄体期时出现周期性的以上各症状,即可诊断为本症。但需注意与躯体性疾病鉴别,例如乳房胀感者,应注意检查除外乳房肿瘤,有水肿现象者,应除外心肾疾病,而食欲差或疲劳无力等,应检查肝功、除外肝脏疾患。

1. 诊断标准 美国妇产科学会推荐使用下述两个机构提供的诊断标准:①美国精神卫生协会标准:下一月经期的前 6 天与月经周期的 5 ~ 10 天相比较,症状严重程度增加 30%,这些表现通过月经前期症状日记测定并已连续出现两个周期。②加利福尼亚大学圣地亚哥分校标准:在月经来潮前 5

天,下述情感或身体上的症状至少出现 1 项,且连续出现 3 个周期。情感症状:意志消沉,突然愤怒、烦躁,精神焦虑,思维混乱,厌恶社交活动;身体症状:乳房触痛,腹痛,头痛,手脚肿胀。在月经周期第 4 ~ 13 天,上述症状减退或好转。

在诊断 PMDD 时,常常需要前瞻性记录 2 个月经期的症状;对症状的回顾常常导致时间和症状严重程度的不准确。由于 PMDD 的主要症状是焦虑和抑郁,因此病人的诊断达到焦虑和抑郁的诊断标准时不诊断 PMDD,但病人的症状在经前期会加重。

2. 鉴别诊断　要考虑子宫内膜异位症、多囊卵巢综合征、甲状腺和肾上腺功能障碍、高泌乳素血症、垂体功能减退等。另外,一些疾病如偏头痛、哮喘、癫痫、肠激惹综合征、糖尿病、变态免疫性疾病等症状可能在月经期加重。

(三) 治疗

1. 一般治疗　对于经前水肿症状比较明显者,可给些利尿剂,如螺内酯片 20mg,一日四次,兼有利尿和抗醛固酮作用。亦可用氢氯噻嗪 25mg,每日 1 ~ 3 次,服此药必须注意掌握,如服药超过三天或服药后尿量过多,则需注意及时减量或停药,并加服氯化钾,以免尿钾排出过多而引起低钾血症。

2. 内分泌治疗　应以孕激素为主,可于经前 14 天每日口服炔诺酮 2.5mg 或甲地孕酮(妇宁片) 5mg 连续 10 天。或于月经周期第 21 天开始,每日肌注黄体酮 10mg,连续 6 天。用长效促性腺激素释放激素激动剂治疗有效;近来抑制排卵药物(口服避孕药)YAZ(炔雌醇 20μg 和屈螺酮 3mg 合剂)获得 FDA 批准治疗 PMDD,这可能增加一线治疗的选择,其相关的临床试验在中国进行中。

3. 精神药物治疗　①经前焦虑性情感异常,必要时可于黄体期服丁螺环酮,也可服用苯二氮䓬类药物,如阿普唑仑抗焦虑。②经前加剧的抑郁情绪,可在整个周期服用 SSRIs 抗抑郁剂,必要时剂量可加倍。失眠突出者可用唑吡坦、阿普唑仑。③躁狂与抑郁情绪交替出现者,可给予服用心境稳定剂如碳酸锂或丙戊酸盐,于月经前 6 ~ 14 天服用。症状持续时间较长者,可从月经前 14 天起服,直至行经第二天止。

4. 心理治疗　①生物反馈疗法:生物反馈支持的放松训练治疗经前期综合征的作用机制是使病人学会放松反应技术,能很好地应对应激源,从而有效减少或控制情绪症状;②认知疗法:通过认知疗法改变病人对"月经"的各种错误认识(如:认为月经造成"神经衰弱"),增强社会适应能力;③转移控制法是一种经验治疗,要求病人发挥自己解决问题的能力,根据自己周期性情绪变化的特点,在情绪不好之前,积极活动,尽量找一些自己有兴趣爱好的事来做,从而减轻症状;④支持性心理治疗,作为亲属与同事,应给予心理上的支持,对病人了解与同情,减少不必要的负性刺激。

八、神经性皮炎

神经性皮炎(neurodermitis)又称慢性单纯性苔藓,是以阵发性皮肤瘙痒和皮肤苔藓化为特征的慢性皮肤病。系比较典型的皮肤科心身疾病,也是 Alexander、French 等(1968)最早提出的心身疾病之一。本病多发生于 20 ~ 40 岁的青壮年,老年及儿童少见。皮肤是人体最大的器官组织,神经末梢丰富、构造复杂;又是机体内与外界沟通的组织和防御外界各种刺激的屏障这使得皮肤在个体适应外界环境特别是在各种应激状态下常处于复杂又微妙的状态,导致了皮肤病的好发、多发和易复发而难以治愈。该病是多种不良刺激的综合结果,其中精神刺激、情绪因素是重要的原因。

(一) 发病因素

神经性皮炎的病因还未完全明了,可能与神经系统功能障碍、大脑皮质兴奋和抑制平衡失调有关。

1. 精神躯体因素　主要诱因(包括性情急躁、思虑过多、精神紧张、情绪忧郁、疲劳过度、睡眠不佳、生活环境突然变化等),饮食、胃肠道功能障碍、内分泌失调以及其他感染性病灶的致敏,局部刺激也可成为致病诱因,而搔抓是诱发本病导致苔藓样变的重要条件,造成越抓越痒,越痒越抓,越抓越厚的恶性循环。

2. 人格因素　该类病人在人格特征上常存在期望值过高或谨小慎微的特点。研究观察发现,大多数病人在发病前有情感的障碍。常因情绪极度压抑而在下意识中暴发愤怒,或过度紧张,以搔破皮肤代替肌肉运动以便释放自己的恶劣情绪。在性格上常急躁易怒、焦虑敏感、抑郁多疑、刻板固执、过分关注自身健康和他人对自己的评价,对周围环境以及自己状况的变化反应敏感,甚至过度反应,此时易发生神经性皮炎。

（二）临床表现

1. 局限性神经性皮炎　也称为慢性单纯苔藓。初感局部阵发搔痒,由于搔抓或摩擦,皮肤出现成群粟粒至米粒大小、淡褐色或淡红圆形或多角形扁平丘疹。皮疹质多坚实而带光泽,表面覆盖秕糠状菲薄鳞屑。以后丘疹逐渐融合、扩大,呈暗褐色,皮嵴增高,皮纹加深,相互交错成菱形或多角形,干燥、粗糙、肥厚,形成苔藓样变,直径可达 2 ~ 6cm 或更大。皮疹中央的损害较大且明显,边缘较小,境界清楚。皮疹多发于颈部、四肢伸侧、腰骶部、腘窝、外阴。

2. 扩散性神经性皮炎　皮损与局限性神经性皮炎相同,但分布广泛而弥散,既有疏散性肤色、褐色或淡红色扁平丘疹,亦有大小不一的苔藓样斑片,好发于头部、四肢、肩、背、腰部等处。有的皮损可沿抓痕呈条状排列。阵发性瘙痒,夜间尤甚,病人常因此失眠而情绪烦躁。

（三）诊断

根据以上皮炎的临床表现,相对较易诊断。常从以下几个方面考虑:①本病中青年多见,先有剧烈瘙痒,后有皮损;②皮疹为扁平多角形丘疹,苔藓样变,无渗出;③皮疹多发于颈部、四肢伸侧、腰骶部、腘窝、外阴;④病程慢性,常反复发作。

（四）治疗

本病的治疗,需心身兼顾。要稳定病人的情绪,同时,避免疾患处衣物摩擦等外界刺激,尽量避免搔抓。

1. 药物治疗　内用药主要为抗组胺制剂或溴化剂等,于晚饭后和睡前各服一次。外用药夏季一般使用液剂（如2% 薄荷酯度方铝涂剂、地塞米松、丙二醇等）,冬季使用霜剂（如2% 樟脑霜、各种皮质激素霜剂等）。部分增厚明显、经其他治疗无效者,可采用曲安西龙（去炎松）皮损内注射疗法。有继发感染时,应先用抗菌药物控制感染,待感染症状控制后再用上述处理。

2. 心理治疗　心理因素在神经性皮炎致病和病情变化及预后中有重要作用,所以必要时采用心理治疗。

3. 抗精神病药治疗　焦虑症状突出者可服丁螺环酮或阿普唑仑抗焦虑,抑郁情绪为主者可服用 SSRIs 抗抑郁剂。

九、肿瘤及其心理问题

（一）病因及发病机制

迄今为止,绝大部分肿瘤的发病原因及机制尚不清楚。

1. 综合因素　综合因素包括个体的生物、心理、社会等因素共同作用的因素。迄今为止,各种肿瘤的发病原因尚不明确,长期以来,人们对人格、抑郁、应激和应激性生活事件与不同的恶性肿瘤的发生进行了研究,如常见的癌症型人格,由 Temoshok（1977）首先提出,"C"取癌（cancer）的第一个字母,所以 C 型行为模式即癌症行为模式。但目前缺乏明确的证据证明这些因素与肿瘤的发生有直接关系,或是研究方法受到质疑,如样本量、心理的测量方法、随访时间、数据的标化等。一项对 2018 名中年男性追踪 20 年的研究表明人格与肿瘤的发生没有联系;一项哥本哈根的研究发现感知应激水平高的妇女,与雌激素相关的癌症如乳腺癌、子宫内膜癌、卵巢癌的患病率有下降的趋势。某些人格特质与一些行为和生活方式相关,这些不健康的行为可能增加了患肿瘤的危险性,但由心理学变量改变免疫和内分泌的假说还未得到证实。

2. 作用机制　慢性应激可通过影响神经内分泌如 HPA 轴和交感肾上腺髓质而影响人类复杂性疾病包括恶性肿瘤的患病率,Bartron 发现遭受抛弃而情绪极度压抑的人的血液中 T 淋巴细胞（肿瘤免疫的主要细胞之一）明显减少。动物实验也表明小鼠在紧张环境下糖皮质激素水平增高,T 淋巴细胞减少,胸腺退化,脾脏萎缩,皮下接种肿瘤的成功率及肿瘤生长的速度增加,后来的诸多研究验证了这些结果,证实了心理社会因素应激与免疫功能之间的相互关系。免疫组化等方法证明细胞上存在各种受体,这些受体是神经内分泌调节的物质基础,焦虑、抑郁和愤怒的情绪可使交感神经兴奋,促使肾上腺髓质释放肾上腺素和去甲肾上腺素。激素作用于免疫细胞上的受体,使淋巴细胞、免疫杀伤细胞、吞噬细胞数量减少,功能减低,产生的抗原、抗体减少。

（二）心理方面的临床表现

肿瘤病人临床表现可以分为躯体方面及心理方面的表现,关于躯体方面的表现详见内科学相关章节,此处简要介绍肿瘤病人心理方面的表现。诊断为肿瘤,尤其是恶性肿瘤如各种癌症,对病人而言是强大的心理应激事件,会对个体的心理、生理和行为产生巨大的影响,从而引发机体功能的进一步紊乱。可出现以下心理表现:

1. **认知反应** 指强烈的心理应激破坏了个体的认知功能,导致感知觉过敏或歪曲、思维或语言迟钝或混乱、自知力下降、自我评价降低等现象。

2. **不良情绪反应** 表现为焦虑、恐惧、愤怒和抑郁等多种不良情绪。其中,最常见的情绪反应是焦虑。在获得诊断的初期阶段,病人会极度焦虑,过度的焦虑又可破坏认知能力,使人难以做出符合理性的判断和决定。

3. **行为反应** 个体的行为主要表现为"战"或"逃"两种类型。"战"则表现为接近应激源,分析现实,研究问题,寻找解决问题的途径。"逃"则是远离应激源的防御行为。此外,还有一种既不"战"也不"逃"的行为,称为退缩性反应,表现为顺从、依附和讨好。

4. **自我防御反应** 表现为病人运用各种自我防御机制以减轻应激所引起的紧张和内心痛苦,但多数自我防御只能暂时减轻焦虑和痛苦。

（三）治疗

1. **针对病人的治疗** 患恶性肿瘤后,病人可能会出现以下问题需要精神科医师、心理学家或职业治疗师的共同治疗。①诊断恶性肿瘤后病人的应激反应;②抑郁、焦虑和精神病性症状;③人际关系矛盾;④酒和药物滥用;⑤躯体症状如疼痛、乏力、日常功能障碍、淋巴水肿导致的痛苦;⑥特殊治疗导致的痛苦。

2. **对病人家属的心理治疗** 恶性肿瘤对于病人及其家属来说是一系列的应激性事件,他们要经历生命的再生和生命的维持,应对治疗及相关的不良反应,处理情感的打击,调节生活来适应长久丧失和改变。这些挑战的复杂和严峻性取决于恶性肿瘤的复杂性和严重程度、治疗、病人的社会支持系统和其既往与肿瘤抗争的经历,并常常严重影响病人病情发展及其生存时间和质量。心理应激和肿瘤导致的伤残常常需要心理治疗。

3. **心理肿瘤学模式** 鉴于肿瘤对于病人及其家属来说是一系列的应激性事件,建立一种心理肿瘤学照料模式是十分必要的。在这个模式中,肿瘤治疗医师和精神科医师、心理学家、职业治疗师等组成治疗小组对病人进行协同治疗。治疗的原则包括:①所有肿瘤病人均有权得到综合的治疗,治疗目标包括疾病、心理、社会支持、功能康复;②在治疗过程中应该切实贯彻病人、家属、照料者为中心的理念;③在肿瘤治疗全过程中要贯彻病人心理社会的安宁获得优先考量;④在整个治疗过程中,病人的隐私需要得到有效保护;⑤所有参加治疗的医师都应遵循心理肿瘤学模式的照料,并且为之作出努力,同时影响其他的照料者;⑥病人在此阶段常常经历多种治疗,医师需要对这些治疗进行有效的整合;⑦鼓励在这个领域工作的医师发展行之有效的与病人交流的技巧,并评价病人的心理社会状态;⑧在此领域工作的医师需要进行如何进行心理社会支持的训练;⑨在心理社会照料中要将有循证证据的方法和策略提供给病人及其家属;⑩肿瘤病人要有机会参与到提高肿瘤治疗和照料的服务中并为提高服务作出努力;⑪与文化相关的治疗方法在肿瘤病人心理社会照料中应该纳入,但应包括临床监管、干预有效性的临床评估,建立服务目标和服务操作标准;⑫在精神科医师会诊的支持下,积极对病人相关的精神症状进行药物治疗。

（杨世昌）

第八章　异常心理

在新的医学模式倡导下,医学越来越关注人的心理是否正常或异常。随着医学科学的发展,人类生理正常与异常之间的辨别,已逐渐清晰明确,比较容易做出判断,但心理的正常与异常却仍然难以明辨。本章将主要介绍异常心理的概念、判别和常见心理障碍的表现等内容。

第一节　异常心理概述

一、异常心理的概念

人类正常的心理活动具有三大功能:①能保障人作为生物体顺利地适应环境,健康地生存发展;②能保障人作为社会实体正常地进行人际交往,在家庭、社会团体、机构中正常地肩负责任,使社会组织正常运行;③能使人正常地、正确地反映、认识客观世界的本质及其规律性,创造性地改造世界,创造更适合人类生存的环境条件。

但是,人类的体内外环境存在着各种影响人心理状态的因素,在有害因素的影响下,人的心理活动会出现不同程度的损伤,导致心理活动的完整性、心理与外界环境的统一性遭到破坏,出现心理活动的偏离,进而丧失正常心理活动的三大功能,出现异常的心理活动。

那么,什么是异常心理?时至今日,给异常心理下一个明确的定义仍非常困难,由于研究的角度不同,各家对异常心理的看法和定义也存在差异。

目前,对异常心理的一般性解释是:异常心理(abnormal psychology)是指个体的心理过程和心理特征发生异常改变,大脑的结构或功能失调;或是指人对客观现实反映的紊乱和歪曲。其既反映为个人自我概念和某些能力的异常,也反映为社会人际关系和个人生活上的适应障碍。

以上是对正常心理活动和异常心理活动这两个概念内涵的阐述。在临床实践或在实际生活中,需要对人类心理活动的正常与异常作出区分和判断,以便进行相应的干预和治疗。

二、正常心理与异常心理的区分和判别

人类心理与行为的正常与异常是相对的,绝对的健康和正常很难找到,即便是有心理障碍的人,他们的心理活动也并不全是异常的。而且,心理的异常与正常之间的差别也是相对的,两者之间在某些情况下可能有本质的差别,但在更多的情况下又可能只是程度的不同。所以判断一个人心理是否异常、以及心理异常的程度如何等问题,目前还没有完全统一和简洁的标准。

但在进行区分时,一般的方式都是:把某人的心理状态和行为表现放到当时的客观环境、社会文化背景中加以考虑,通过与社会认可的行为常模进行比较,以及与其本人一贯的心理状态和人格特征加以比较,从而判断此人有无心理异常,以及心理异常的程度如何。

如果一个人能够按社会认为适宜的方式行动,其心理状态和行为模式能为常人所理解,即使他有时出现轻度情绪焦虑或抑郁现象,也不能认为其心理已超出正常范围。也就是说,心理正常是一个常态范围,在这个范围内允许有不同程度的差异存在。如常说的"烦恼"或"心理问题",就是人们在生活中经常遇到的、与个人发展有关的心理方面的困惑,如求职择业、社会适应、感情婚恋、人际纠纷、家庭关系等问题,虽然个体会为这些问题苦恼,且对自己的生活、学习和工作造成一定的影响,但因其持续的时间短、程度较轻、较易解决,并多数人未伴随躯体症状,无需药物治疗,故这种暂时的心境不佳

不属于疾病的范畴,不称之为心理异常。

由于不同的学者,从不同角度,按照不同的经验,在不同学科领域中,按照不同的标准去看待心理的正常和异常,所以,各有自己不同的区分方式。这里介绍几种近年来我国较常用的对心理异常进行区分的方法和判断标准:

1. 常识性的区分　即非专业人员对正常与异常心理的区分,主要依据日常生活经验。尽管这种做法不太科学,但也不失为一种方法。假如出现以下几种情况,可考虑为心理异常:①出现离奇怪异的言谈、思想和行为时;②呈现过度的情绪体验和表现时;③自身社会功能不完整时;④影响他人的社会生活时。

2. 心理学的区分　我国心理学家郭念锋教授根据心理学对心理活动的定义,提出了确定心理正常与异常的三条原则:

(1) 主观世界与客观世界的统一性原则:因为心理是客观现实的反映,所以任何正常心理活动或行为,其形式和内容必须与客观环境保持一致。否则就是异常,如一个人说他看到或听到了什么,但当时的客观世界中并不存在引起他这种知觉的刺激物,那么就可认为,这个人的精神活动不正常,产生了幻觉。另,如果一个人的思维内容若脱离客观现实,或思维逻辑背离客观事物的规律性,则可认为他出现了思维障碍。

(2) 心理活动的内在协调性原则:人类的心理活动被心理学家们人为的分为认知、情绪情感、意志行为等部分,但它自身是一个完整的统一体,各种心理过程之间具有协调一致的关系,这种协调一致性,保证人在反映客观世界过程中的高度准确和有效。如一个人遇到一件令人愉快的事,就产生愉快的情绪,手舞足蹈、欢快地向别人述说自己的内心体验。这是正常的心理与行为;如果这个人用低沉的语调,向别人述说令人愉快的事;或者对痛苦的事,做出快乐的反应,则可说他的心理过程失去了协调一致性,称为异常状态。

(3) 人格的相对稳定性原则:每个人在长期的生活道路上形成的自己独特的人格心理特征,有相对的稳定性,在没有重大外界变革的情况下,一般不易改变。如果在没有明显外部原因的情况下,一个人的个性相对稳定性出现问题,也需怀疑这个人的心理活动出现了异常。如,一个用钱很仔细的人,突然挥金如土,或一个待人接物很热情的人,突然变得很冷淡,而在他的生活环境中,找不到足以促使他发生改变的原因,那么可以说,他的精神活动可能偏离正常轨道。

3. 心理异常的判断标准　正常和异常心理是一个渐变的连续体,其区别往往是相对的,但是,他们两者之间存在着相对的界限,通常按以下几条标准进行判断:

(1) 内省经验标准:包括两方面,一是指病人的主观体验,即病人自己觉得有焦虑、抑郁或没有明显原因的不舒适感,或自己不能适当地控制自己的情绪或行为时,主动寻求他人的支持和帮助,或在心理医师的帮助下能明了自己确实存在问题,其特点是有主观的"自知之明"。但是,在某些情况下若没有这种不舒适感反而可能表示有心理异常,如亲人丧亡时,如果一点不悲伤或忧郁,也需考虑其有心理异常。二是从观察者而言,即观察者根据自己的经验作出心理正常还是异常的主观判断,其标准因人而异即不同的观察者有各自评定行为的常模。但由于接受过专业教育以及通过临床实践的经验积累,观察者们多形成了大致相近的评判标准,故对大多数异常心理仍可取得一致的看法,但对少数病人则可能有分歧,甚至截然相反。

(2) 统计学标准:在普通人群中,对人们的心理特征进行测量的结果常常显示正态分布,居中的大多数人属于心理正常,而远离中间的两端被视为异常。因此判断一个人的心理正常或异常,就以其心理特征偏离平均值的程度来决定。心理异常是相对的,它是一个连续的变量,偏离平均值的程度越大,则越不正常。当然正常与异常的界限是人为划定的,以心理测验结果的统计数据为基础。

但这种标准也存在缺陷,如智力超常或有非凡创造力的人在人群中是极少数,但很少被人认为是病态。再者,有些心理特征和行为也不一定成常态分布,而且心理测量的内容同样受社会文化的制约。所以,统计学标准也不是普遍适用的。

(3) 生物学的标准:也称为症状、体征与实验室检查阳性的标准。主要是对大脑的生理功能和结构进行检查,如发现了某一方面的阳性证据,同时发现有相应的心理异常表现,就用大脑生理和组织的检查指标作为标准来判定心理异常的存在。适合于对躯体器质性疾病伴发的心理障碍的判断。

（4）社会适应标准：一般情况下,心理正常的人能够调整自身的需要、动机、情感和愿望,以适应社会准则、伦理道德、风俗习惯等社会要求,达到人与社会生活环境的协调一致。如果一个人由于器质的或功能的缺陷或两者兼而有之使得个体能力受损,不能按照社会认可的方式行事,致使其行为后果对本人或社会是不适应的时候,则认为此人有心理异常。这里的正常或异常主要是与社会常规模式比较而言的。

可见,上述每一种标准都有其根据,对于判断心理正常或异常都有一定的使用价值,但不能单独用来解决全部问题。因此,应互相补充,并通过大量的临床实践,对各种心理现象进行科学分析,还应考虑其他因素如年龄、地域、时代、社会习俗及文化的影响等,才能比较准确地判断是否有心理异常。

三、异常心理的分类

心理异常的表现多种多样,可以是严重的也可以是轻微的。根据世界卫生组织的估计,在同一时期,有20%～30%的人有不同程度的心理行为异常表现。为了更好地认识人类的异常心理,也为了科学研究的总结和临床经验的交流,都必须有用共同的语言把心理行为异常进行详细的归类,但其归类工作非常复杂,至今,仍有许多不同的分类方法。目前,在医学临床诊断上使用的精神疾病分类方法有三种:①世界卫生组织颁布的《国际疾病分类》中的精神与行为分类现已修订到第11版即ICD-11,但还有待正式颁布,这里介绍第10版即ICD-10;②美国精神医学学会编写的《精神疾病诊断及统计手册》,现已颁布第5版即DSM-5;③中华精神科学会制定的《中华精神疾病分类方案和统计手册》,其第3版为CCMD-3。表8-1为以上三个分类系统的病类简述。这几个分类方法,在精神病学的学科中有详细的介绍。

表 8-1　CCMD-3、ICD-10 与 DSM-Ⅴ 的精神疾病分类方法

	CCMD-3		ICD-10	DSM-5
0	脑器质性精神障碍	F00	器质性,包括症状性精神障	神经发育障碍
1	精神活性物质或非成瘾性物质所致精神障碍		碍	精神分裂症谱系和其他精神病性障
		F10	使用精神活性物质所致的精	碍
2	精神分裂症(分裂症)和其他精神病性障碍		神和行为障碍	双相及相关障碍
		F20	精神分裂症、分裂型障碍及	抑郁障碍
3	心境障碍(情感性精神障碍)		妄想性障碍	焦虑障碍
4	癔症、应激相关障碍、神经症	F30	心境(情感)障碍	强迫及相关障碍
5	心理因素相关生理障碍	F40	神经症性、应激相关的及躯	创伤及应激相关障碍
6	人格障碍、习惯与冲动控制障碍、性心理障碍		体形式障碍	分离障碍
		F50	伴有生理功能紊乱及躯体因	躯体症状及相关障碍
7	精神发育迟滞与童年和少年期心理发育障碍		素的行为综合征	喂食及进食障碍
		F60	成人的人格与行为障碍	排泄障碍
8	童年和少年期的多动障碍、品行障碍、情绪障碍	F70	精神发育迟滞	睡眠-觉醒障碍
		F80	心理发育障碍	性功能失调
9	其他精神障碍和心理卫生情况	F90	通常发生于童年与少年期的	性别烦躁
			行为与情绪障碍	破坏性、冲动控制及品行障碍
				物质相关及成瘾障碍
				神经认知障碍
				人格障碍
				性欲倒错障碍
				其他精神障碍
				药物所致运动障碍及其他不良反应
				可能成为临床关注焦点的其他状况

这里仅介绍国内医学心理学界多年来使用的分类方法。

国内医学心理学领域主要根据心理偏移常态的程度不同,将异常心理由轻到重大致分为以下几大类。

1. 轻度心理障碍　是一类与心理社会因素密切相关的、程度较轻的心理障碍,如强迫症、焦虑障碍等各种神经症,以及创伤后应激障碍等。说这类疾病"较轻",是因为这些病人虽然有着程度不同的心身不适感,但生活能力和社会功能基本完好,可以照常生活、工作,从表面上看似乎与正常人区别不大。这部分病人往往需要采用心理和药物的联合治疗。

2. 严重心理障碍　是因各种因素,使人的精神活动功能严重受损而导致的一类精神疾病。如精神分裂症、反应性精神病、情感性精神病等。这类疾病既可表现为自身精神活动诸方面的不协调,也可表现为人与外部现实环境之间不能正常地接触和反应,因而无法进行正常的社会生活。这类病人需要采用药物为主的联合治疗。

3. 心理生理障碍　是由于心理社会因素的作用而导致的躯体功能性障碍和躯体器质性病变的一类疾病,这类疾病在疾病的发生、发展以及转归过程中都与心理社会因素的刺激有关。如各种心身疾病。这里疾病的治疗原则是心身同治。

4. 躯体器质性疾病伴发的心理障碍　即由大脑损害和一些躯体疾病伴有的精神障碍,这类障碍以治疗其躯体疾病为主,同时辅以心理治疗。

5. 人格障碍　指人格特征明显偏离正常。这种异常行为模式明显影响其社会功能与职业功能,造成对社会环境的适应不良,病人为此感到痛苦,并已具有临床意义。

6. 行为问题和不良的行为习惯　即影响健康的行为习惯。对身体、心理、社会各方面带来危害的常见的不良行为有:烟瘾、酒瘾、药瘾、厌食和贪食、网络成瘾等等。

7. 特殊条件下产生的心理障碍　包括在药物、催眠、航空等等特殊条件下产生的心理障碍。如海洛因、烟草和酒精等状态下的精神障碍。

第二节　常见的异常心理

一、焦虑障碍

焦虑(anxiety)是一种源于内心的紧张、压力感,常表现为内心不安、心烦意乱,有莫名其妙的恐惧感和对未来的不良预期感,常常伴有憋气、心悸、出汗、手抖、尿频等自主神经功能紊乱症状。当人们面对潜在或真实的危险或威胁时,都会产生焦虑,那些有一定原因引起、可以理解、适度的焦虑,属于正常焦虑反应。病理性焦虑是指没有明确的致焦虑因素,或者是刺激和反应不对称,反应严重或持续的焦虑反应,也称之为焦虑障碍(anxiety disorder)。病理性焦虑也是恐惧症、强迫症、创伤后应激障碍和围绝经期精神障碍等的常见临床表现。在此,仅介绍焦虑障碍。

焦虑障碍是一种以焦虑、紧张、恐惧情绪为主,伴有自主神经系统症状和运动不安等为特征的神经症。病人的焦虑情绪并非由实际威胁或危险引起,或其紧张不安与恐慌程度与现实处境很不相称。这是世界公认的一组高发疾病。我国调查显示,焦虑障碍在一般居民中的患病率为2%,女性多于男性,在文化程度低、收入低或家庭气氛不和睦更多见。

1. 发病原因　主要有:①人格基础,以多愁善感、敏感、情绪化,容易忧虑、古板、保守、孤僻等情绪不稳定或性格内向的人多见;②社会心理因素,常为一诱发因素,非特异性,如要做出重要的决定时,人们需要为此做出调整,当这种调整超出正常的适应能力,或超出可承受限度,就可导致焦虑;③遗传因素,研究发现单卵双生子惊恐障碍的同病率高于双卵双生子。

不同学派对此有不同解释。精神分析学派相信焦虑障碍是由于过度的内心冲突对自我威胁的结果。行为主义则认为焦虑是一种习得性行为,条件刺激泛化则形成焦虑障碍。

2. 临床表现　其分为广泛性焦虑障碍和惊恐发作,两种类型表现不同:①惊恐发作即急性焦虑,病人在日常生活、工作、学习中,突然出现强烈的窒息感、濒死感和精神失控感同时伴有严重的自主神经功能失调,如胸痛、胸闷、心动过速、心跳不规则;或呼吸困难、喉头堵塞等。有的表现过度换气、头晕、多汗、步态不稳、颤抖、手足麻木、胃肠道不适等症状。发作历时很短,一般5~10分钟,很少超过1个小时,即可自行缓解。发作过后病人仍心有余悸,由于担心再次发病时得不到及时的帮助,因而主动回避一些活动,如不愿单独出门。②广泛性焦虑又称慢性焦虑,是焦虑障碍最常见的表现形式。以经常的或持续的、无明确对象或固定内容的紧张不安,或对现实生活中某些问题过分担心,这种担心与现实很不相称。整日处于大祸临头的模糊恐惧和高度警觉状态,惶惶不可终日。自主神经功能失调的症状经常存在,表现为心悸、出汗、胸闷、呼吸急促、口干、便秘、腹泻、尿急、尿频,周身肌肉酸麻胀痛、头与呼吸有紧压感等全;甚至出现阳痿、早泄、月经失调。运动性不安主要表现为搓手顿足、来回走动、坐立不安、手指震颤、全身肉跳等。由于紧张不安,以及警觉性高,对外界刺激易出现惊跳反应,注意力难于集中,有时感到脑子一片空白。

二、抑郁障碍

抑郁(depression)是各种原因引起的以心境低落为主要表现的一组症状,其情绪低落的程度不等,可以从闷闷不乐一直到悲痛欲绝,常有兴趣丧失、思维迟缓,自罪感、注意困难、食欲丧失和自杀观念,常伴有失眠、食欲减退或缺失、闭经等,并有其他的认知、行为和社会功能的异常,严重时甚至悲观厌世、自伤和自杀。

作为一种情绪在正常人和医疗门诊中比较常见。但目前,从正常的抑郁情绪到病理性的抑郁存在不同的观点。有些学者认为从正常抑郁过渡到病理性抑郁是一个连续谱,是一个量变到质变的过程;精神病学认为,正常的抑郁与病理性抑郁是两种不同的情绪状态,具有不同的原因,二者不是一个连续谱。但是,不管争论如何,对病理性抑郁的判定却非常重要。判断病理性抑郁常使用的标准是症状标准、严重程度标准和病程标准。病理性抑郁往往具有情绪低落、兴趣和愉快感丧失、精力减退3个核心症状中的2个,同时个人的社会功能受到影响或给本人造成痛苦或不良后果,且持续时间达2周以上。病理性抑郁多见于抑郁障碍(depression disorder)病人。抑郁障碍属于心境障碍,又称抑郁发作(depressive episode)。

1. 发病原因 一般认为,遗传因素或早年生活经历如童年丧亲的经历在抑郁障碍发生中可能导致一种易感素质,具有易感素质的人在一定环境因素的促发下发病。①生物学因素:研究发现本病有家族史者高达30%~41.8%,血缘关系越近患病率越高;某些抑郁病人脑内的多巴胺功能降低,乙酰胆碱能神经元过度活跃,其中自杀者的脑脊液中5-羟色胺代谢产物5-HIAA含量降低等。②生活事件与环境应激事件:如意外灾害、亲友亡故、经济损失等严重负性生活事件往往构成抑郁障碍的致病因素。③心理学理论:精神分析理论强调早年经历对成年期障碍的影响,将抑郁障碍看作对亲密者所表达的攻击,以及未能摆脱的童年压抑体验,另一些精神分析家认为抑郁障碍是自我与超我之间的矛盾。学习理论则采用"获得性无助"来解释抑郁障碍的发生。认知理论认为,抑郁障碍病人存在一些认知上的误区,如悲观无助、对生活经历的消极的扭曲体验、过低的自我评价等。

2. 临床表现 既往将抑郁障碍的表现概括为"三低症状",即情绪低落、思维迟缓、意志减退,但不一定见于所有抑郁障碍病人身上。目前将抑郁障碍的表现归纳为核心症状、心理症状群、躯体症状群三个方面。①核心症状:包括情绪低落、兴趣缺失,精力减退。情绪低落可以从闷闷不乐到悲痛欲绝,悲观、对前途失望甚至绝望,丧失自信或自尊,无价值感和无助感,十分消极;兴趣缺失为对以前喜爱的活动都失去兴趣,丧失享乐能力;精力不足表现为过度疲乏、打不起精神、行动费劲、语调低沉、行动迟缓,严重者可卧床不起。②心理症状群主要有:焦虑、自罪自责、精神病性症状如幻觉和妄想,认知症状如认知扭曲、注意力和记忆力下降等;精神运动性迟缓,面部表情贫乏或缺乏表情,或激越,无目的的失控行为增多;自知力受损;自杀方面,有自杀观念和行为的占50%以上,约10%~15%的病人最终死于自杀。③躯体症状群有:睡眠紊乱,如不易入睡、睡眠浅、早醒,早醒是特征性症状;食欲紊乱和胃肠功能紊乱,如食欲下降、胃痛胃胀;慢性疼痛,为不明原因的头疼和全身疼痛;性功能减退、性欲下降;其他非特异性症状如头昏脑胀、周身不适、肢体沉重、心慌气短等。抑郁症状常表现晨重暮轻。

三、躯体形式障碍

(一) 概念

躯体形式障碍(somatoform disorder)是一类以持久的担心或相信各种躯体症状的优势观念为特征的神经症。病人因这些症状反复就医,各种医学检查阴性和医师的解释均不能打消其疑虑。即使有时病人确实存在某种躯体障碍,但不能解释症状的性质、程度或病人的痛苦与先占观念。这些躯体症状被认为是心理冲突和个性倾向所致,但对病人来说,即使症状与应激性生活事件或心理冲突密切相关,他们也拒绝探讨心理病因的可能。病人常伴有焦虑或抑郁情绪。

(二) 分类及临床表现

关于躯体形式障碍的种类包括:

1. **躯体化障碍**　是一种以多种多样、经常变化的躯体症状为主的神经症。症状可涉及身体的任何系统或器官,最常见的是胃肠道不适(如疼痛、打嗝、反酸、呕吐、恶心等),异常的皮肤感觉(如瘙痒、烧灼感、刺痛、麻木感、酸痛等),皮肤斑点,性及月经方面的主诉也很常见,常存在明显的抑郁和焦虑。常为慢性波动性病程,并在社会、人际及家庭行为方面长期存在严重障碍。女性远多于男性,多在成年早期发病。病程至少2年以上。

2. **未分化躯体形式障碍**　其常诉述一种或多种躯体症状,症状具有多变性,其临床表现类似躯体化障碍,但构成躯体化障碍的典型性不够,其症状涉及的部位不如躯体化障碍广泛,也不那么丰富。病程在半年以上,但不足2年。

3. **疑病症**　是一种以担心或相信患严重躯体疾病的持久性优势观念为主的神经症,病人因为这种症状反复就医,各种医学检查阴性和医师的解释,均不能打消其疑虑。即使病人有时存在某种躯体障碍,也不能解释所诉症状的性质、程度,或病人的痛苦与优势观念,常伴有焦虑或抑郁。对身体畸形(虽然根据不足)的疑虑或优势观念也属本症。本障碍男女均有,无明显家庭特点(与躯体化障碍不同),常为慢性波动性病程。

4. **躯体形式自主神经紊乱**　是一种主要受自主神经支配的器官系统(如心血管、胃肠道、呼吸系统)发生躯体障碍所致的神经症样综合征。病人在自主神经兴奋症状(如心悸、出汗、脸红、震颤)基础上,又发生了非特异的,但更有个体特征和主观性的症状,如部位不定的疼痛、烧灼感、沉重感、紧束感、肿胀感,经检查这些症状都不能证明有关器官和系统发生了躯体障碍。因此本障碍的特征在于明显的自主神经受累,非特异性的症状附加了主观的主诉,以及坚持将症状归咎于某一特定的器官或系统。

5. **躯体形式疼痛障碍**　是一种不能用生理过程或躯体障碍予以合理解释的持续、严重的疼痛。情绪冲突或心理社会问题直接导致了疼痛的发生,经过检查未发现相应主诉的躯体病变。病程迁延,常持续6个月以上,并使社会功能受损。诊断需排除抑郁障碍或精神分裂症病程中被假定为心因性疼痛的疼痛、躯体化障碍,以及检查证实的相关躯体疾病与疼痛。

四、人格障碍

(一) 概念

人格障碍(personality disorder)的定义是:指人格特征明显偏离正常,使病人形成了一贯的反映个人生活风格和人际关系的异常行为模式。这种模式显著偏离特定的文化背景和一般认知方式(尤其在待人接物方面),明显影响其社会功能与职业功能,造成对社会环境的适应不良,病人为此感到痛苦,并已具有临床意义。

病人无智能障碍,一般能处理自己的日常生活、工作,但在社会生活中常与周围人发生冲突,从而使自己感到痛苦或使社会其他人受到损害,对个体或社会有不良影响,其却很难从错误中吸取应有的教训加以纠正。该病开始于童年或青少年期并长期持续发展至成年或终生,仅少数在成年后程度上可有改善。其形成的原因尚不清楚,通常认为,其是由生物、心理和社会文化诸因素共同作用的结果。

（二）分类及临床表现

人格障碍的表现比较复杂,目前的分类尚未统一,主要分为以下几个类型:

1. 偏执性人格障碍 其以猜疑和偏执为特点,男性多于女性。表现至少有下列 3 项:①对挫折和遭遇过度敏感;②对侮辱和伤害不能宽容,长期耿耿于怀;③多疑,容易将别人的中性或友好行为误解为敌意或轻视;④明显超过实际情况所需的好斗,对个人权利执意追求;⑤易有病理性嫉妒,过分怀疑恋人有新欢或伴侣不忠,但不是妄想;⑥过分自负和自我中心的倾向,总感觉受压制、被迫害,甚至上告、上访,不达目的不肯罢休;⑦具有将其周围或外界事件解释为"阴谋"等的非现实性优势观念,因此过分警惕和抱有敌意。

2. 分裂样人格障碍 其以观念、行为和外貌装饰奇特、情感冷漠,及人际关系明显缺陷为特点。男性略多于女性。表现至少有下列 3 项:①性格明显内向(孤独、被动、退缩),与家庭和社会疏远,除生活或工作中必须接触的人外,基本不与他人主动交往,缺少知心朋友,过分沉湎于幻想和内省;②表情呆板,情感冷淡,甚至不通人情,不能表达对他人的关心、体贴及愤怒等;③对赞扬和批评反应差或无动于衷;④缺乏愉快感;⑤缺乏亲密、信任的人际关系;⑥在遵循社会规范方面存在困难,导致行为怪异;⑦对与他人之间的性活动不感兴趣(考虑年龄)。

3. 反社会性人格障碍 以行为不符合社会规范,经常违法乱纪,对人冷酷无情为特点,男性多于女性。表现至少有下列 3 项:①严重和长期不负责任,无视社会常规、准则、义务等,如不能维持长久的工作或学习,经常旷工/旷课、多次无计划地变换工作;有违反社会规范的行为,且这些行为已构成拘捕的理由(不管拘捕与否);②行动无计划或有冲动性,如进行事先未计划的旅行;③不尊重事实,如经常撒谎、欺骗他人,以获得个人利益;④对他人漠不关心,如经常不承担经济义务、拖欠债务、不抚养子女或赡养父母;⑤不能维持与他人长久的关系,如不能维持长久(1 年以上)的夫妻关系;⑥很容易责怪他人,或对其与社会相冲突的行为进行无理辩解;⑦对挫折的耐受性低,微小刺激便可引起冲动,甚至暴力行为;⑧易激惹,并有暴力行为,如反复斗殴或攻击别人,包括无故殴打配偶或子女;⑨危害别人时缺少内疚感,不能从经验,特别是在受到惩罚的经验中获益。

其在 18 岁前有品行障碍的证据,至少有下列 3 项:①反复违反家规或校规;②反复说谎(不是为了躲避体罚);③习惯性吸烟,喝酒;④虐待动物或弱小同伴;⑤反复偷窃;⑥经常逃学;⑦至少有 2 次未向家人说明的外出过夜;⑧过早发生性活动;⑨多次参与破坏公共财物活动;⑩反复挑起或参与斗殴;另还有被学校开除过,或因行为不轨而至少停学一次,或被拘留或被公安机关管教过。

4. 冲动性人格障碍（攻击性人格障碍） 以情感爆发,伴明显行为冲动为特征,男性明显多于女性。至少有下列 3 项表现:①易与他人发生争吵和冲突,特别在冲动行为受阻或受到批评时;②有突发的愤怒和暴力倾向,对导致的冲动行为不能自控;③对事物的计划和预见能力明显受损;④不能坚持任何没有即刻奖励的行为;⑤不稳定的和反复无常的心境;⑥自我形象、目的,及内在偏好(包括性欲望)的紊乱和不确定;⑦容易产生人际关系的紧张或不稳定,时常导致情感危机;⑧经常出现自杀、自伤行为。

5. 表演性（癔症性）人格障碍 以过分的感情用事或夸张言行吸引他人的注意为特点,并至少有下列 3 项表现:①富于自我表演性、戏剧性、夸张性地表达情感;②肤浅和易变的情感;③自我中心,自我放纵和不为他人着想;④追求刺激和以自己为注意中心的活动;⑤不断渴望受到赞赏,情感易受伤害;⑥过分关心躯体的性感,以满足自己的需要;⑦暗示性高,易受他人影响。

6. 强迫性人格障碍 其以过分的谨小慎微、严格要求与完美主义、及内心的不安全感为特征。男性多于女性 2 倍,至少有下列 3 项表现:①因个人内心深处的不安全感导致优柔寡断、怀疑,及过分谨慎;②需在很早以前就对所有的活动作出计划并不厌其烦;③凡事需反复核对,因对细节的过分注意,以致忽视全局;④经常被讨厌的思想或冲动所困扰,但尚未达到强迫症的程度;⑤过分谨慎多虑、过分专注于工作成效而不顾个人消遣,及人际关系;⑥刻板和固执,要求别人按其规矩办事;⑦因循守旧、缺乏表达温情的能力。

7. 焦虑性人格障碍　以一贯感到紧张、提心吊胆、不安全,及自卑为特征,总是需要被人喜欢和接纳,对拒绝和批评过分敏感,因习惯性地夸大日常处境中的潜在危险,而有回避某些活动的倾向。并至少有下列 3 项表现:①一贯的自我敏感、不安全感,及自卑感;②对遭排斥和批评过分敏感;③不断追求被人接受和受到欢迎;④除非得到保证被他人所接受和不会受到批评,否则拒绝与他人建立人际关系;⑤惯于夸大生活中潜在的危险因素,达到回避某种活动的程度,但无恐惧性回避;⑥因"稳定"和"安全"的需要,生活方式受到限制。

8. 依赖性人格障碍　以过分依赖为特征,并至少有下列 3 项中的表现:①要求或让他人为自己生活的重要方面承担责任;②将自己的需要附属于所依赖的人,过分地服从他人的意志;③不愿意对所依赖的人提出即使是合理的要求;④感到自己无助、无能,或缺乏精力;⑤沉湎于被遗忘的恐惧之中,不断要求别人对此提出保证,独处时感到很难受;⑥当与他人的亲密关系结束时,有被毁灭和无助的体验;⑦经常把责任推给别人,以应对逆境。

9. 其他或待分类的人格障碍　包括被动攻击性人格障碍、抑郁性人格障碍和自恋性人格障碍等。

五、 睡眠障碍

（一）概念

睡眠具有恢复精力、体力的功能,可以帮助个体完成清醒时尚未结束的心理活动。正常人每隔 24 小时有一次觉醒与睡眠的节律性交替。睡眠量常依年龄不同而异,新生儿需睡 18～20 小时,儿童 12～14 小时,成人 7～9 小时,老年人一般只需 5～7 小时。

梦是睡眠中在某一阶段的意识状态下所产生的一种自发性的心理活动。在此心理活动中个体身心变化的整个历程,称为做梦(dreaming)。

睡眠障碍(sleep disorder)是睡眠量不正常以及睡眠中出现异常行为的表现,也是睡眠和觉醒正常节律性交替紊乱的表现。美国的 DSM-Ⅳ对睡眠障碍的定义包括两个要点:①连续睡眠障碍时间长达一个月以上;②睡眠障碍的程度足以造成主观的疲累、焦虑或客观的工作效率下降、角色功能损伤。

睡眠障碍有多种分类,1979 年美国睡眠障碍协会制定的分类方法将睡眠障碍分为四大类:①入睡和维持睡眠障碍(主要指失眠);②白天过多瞌睡;③睡眠中的异常行为;④睡眠节律紊乱。

（二）失眠

1. 定义　通常指病人对睡眠时间和(或)量不满足并影响白天社会功能的一种主观体验。按病程分:①一过性或急性失眠,病程<4 周;②短期或亚急性失眠,病程在 4 周至 3 个月、6 个月之间;③长期或慢性失眠,病程>6 个月。

2. 失眠的表现　入睡困难;不能熟睡;早醒、醒后无法再入睡;频频从噩梦中惊醒,自感整夜在做噩梦;睡过之后精力没有恢复;容易被惊醒,有的对声音敏感,有的对灯光敏感。还会引起疲劳感、不安、全身不适、无精打采、反应迟缓、头痛、记忆力不集中等。很多失眠者喜欢胡思乱想。

3. 失眠的原因　有生理上、心理上的原因,以及这两者之间的混合状况。从医学和心理学的角度大致会有:①精神障碍:如抑郁障碍、焦虑障碍、恐惧症、精神分裂症等;②心理社会因素:如家庭婚姻、升学就业、晋升、子女教育等问题;重大事件的心理创伤;对失眠的恐惧;某些个性特点等;③反生理时钟引起:如通宵上网、时差、倒班等;④某些药物、食物(茶、咖啡、酒等)和环境变化;⑤其他疾病:如一些躯体疾病和脑部疾患。

（三）其他睡眠障碍

1. 白天过多瞌睡　主要表现:白天出现无法克制的睡意,可有无意识动作、认知功能降低等表现,将影响工作与学习,如果发生在驾驶或特种工作时,可造成交通事故或意外。

2. 睡眠中的异常行为 主要指与睡眠有关的发作性躯体异常或行为异常,其特点与睡眠阶段或睡眠-觉醒的转变有关。如梦游症、梦呓(说梦话)、夜惊(在睡眠中突然骚动、惊叫、心跳加快、呼吸急促等)、梦魇(做噩梦)、磨牙、不自主笑、肌肉或肢体不自主跳动等。这些发作性异常行为不是出现在整夜睡眠中,而多是发生在一定的睡眠时期。

3. 睡眠节律紊乱 病人的睡眠模式与常规的作息时间不同,从而出现失眠,主要指睡眠时相迁移/延迟综合征。前者常见老年人,夜间入睡和晨间觉醒时间均提前;而后者常见青年人,表现为入睡和觉醒时间后移。

六、进食障碍

进食障碍(eating disorder)是指由社会心理因素引起的,故意拒食、节食或呕吐,导致体重减轻和营养不良,或出现发作性不可克制的贪食等异常的进食行为。绝大多数时候,厌食和贪食是一对刻薄的孪生姐妹,临床心理学家把这两种症状都叫做进食障碍,称为神经性厌食症和贪食症。

(一)神经性厌食症

是一种多见于青少年女性的进食行为异常,特征为故意限制饮食,使体重降至明显低于正常的标准,为此采取过度运动、引吐、导泻等方法以减轻体重。常过分担心发胖,甚至已明显消瘦仍自认为太胖,即使医师进行解释也无效。部分病人可以用胃胀不适,食欲下降等理由,来解释其限制饮食。本症并非躯体疾病所致的体重减轻,病人节食也不是其他精神障碍的继发症状。其发病原因主要是心理因素,人格的易感性有一定作用,社会文化、生物学因素与该病的发生也有关系。

其主要临床表现为主动拒食或过分节食,导致体重逐渐减轻,形体消瘦,体象障碍及神经内分泌的改变。该病一般起病缓慢,部分病人起病前稍胖,并对体重非常敏感,喜欢苗条身段,整日专注于自身的体重、体形,严格控制每日的进食量。之后,进食量逐渐减少,虽然已骨瘦如柴,但仍认为肥胖,有的病人由于过度节食,可出现间歇贪食,但饱餐之后立即自行引吐、导泻,以致营养不良,皮肤干燥,血压和体温下降,脉搏迟缓,严重者出现水电解质紊乱,且易并发其他感染。并可出现精神症状,如焦虑不安、抑郁悲观、失眠、注意力不集中、易激惹等。由于节食引起内分泌功能紊乱,女性可出现月经稀少或闭经,男性可出现性欲减退。如果于青春期之前发病,则表现为第二性征发育延迟。

(二)神经性贪食症

也是一种进食障碍,特征为反复发作和不可抗拒的摄食欲望,及暴食行为,病人有担心发胖的恐惧心理,常采取引吐、导泻、禁食等方法以消除暴食引起发胖的极端措施。可与神经性厌食交替出现,两者具有相似的病理心理机制,及性别、年龄分布。多数病人是神经性厌食的延续者,发病年龄较神经性厌食晚。该病的发病机制尚未清楚,一般认为可能与心理因素、家庭环境因素、社会文化因素、遗传因素、生化代谢因素有关。

其主要临床表现为发作性不可抗拒的摄食欲望和行为,一般在短时间摄入大量食物、进食时常避开人,在公共场合则尽量克制。过后因担心发胖的恐惧心理或为了减轻体重,反复采用自我引吐、服用泻药或利尿剂、节食及大量运动,随着病情的进展,病人可根据自己的意愿吐出食物。反复呕吐会导致机体电解质紊乱和躯体并发症(手足抽搐、癫痫发作、心律失常、肌无力、月经紊乱、皮肤及口腔溃疡等),及随后体重的严重下降。

(唐峥华)

第九章　健　康　行　为

全球疾病死亡谱和患病率排行在第二次世界大战前后有很大变化,原来排在前列的结核、肺炎、肠胃炎等传染性疾病,让位于心脑血管疾患和癌症等疾病,该变化与不良生活方式和行为习惯有很大关系。本章先介绍健康行为与行为转变,然后依次介绍一些危险行为及其预防。

第一节　健康行为与行为转变

健康行为(health behavior)是指有助于个体在生理、心理和社会上保持良好状态、预防疾病的行为。它与健康信念密切相关,是个体为维持、实现、重建健康和预防疾病的活动。

健康危险行为(risk behavior)是指与疾病发生、发展和康复关联的行为,涵盖疾病行为、疾病角色行为、损害健康的习惯、不良生活方式等。

研究行为与健康关系属于健康心理学领域。健康心理学主张采用心理学方法来改变或矫正有碍身体健康的生活方式和行为习惯,涉及应激、药物滥用、疼痛的心理方面、疾病心理等。

一、健康行为和危险行为

关于健康行为与健康的关系,美国加利福尼亚人类人口研究室的 Belloc NB 和 Breslow L 经过花费了 15 年,总结出七种健康行为,分别是:从不吸烟、有规律地体力活动、晚上睡 7～8 小时、保持正常体重、适度饮酒或不喝酒、吃早餐、两餐之间很少吃零食。健康行为每项 1 分,拥有更高分值人的健康水平比低于 3 分者的健康水平更高(图 9-1)。

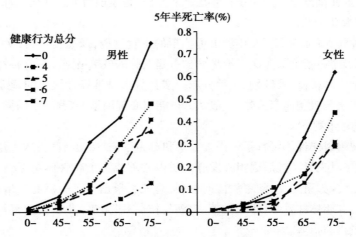

图 9-1　健康行为总分与 5 年半死亡率的关系

在预防心脏病方面,国际心脏健康会议于 1992 年在加拿大的《心脏健康的维多利亚宣言》中提出了健康的膳食习惯、戒烟、经常运动和支持性心理社会环境四项健康保护行为。

常见的危险行为归纳为下列四类:

(1)不良生活方式与习惯:饮食过度;高脂、高糖、高钠(食盐)和低纤维素饮食;挑食;嗜好致癌性食物。

（2）不良病感行为：它是指个体从感知到自身有病到疾病康复全过程所表现出来的一系列不良行为，包括疑病行为、恐惧、讳疾忌医、不及时就诊、不遵从医嘱、迷信、放弃治疗而自暴自弃等。

（3）日常损害健康行为：包括吸烟、过度饮酒、吸食毒品、不安全性行为。

（4）致病性行为模式：它是导致特异性疾病发生的行为模式，例如，A 型行为和 C 型行为。

二、健康信念及其影响因素

健康信念（health belief）是个体对自己采取的健康措施及其对健康影响的看法，属于生活信念。健康或疾病信念受文化、社会地位、经济条件等因素影响，它造成不同个体对疾病直接原因、估计疾病严重程度、疾病适宜治疗、疾病意义上的认识差异。

1. 民间医学的影响 为了应对危险环境，人类的祖先用不同的植物反复试验，通过观察动物对疾病和创伤的反应，不断从错误中汲取经验和教训，形成民间医学，体液学说、印度草医学和中医等是其中的代表。

虽然民间医学的影响范围往往局限于某一特定地域、人群或时间范围内，但民间医学影响人们的健康和疾病观念。在印度草医学中，胸痛就被认为是情绪烦乱的症状，而不是机体功能受到器质性损害的迹象。在东南亚，"精液丢失"一般被认为是症状，而这在西方则无伤大雅。明朝顾起元的"恼一恼，老一老；笑一笑，少一少"，解释了情绪与健康的关系。

我国民间有"饭后百步走，活到九十九"、"行如风，坐如钟，站如松，睡如弓"的行为规范。

2. 文化环境和文化适应 文化环境是社会环境的重要方面，由存在于社会生活各个领域及人们意识中的各种形态的文化因素构成，包含着一整套由一个国家、社区或特定人群持有的信念、道德价值观、传统、语言和法律（或行为准则）。

人类学家和流行病学家识别出许多文化、习惯与健康之间的联系。由于宗教原因而戒茶、咖啡、酒精或香烟的人，患消化道和呼吸道肿瘤的风险小于相同社会经济背景和居住情况的人。犹太男性有割礼习惯，他们的生殖器癌症患病率和死亡率比非犹太人低。

邦德将我国儿童社会化的培养方式归纳为依赖性、顺从性、谦虚品德、自我克制、自我满足感、接受羞耻与处罚、以父母为中心、以长者为父和中庸之道的培养九个方面。在社会取向方面，我国传统的心理特点为集体取向、他人取向、关系取向、权威取向、服从、自我抑制与女性化。

传统东方病人担心自己生病会给家庭带来负担，因此不愿说出症状的性质和历史，以及有问题的健康行为，因为害怕招致羞耻。另一方面，受家庭意识和合群观念影响，亲朋好友视抛弃成员为耻辱，因此，他们会向病人提供更多的支持。

3. 教育、职业、收入、社会地位和城乡差异 教育、职业和收入影响人对世界的认识、接受新观念和改变观念的程度。受到良好教育的白领职员更能有意识地接受锻炼有益的信念，更多地亲身参加运动，而不是坐在电视前观看比赛，当然，他们往往拥有足够的收入，能购买昂贵的运动装备。

社会地位能显著影响疾病的传播。在非洲，经济需要的考虑造成个体选择威胁健康的行为方式，由于受教育有限，外出打工者与妻子和家庭长期分居，切断了传统家庭的纽带，男人寻找其他人做性伙伴。而在家生活的妇女，由于社会和家庭地位低下，她们无权要求丈夫使用避孕套。即便她们明知道无保护性交的危险，出于对经济和社会生存的需要，也不得已而顺从。

4. 落后习俗 文化因素也会改变女性身体，造成畸形。在我国古代，妇女缠足在相当长的时期内被认为是正常行为，而大脚女人才属异常。十九世纪西方女性采用硬质材料制作的胸衣束胸、现代女性穿高跟鞋和瘦鞋，危害健康。

5. 工业化和媒体宣传 现代工业社会出现一种新的年轻人文化，它鼓励年轻人对成人权威的反叛和蔑视，造成一些人吸烟、吸食毒品。有些宣传误导公众，传播使用改变情绪的毒品和性乱交。

时装业和媒体喜欢"骨感"模特，引起大量女性模仿不当节食，以降低体重，提高了神经性厌食症的患病率。男性在 20 世纪后叶，为追求强健体形，不惜服用类固醇激素以增强肌肉，或移植肌肉来增粗胸部和小腿肌肉。

6. 医疗政策与社会健康计划　很多国家和地区为促进国民健康,采取包括制定法律或法规在内的种种措施,不断推出健康促进项目,诸如:设立艾滋病日、制订《烟草控制框架公约》、设立各类"促进锻炼"项目,目的是鼓励人们维持健康行为,改变损害健康行为,及时就医。

三、行为转变的理论

如何促进健康行为的形成呢?健康信念模型和理性行动/计划行为理论探讨了行为转变的影响因素,从不同角度解释了行为转变的机制并得到广泛应用。"言知之易,行之难。"(《伪孔传》),行为转变不可一蹴而就,自我效能发挥着重要作用。

(一) 自我效能理论

自我效能(self efficacy)是个体对自己成功执行某行为并导致预期结果的信念,属于自信范畴。它是美国心理学家班杜拉的社会认知理论中的核心概念,常用自我效能感(perceived self-efficiency)表述。自我效能在制定健康生活目标的意向阶段、具体行为改变阶段、防止复发过程中都具有重要的调节作用。各种外部因素及自身的经历等内部因素都能通过自我效能对行为起作用。

自我效能来源于下列四方面:

(1) 成功的经验:成功经验是获得自我效能的最重要、最基本的途径。反复失败会削弱自我效能。

(2) 替代性经验:指通过观察其他人的行为而产生的自我效能。榜样越具有相似性,个体的自我效能感越强烈,例如,单位有人成功戒烟,会形成示范效应,会使同单位的人增强自我信念,认为自己也能戒烟。若榜样是通过特殊手段而戒烟,别人会觉得"可望而不可及",这就不能形成激励。

(3) 言语劝导:切合实际的劝导能改善人的自我效能,鼓励他们努力达到成功,而消极、不切实际的赞扬降低自我效能。因此,恰如其分的赞扬能够转化为学生的自我奖励和自我效能,从而能持久地激励其学习。

(4) 生理状态:焦虑、紧张、疲劳和情绪状态能降低自我效能。在面临压力事件时,人们往往根据自己的心率、血压、呼吸等生理唤醒水平来判断自我效能。平静的反应使人镇定、自信,而焦虑不安的反应则使人对自己的能力产生怀疑。不同的身体反应状态会影响到活动的成就水平,从而又以行为的反应指标确认或实现活动前的自信或怀疑,由此决定个体的自我效能。

(二) 健康信念模型

健康信念模型(health belief model,HBM)建立在需要和动机理论、认知理论和价值期望理论基础上,关注人对健康的态度和信念,重视影响信念的内外因素。HBM 是第一个解释和预测健康行为的理论,由社会心理学家 Hochbaum GM、Rosenstock IM、Kegeles SS 和 Leventhal H 在 1952 年提出。

HBM 认为个体感知、积极采取适宜行动、相信自己能采取推荐的行动是行为转变的重要因素。它被用于探索各种长期和短期健康行为问题,HBM 能分析影响个体行为转变的特点,可以用于个体行为转变(案例与分析),也能用于包括危险性行为与 HIV/AIDS 的传播,以及碘盐预防碘缺乏病的健康教育(专栏 9-1)。

专栏 9-1　HBM 理论与碘盐预防碘缺乏症

碘缺乏病是由于自然环境碘缺乏造成机体碘营养不良所表现的一组疾病的总称,包括地方性甲状腺肿、克汀病和亚克汀病、单纯性聋哑、胎儿流产、早产、死产和先天畸形等。碘缺乏病由于分布广泛,受害人群众多,严重阻碍病区儿童智力发展,影响人口素质,是全球性的严重公共卫生问题。目前,全球120多个国家和地区数十亿人通过食用碘盐防治碘缺乏病。

我国卫生主管部门在宣传中,利用各种方式不断提醒人们环境缺碘的持续性(知觉易感性);缺碘造成甲状腺肿、以智力残疾为特点的克汀病(呆小病)和亚克汀病,反复强调缺碘造成病区儿童普遍的智力发展迟缓(知觉威胁性);碘盐是安全、便宜、简单和日常化的防治手段(行动);通过科学补碘,保护儿童免除缺碘性智力低下,并带来病区人口素质的普遍提高(益处)。对政府来说,补碘的投入-效益达到 1:30(公共卫生益处)。国家卫生主管部门通过病情监测,公布人群碘营养结果,提醒个体自觉补碘(改善自我效能),并调整政府的防治策略(减少障碍)。

　　我国政府颁布《食盐加碘消除碘缺乏危害管理条例》,通过食盐专营,保障缺碘地区的碘盐供应(减少障碍),国家还规定每年的 5 月 15 日为防治碘缺乏病宣传日,由政府卫生主管部门强化健康教育(行动线索)。

　　随着持续防治的成功,人们已经很难看到碘缺乏病人了(易感性和威胁感下降),如果人们忘记环境缺碘的持久性,放松防治,碘缺乏病仍会死灰复燃。

HBM 理论要点:(图 9-2)

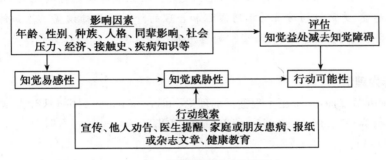

图 9-2　健康信念模型的结构

　　1. **知觉易感性**　它是个体对行为会危害自己健康或患病可能性的敏感程度。"与陌生人性交时,不使用避孕套会得艾滋病吗?","母亲和姐姐得了糖尿病,我会不会也得上?"。

　　2. **知觉威胁性**　它是对危险行为导致严重后果的预期。"医师说我再吸烟,心脏支架也不能救命。","艾滋病太可怕了! 我的朋友才患上一年就死了!"。

　　3. **知觉益处**　采取行动能带来好处的认识。"锻炼能帮助降低血糖","只要不吸烟,女朋友就同意结婚"。

　　4. **知觉阻碍**　采取行动所付代价和遇到的困难的认识。"糖尿病的饮食控制太严了,我喜欢吃的食物都不能吃,也吃不饱。","做生意就要交往,烟能帮助交往,我要考虑戒烟后还能否做生意!"。通过识别阻碍因素、做出保证、给予激励和支持,能帮助个体减少阻碍。

　　5. **行动线索**　实现行为改变的行动策略。易感性和后果严重性的认识能促使个体产生威胁感,但还需要知道如何行动。行动线索可以源自媒体和他人,医生常常是最佳的线索提供者。

　　6. **自我效能**　高自我效能者采纳建议、实施有益于健康的行为转变的可能性高。通过提供训练和指导会提高个体的自我效能。

---- **案例与分析** ----

　　36 岁的伊丽莎白是医院的护士,身高 180cm。2 年前她的体重达到 181kg,当时她感觉到过胖体重带来的生活不便,晚上睡觉打呼噜,工作效率降低,专业知识和临床见到的肥胖病例让她担心健康会受到影响。于是,她找到一家很有声望的减肥中心,要求治疗师帮助她将体重降到 90 公斤。治疗师根据伊丽莎白的体质,建议分四个阶段来减轻体重,目标分别设置为 150公斤、116 公斤、105 公斤和 90 公斤,并安排了运动训练和饮食计划。伊丽莎白根据治疗师的方案进行减重训练和饮食控制,并顺利实现了前两个阶段的目标,她有种重新享受生活的感觉,并打算打两份工。在第三阶段,在消防队训练基地,伊丽莎白与消防员一起进行消防训练,通过

了大多数训练课目,并在50度高温下的烟筒内,负重爬到了50米高处。因为她丈夫曾患有中风,在家休息多年,刚刚重新工作,家中还有两个未上学的孩子需要照顾,伊丽莎白的家务和经济负重很重。除在医院工作外,她还要额外打工,每天早出晚归,回家后只想多睡觉,没有时间和精力完成预定的训练,因此,第三阶段的目标没有实现。治疗师了解到这些情况,找到伊丽莎白谈话,共同回顾了训练的全过程和取得的成绩,治疗师以伊丽莎白能完成消防员的训练课程的为例,鼓励她继续进行减肥,实现最终目标。伊丽莎白受到鼓励,并得到丈夫的支持,重新进行训练,并最终实现了减肥目标。

　　健康心理学家根据健康信念模型分析了减肥案例:

　　　　主观感受、专业与职业经历获得的知识、过高的体重使伊丽莎白觉察到易患疾病和严重性,从而产生了肥胖的威胁感;同时,也使她认识到控制体重的益处;家务、工作、丈夫的健康状况、经济负担和时间冲突构成她的障碍,并一度造成治疗挫折;行动线索主要来自于专业知识、知名的减肥中心和治疗师;自我效能的不断增强是她成功控制体重的重要因素,前两个阶段的成功后的主观感受、完成过消防员的训练课程和合理的阶段性目标设置。你如何评价治疗师的作用? 如何评价自我效能在行为转变中的作用呢?

(三) 计划行为理论

　　1967 年 Fishbein M、Ajzen I 提出了理性行动理论(theory of reason action,TRA),该理论经过 Ajzen 修正,形成了计划行为理论(theory of planned behavior,TPB)。

　　理论要点(图9-3):

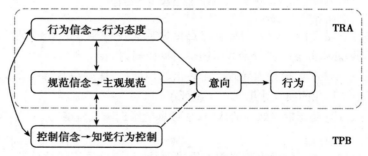

图 9-3　理性行动/计划行为理论结构示意图

　　1. **行为意向**　它是理论结构的核心元素,决定了是否采取行动,受行为信念、行为态度、主观规范、他人规范信念和顺从动机的综合影响。

　　2. **行为态度和行为信念**　行为态度是对行为结果好坏程度的评估。行为信念由行为结果发生的可能性和对行为结果的评价构成,影响行为态度。如果个体感知到行为改变的结果是有利的,会对采取行动产生积极态度。

　　3. **主观规范和规范信念**　主观规范信念是因他人行为规范带来的压力的感知,反映了其他人对个体决策的影响,受规范信念和遵从动机影响。规范信念指个体知觉重要他人(包括配偶、家人、最要好同伴等)对其行为改变的认可和倾向程度。遵从动机则表明个体对重要他人期望的遵从程度。例如,丈夫认为需要控制饮食以减轻体重,妻子会产生改变行为的压力,影响到妻子的主观规范。

　　4. **知觉行为控制**　它是个体对行为难易程度的感知,类似于自我效能,受控制信念影响。控制信念是个体知觉促进或阻碍行为执行的因素。

　　TRA/TPB 可以用于预测健康或不健康行为以及行为结果,探索与行为有关的健康中的健康教育意义,实施和开展健康预防项目。还用于预测和理解意图、行为和与行为有关的健康结果。TRA/TPB 成功地预测佩带汽车安全带、锻炼、吸烟、饮酒、使用安全套、定期体检、使用牙线和自我检查乳腺、宫颈刮片筛查(专栏 9-2)等健康行为的发生。

专栏 9-2　TPB 在提高宫颈刮片筛查中的应用

宫颈刮片是早期发现宫颈癌的重要方法,尽管方法简单,但不受高龄、文化层次低的妇女欢迎。疾病预防控制部门准备开展一项宣传活动,以吸收这部分人群参加刮片筛查。健康心理学家按 TPB 理论设计了一份调查问卷。

- 什么时候接受过刮片筛查(行为);
- 妇女参加刮片筛查的可能性有多大?(行为意向);
- 对刮片筛查的态度(态度);
- 调查对象的亲朋好友是否也将参加?(主观规范);
- 做刮片筛查疼吗?能忍受吗?(知觉行为控制)。

根据调查结果,主办方了解到了人们是否接受过检查、也了解到人们对检查的信念、态度、意向,提高了宣传的针对性和有效性。

第二节　吸烟、酗酒和网络成瘾

一、吸烟

烟草(tobacco)最早产于中南美洲的安提斯群岛(多巴安岛),由当地印第安人最先种植并吸食。哥伦布把烟草籽带回了西班牙,烟草开始在欧洲漫延。我国是在明朝(1573 年到 1619 年间)开始引进并种植烟草。爱因斯坦也曾错误地认为吸烟"可使人能够以平静和客观的方式判断一切与人相关的事务",而没有考虑到吸烟对健康的危害。

吸烟可导致肺癌、口腔癌或食道癌,膀胱癌;也可导致心脏病、慢性支气管炎和肺气肿、高血压。孕妇吸烟导致胎儿发育障碍,易娩出低体重儿,导致胎儿慢性缺氧。

被动吸烟孕妇、早产、新生儿窒息发生率显著高于无被动吸烟孕妇。被动吸烟导致出生婴儿平均体重比正常婴儿体重低 107g,而且还有一定数量的新生儿畸形。儿童因被动吸烟而患哮喘病的风险增高 2 倍,患白血病和淋巴瘤的人数是不吸烟者子女的 2 倍,患脑瘤的比例一般高出 40%,损害儿童智力,导致行为问题。不吸烟妇女因被动吸烟而患肺癌的死亡率比丈夫不吸烟的妇女高,并因丈夫吸烟量增加而明显提高。被动吸烟者也易出现血管硬化及患上心脏病。

(一)成瘾的心理学机制

吸烟成瘾的主要原因是香烟中的尼古丁发挥的作用。尼古丁随血液流入中枢神经系统,和乙酰胆碱受体结合,代偿性地产生更多的结合尼古丁的乙酰胆碱受体。一旦体内尼古丁含量降低,使脑内的乙酰胆碱受体无法与尼古丁结合,就会产生一系列的生理和心理反应,并产生强烈的吸烟渴求,即烟瘾发作。

(二)预防和控烟

1. **预防青少年吸烟**　对具有药物滥用危险因素的青少年,进行拒烟技巧、认知行为训练、社会技能训练,从而帮助吸烟者建立自信,拒绝广告诱惑,控制焦虑,增进与其他人的交流。

2. **建立无烟环境**　2003 年在世界卫生大会上通过的《烟草控制框架公约》(专栏 9-3),是全球第一部限制吸烟的全球性公约(专栏 9-5)。我国也是《公约》签约国之一,并颁布《烟草专卖法》,在《未成年人保护法》、《预防青少年犯罪法》和《广告法》中都列有控烟条款。全国已有 84 个城市出台了《公共场所禁止吸烟的规定》,40 个城市成为无烟草广告城市。

专栏 9-3　《烟草控制框架公约》

《公约》提倡各国至少应该以法律形式禁止误导性烟草广告,禁止或限制烟草商赞助国际活动和促销活动,禁止烟草走私,禁止向未成年人出售香烟,在香烟盒上用 30% 至 50% 的面积标明"吸烟危害健康"的警示,以及禁止使用"低焦油"、"清淡型"之类欺骗性词语。《公约》要求各国的烟草税收和价格政策应该以减少烟草消费为目标,禁止或限制销售免税香烟;室内工作场所、公共场所和公共交通中应该采取措施,以免人们吸二手烟。《公约》还要求:提高烟草的价格和税收,禁止烟草广告,禁止和限制烟草商进行赞助活动,打击烟草走私,禁止向未成年人出售香烟,在香烟盒上标明"吸烟危害健康"的警示,并采取措施减少公共场所被动吸烟等。

提高烟草税和售价能减少烟民数量。烟价每上升10%,烟民就减少4%。鼓励受害者索赔,烟草公司施压。例如,2001年洛杉矶高等法院作出了一项创纪录的判决,责令菲利浦公司向某一罹患肺癌和脑癌的56岁烟民赔偿30多亿美元。

（三）戒烟

目前,排在有效治疗烟草依赖方法首位的是团体行为治疗,其后依次为抗抑郁药安非他酮、医师强烈建议、尼古丁替代治疗、个别心理咨询、电话咨询、护士干预、自助。室内戒烟法提高戒烟率12%~38%。加税、提高烟价也能提高人群戒烟率。因此,就个体来说,治疗烟草依赖的最佳方案是心理干预结合药物治疗。

心理治疗与心理咨询可以提高治疗的依从性,增强戒烟动力,帮助吸烟者改善处理日常生活和工作压力的技巧,提高戒烟成功率。此外,还可以根据不同吸烟者的特点,制订个体化咨询方案,使一些吸烟者从药物治疗中获益,而另一些人则从行为治疗中受益。自我管理技术、正强化法、刺激控制法都可用于消除成瘾症状。

尼古丁替代治疗是WHO推荐的最主要的药物治疗方式。治疗方法是在停止吸烟的同时使用尼古丁制剂,以减轻戒断症状,提高戒烟的成功率,降低复吸率。对于成瘾性极强的尼古丁依赖者,给予较长时间的尼古丁维持治疗,减少对自身和他人的影响,直至成功戒烟。

医务工作者的劝告能有效帮助吸烟病人戒烟,也能有效劝告父母戒烟,以免危害孩子的健康,尤其应向准备生孩子的父母或其他人提供尼古丁替代治疗。美国公共卫生部门编写手册,指导医师采用"5As"帮助病人戒烟。

（1）ask:详细询问吸烟状况;

（2）advise:强烈建议并劝告戒烟;

（3）assess:评估烟民有否戒烟意愿;

（4）assist:提高戒烟意愿、提供心理咨询支持、用药指导,防止复吸;

（5）arrange follow-up:安排后续接触。

二、酗酒

适量饮酒有消除疲劳、兴奋、增进食欲、舒筋活血、防病延年等作用。饮酒多少才算适量呢?WHO提出:男性每日饮酒中乙醇总量大于等于20g为过量,低于20g为少量或适量;女性以每日饮用酒中乙醇总量10g为标准。饮酒量越大,血液中酒精含量越高,对人体的危害就越大。一次过量饮用酒精会发生酒精中毒,表现为中枢神经系统先兴奋后抑制和共济失调,轻者可自愈,重者可因呼吸循环衰竭而死亡。

酗酒(alcohol abuse)也称为酒精滥用或问题饮酒,它是造成躯体或精神损害或不良社会后果的过度饮酒。其特点是对饮酒不能自控,思想关注于酒,饮酒不顾后果;思维障碍;每一症状可以是持续或周期性的。

酗酒者分为慢性酗酒者和狂饮者。慢性酗酒者每天大量饮酒并持续多年;狂饮者则呈现明显的周期性,他可以戒除数天甚至数月,尔后可以数天或更长时间地持续饮酒。

长期酗酒引发营养问题,造成各种消化系统和代谢系统疾病,导致酒精性肝硬化和癌症,影响脂肪代谢,出现"啤酒肚"体态。酗酒会损害大脑神经组织,慢性酗酒者的高级认知功能呈渐进性衰退,学习和利用新知识及解决问题的能力下降。酗酒还造成严重的社会问题和家庭冲突。

女性体内脂肪所占比例高,她们饮酒后体内残余的酒精比男性多,更容易受到酒精损害。女性饮酒导致胎儿流产,低体重儿出生率高,特别是胎儿酒精综合征。患儿表现为低智商,警觉性低,多动,精细动作和大运动障碍,不可康复。美国疾病控制中心调查发现胎儿酒精综合征的患病率从1979年的0.1%上升到1992年的3.7%。

酗酒造成的交通事故和自杀等问题构成死亡的重要原因。为控制酒后驾车酿成的悲剧,我国2011年制定的新法规中提高了处罚力度,超过标准(血液中酒精含量20mg/100ml)为饮酒后驾车,处以暂扣驾驶证、罚款,直到追究刑事责任。

(一) 酗酒的心理社会原因

压力、获得性学习、期待效应和人格因素是重要的心理因素。心理依赖学说认为,个体在饮酒后可体验到欣快感、缓解焦虑、轻松感等诸多阳性强化因素,奖励个体不断地饮酒,一旦个体中止饮酒行为,血液中酒精含量下降,导致个体产生一系列不快的生理和心理体验,出现戒断症状,这种负性强化促使个体继续饮酒。

社会学说认为酗酒与家庭环境因素、同辈影响和榜样示范作用等因素有关。2006年爱荷华州大学医学院儿童心理学研究中心库伯曼认为儿童时期的心理阴影、学业上的不成功、业余生活的单调以及对于生活满意度的下降等是酗酒的危险因素。

(二) 酗酒的预防和治疗

早期干预是针对潜在的酗酒易感人群进行有关饮酒方面的健康教育,包括适量饮酒的概念及安全饮酒量。制订严格的饮酒法律,控制青少年饮酒。美国《青少年饮酒法》规定,未成年人没有权力饮酒,向未成年人出售含酒精饮料者要负法律责任。《中华人民共和国预防青少年犯罪法》中的第十五条规定应当教育未成年人不得酗酒,任何经营场所不得向未成年人出售酒精饮料。

心理治疗是预防和治疗酗酒的有效方法,详见本书第十二章和第十三章。

三、网络成瘾

网络成瘾障碍(internet addiction disorder,IAD)是指慢性或周期性的对网络的着迷状态,不可抗拒的再度使用的渴望与冲动,上网后欣快,下网后出现戒断反应,出现生理或心理的依赖现象,最早由美国纽约市心理学家Goldberg I(1985)提出。美国心理学会调查了近二万名网络使用者,发现其中6%的被调查者有成瘾现象,主要是青少年和从事专业技术的人群。国内10.6%大学生和17%的青少年存在成瘾问题。

根据网络成瘾的内容,分为网络色情成瘾、网络交友成瘾、网络交易成瘾、网络信息收集成瘾、计算机/网络游戏成瘾。网络游戏障碍(internet game disorder)是不由自主地排斥其他兴趣玩游戏,持续和重复在线操作,导致临床严重损伤或痛苦,由于将大量的时间用于游戏从而影响学业和工作,而远离游戏则会有戒断体验。网络游戏障碍常见于12~20岁的青少年中,国外普遍运用法律法规预防和控制网络游戏。

美国医学会建议美国精神病学会将IAD纳入即将颁布的《精神疾病诊断与分类手册—Ⅴ》。但是也有不少学者质疑是IAD还是过度使用网络,IAD不是真正的成瘾,可能是其他病症的表现。

(一) 成瘾的心理机制

1. **成瘾的精神运动刺激理论** Wise和Bozarth提出成瘾行为均有精神激动剂的作用,能激活一种共同的奖赏机制,这种内部的奖赏机制比任何环境刺激更有力地影响和控制着成瘾。

2. **成瘾的强化理论** 强化理论是基于条件反射的基本原理而提出的,认为成瘾行为的强化机制包括正强化和负强化。前者把网络成瘾作为一种正强化物,能给成瘾者奖励并产生愉悦,成瘾行为的主要动机即是寻求成瘾行为满足所致的欣快感觉,后者是指网络成瘾可减轻或暂时免除个体的痛苦和不快,使其产生重复的成瘾行为。

3. 成瘾人格　成瘾人格的探索大约有 40 多年的历史。研究者发现网络成瘾者像其他的药物滥用者一样会形成一种生活风格,而这种风格会微妙地影响个体的人格。成瘾者常常逃避社会交往,而与其他沉溺于相似成瘾行为的人群发生联系。很多网络成瘾者以前是或同时是酗酒者和其他物质的成瘾者。

（二）诊断标准

美国心理学年会确定的网络成瘾的诊断标准包括：①耐受性增强；②成瘾症状；③上网频率或时间总是比事先计划的要高或长；④企图缩短上网时间的努力,总是以失败告终；⑤花费大量时间在和互联网有关的活动上；⑥上网使病人的社交、职业和家庭生活受到严重影响；⑦虽然能够意识到上网带来的严重问题,仍然继续花大量时间上网。标准规定,如果网络用户在 12 个月中的任何时期有多于所列的三种症状出现,即为网络成瘾。

（三）对心理与社会的不良影响

1. 心身障碍　成瘾者睡眠节律紊乱,自主神经功能失调,机体免疫功能降低,诱发心血管疾病、胃肠神经官能症、紧张性头痛、焦虑症、抑郁症等。也可导致视力下降等眼疾,腰背肌肉劳损,脊柱疼痛变形。

2. 人格障碍　在虚拟的网络世界中人人平等,成瘾者在匿名的保护下可以畅所欲言,不需要直接面对他人,不用担心会受到他人的批评和惩罚,而且观点越奇特,可能得到的反响越大,这样成瘾者容易自我表现,自我主导权增加,满足了其心理需要。然而,成瘾者在虚拟的网络世界遨游,与现实生活的距离就越来越远,甚至分不清现实与虚拟世界的界限,心理适应能力也会越来越差,反过来更趋向网络逃避,最后形成一种恶性循环,最终导致人格偏差或人格障碍。

3. 社会功能损害　一部分成瘾者最初上网是为了逃避某些社会问题,如：寂寞、婚姻问题、工作压力、无聊沮丧的心情等,或者由于生活压力大,拒绝承担责任和义务。既往研究发现,网络成瘾者在当前的实际社会生活中正经历着较大的困难,而网络似乎是他们一个发泄的出口。网络成瘾反过来导致成瘾者社会功能的进一步缺损。成瘾者现实生活中多有社会功能失调和个人生活的破坏,包括人际障碍、生活适应不良、学习适应不良、家庭适应不良等,严重时会出现违法乱纪等反社会行为。

（四）预防和治疗

网络成瘾治疗的根本宗旨是预防为主。心理治疗采用警示卡、团体治疗和家庭治疗。采用药物+心理治疗+行为规范+家庭治疗的综合疗法帮助病人戒除网瘾。

第三节　饮食、锻炼与肥胖

一、饮食

人类通过饮食行为(dieting)获取营养,维持机体正常功能。合理的饮食习惯能治病防病,延年益寿；而不合理的饮食习惯会导致疾病。饮食习惯受文化影响,我国传统饮食文化中,注意膳食平衡、饮茶有利于健康,但有些习惯不利于预防疾病(专栏 9-4)。

合理饮食要坚持如下原则：

1. 饮食成分均衡　合理饮食包括食物多样、谷类为主；多吃蔬菜、水果和薯类；常吃奶类、豆类或其制品；常吃适量鱼、禽、蛋、瘦肉,(《中国居民膳食指南》)。保持低脂、低糖、低盐、高膳食纤维的饮食习惯。

2. 合理的加工方法　不同烹饪方式,对食物中成分的影响不同。焖煮会令绿叶菜中所含硝酸盐还原成亚硝酸盐,而后者是致癌物质。油炸产生大量的致癌物质,因此油炸食品被世界卫生组织评为十大垃圾食品之首。勾芡、多加醋少加碱,会增加食物的保护层,避免维生素破坏。

3. 搭配得当　牛奶和橘子若同食,或者是刚刚喝完牛奶就吃橘子,牛奶中的蛋白质与橘子中的维生素 C 相结合而凝固成块,影响消化吸收、造成腹胀和腹痛。食品适当搭配可以促进营养吸收。鱼加豆腐不仅味鲜,而且可补钙,预防骨质疏松等多种缺钙造成的疾病。

专栏9-4 国人饮食文化中的弊端

国人饮食文化享誉海内外,菜肴精美、多样,具有食疗作用,也是密切人际关系的媒介。不过,有些烹制方式和饮食习惯会威胁健康。

1. 多盐:WHO推荐健康人每日氯化钠不宜超过6g,而国人每日食盐量为12~14g。高盐是糖尿病、高血压的危险因素。

2. 多油和油烟过重:"油多不坏菜",而多油饮食是妇女患肺癌的重要危险因素,油烟过重是肺癌的危险因素。

3. 没有分餐制习惯:容易互相传染疾病。

4."吃啥补啥"的食疗信念:贪食野味会带来病菌感染等健康问题。

5. 长时间、精细加工食品:追求美味也容易造成营养成分的损失,导致营养失衡。

6. 过于强调饮食的社交功能:造成浪费,也容易出现暴饮暴食和过量饮酒。

4. 良好的进食方式 三餐搭配合理,早吃好,午吃饱,晚餐要吃得少。少食多餐能降低胆固醇总量和低密度脂蛋白水平。饮食宜缓宜节制,细嚼慢咽有利于消化,反之则会增加胃的负担。同时,要避免不良进食习惯,例如不吃早餐、暴饮暴食、挑食、进食过快、进食时从事其他活动和烫食。

5. 量出为入 根据体力消耗状况,合理安排饭量。以坐姿为主的工作属于极轻体力劳动,热量消耗很低,在均衡膳食的前提下,要减少碳水化合物的摄入。保持低脂、低热饮食能降低体重,1年能降体重4%,是糖尿病治疗的重要环节。

二、锻炼

锻炼(physical exercise)是一种通过有效的身体运动方式达到促进健康目的的活动。与一般的活动不同,锻炼具有循序渐进性、稳定性和长期性的特点,它是当代重要的一种生活方式。

(一) 对心身的影响

1. 生理意义 能延缓器官老化、增强心血管系统的功能、增强呼吸功能、增强消化和吸收功能,保持适度的体重,以及预防疾病。

2. 心理学意义 能缓解抑郁、降低焦虑与应激反应、维护自尊心与自我形象、增加积极情绪与自我良好感、改善工作能力。如果长期锻炼能改善身体素质的话,那么参与者就会体验到工作能力的增加,在日常工作中精力充沛,耐疲劳,提高了工作效率。

3. 过度运动会损害健康 尽管锻炼对健康有着积极影响,但有些情况下,锻炼会有副作用。肌肉骨骼损伤是锻炼的常见副作用,它在经常跑步者中占到25%~65%。长时间在炎热或潮湿环境中锻炼可能会导致体温过高、电解质失衡和脱水,极端耐力训练有时导致女性排卵异常与闭经。有些长跑运动员可能因红细胞破裂而发生血红蛋白尿。游泳增加了中耳炎发生。专业运动员可能面临免疫抑制或感染的风险,劳累可能引起哮喘发作。有些人因剧烈活动引发心绞痛或急性心肌梗死。

(二) 影响因素

锻炼是一个过程而不仅仅是一个单独的行为。锻炼生活方式的确立受到多重因素影响。

1. 个人因素 个人因素是影响锻炼行为的最直接因素,分为不可控制和可控制因素。不可控制因素包括年龄、教育背景、经济条件、自我动机和性别。年轻、受过良好教育、经济条件好的个体(特别是男性)会更倾向于选择锻炼作为生活方式,可控制因素中,儿童期尽早参加锻炼,追求积极的自我形象和掌握更多的锻炼知识能促进个人锻炼。

2. 态度与信念 坚持锻炼的人对疾病的易感性降低。在知识和归因等方面,锻炼者与不锻炼者也存在很大的差异,锻炼者有更多的知识,更强的健康动机和控制感。锻炼的持久性与锻炼障碍少、锻炼知识和锻炼效果的感受相联系。

从 20 世纪 60 年代末开始,许多国家政府倡导"促进锻炼"并采取措施吸引更多的人参加锻炼包括:①中央政府或地方政府资助大众体育运动;②提供更多体育设施,特别是室内运动器材,消除不平均现象;③与以前向竞技体育投资不同,现在将大量资金直接用于全民体育锻炼。

（三） 疾病预防和康复作用

锻炼对健康很重要。2012 年发布的《健康中国 2020 战略研究报告》显示有 83.8% 的 18 岁以上成年人不能进行有规律的锻炼,只有 11.9% 的人每周能锻炼三次以上,而我国在 15 年期间的患病人次增加 20%。

1. **高血压**　高血压病人散步、慢跑、太极拳、气功等是合适的运动形式。

2. **预防冠心病**　适宜锻炼能减少冠状动脉疾病和心肌缺血的危险。只要能消耗热量,任何锻炼形式都可以,例如爬楼梯、各类运动。步行、慢跑、游泳、骑自行车等有氧运动也对心脏有益。

运动时间和强度。每周保持最少 150 分钟的中等强度的锻炼;或者 75 分钟的高强度锻炼;或者每周 5 天,每次 30 分钟的锻炼,如果每次活动分 2 或 3 个小节,每个小节锻炼 10～15 分钟。

3. **糖尿病**　运动能改善糖耐受性受损和降低 2 型糖尿病病人的血糖水平。糖尿病康复锻炼在饭后 1 小时是最佳锻炼时间,每次不少于 20～30 分钟,1～3 次/天,运动强度控制在该年龄所达到的最大心率的 60%～80%(最大心率＝220－年龄)。

4. **肿瘤**　美国癌症协会在其《在营养及运动方面的癌症预防行动指南》中指出控制体重、积极运动、保持以植物为主的健康饮食以及限制酒精摄入量等是预防癌症的关键因素。

5. **骨质疏松症**　规律的身体活动能够刺激骨骼的生长,保护骨的质量和增加骨的矿物质密度。青少年早期进行身体活动有助于增加骨峰值。

三、肥胖

肥胖(obesity)是指体内过量脂肪堆积而使体重超过某一范围,当肥胖影响健康或正常生活及工作时才称为肥胖症。

肥胖的主要原因是从食物中摄取的能量过多、缺乏锻炼和基因易感性综合所致。肥胖会增加了高血压、冠心病、脂肪肝、血尿酸高、痛风、乳腺癌、卵巢癌、大肠及前列腺癌等的发生率,女性会出现闭经不育。肥胖会减少预期寿命 6 至 7 年,与艾滋病、吸毒、嗜酒并列为世界性四大医学社会问题。

在心理方面,Gortmarker 等学者指出:肥胖者易受歧视和偏见,产生自卑感和压力,出现交往困难和心理障碍。肥胖女性的结婚率、收入和文化程度等均比正常女性低,贫困程度则比较高;肥胖男性在经济、职业上受影响较少,但与正常体型男性相比,也存在结婚率低的问题。

（一） 肥胖测量

测量肥胖的方法以体型指数(body mass index, BMI)较常用。它源于比利时数学家 Quetelet 提出的公式,BMI＝体重(千克)/身高(米)的平方。我国 BMI 的判断标准是:BMI<18.5 是体重过低,BMI 在 18.5～23.9 之间是正常,BMI≥24.0 是超重,BMI≥28 是肥胖。

（二） 影响肥胖的心理社会因素

1. **家庭、同伴的影响**　Bruch 曾发现厌食症病人父母具有过于要求女儿顺从和有成就、控制欲强的特点。这类家庭中成长的女孩,只能顺从和满足父母或他人的要求与愿望,克制食欲,实现体型的"完美",达到所谓的"成功",进而导致进食障碍。

同伴对青春期女孩外貌的议论和对减肥的鼓励,都会影响女孩产生饮食失调。个体的身体不满意和饮食失调也深受同伴本身的饮食失调行为影响。

2. **心理应激**　当遇到升学、搬迁、参加工作、父母离异、亲人亡故、青少年到异地求学等,个体自觉无法应对,需要他人赞许以提高自尊时,容易发生进食障碍。当个体出现消极情绪后,可能会通过暴饮暴食来消除这种情绪,而在暴饮暴食后又可能采取清除行为(如催吐)来补偿。

3. **人格特点**　有研究发现进食障碍是由于病人对日益丰满的身材难以接受,拒绝成熟,希望保留儿童时期的身体和心态,是儿童期的退化机制或对青少年期情绪问题的逃避。病人性格具有拘谨、刻板、强迫的特点。

4. **社会文化因素**　在我国传统文化里认为胖是孩子健康的象征,因而过度喂养儿童,造成儿童健康问题。我国唐代文化中以胖为美,而太平洋西南部的汤加国也一度以胖为美,越胖越美,加上汤加人饮食热量极高,人们不爱活动,造成肥胖者很多。

（三）控制体重

无论是限制饮食、健康教育、集体训练、授课、身体锻炼和行为治疗等都是有效措施。

但在坚持锻炼、忍受饥饿、控制食欲和拒绝美食诱惑过程中,节食者起初成功减重,但好景不长,体重重新回到最初状况,节食者又开始控制体重,再失败,循环往复,犹如溜溜球一样的上上下下,Brownell KD 称其为溜溜式减肥(yo-yo dieting)。因此,进食控制和加强锻炼是控制体重的基本原则,限制饮食能在短期内达到降低体重的目标,但长期维持需要加强锻炼和改变生活方式。行为矫正法的目的在于纠正肥胖者不良的饮食和生活习惯,常用于轻、中度肥胖治疗。自我效能感在减肥成功中扮演重要角色。对于中生度的肥胖者,还需要依靠营养师、运动专家、医师、心理咨询医的专业指导。

第四节　性行为与艾滋病预防

一、性行为和安全性行为

（一）性行为

人类性行为(sexual behavior)是指所有与性有关的行为(接吻、抚摸、性交等)。波曼特和戴维森从生物学角度认为性行为是"任何增加生殖细胞结合(精子和卵子结合)可能性的行为"。海德和德拉马特将性行为定义为"产生性唤醒并且增加性高潮机会的行为"。

人类性本能和性活动方式部分与高等动物相似,具有性器官、性欲和进行性活动,能够表达性的要求,具有传宗接代的生物本能。然而,人类性行为与动物存在很大的不同,人类性行为因为直立而能够进行面面交媾,双手也能参与性活动,雌性动物特有的发情周期在女性身上消失。人类性行为具有心理学意义,包括追求快乐、表达爱情、满足心理需要。另外,人类性行为也受家庭、宗教、人际关系和文化道德等社会因素的影响和制约。

（二）安全性行为

1. **使用安全套**　在艾滋病毒(HIV)严重流行的美国,随着 HIV 的预防教育活动的开展,改变了人们使用安全套的态度,使用率提高,性伴侣减少,令新感染人群的数量开始明显下降。

使用安全套是预防 HIV 传播的主要手段,同时,也预防了其他性传播疾病。但是性行为是持续进行的过程,包含着性唤醒、激情甚至超越理智,如何在此情景下,与性伴侣商量讨论使用安全套呢? 因此,在推广安全套使用的健康教育中,除了告知民众 HIV 知识外,还要教育人们说服性伴侣使用安全套的技巧。

2. **减少性伴数**　对有些人来说,保持彼此忠贞的单一性关系可能很困难,因此可以通过减少性伴的数量来减少感染 HIV 的机会。特别是对那些每天都更换性伴的人,减少性行为次数。

3. **减少与危险性伴发生性行为**　性伴的安全性,决定着性行为者感染 HIV 或性病的危险性大小。我国吸毒者感染 HIV 比较高,同吸毒者发生性行为也是非常危险的。

4. **同性恋人群的预防**　同性恋是性病、艾滋病的高危人群,活动高度隐秘,易把 HIV 传播给普通人群。男性同性恋艾滋病感染率在我国艾滋病高危人群中居第二位,仅次于吸毒。男性同性恋者多性伴侣、安全套使用率低等现象,使 HIV 感染率可能进一步上升,并加速向一般人群扩散。因此,应正视同性恋人群的客观存在,加大向这一人群普及艾滋病预防知识的力度,推广安全套的使用。

二、艾滋病预防

艾滋病又称为获得性免疫缺陷综合征(acquired immune deficiency syndrome, AIDS),是由 HIV 感染引起。HIV 进入人体后要经过数年,甚至长达 10 年或更长的潜伏期以后才发病,病毒严重破坏人体免疫功能,使机体丧失了抵抗疾病的能力,抵抗能力的极度下降,使病人容易重复感染。晚期常常发生恶性肿瘤。最终因长期消耗,全身衰竭而死亡(专栏 9-5)。同时,艾滋病感染者将承担巨大心理压力,其家庭和社会负担增加,艾滋病儿童将面临虐待、被忽视及丧失各种权利的风险。

2016 年,全球约 3670 万人感染 HIV,死亡 1 百万。我国截止 2017 年初,现存活 HIV 感染者及 AIDS 病人约 69 万例,死亡约 25 万例。

(一)行为因素与艾滋病

行为因素在艾滋病感染的发生中起着决定性作用。个人改变自己的危险行为,则能够防止感染;群体改变危险行为,则可以预防和控制艾滋病感染在人群中的传播流行。社会因素则是艾滋病流行的温床,家庭和社会支持间接影响 HIV/AIDS 的发展速度。

1. 心理因素的影响   情绪、人格、社会支持和应对策略也影响着 HIV/AIDS 发展变化。HIV 恶化的比率与他们是否隐瞒他们的同性恋倾向之间存在联系。在对感染 HIV 但无症状的男性同性恋研究中发现,AIDS 更快的进展与累积的应激生活事件、累积的抑郁症状和较少的社会支持联系在一起。多数学者认为良好的社会支持有利于预防 HIV 感染和发展为 AIDS。

2. 个人生活方式   共用注射器静脉吸毒行为是我国目前 HIV 的主要传播途径。卖淫嫖娼、无金钱交易的非婚性行为,夫妻中一方已感染 HIV 或性病情况下发生的无保护性夫妻性行为等不安全性行为则是目前全球 HIV 感染的主要传播途径。

3. 社会因素   性别歧视和偏见、贫困、家属态度、社会公众和媒体、医护人员态度。

(二)HIV/AIDS 的预防

1. 采用安全性行为   性传播疾病是公众健康的敌人,控制性伴侣的数量、避免肛交和性交时采取保护措施,能有效切断传播途径。对 HIV/AIDS 病人进行有效的心理社会支持干预和治疗,提高病人的生活质量,提升其责任感和义务感,杜绝危险行为的发生,从而将 HIV 传播和危害减小到最低程度。

专栏 9-5   艾滋病的发现和传播途径

1981 年,美国洛杉矶的一名医师报告说,在几名同性恋男子身上发现了一种神秘而可怕的新病种。1981 年 6 月 5 日,美国疾病控制中心在《发病率与死亡率周刊》上登载了 5 例艾滋病人的病例报告,这是世界上第一次有关艾滋病的正式记载。1982 年正式将此病命名为"艾滋病",即获得性免疫缺陷综合征。三年后,法国人 Montagnier 宣布发现了致病病毒 HIV。

HIV 的主要传播途径是性传播、血液传播、污染针头传播和母婴传播。美国有 51% 的感染者是男性同性性行为造成的。而我国目前还处于静注毒品传播(61%)为主的阶段,但经吸毒传播和非法采血传播所占的比例开始下降,性传播所占的比例上升,今后可能会成为我国艾滋病流行主要形式。因此,人群感染艾滋病的可能性基本上取决于个体性行为。

2. 避免口吸毒品或用口服美沙酮替代疗法,减少 HIV 传播   通过健康教育,告诫吸毒者,一定要使用新的注射器或消毒注射器,不要与他人共用注射器。有些地方采取政府出资,让吸毒者免费用旧注射器换新注射器,也取得成效。用口服美沙酮替代疗法也能有效地控制 HIV 经注射毒品传播流行。

3. 控制母婴传播   母婴传播是 15 岁以下儿童艾滋病病毒感染的最主要途径。阻断传播要保护育龄期妇女,免受艾滋病病毒感染。在法律许可的地区采取措施终止妊娠,以确保妇女避免非意愿的生育。

4. 加强社会干预　设立艾滋病日,让红丝带成为全球对艾滋病病毒感染者和艾滋病病人给予爱心的"世界语"。红丝带象征着人们对艾滋病病毒感染者和艾滋病病人的关心和支持、对生命的热爱和对平等的渴望,鼓励人们要用"心"来参与预防艾滋病的工作。红丝带是对艾滋病病毒感染者和艾滋病病人的关爱,也是对艾滋病的卫生教育、治疗研究的支持,让全世界联合起来制服艾滋病。

预防 AIDS 健康教育方案要点:①了解人群对预防 AIDS 健康教育的需要:威胁大吗? 感受到威胁吗? 需要什么方法抵御威胁? ②评估受众的特点,以便进行有针对性的健康教育:内容包括了解社区的价值观、居民的社会经济文化状况。

(三) 向 AIDS 病人提供心理治疗

在治疗方案中,要重视心理支持和治疗、爱心引导和避免传播他人的方法,以及为病人家属提供信息,帮助病人面对问题,帮助病人作出合适的决策,激发病人的社会责任感,提高治疗的依从性,尽量减少 HIV 感染对个人、家庭、社会的不良影响。治疗也使病人能够重返工作,并尝试找回正常人的感受。人际关系治疗、支持性心理治疗、应对效能训练与增强自我效能、认知行为应激管理、团体(小组)治疗等都适合对艾滋病病人的心理治疗。

(钱　明)

第十章 病人心理

个体患病后,其生理功能和心理状态都会发生相应的变化,病人的心理状态受疾病本身的影响,反过来又影响疾病的发生和发展。古希腊名医希波克拉底说过:"了解什么样的人得了病,比了解一个人得了什么病更重要"。因此,熟悉各类病人的心理特征,并进行有效的心理干预,能够促进病人康复,提高病人的生活质量,是临床医疗工作重要的环节。

第一节 病人心理概述

一、病人概念与病人角色

(一)病人

患病包括机体组织器官的器质性病变和生理功能的损害、个体主观体验的病感以及心理和社会功能异常几个方面。传统的生物医学模式认为只有生物学病变并有求医行为或处在医疗中的人才称为病人。随着社会的发展,健康和疾病的概念也发生了转变,当代的生物-心理-社会医学模式认为健康不仅是没有躯体疾病,而且是在身体、心理和社会功能三个方面的完善和谐状态。无论是躯体病变还是心理痛苦都会影响一个人的情绪、认知和社会功能。

病感(illness)是个体患病的主观体验。常常表现为各种躯体或心理不适的临床症状,但在疾病早期或病情轻微的情况下,也可以没有病感。病感可以源于躯体疾病,也可以由心理与社会功能障碍引起。病人患病的主观体验与医师对疾病的实际判断在性质和程度上可能会有差异,在临床工作中应注意这个差异。

患病的个体通常会去寻求医疗帮助,但是并非所有患病的个体都有求医行为;同时,有求医行为的人不一定都是病人。现实生活中,有些人患有某些躯体疾病,如龋齿、皮肤病,他们可能不认为自己是病人,而和健康人一样照常工作,担负相应的社会责任,社会上也没有把他们列入"病人"行列。另外,有些人利用病人身份获取某些利益,例如为了获得经济赔偿或减免社会责任而谎称自己有病等,临床上也常将这些人误列为"病人"。

健康的实质是机体内环境的相对稳定、心身统一以及人体与自然和社会环境的和谐。对"病人"概念较全面的理解应该是:患有各种躯体疾病包括生理功能障碍、心理障碍或精神性疾病的个体,不论其求医与否,均统称为病人。

(二)病人角色

1. 角色理论 角色源于戏剧术语,指在舞台上所扮演的人物。角色理论是用角色的概念来研究人的社会行为的一种理论,主要包括角色期望、角色扮演和角色冲突等多个方面。20世纪20年代,美国心理学家 Mead GH 首先将角色这一戏剧术语引入社会心理学,称为社会角色(social role),社会角色指的是与个体社会地位和身份相一致的行为模式、心理状态及相应的权利和义务。用社会角色来说明人际关系中预期存在的互动的行为模式。社会角色包含两层含义:首先,社会中的一切行为都与各自特定的社会角色相联系,根据个体所处的角色预期其可能发生的与角色相适应的行为;其次,一定的角色又具有相应的权利和义务,如病人既有配合治疗的义务,又有获取健康教育、治疗和康复的权利。

社会角色强调角色期望和角色扮演。角色期望是指社会、他人或自我对某一社会角色所应具有的心理与行为表现的期望,担当某一角色的人被预期应该符合社会对该角色的要求,否则就会被认为是不恰当的。例如教师的社会角色被期望是答疑解惑、教书育人和为人师表,其行为应该符合社会对教师角色的预期;医师的社会角色被预期应该是救死扶伤、治病救人,其行为应该符合社会对医师角色的预期。角色扮演是指个体根据自我对各种社会角色观念的理解,按照社会的期望呈现的实际行为。个体在现实的社会活动中可能会扮演多种角色,其行为应随时间和环境的不同而进行调整,这就是角色转换。例如一个人在单位的角色是一位领导,回到家里的其角色又转换为丈夫和父亲,当到商店去购物的时候,其角色又转换为顾客。一个人可以同时扮演多个角色,并能保持各角色间和谐一致,当不同角色的要求之间发生矛盾时;或者当个人的期望与角色要求冲突时,称为角色冲突;角色冲突是指个体的角色行为与角色期待产生不协调状态时的内心体验。

2. **病人角色(patient role)**　个体在生活中要承担很多社会角色,每一种社会角色都有一定的特征性,不同的社会角色必须承担相应的义务或责任。病人角色又称病人身份,是一种特殊的社会角色,是处于患病状态中、同时有求医的要求和医疗行为的社会角色。具有了病人身份,在心理和行为上也就产生了变化。病人角色被期望采取实际行动来减轻自身的病状,如按医嘱服药、卧床休息,接受医学治疗等,努力使自己恢复健康。

患病时的个体被疾病的痛苦折磨,有治疗和康复的需要和相应的行为,个体需要从其他社会角色转换到病人角色。Parsons从社会学的角度,观察病人与周围人的互动,提出了病人角色的四个要素:①病人可从常规的社会角色中解脱出来,减轻或免除原有的责任和义务。患病后,由于精力和活动的限制,病人可以减免平日社会角色所承担的责任。②病人对陷入疾病状态没有责任。患病是超出个体控制能力的一种状态,不是病人所愿意的,病人本身就是疾病的受害者,无需对患病负责。③对恢复自己健康负责任。患病是一种不符合社会需要的状态,也不符合病人的意愿,因此病人必须有使自己尽快康复的动机和行动。④负有寻求医疗帮助的责任。患病的人不会因为自己有恢复身体健康的意愿,就能达到健康状态,必须依赖周围人的协助,才能使其愿望得以实现,在一定程度上须信赖他人的帮助,包括家庭、社会等;同时,病人必须寻求使康复的医学帮助,必须同医务人员合作,尽快恢复健康。

3. **病人角色的权利和义务**　作为一种社会角色,病人角色享有其特殊的权利,并承担相应的义务。我国学者将病人的权利和义务概括如下:

病人角色的权利:①享受医疗服务的权利;②享有被尊重、被了解的权利;③享有对疾病诊治的知情同意权;④享有保守个人秘密的权利;⑤享有监督自己医疗权利实现的权利;⑥享有免除病前社会责任的权利。

病人角色的义务:①及时就医,争取早日康复;②寻求有效的医疗帮助,遵守医嘱;③遵守医疗服务部门的各项规章制度,支付医疗费用;④病人要和医护人员合作,配合诊治护理工作。

4. **病人角色的转换和适应**　人的一生中都有进入病人角色的可能,甚至与病人角色终身相伴。病人原来的社会角色与病人角色特征越接近,如个性比较依赖和顺从、愿意接受别人的帮助、能相信别人的人,更容易接受和进入病人角色;反之,病人原来的社会角色与病人角色差别越大,越容易产生角色适应的困难。当个体从其他社会角色转化为病人角色,以及在承受病人角色的过程中,有角色适应和适应不良两种类型。

角色适应(role adaptation)是指病人与其病人角色的期望基本符合,如承认自己患病,积极接受治疗,主动采取各种措施促进恢复健康,疾病痊愈后能及时地从病人角色再转换到原来正常的社会角色。

病人角色适应不良(role maladjustment)是指病人不能顺利地完成角色转换的过程。由于种种因素病人在角色转换过程中会出现一些不适应反应,从而影响了恢复健康。角色适应不良时会引起一系列的负性心理反应,包括恐惧、焦虑、易激惹、自责、抑郁等,甚至绝望等心理行为表现。常见的角色适应不良有以下几种情况:

（1）角色行为缺如（role scarcity）：病人未能进入病人角色，没有配合医疗活动恢复健康的想法与行为。虽然医师已做出疾病诊断，但病人尚未意识到自己已患病或不愿承认自己是病人。由于患病意味着社会功能下降，与求学、就业及婚姻等涉及个人利益的问题有关，致使病人不愿接受病人角色；另外，部分病人可能使用"否认"的心理防卫机制，以减轻对患病的过度焦虑，这类病人不易与医护人员合作。

（2）角色行为冲突（role conflict）：当多种社会地位和多种角色集于一人时，在其自身内部产生的冲突。个体在适应病人角色过程中，与其病前的各种角色发生心理冲突而引起行为的不协调。从健康人变为病人时，如果病人不能从平日的社会角色行为进入到病人角色，其行为表现不符合社会预期时，就会引起心理冲突，病人常表现为焦虑不安、愤怒、烦恼、茫然和悲伤。如病前的社会角色是一个工作节奏快、人际交往广泛的部门主管，生病后需要休息和静养，但病人还是按照自己以往的习惯行事，将工作带到病室，不能适应病人角色的要求包括遵医嘱服药、休息、接受治疗等，从而引起角色行为冲突。冲突的程度随患病种类及病情轻重而有不同；正常角色的重要性、紧迫性及个性特征等也会影响角色转变的进程。

（3）角色行为减退（role reduction）：个体进入病人角色后，由于某种原因又重新承担起本应免除的社会角色的责任，放弃了病人角色去承担其他角色的活动。如出于某种强烈的动机或对某种需要的迫切追求，超过求医治病的动机，病人可能会走出病人角色去承担其正常时角色的责任和义务，这常常会使病人的病情出现反复。如一位生病住院的母亲不顾自己的身体尚未康复而毅然出院，去照料患病的女儿。

（4）角色行为强化（role intensification）：随着躯体的康复，病人角色行为也应转化为正常的社会角色行为。如果这种转化发生阻碍，个体安于病人角色的现状，角色的行为与其疾病症状程度不吻合，对自我过度表示怀疑和忧虑，行为上表现出较强的退缩和依赖性，这就是病人角色行为强化。导致角色行为强化是由于某些病人惧怕很快回到充满矛盾和挫折的现实社会角色中，以退化机制来应对现实环境；另外，病人角色满足了病人的某些心理需要，如需要他人关注等，这些都可以使病人角色强化。

（5）角色行为异常（role disorder）：这是病人角色适应中的一种特殊类型。病人无法承受患病或不治之症的挫折和压力，对病人角色感到厌倦、悲观、绝望，由此而导致行为异常。表现出绝望，冷漠，拒绝治疗，直至以自杀手段来解脱病痛之苦；对医护人员产生攻击性行为。多见于慢性病长期迁延不愈或治疗困难的病人。

5. 影响病人角色适应的因素　许多因素影响病人角色的适应，包括病人的年龄、文化背景、自身经历和社会环境等都会影响到病人的角色适应。疾病的性质和严重程度是影响病人角色适应的最常见因素，如果症状明显可见常促使病人能及时就医，反之病人常漠视疾病，不易进入病人角色。另外，医院的各项规章制度对病人也是一种约束，会对病人的角色适应带来一定影响。

病人角色适应过程因每个病人的情况而异，一般情况下，在病情演变和治疗过程中，病人会慢慢地适应这一角色。许多病人开始时不安心扮演病人的角色，往往急于求成，对医疗的要求不切实际，认为很快就能根除疾病，这需要在病情的演变和治疗过程中，病人才能慢慢适应，从而规范自己的角色行为，如关注自己的疾病，遵行医嘱，采取必要措施减轻自身疾病或症状等。

医护人员应帮助病人完成从正常人角色向病人角色的转换，建立良好的医患关系，帮助病人熟悉环境，适应病人角色；当病人康复后，要帮助病人从病人角色向正常人角色的转换，具体指导病人逐渐增加活动，从身体上和心理上逐步脱离病人角色。

二、病人的求医与遵医行为

（一）求医行为

1. 求医行为的类型　当个体感觉不适时，其可能的反应包括：忽视或否认、自我治疗和求医。求医行为是指在人们感到某种躯体不适或产生病感时寻求医疗帮助的行为,是人类防病、治病和保持身体健康的一种重要行为,可分为主动求医行为、被动求医行为和强制性求医行为。主动求医行为是指人们为治疗疾病、维护健康而主动寻求医疗帮助的行为,多数人会采取主动求医行为。被动求医行为是指病人缺乏能力和条件作出求医决定及实施求医行为,而由第三者帮助代为求医的行为,如婴幼儿病人,处于休克、昏迷中的病人,垂危病人等,必须在家长、亲友或者其他护理人员的帮助下才能去求医。强制求医行为指得是公共卫生机构或病人的监护人为了维护人群或病人的健康和安全而给予强制性治疗的行为,主要是针对有严重危害的传染性疾病和精神病病人。

2. 求医行为的原因　病人察觉到有病时是否有求医行为,与个体的生理、心理和社会等方面的原因有关。

(1)生理性原因:因身体某些部位发生病变,病人主观感受到身体不适或疼痛难忍而求医。实际上不论病人所患的疾病性质或严重程度如何,病人的主观感受常常是促使病人产生求医行为的重要因素。

(2)心理性原因:因某些生活事件,使个体精神遭受刺激而导致心理紧张、焦虑、恐惧,为缓解负性心理反应和精神痛苦而求医。

(3)社会性原因:因某些疾病对社会产生现实的或潜在的危害而求医,如传染性疾病、性病等。

3. 求医行为的影响因素　求医行为是一种复杂的社会行为,受到诸多因素影响,如对疾病性质和严重程度的认识水平、对症状或不适的心理体验和耐受程度、及社会地位和经济状况等,都影响病人是否寻求医疗帮助。概括起来,求医行为的影响因素主要有以下方面。

(1)年龄:一般婴幼儿和儿童在人群中处于被保护的社会角色地位,这个年龄段人群的求医行为相对较多。青壮年是一生中疾病抵抗力最强、患病率最低的时期,这一阶段人们的求医行为相对减少;老年人由于机体抗病能力的下降以及孤独、寂寞及害怕死亡等心理因素,导致患病机会增加,其求医行为也相应增加。

(2)对疾病的认识水平:主要是指病人对疾病性质和严重程度等方面的认识。例如伤风感冒是人们最常见的疾病,由于危险性小,人们对其后果有可靠的判断,往往不求医。但被蛇、狗等动物咬伤以后,由于这种状况对生命威胁较大,人们往往采取求医行为。

(3)个性因素:敏感多疑、依赖性较强的个体求医行为相对较多;孤僻、独立性较强的个体求医行为相对较少。

(4)文化教育程度:在多数情况下,具有较高文化水平的人更能认识到疾病带来的危害,意识到早防早治的重要性,所以他们的求医行为较文化程度低的人高。知识水平低、缺乏医学常识、对症状的严重性缺乏足够认识、对于医师及医疗手段的恐惧都可能讳疾忌医。

(5)社会经济状况:经济富裕、社会地位高的人往往更关心自己的身体健康,且就医条件更便利容易,所以其就医率较高;而社会经济地位较低的贫困人群跟关注生存需求,对疾病和健康相对忽略,求医行为相对较少。所以,不同国家医疗卫生体制及医疗保险的覆盖程度都会影响求医行为。

(二)遵医行为

遵医行为是指病人遵从医务人员开列的医嘱进行检查、治疗和预防疾病复发的行为。病人只有和医护人员密切合作,严格遵守医嘱,才能使身体尽早康复,否则即使医师的技术高超、医院的设施先进也达不到预期的治疗效果。所以,是否有良好的遵医行为是影响疾病疗效和疾病转归的重要因素。

影响遵医行为的因素:遵医行为是一个具有生物学意义和社会意义的行为过程,影响病人遵医行为主要有以下几方面:

(1)与病人对医师的信任和满意程度有关。医师的知名度、服务态度和服务质量,直接影响病人对医师的信任和尊重程度,也影响着病人对医师发出的信息和劝告等医嘱的遵守程度。

(2)与疾病性质、严重程度及病人的就医方式有关。慢性病病人和轻症病人不遵医嘱的情况较多;急性病病人、重症病人和住院病人对医嘱改变较少,遵医率较高。

（3）与病人的主观愿望和医师治疗措施的吻合程度有关。例如,病人希望用中药治疗,而医师开列的是西药;病人希望做理疗,而医师却给他打针吃药等类似的情况,当两者发生矛盾或差异时,不遵医行为发生几率就高。

（4）与病人对医嘱内容的理解和治疗方式的操作复杂程度有关。医嘱中的一些医学术语可能会让病人产生理解偏差;或服用的药物多、服用方法复杂、以及治疗方式操作复杂,往往使遵医行为减少,老年人、文化水平低、智力低下者尤其如此。

三、病人的心理需要

人们在健康时往往能够去主动满足自己的各种需要,患病后往往无法按照通常的方式去满足需要,而且因社会角色的变化还会产生新的需要。所以,医护人员应了解并帮助病人满足其心理需要,促进疾病的康复。

1. **患病期间的生存需要**　人们在身体健康时对饮食、呼吸、排泄、睡眠及躯体舒适等生存需要很容易被满足,患病后这些基本生存需要的满足常常受到阻碍或威胁。不同种类的疾病及病情严重程度对生存需要的影响程度不一样,例如吞咽障碍的病人对食物需要的满足受到影响、呼吸困难病人对吸入氧气和呼出二氧化碳的需要受到影响等,不仅直接影响生理功能,对情绪也有极大影响。病人最基本的生理需要还包括解除疾病痛苦和恢复身体健康。

2. **患病期间的安全需要**　疾病本身就是对安全需要的威胁。患病时日常生活秩序受到干扰,病人会产生不安全感,丧失安全感常使病人害怕独处,惟恐发生意外,从而体验到深深的孤独,热切期盼亲人的呵护。

3. **社会交往的需要**　病人需要被关心和接纳。患病住院后与亲友分离,接触新异的检查与治疗,病人特别需要医护人员和亲人的关怀、同情和理解;同时,病人入院后改变了原来的生活规律和习惯,进入到一个陌生环境,病人需要尽快地熟悉环境,被新的群体接纳,需要与病友沟通,在情感上被接纳。另外,病人需要社会联系和交往。除了与医护人员和病友交往,病人还需要与家庭成员沟通、与同事和朋友保持联系和交往。

4. **患病期间尊重的需要**　疾病可能干扰病人尊重需要的满足。病人常感到成为别人的负担或累赘,自信心降低,因而对尊重的需要会比患病前更强。病人需要得到人格的尊重,需要保密隐私;另外,向病人提供与疾病有关的诊治信息及病人的知情同意,也体现了对病人的尊重。病人入院后在适应新环境中需要要得到有关信息,包括了解住院生活制度、自己疾病的诊断和预后、治疗计划、手术效果以及如何配合治疗,主管的医师和护士的技术水平等。了解这些信息会让病人感受到尊重,增强病人战胜疾病的信心,与医护人员更为合作,从而有利于治疗和康复。

5. **患病时的自我成就的需要**　患病时,最难满足的就是自我成就的需要,主要表现在表达个性和发展个人的能力方面感到力不从心,成就感下降,特别是有些意外事故致残者,其自我成就需要受挫更严重。因此鼓励病人战胜病痛,对生活充满信心就显得尤为重要。

病人的心理需要会以各种方式表现出来,若得不到满足便会产生一些抵触行为。所以,医护人员应认识和了解病人的心理需要,根据具体病人的心身特点加以引导和解决。

第二节　病人的一般心理特征与基本干预方法

在患病状态下,病人会出现一些和健康人不同的心理反应。健康人的心理活动主要是适应社会生活,而病人的心理活动则更多地指向于疾病和自身感受。不同年龄、性别及不同种类疾病的病人其心理变化都有不同的特点。研究表明,病人在患病期间会有以下几种普遍存在的心理特征。

一、病人的一般心理特征

（一）病人的认知活动特征

1. 感知觉异常 在感知方面，病人的注意力由外部世界转向自身的体验和感受，感知觉的指向性、选择性及范围都发生了相应的变化。进入病人角色后，由于疾病的反应和角色的变化，病人常常出现感觉异常、敏感性增强。病人对自然环境的变化，如声、光及温度等特别敏感，稍有声响就紧张不安；对躯体反应的感受性增高，尤其对自身的呼吸、血压、心跳、胃肠蠕动及体位等感觉都异常敏感，对症状的敏感性增强；有的病人还会出现味觉异常等现象；个别病人还可能出现错觉和幻觉，如截肢后的病人出现的"患肢痛"，感到已不复存在的肢体有蚁行感和疼痛感等。病人还会出现时间知觉和空间知觉的异常，比如住院病人总感到时间过得慢，特别是对于病情迁延、治疗效果不佳的病人，有度日如年之感。久病卧床者会出现空间知觉的异常，躺在床上会感觉房间或床铺在摇晃或转动等。

2. 记忆和思维能力受损 病人存在不同程度的记忆力异常，一些躯体疾病伴发明显的记忆减退，如某些脑器质性病变、慢性肾衰竭等。另外，病人的思维活动也受到一定影响，判断能力下降，猜疑心理明显，也常常影响病人对客观事物正确的判断。

多数脑血管疾病的病人均伴有不同程度的认知功能损害，血糖的波动而可直接影响糖尿病病人的注意力、定向力、记忆和思维等；慢性阻塞性肺疾并发呼吸衰竭的病人在病情缓解后，进行神经心理测试发现：注意测验、语词性及视觉记忆、一般智力及数学问题解决等认知功能均有损害。

（二）病人的情绪特征

情绪不稳定是患病后普遍存在的反应，病人控制能力下降，易激惹。如甲状腺功能亢进的病人几乎都伴有情绪变化，表现为紧张、易激动及情绪不稳定。临床上病人常见的情绪问题有焦虑、抑郁及愤怒。

1. 焦虑 焦虑是个体感受到威胁或预期要发生不良后果时所产生的情绪体验。焦虑时常伴有明显的生理反应，主要表现为交感神经系统兴奋的症状，如心率增快、血压升高、出汗、呼吸加速、失眠及头痛等。产生焦虑的原因主要是病人对疾病的担心，包括对疾病的性质、转归和预后不确定性的顾虑；对有一定创伤和风险的检查和治疗的安全性的担心；对医院陌生环境或监护室的紧张氛围感到担心和害怕，尤其是目睹危重病人的抢救过程或死亡的情景。

2. 抑郁 抑郁是以情绪低落、兴趣缺乏等情感活动减退为主要特征的一组症状。在抑郁状态下，个体会感到悲观失望、自卑自责；生理功能方面会有精力疲惫、严重顽固的失眠及食欲和性欲减退等多种躯体不适；社会功能方面会有活动水平下降、言语减少、兴趣缺乏及社会退缩等。某些对工作和生活影响较大的疾病，包括严重的器官功能丧失、预后不良的疾病、危重疾病等，更容易使病人产生抑郁情绪；另外，抑郁情绪的产生还与病人的个性、成长经历及社会经济情况等因素有关。

3. 愤怒 愤怒是个体在达到目标的过程中遇到障碍，或受到挫折时所产生的不满和怨恨情绪。病人往往认为自己得病是不公平的、倒霉的，再加上疾病的痛苦，使病人感到愤怒；同时，由于各种原因使病人的治疗受阻或病情恶化，容易发生医患冲突，这些都会使病人产生愤怒情绪。愤怒常伴随攻击行为，可指向外部，表现为向周围的人如亲友和医护人员发泄不满和怨恨的情绪；还可能指向自身，表现为病人的自我惩罚和伤害，如拒绝治疗，甚至破坏正在采取的治疗措施和已经取得的疗效。

（三）病人的意志行为特点

治疗疾病的过程对病人来说是一个以恢复健康为目的的意志活动。患病后病人主要表现为意志行为的主动性降低，对他人的依赖性增加。有的病人意志力减退，不能按医师的要求完成治疗，使疗效受到影响。有的病人表现为行为退化。行为退化指的是病人的行为表现与年龄、社会角色不相称，常常表现为言行幼稚，退回到婴幼儿时期的模式。如躯体不适时发出呻吟、哭泣，以引起周围人的注意，获得关心与同情。自己能料理的日常生活会依赖他人去做，希望得到家人、朋友、护理人员无微不至的照顾与关怀。

（四）病人的个性改变

个性通常是比较稳定的，一般不会随时间和环境的变化而发生改变，但在患病情况下，部分病人会出现个性的改变。可表现为依赖性增强，被动和顺从，自卑等，尤其在一些慢性迁延疾病或疾病导致的体像改变。疾病对病人的生活和工作影响很大，病人常常很难适应新的社会角色，原有的一些思维模式和行为方式改变，例如一些病人患病后变得自卑、自责等；部分截肢病人可能会变得自卑、冷漠，回避社交；脑卒中后可致人格衰退，病人可能变得孤僻和退缩。

二、病人心理问题的基本干预方法

心理干预主要针对病人的认知活动特点、情绪问题以及行为和个性改变，同时还要考虑不同疾病、不同年龄和性别病人的心理生理反应特点，采取综合性的干预措施，临床上主要采用以下几种方法。

（一）支持疗法

从病人的角度充分理解病人的痛苦和对疾病的认识，要尊重和关心病人。鼓励病人倾诉，耐心倾听病人的痛苦与忧伤，帮助病人疏导负性情绪，鼓励病人培养积极乐观的情绪；帮助病人建立社会支持系统，树立战胜疾病的信心；给病人提供有关的信息，建立良好的医患关系；指导病人养成健康的生活方式，帮助病人科学地安排生活；给病人提供心理支持，促进机体的抗病能力。

（二）认知治疗

病人对疾病的心理反应和强度，取决于病人对疾病和症状的认识与评价。而认知模式又和病人的个性特征及社会文化背景有关，错误的认知会歪曲客观事实和阻碍疾病康复过程的进行。

首先，帮助病人识别自己的不良情绪和认知系统里的问题，然后，通过各种认知治疗技术，帮助病人改变观察问题的角度，赋予问题不同的解释，使病人的情绪和行为问题有所改善，努力达到纠正错误的认知，重建合理的信念和认知模式。临床上常常采用 Ellis 理性情绪疗法和 Beck 认知治疗技术，纠正病人的不良认知，将科学、客观和正确的康复知识介绍给病人，促进不良认知的改变。

（三）行为治疗技术

患病后出现各种情绪问题及生理功能失调在临床上非常普遍，及时应用行为治疗技术，可有效地帮助病人减轻这些症状，促进疾病的康复。行为治疗技术是通过学习和训练矫正情绪障碍和生理功能失调的一种治疗方法。常用的方法有放松训练、生物反馈疗法和系统脱敏疗法等，通过学习和训练，提高自我控制能力，消除和减轻症状。例如生物反馈疗法可用于治疗伴发焦虑的各种疾病，放松训练对于应付过度焦虑、恐惧和稳定情绪等具有特殊疗效。

（四）健康教育和咨询

健康教育可增加病人对疾病和自己身体状况的了解，减轻焦虑，增强战胜疾病的信心。健康教育的内容广泛，包括疾病的基本知识、紧急情况的处理和应对策略、病情的监测及生活管理等；为病人提供有关疾病和康复的医学知识，还可以帮助病人了解和解决患病后可能出现的婚姻和性生活的问题，提高生活质量。如冠心病病人及其配偶的常常会有一些心理问题，主要是焦虑和忧郁，配偶有时还会夸大医师在病人出院时的各项嘱咐，往往过分地对病人加以保护，助长了病人的依赖性和无用感，影响病人康复。

（方建群）

第三节　各类病人的心理特征

临床上病人患病种类繁多，病因复杂多变，病情轻重不一，病程长短各异。有的疾病起病较急、病情危重，而有的则隐匿起病，呈慢性经过，其心理反应必然会有差异。医务人员应了解病人心理反应的特点与规律并及时进行干预。

一、不同病期病人的心理特征及干预

（一）急性期病人心理特征及干预

1. 急性期病人心理特征 急性期病人大多发病急、病情重，心理反应较为强烈，主要表现情绪反应及相应的行为反应。

（1）情绪反应：急性期病人常见的情绪反应主要是焦虑和恐惧。①焦虑：由于起病急骤，病情迅速发展，病人对突如其来的变故缺乏心理准备，没有时间安排工作和家庭生活，加之疾病本身带来的痛苦，从而产生严重的情绪焦虑。②恐惧：绝大多数急危重病人需进入抢救室接受治疗，面对监护仪、呼吸机、除颤器等陌生的医疗设备，目睹紧张的抢救过程甚至死亡情景，没有家人陪伴，病人会产生极度的恐惧心理。加之疾病本身导致的心理压力，如心肌梗死病人因持续剧痛而产生的严重濒死感，会进一步加重病人的恐惧心理，从而出现情绪性休克，表现为无主诉、冷漠、呆滞甚至昏厥。

（2）行为反应：面对突如其来的创伤或疾病，病人会产生严重的应激反应，有的病人可能会使用一些不成熟的心理防御机制以减轻心理压力；有的病人否认自己病情急迫严重，拒绝被推入抢救室；有的则表现行为退化，情绪失控，哭闹不安，不配合医务人员诊治。

2. 急性期病人心理干预 医务人员高超的专业技术水平和恰当的心理干预措施能迅速缓解急性期病人的心理反应。医护人员积极快速、有序高效、沉着镇定的抢救和治疗，可以减轻或消除病人的恐惧情绪，增强病人的安全感，因此，医务人员应理解病人的情绪和行为反应，向病人提供有关的信息，帮助病人正确对待疾病，积极配合各种检查和治疗，并及时安排家属探视，给予病人鼓励、安慰等心理支持。

（二）慢性期病人心理特征及干预

慢性病是指病程长达 3 个月以上，症状相对固定、常常缺乏特效药治疗的疾病。据 WHO 调查，各国慢性病的发病率呈逐年上升的趋势，危害人们的健康，给社会经济发展造成严重影响。

1. 慢性期病人的心理特征 慢性病病因复杂，病程较长，疗效不佳，病人的心理变化极为复杂。

（1）抑郁心境：慢性病由于长期迁延不愈，部分病人甚至丧失劳动能力，以致职业发展、家庭关系和经济收入均受到严重影响，病人常常感到沮丧、失望、自卑和自责，认为自己因病而成为了他人的累赘。因此，对生活失去热情，加之疗效欠佳，对治疗缺乏信心。有的病人不良情绪与日俱增，甚至产生"生不如死"的消极意念。

（2）怀疑心理与不遵医行为：慢性疾病病因复杂、病程长、疗效不理想，病人常因对慢性疾病缺乏认识，或因疗效不明显而怀疑治疗方案无效或医师的医疗技术水平不高，因此，反复要求其他医师会诊或改变治疗方案，有的擅自到院外治疗，甚至自行更换药物，影响医患关系和治疗效果。

（3）病人角色强化：慢性病病人因长期患病，早已习惯了别人的关心和照顾，继发性的获益强化了病人在心理上对疾病的适应，表现出较强的依赖性，强烈需要他人关注，心理变得脆弱，刻意回避复杂的现实问题，长期依赖他人照料，心安理得地休养。

（4）药物依赖或拒服药心理：很多慢性病病人由于长期服用某种药物，而对此药产生了依赖心理，若因病情稳定需要停用该药，或因病情需要换用他药时，病人则会表现出明显的紧张和担心，甚至出现躯体反应；也有部分病人因为担心长期服用某种药物副反应大，从而对药物产生恐惧心理，不遵从医嘱甚至偷偷将药扔掉，影响疾病的治疗。

2. 慢性期病人心理干预 慢性病病人的综合治疗是一个长期的过程，应设计一个科学合理的心理干预计划。①支持性心理治疗。慢性病病程长、病情容易反复，所以，应充分理解和尊重病人，给予心理支持和安慰，帮助病人建立社会支持系统，鼓励病人家属、亲友等共同关心和支持病人，以便缓解和消除病人的消极情绪，增强战胜疾病的信心。②情绪管理。帮助病人学会识别和觉察情绪变化的技巧，向病人解释心理状态和疾病之间的关系，不良心境对健康的消极影响，培养积极乐观的情绪，促进机体的康复。③认知行为治疗。应对技巧训练在内的病人教育计划可以增加病人对疾病的了解，减轻焦虑情绪的产生，以更加合理的认知模式来评价自己的疾病、生活和工作，发展有效的应对策略，学习适应性的行为，增强病人生活中的目标感和价值感，保持良好的心态，提高病人对慢性病综合干预计划的依从性。

（三）康复期病人的心理特征及干预

病残病人的临床康复主要分为功能训练、整体康复和重返社会三个阶段。①功能训练，保存和恢复病人的运动、感知、语言功能及日常生活能力；②整体康复，不仅使病人的器官功能障碍得到恢复，而且使病人从生理、心理和社会功能等方面得到全面的、整体的康复；③重返社会，使康复后的病人以健康的心理和改善的躯体功能去适应社会环境，履行社会职责。其中心理行为的康复具有重要的社会意义。

1. 康复期病人的心理特征

（1）不良情绪：躯体病残的病人往往存在焦虑、抑郁、孤独、愤怒等负性情绪。抑郁是躯体病残者普遍存在的负性情绪，抑郁的程度并不完全受病残性质和程度的影响，而主要取决于病残者的个性和病残对个体的特殊意义，如一个手指的伤残对于钢琴演奏家来说可能是严重的打击，而对从事其他职业的人而言却并非如此。病人的愤怒情绪往往来源于对病残的不良认知，当病人将愤怒情绪指向自身时，可能发生自伤自杀的行为；但当愤怒情绪指向他人如医务人员或家人时，则可能以敌意或攻击行为出现。

（2）错误认知：由于疾病和躯体残疾使病人丧失部分功能和特性，如性的功能或女性第二性征等，或失去生活自理能力，终生需要他人照护，病人常常会认为此生已彻底无望，万念俱灰，变得敏感多疑，孤僻自卑，暴躁易怒，不愿与他人交往接触，回避甚至拒绝接受康复治疗，严重影响病人对病残现实的适应以及对康复计划的执行。

2. 康复期病人的心理干预

（1）纠正错误认知：通过采用各种认知治疗技术，如 Ellis 理性情绪疗法、Beck 认知治疗技术等，矫正病人的不良认知，引导病人对机体的补偿功能形成正确的认识，坚信通过不断的康复训练，已丧失的部分机体功能在一定程度上可以得到补偿。医者也应适时为病人树立人生楷模，如无臂人经过不懈努力，完全能做到生活自理，甚至可以用足穿针引线、绣花作画等，并将科学的康复训练的知识和技能传授给病人，鼓励病人制定合理的康复训练计划，通过恰当的康复锻炼，提高生活自理能力，或为回归社会做好充分的准备。

（2）培养积极情绪：通过心理支持等一系列措施，鼓励病人培养积极乐观、顽强自信的心理品质，树立战胜疾病，实现康复的信心。在家庭和社会的关心和支持下，进行康复训练和职业训练，增强病人的谋生能力，使他们的人格受到尊重，提高自我价值感和自信心。

二、临终病人的心理特征及干预

（一）临终病人的心理特征

临终病人由于疾病的折磨，以及对生的依恋、对死的恐惧，故其临终心理活动和行为及其复杂。1964 年，美国精神病学家、临终关怀心理学创始人罗斯（Kubler Ross）在她的著作《死亡与垂危》中，提出临终病人心理经历了否认期、愤怒期、协议期、抑郁期和接受期等 5 个阶段。

1. 否认期
多数病人在得知自己的疾病已进入晚期时，表现震惊和恐惧，并极力否认突如其来的"噩耗"，不承认、不接受自己患有无法逆转疾病的事实。怀疑诊断出了差错，遂怀着侥幸心理，四处求医，希望证实先前的诊断有误。这是否认心理防御机制在起作用，有其合理性，因为暂时的否认可以起到一定的缓冲作用，以免当事人过分痛苦。病人的这种心理一般持续数小时或数天，个别病人会持续否认直至死亡。

2. **愤怒期**　随着病情日趋严重,否认难以维持。强烈的求生愿望无法实现,极大的病痛折磨,加之对死亡的极度恐惧,导致病人出现不满、愤怒的心理反应。通常愤怒的对象是家人、亲友和医护人员,表现对周围一切挑剔不满,充满敌意,不配合或拒绝接受治疗,甚至出现攻击行为。

3. **协议期**　当意识到愤怒怨恨于事无补,相反只可能加速疾病进程时,病人开始接受和逐步适应痛苦的现实。求生的欲望促使病人与疾病抗争,此时,病人积极配合治疗和护理,情绪较为平静,希望通过医护人员及时有效的救助,疾病能够得到控制和好转,期望医学奇迹的出现。

4. **抑郁期**　虽然病人积极地配合治疗,但病情仍日益恶化,病人逐渐意识到现代医疗技术已回天乏力,死之将至,病人存有的希望彻底破灭,此时,万念俱灰,加之频繁的检查和治疗、经济负担的压力和病痛的折磨,使病人悲伤、沮丧、绝望,终日沉默寡言,对周围的事情漠不关心。但病人害怕孤独,希望得到家人和亲友的同情和安抚。

5. **接受期**　面对即将来临的死亡,病人无可奈何,不得不接受残酷的现实,此时的病人已不再焦虑和恐惧,表现安宁、平静和理智,对一切漠然超脱,等待着与亲人的最后分别,等待着生命的终结。

罗斯提出的临终心理的5阶段理论具有重要的价值,它突破了人们对死亡研究的禁忌,促使人们科学和理性地看待和研究死亡现象。但这个理论没有明确指出如何区分死亡的不同阶段,因为有的病人有可能不会经历上述某个特定的阶段,而有的病人则可能会交替体验其中的几个阶段。

（二）临终关怀

当生命走到尽头,死亡已不可避免的时候,人们常面临着巨大的痛苦和恐惧。如何帮助个体坦然地面对死亡,减轻病魔带来的痛苦与恐惧,提高临终生活质量,维护临终者的尊严,使之宁静安详地走完人生的最后旅程,是现代社会所面临的难题。临终关怀正是适应这一社会需要而迅速兴起的一项事业。

临终关怀(hospice),是指由社会各方面(包括医师、护士、社会工作者、自愿者及慈善团体人士等)组成的机构,为临终病人提供生理、心理和社会的全面支持与照护,使临终病人的生命得到尊重,症状得到控制,心理得到安慰,生命质量得到提高。

临终关怀是全面适应生理-心理-社会医学模式要求的重要手段。①生理方面:了解和帮助病人解决各种生理需要,消除病人躯体疼痛等症状的困扰,尽可能使病人处于舒适状态;②心理方面:了解和理解病人的心理需要,并给予心理支持,采取各种有效的方法使病人正视现实,缓解对死亡的恐惧,勇敢地面对死亡;③社会方面:指导临终病人正确认识生命的价值及其弥留之际生存的社会意义,使病人至死保持人的尊严。

临终关怀以提高病人临终阶段的生命质量为宗旨,体现对临终病人生命价值的尊重,要求医护人员用科学的方法、精湛的临床技能,最大限度地缓解病人的痛苦,减轻病人恐惧、焦虑和抑郁的情绪;理解和同情临终病人的处境,重视他们的要求。因此,医务人员应态度诚恳,语言温馨,操作轻柔,处处体现对病人的关怀和尊重,用真挚的情感关心体贴病人,陪伴病人度过生命的最后历程。

临终关怀的目的不在于延长病人的生存时间,而在于提高病人临终阶段的生命质量,维护病人的尊严。然而,由于传统观念和习俗的影响,对临终病人如果完全放弃治疗,人们往往无法接受,因此,应给予临终病人适度的治疗,即不以延长生命过程而是解除疾病痛苦为主的治疗。临终病人的心理是极其复杂的,且因经济水平、社会地位、文化程度、宗教信仰、职业年龄等的不同而有差异。一般来说,其精神痛苦远大于肉体痛苦。因此,对临终病人应加强心理治疗与护理,因势利导,使其心理获得宁静,能正确地面对现实和死亡。

三、手术病人心理特征及干预

手术对于病人而言是一种严重的心理应激,不仅会产生躯体的创伤性体验,还会产生各种复杂的心理反应,这些心理活动会影响病人的手术效果及术后的康复,因此,医护人员应了解手术病人的心理特点,采取恰当的措施进行干预,以消除病人的消极心理,并获得最佳的手术效果。

（一）手术病人的心理特征

1. **手术前病人的心理特征**　病人最常见的术前心理反应是情绪焦虑,主要表现为对手术的担心和恐惧,并伴有相应的躯体症状,表现为心慌、手抖、出汗、坐立不安、食欲减退、睡眠障碍等。病人术前焦虑的产生主要源于对手术这种有创性的医疗手段缺乏了解,害怕术中疼痛,担心发生意外,甚至死亡,因而焦虑恐惧。为此病人常表现出矛盾心理,既想接受手术又害怕手术的开展,故有的病人寻找借口拖延手术日期或拒绝手术;有的病人因术前过度紧张,刚进手术室便大汗淋漓、心跳加快、血压下降,不得不暂缓手术。病人术前焦虑情绪的产生和程度,个体之间差异很大。一般认为性格内向、不善言辞、情绪不稳定以及既往有心理创伤的病人容易出现焦虑情绪;文化程度高的病人因想法及顾虑多易发生术前焦虑;年龄小或女性病人术前焦虑反应往往较重;家庭关系、治疗费用、预后等因素也会对术前焦虑情绪的发生产生影响。一些研究表明,术前焦虑程度与术后恢复效果存在倒 U 字型函数关系,即术前焦虑水平高或者低者,术后心身反应严重且恢复缓慢;术前焦虑水平中等者,术后恢复效果较好;但也有一些研究结果认为术前焦虑与术后疼痛程度及术后恢复存在线性关系,即术前焦虑水平高的病人,其术后疼痛程度高,机体康复的速度慢。

2. **手术后病人的心理特征**　术后由于手术创伤引起疼痛和不适,加之担心切口裂开或出血,躯体不能自主活动,病人会感到痛苦难熬、躁动,产生沮丧、失望、失助等悲观情绪;有些因疾病术后部分生理功能丧失或体貌严重改变的病人,如接受乳腺癌切除术、截肢术、眼球摘除术的病人,或手术效果未能达到预先期盼的病人,术后往往会产生一系列严重的心理反应,接纳和自我认同障碍,表现悲观失望、丧失生活兴趣,甚至发生自伤自杀行为。术后病人心理反应及程度主要受以下因素影响:①术前焦虑水平较高;②对术后恢复过程缺乏了解或对手术结果的期盼不切实际;③对治疗和康复动机不足;④与医护人员缺乏有效沟通。

（二）手术病人的心理干预

1. **手术前病人心理干预**　首先,耐心听取病人的意见和要求,并向其阐明手术的必要性和安全性;其次,及时向病人和家属提供有关手术的信息,如手术的简略过程,手术应注意的事项,术中、术后可能使用的医疗设施及可能出现的不适感;再次,安排家属、朋友及时探视,增强病人治疗疾病的信心,减轻术前恐惧;最后,鼓励病人学习减轻术前焦虑的常用行为控制技术,如放松训练、分散注意技术及示范技术等,最大限度地减轻病人的术前焦虑。

2. **手术后病人心理干预**　麻醉清醒后,应立即向病人反馈手术的有利信息,给予鼓励和支持;了解病人疼痛情况,及时给予镇痛药减轻疼痛;通过心理疏导,帮助病人克服消极情绪。有的病人消极情绪的产生是因为评价手术疗效的方法有误,因此,医护人员应将正确评价疗效的方法传授给病人,使病人能正确认知术后康复过程。

四、癌症病人的心理特征及干预

癌症的发病率和死亡率正在逐年上升,已成为当前最主要的死因之一。癌症的病因十分复杂,许多发病机制还不十分清楚。研究发现,心理社会因素不仅与癌症的发生发展密切相关,而且不良心理反应和应对方式对癌症病人的生存期也存在显著的影响。

（一）癌症病人的心理特征

尽管现代医学对癌症的诊断和治疗有了一定的进展,但对大多数癌症治疗仍束手无策,以致人们谈"癌"色变。因此,当病人得知患癌信息时,往往产生严重的心理反应。癌症病人的心理反应大致分为四期(表 10-1)。

表 10-1　癌症病人心理反应分期

分期	症状	持续时间
Ⅰ 休克-恐惧期	当病人初次得知自己身患癌症的消息时,反应剧烈,表现为震惊和恐惧,同时会出现一些躯体反应,如心慌、眩晕及昏厥,甚至木僵状态	<1 周
Ⅱ 否认-怀疑期	当病人从剧烈的情绪震荡中冷静下来时,常借助于否认机制来应对由癌症诊断所带来的紧张和痛苦。所以,病人开始怀疑医师的诊断是否正确,病人会到处求医,希望找到能否定癌症诊断的医师,希望有奇迹发生	1~2 周
Ⅲ 愤怒-沮丧期	当病人的努力并不能改变癌症的诊断时,情绪变得易激惹、愤怒,有时还会有攻击行为;同时,悲哀和沮丧的情绪油然而生,病人常常感到绝望,有的病人甚至会产生轻生的念头或自杀行为	2 周后
Ⅳ 接受-适应期	患病的事实无法改变,病人最终会接受和适应患癌的现实,但多数病人很难恢复到患病前的心境,常处在慢性的抑郁和痛苦之中	4 周后

在癌症治疗中,严重的副反应常常会给病人带来暂时或持久的心理冲击,例如化疗和放疗所引发的恶心呕吐及脱发,使病人深感苦恼,严重影响病人的自信和伤害病人的自尊,致使部分病人变得退缩,不愿与人主动交往。癌症根治术是一种较为严重的有创性医疗手段,患癌器官切除或癌性截肢,会导致功能丧失或体像毁损,如容颜外观的毁损会损害病人的自尊,使病人对自己的身体或外貌难以认同,从而产生自卑和抑郁的情绪。

（二）癌症病人的心理干预

及时给予癌症病人适当的心理干预,可以帮助病人减轻心理痛苦,尽快适应和认同自己的心身变化,同时配合抗癌的综合治疗,提高生活质量。

1. 告诉病人真实的信息　一旦癌症的诊断明确,就面临是否将诊断结果告知病人的问题,以及何时告知和如何告之。目前,国内外医者对此看法不一,但多数学者主张在恰当的时机将诊断结果和治疗信息告诉病人。让病人了解治疗过程中可能出现的各种副作用和并发症,并进行耐心解释和心理辅导,以便有利于病人积极配合治疗。当然,在告诉病人诊治情况时,应根据病人的人格特征、应对方式及病情程度,审慎地选择时机和方式。

2. 纠正病人对癌症的错误认知　病人许多消极的心理反应均来自于"癌症等于死亡"的错误观念。医务人员应帮助病人了解疾病的科学知识,接受癌症诊断的事实,及时进入和适应病人的角色,积极配合抗癌治疗。

3. 处理病人的情绪问题　大多数癌症病人有情绪问题,而躯体疾病和心理因素的交互影响会导致恶性循环:得知癌症诊断,出现消极的情绪反应,消极的情绪反应进一步影响生理功能,使症状加重,引发情绪进一步恶化……,阻断这种恶性循环的关键在于解决病人的情绪问题。对于处在否认-怀疑期的病人,应允许其在一段时间内采用否认、合理化等防御机制,让病人有一段过渡时期去接受严酷的事实。但是,长时间的"否认"则可能延误治疗,故应加以引导。研究表明,对于癌症病人,真正意义上的"否认"并不多见,大多数属于情感压抑。支持性的心理治疗,可帮助病人宣泄压抑的情绪,减轻紧张和痛苦的情绪。

由于对死亡、疼痛和残疾等后果的担心,癌症病人常常会产生焦虑和恐惧情绪,可采用认知疗法纠正病人的错误认知,如"癌症是不治之症"等歪曲的观念,结合支持性心理治疗、放松技术、音乐疗法等治疗,减轻病人的焦虑和恐惧情绪。对于严重焦虑、恐惧的病人,可适当使用抗焦虑药物治疗。

抑郁是癌症病人另一常见的消极情绪,严重者可能不配合治疗,甚至产生自杀意念和行为。通过深入地晤谈和对抑郁程度的评估,采用多种治疗方法如支持治疗、认知治疗等进行心理干预;鼓励和强化病人增强人际交往,并进行力所能及的活动,以促进情绪改善;对于严重抑郁的病人,抗抑郁剂的使用很有必要。

4. 减轻疼痛 应高度重视癌症病人的疼痛问题,因癌症病人的疼痛往往伴有恐惧、绝望和孤独的心理反应,可能加重疼痛的主观感受。由于疼痛可以加剧病人心身交互影响,故应首先采取措施减轻和消除疼痛,然后再处理因疼痛而引发的心理问题。晚期癌症病人的疼痛应尽早用药物控制,不必过多考虑止痛药物的各种禁忌。

5. 重建健康的生活方式 宣传健康知识,倡导人们建立健康的生活方式,树立防癌意识,切断不良生活方式与癌症的通道。

五、器官移植病人的心理特征及干预

器官移植是针对重要脏器病损后功能衰竭,除采用健康器官置换外,已别无他法的病人采取的一种手术治疗方式。自 1954 年世界上第一例同卵双生子间的肾移植手术在美国波士顿成功开展以来,器官移植技术已成为治疗器官功能衰竭的有效手段,它是 20 世纪医学发展最令人瞩目的医学高新技术之一。伴随着器官移植技术的开展,器官移植病人的心理问题也逐渐引起了人们的关注。

(一)器官移植病人的心理特征

器官移植病人的心理变化分为异体物质期、部分同化期与完全同化期 3 个阶段。

1. 异体物质期 见于术后初期。部分病人认为自己生命得以延续是以损害他人的健康作为代价,即使器官来自过世的捐献者,自己的生存机会也是建立在他人死亡基础之上的,病人因而内疚自责、悲观抑郁;有的病人厌恶自己依赖罪犯(真实的或想象的)的脏器而活着,产生罪恶感。术后初期,多数病人对移植入体内的外源性器官有强烈的异物感,担心其与自身的功能活动不匹配,或造成自己体像及完整性的破坏,故恐惧不安,内心排斥。

2. 部分同化期及完全同化期 随着时间的推移,病人对移植器官逐渐接纳认同,不良心理反应迅速减少。此时病人表现出对供者的异常好奇,到处走访打听,希望详细了解使他获得第二次生命的供者的全部信息,甚至生活琐事。有报道称,当有的病人获知供者的详情后,其心理活动和人格特征受到较大影响,如接受男性供者肾脏后的女性病人,心理行为表现出男性特征;相反,接受女性供者肾脏后的男性病人心理行为则出现女性特征。

有研究表明,器官移植术后病人心理问题发生较多,以肾移植为例,32.2% 病人有不良心理反应,主要表现焦虑和抑郁,其中 7 例曾有自杀行为。尽管活体器官移植的成功率明显高于尸体器官移植,但不良心理问题的发生率活体器官移植也相对更高。有报道称,亲属活体器官移植,不良心理问题发生率达 57%,而尸体器官移植发生率则为 31%,目前原因尚不清楚。

(二)器官移植病人的心理干预

医务人员应针对器官移植病人的心理特点进行有针对性的心理干预。首先,应向病人讲解器官移植的相关知识,使病人能对器官移植术有切合实际的心理预期;其次,加强对器官移植病人的社会支持。国外的实践已经证明,社会支持能有效地缓解移植病人的心理压力,提高生活质量,增强术后治疗的依从性。因此,医务人员应呼吁社会关心爱护移植病人,同时也应鼓励病人多与社会接触,充分利用各种社会资源的支持,肯定自身的价值,提高生活质量。国外有学者以社会网络图的形式将每个移植术后的病人置于网络之中,通过该网络图加深术后病人之间的了解,促进病人之间的相互交流,满足移植病人的特殊需求。国内也有通过"肾友会"和"肾友之家"对病人进行健康教育、回访服务、"肾友"联谊活动等多种形式,积极促进病人的心理健康,帮助病人顺利进行角色的转化。

六、医疗美容领域受术者的心理特征及干预

随着生活水平及文化素质的提高,人们对美的追求日益强烈,希望通过美容整形手术美化容貌的个体愈来愈多。受术前心理特点及心理预期的影响,受术者对美容整形手术效果的主观评价存在较大差异,即使一些客观上已较为理想的美容整形手术,由于未能达到受术者心理预期的目标,也会引发受术者产生各种负性心理反应。

（一）医疗美容领域受术者的心理特征

美容整形是通过修复、再造等方式，以恢复或改善受术者组织器官功能及外貌。受术者求医动机主要有以下几种：①缺陷障碍。由于先天性缺陷或后天性畸形，长期遭受精神痛苦，有严重的自卑心理，对手术改善容貌及功能有强烈的要求。②合理崇美。自身条件已较好，为适应工作环境、职业要求和社会活动的需要，希望通过美容手术使自己更加完美。③偶像崇拜。受术者对美学存在幻想，夸大自身容貌的不足，对手术期望较高，要求医师以某明星的眼睛、下巴等为模板，"照模施术"以便"改头换面"。④情感受挫。由于求偶不成、就业失败或家庭破裂而备受打击，受术者期望通过美容整形术实现"旧貌换新颜"，以此作为重新生活、获取他人认可悦纳的开端。

无论因何种动机接受美容整形手术，受术者的心理问题都贯穿于手术过程的始终，从术前期待到术后对手术效果的评价，其心理状态会发生一系列变化，主要表现为以下4种：①自卑心理。对自身容貌或形体不满，不能悦纳继而厌弃自己，有强烈的自卑感，不愿与外界接触，自我封闭。②恐惧心理。在等待手术的过程中，由于缺乏医学知识，对整形美容术不了解，害怕术中疼痛，担心发生意外，甚至死亡，因而焦虑不安。③矛盾心理。整形美容受术者一方面渴望手术尽快实施，以实现改善容貌恢复自信的目的；另一方面又害怕手术的痛苦和危险，怀疑医师能力和经验，担心手术不能达到期望的效果。④满意或失望心理：美容整形术后，受术者的心理会发生较为明显的变化。部分受术者因手术使体像得到改善，故对手术效果感到满意并产生愉悦欣快的情绪，获得积极的心理效应；而部分受术者则因术后无法接受容貌的改变，或者周围人无法接受自己容貌的改变，对手术效果失望，而产生焦虑、烦躁、易怒等情绪。

（二）医疗美容领域受术者心理干预

术前带领受术者熟悉病房环境，将手术医师、护士以及病友介绍给受术者，提高其对医院环境的认同感、归属感，降低对医院环境及手术的排斥，改善因陌生环境而产生的焦虑、恐惧情绪；同时向受术者讲解手术过程、注意事项及禁忌行为，有利于受术者了解手术，增强遵医行为，提高手术成功率。医师应通过有效的交流沟通，及时了解受术者的心理状态，明确其心中忧患的原因，有针对性地进行心理疏导，缓解和消除其负面情绪，将术后恢复期可能出现的疼痛、肿胀及预期结果通过案例、图片等形式展示给受术者，提高术后恢复所需的承受能力，以良好的、积极的心态准备接受手术治疗。对于期望值过高的受术者，劝导其正视无法根本改变的基本生理条件如高矮、肥胖、皮肤黑白等，客观看待手术效果，建立恰如其分的心理预期。医务人员还应向受术者传授正确的心理放松方法，术前进行放松练习，如多次深呼吸，放松全身肌肉等，避免因心理过度紧张而影响手术效果。治疗室内播放轻音乐，可有效缓解病人焦虑紧张的情绪。

七、基因技术应用中病人的心理特征及干预

基因技术是随着DNA重组技术的成熟而发展起来的高新医学技术，它在肿瘤、心血管疾病及罕见病等疾病的临床筛查诊断和治疗中具有重要的应用价值。然而，基因诊断和治疗也会给病人带来一系列心理问题，需要审慎分析。

（一）基因技术应用中病人的心理特征

1. 基因诊断技术应用中病人的心理特征 基因诊断是应用分子学技术，制备特异的DNA或RNA探针或者寡核苷酸引物，检测相关个体特定基因是否存在、缺失、插入以及突变，从而诊断是否患有某种疾病。目前，基因诊断已在产前检测、新生儿筛查、迟发性遗传疾病检测及复杂疾病的预诊中运用。然而，已有的研究表明基因诊断或检测结果会给病人带来一定的心理困扰，以乳腺癌为例，研究证实BRCA1和BRCA2同为乳腺癌的抑癌基因，与家族性乳腺癌的发生密切相关。携带BRCA1/BRCA2基因突变者一生中患乳腺癌、卵巢癌的危险显著增加。尽管借助基因检测技术，能尽早发现BRCA基因突变携带者，及时对乳腺癌发病风险做出科学评估和理性决定，赢得更多的生存机会，但知晓检测结果也可能导致当事人出现情绪、认知和行为的改变。一些研究表明BRCA1/BRCA2基因突变者在得知结果的最初可能会有担心和焦虑，但这种情况通常会在1年左右逐渐消失。另一些研

究表明乳腺癌病人在检测的整个过程中都存在较高水平的忧虑。大多数"能检测、无治疗"的基因检测结果,可能会给检测者带来极大的心理压力,甚至超过疾病风险本身。故民众对是否接受基因检测或是否获知检测结果所持态度并不一致。有些人为了不影响生活质量及情绪状态,拒绝获悉基因信息,更不想过早地知道未来可能罹患某些无法治愈疾病的信息。DNA 双螺旋结构的发现者沃森(J. D. Watson)博士就不愿分析一种叫 ApoE 的基因,因为这种基因的某种类型与阿尔茨海默病的发生有关,他不想预先知道这一结果以免产生负性情绪。被检测出携带某种缺陷基因或突变基因且无有效治疗方法,会让部分病人或检测者陷入莫名的恐慌中,有的阳性检测者为缓解极度的焦虑和紧张,往往会选择预防性手术以免罹患相应疾病。美国影星安吉丽娜·朱莉(Angelina Jolie)就是一个典型的例子。安吉丽娜·朱莉在基因检测中被告知携带 BRCA1 突变基因,可能有 87% 罹患乳腺癌的风险和 50% 罹患卵巢癌风险,朱莉毅然决定预防性接受双侧乳腺、卵巢和输卵管切除术以缓解对患乳腺癌和卵巢癌的恐惧。Uyei 等调查了 554 例接受基因检测的女性,发现 132 例携带缺陷基因,其中 12% 选择了预防性根治手术,12% 选择了预防性双侧卵巢加输卵管切除术,24% 选择了以上两种手术,其余检测者选择了随访监测。预防性手术降低了对发生乳腺癌风险的担心和忧虑。但有研究发现,部分检测者接受手术后后悔选择手术的决定,她们在性功能、身体形象等方面表现出有较大的心理压力。

2. **基因治疗技术应用中病人的心理特征**   基因治疗是指借助载体的帮助,将外源性功能基因定向地导入靶细胞,以置换或增补病人体内缺陷基因,从而达到治疗疾病之目的。基因治疗技术的研发始于 20 世纪 70 年代,至 90 年代其可行性在实验中得到验证。1990 年美国 FDA 正式批准了第一个基因治疗临床试验之后,世界各国都掀起了基因治疗的研究热潮。截止到 2014 年 7 月,全球共批准 2076 项基因治疗方案进入临床试验阶段,其中 400 多项已进入Ⅱ、Ⅲ期临床试验阶段。与美欧相比,我国是世界上较早开展基因治疗临床试验的国家,近些年基因临床试验发展迅速,已经有 24 个治疗方案处于临床试验阶段。基因技术在治疗严重威胁人类健康和生命的疾病方面,具有传统疗法所不具备的优势。然而,目前国际上基因治疗均还在临床试验阶段,尚存在较大的风险:①基因导入系统尚不成熟,载体结构不稳定,治疗基因难以到达靶细胞;②常见复杂性疾病是由多基因突变所致,故难以从基因治疗中获得一劳永逸的疗效;③外缘基因在靶细胞表达的可控性差,有可能激活致癌基因的潜在危害。1999 年,美国 18 岁青年 Gelsinger 在一次基因治疗临床试验中不幸死亡;2002 年,法国 2 个患病女孩在复合性免疫缺陷症基因治疗临床试验中,被怀疑得了白血病;2007 年,Jolee Mohr 在芝加哥大学医学中心接受基因治疗时意外死亡。由于部分科学家急功近利的心态以及媒体不恰当的报道,导致病人对基因治疗产生了过高的期盼,而现实的临床试验结果却远低于人们的预期,从而促使病人再次体验到悲观绝望的情绪。

(二) **基因技术应用中病人的心理干预**

对有基因缺陷者,或有家族遗传性疾病或家族性癌症如乳腺癌的高危人群,提供充分的遗传信息和采取良好的教育模式能帮助他们/她们正确地选择预防策略,极大地减轻心理压力。遗传信息的获取能促进检测者的自主决策,减少做决策时引发的各种心理冲突。一项随机对照研究纳入了超过 200 例有乳腺癌家族史的女性,她们接受了有关 BRCA1/BRCA2 遗传咨询加上计算机辅助的决策方法,结果显示这两种方法结合可以更好地增加检测者的相关知识,做决定时矛盾更少,满意度更高。还有一个多中心的研究显示:接受遗传咨询时提供的信息手册可以减少检测者做决定时的焦虑,增加满意度。遗传咨询和基因诊断技术的应用,应贯彻自愿原则,应将诊断的目的、可能的结果、后果及风险等相关情况如实地告知受检者;受检者自主决定基因检测结果是否愿意知晓及选择何种防范策略。医护人员应对检测结果保密,保护受检者的基因隐私,防止在保险、求职和婚恋中受到歧视。

基因治疗给某些目前尚无法治疗的疾病带来了希望,蕴藏着巨大的潜力,但基因治疗尚处在临床试验阶段,还存在很多亟待解决的技术问题,因此,基因治疗必须遵循最后选择的原则,即对某种疾病在所有疗法都无效或微效时,才考虑采用。由于技术的不成熟及预后的不可预测都可能对病人产生伤害。因此,必须向病人提供基因治疗的效益、风险等信息,让病人在充分理解这些信息的基础上,自主地决定是否接受治疗,并自觉承担治疗所产生的一切可能的后果。

(杨小丽)

第十一章 医患关系与医患沟通

医患关系直接影响医疗卫生活动的质量和效果,因此如何提高医患沟通技巧,建立和谐的医患关系得到了全社会的广泛关注。著名医史学家亨利·西格里斯曾经说过:"每一个医学行动始终涉及两类当事人:医师和病员,或者更广泛地说,医学团体和社会,医学无非是这两群人之间多方面的关系",即医疗卫生活动与医患关系密不可分。本章将结合社会文化背景及医疗卫生活动实践,介绍医患关系和医患沟通在医疗卫生活动中的重要作用;阐述医患关系的相关概念、类型、影响因素等;深度剖析基于不同理论视角下和谐医患关系的建设。同时本章将总结我国医患关系的现状,分析我国医患关系紧张的原因,探讨建立和谐医患关系的对策,为我国医患关系的建设提供科学的理论依据和切实可行的实践策略。

第一节 医 患 关 系

医患关系是医疗卫生活动中客观形成的医患双方以及与双方利益有密切关系的社会群体和个体之间的互动关系,是医学心理学的核心内容之一。医患关系贯穿整个医疗卫生活动的全部过程,其不仅影响医疗卫生活动中的临床诊断、治疗、康复等,也会影响患者的健康教育、健康检查及预防措施的落实,从而影响到医疗卫生服务的效果;同时,从行业和社会发展来看,医患关系还会影响到医院医德、医风建设和医疗机构的形象。

一、医患关系概述

医患关系是医疗卫生活动中以医务人员和患者及其家属为主体,以保障和促进患者健康为目的而建立起来的一种特殊的人际关系,对医疗卫生活动的顺利开展具有举足轻重的作用。

(一) 医患角色

1. 医师角色、权利与义务 医师(doctor)是指在特定的医患关系中,掌握医疗卫生知识和医疗技能,直接从事疾病诊疗、进行疾病防治工作的专业人员。他们通常具有社会文化规定的角色行为,这些角色行为规定了医师的职业行为,也保证了医师能行使其职责和义务。医师的角色特征主要表现在以下几个方面:①医疗服务的实施者;②医学知识的传授者;③医学权威专家;④风险管理者;⑤医疗经济的参与者;⑥社会工作体系中的普通劳动者等。作为医疗行为实施者,医师的权利与义务关系到患者的生命健康。

医师的权利主要包括:①病情询问权;②疾病诊断权;③对患者进行检查的权利;④对患者进行医学治疗的权利;⑤死亡判定权;⑥参与医学司法活动的权利;⑦从事医学研究和参与学术交流的权利;⑧继续教育的权利;⑨获得劳动报酬的权利等。

医师的义务主要包括:①依法提供医疗卫生服务的义务;②医疗告知的义务;③紧急救治的义务;④为患者保密的义务;⑤健康教育的义务等。

2. 患者角色、权利与义务 患者角色(sick role)最初由美国社会心理学家 Parsons 于 1951 年提出。患者是指患有疾病并且具有求医和治疗行为的社会人群。Parsons 认为患病不仅仅是发生于个体身上的一个事实或需要面对的医学状况,而且会使个体进入一种患者角色,在心理和行为上也就产生了相应的变化。患者的角色特征主要表现在以下几个方面:①患者可以从常态的社会角色中解脱出来,免除其原有的社会责任和义务;②患者对陷入疾病状态是没有责任的;③患者应努力使自己痊愈,有接受治疗和努力康复的义务;④患者应当寻求可靠的治疗技术,必须与医务人员合作,共同战胜疾病。患者角色与其他社会角色一样,也有自身的权利和义务。

患者的权利主要包括:①受到社会尊重、理解的权利;②享受平等医疗服务待遇的权利;③免除或部分免除身体健康时的社会责任的权利;④要求保守个人隐私的权利;⑤知情同意的权利;⑥自由选择的权利;⑦监督自身医疗护理权益实现的权利等。

患者的义务主要包括:①及时就医、早日康复的义务;②寻求有效治疗,认真遵循医嘱的义务;③遵守医疗机构规章制度的义务;④按时、按数缴纳医疗费用的义务;⑤尊重医务人员的义务;⑥支持医学科学发展的义务等。

上述患者的权利和义务只是典型的情况而非绝对的规定,如临终的患者很难恢复原有的社会责任;慢性病患者不一定能解除其日常社会责任;蓄意自伤的患者也不得不对其自身导致伤残的行为负责等。

(二) 医患关系的概念

医患关系(doctor-patient relationship)是指医疗卫生活动中,医务人员为保障和促进患者健康而与患者及其家属建立起来的特殊人际关系。在疾病诊治过程中,医患关系非常重要。当患者就医时,医师会对患者的病情从生理到心理进行整体的评估、诊断和治疗。作为医疗卫生活动的重要组成部分,和谐医患关系有益于提高疾病治疗效果,也是反映医疗质量的重要指标之一。

(三) 医患关系的重要性

在医疗卫生活动中,医患关系得到了人们越来越多的重视,并且成为了医疗卫生活动质量和效果的基础。然而,随着近年来医学技术的革新,大批医疗设备被应用于临床实践,医师常常依靠各种设备数据进行诊断;同时就医人数增多,医师在许多时候不能很好地倾听患者的陈述,医患沟通的时间及效果都受到了影响,医患信任关系受到挑战。医患关系的削弱导致了很多不良后果,如医疗事故、医疗纠纷等。因此,建立良好的医患关系非常重要。

1. 良好的医患关系是医疗活动顺利开展的基础　医疗卫生活动中,医师应采用适当的方式询问患者的个人、家庭和社会背景,获取患者基本的临床资料,以便对患者的疾病和相关健康问题准确把握和分析。首先是病史、查体和实验室检查资料,如患者家族疾病遗传史、心电图等。其次是社会心理资料,如患者的就诊目的、人格特征及其社会背景等。所有这些资料的获得都依赖于医务人员的责任感和态度,依赖于患者及其家属对医师的信任,依赖于良好的医患关系。

2. 医患关系影响就医行为　医患关系是影响患者就医行为的重要因素之一。在医疗卫生活动中,患者对医师的态度、技术水平等方面不满意时经常会出现各种不利于医疗活动开展的行为,如就医时频繁更换医院或医师,就医连续性较差,放弃就医等。

3. 医患关系影响遵医行为　医患关系也是影响患者遵医行为的重要因素之一。遵医行为受患者和医务人员两方面因素的影响,患者自身的某些状况会影响其遵医行为,如文化层次、职业、家庭支持程度等;而医师的某些情况更加会影响患者的遵医行为,如年龄、仪表、技术水平、诊疗模式及对待患者的态度等。因此只有医患信任关系存在,患者才能尊重、感激医师,才能遵照医嘱治疗疾病,恢复健康。否则医患关系就会进入恶性循环。

4. 良好的医患关系是一种治疗手段　良好的医患关系能够为医师和患者带来良好的心理氛围和情绪反应。对患者而言,不仅可以减缓疾病所造成的心理应激,而且可以从良好的情绪反应所致的躯体效应中获益;对医师而言,这种充满生气的医疗活动也可以带给他们更多心理上的满足,从而促进医患关系健康发展。所以,良好的医患关系本身就是一种治疗手段,它不仅可以促进患者的身心健康,而且对医务人员的身心健康也具有积极作用。

(四) 医患关系的特点

医患关系是一种特殊的人际关系,关乎患者生命和健康。它既是一个结果,也是一个过程;既具有稳定性，又具有动态性。医患关系具有以下特点。

1. **目的指向性**　医患关系是为解决患者的健康相关问题而建立的一种人际关系。患者因疾病而寻求医疗服务，医师为恢复患者健康而与患者建立疾病诊治的共同联盟。在这样的关系中，患者尊重医师、信任医师，把自己的健康甚至生命托付给医师。医患关系具有明确的目的指向性，体现了医师对患者生命权的尊重、忠诚和责任。这样的医患关系是医疗服务的基本条件，即所有的医疗活动都在此关系构架中展开。

2. **职业性**　医患关系是在职业行为过程中出现的一种特殊人际关系，这体现了医师要通过劳动和服务来获取报酬。这种关系从初期的患者求医而开始，历经病史采集、检查、诊断、治疗，到后期随着患者治愈或死亡而结束。在诊疗过程中，患者常常希望与医师发展更私人的非职业的关系，以得到更方便的健康照顾。如患者希望得到医师的私人电话，请医师吃饭，与医师成为朋友等。通常，医师在工作时间以外，并不希望被患者过多干扰。当然，一些医学情况例外。如有些医学问题，需要医师在一段时间内跟踪患者的治疗反应，这种情况下医师必须全力以赴。这是医师的责任和义务所决定的，不能与上述职业性混为一谈。

3. **信息不对称性**　关于疾病，医师具有诊断和治疗的能力，而患者由于相对缺乏医学专业知识，经常处于被动、依赖的地位。医患双方因为医学信息的不对称，导致了双方在医疗卫生活动中的地位不对称。这就要求医师尊重患者、关爱患者，用认真的态度、礼貌的举止、精湛的医术，全心全意为患者服务。

4. **多层次性**　疾病的复杂性及患者需求的多层次性，决定了医患交往具有多层次性的特点。患者到医院就医除了治疗疾病的需求外，还渴望被尊重、被关爱，渴望获得医务人员的帮助，使自己远离疾病。与此相适应，医务人员不仅要关注患者的疾病伤痛，更要重视患者的心理改变、情感需求，实现医患双方进行多层次需求满足的互动。

5. **时限性**　从患者就医到疾病治疗结束，医患关系也经历了建立、发展、结束等不同时期。与其他类型的人际关系相比，医患关系有一个明确的特点就是时限性，即患者的治疗结束后，这种特定的医患关系也就结束了。在医患关系结束后，医师愿意作为个人与曾经的患者交往是医师自己的选择，也对自己的选择负责。

6. **动态性**　医患关系不是一成不变的，随着医疗服务的过程和结局，医患关系也在发生着变化。良好的医患关系，可能会因为疾病治疗结局不理想而变成患者对医师的不满、愤怒，使医患双方失去了对彼此原本的信任、忠诚、尊重。此外，因疾病的治疗和健康的恢复而使患者对医师产生信任，也会使原来不太融洽的医患关系发展成积极的、和谐的医患关系。建立和维护良好医患关系是医师的基本技能之一。

二、医患关系的类型

根据患者的个体差异及疾病的性质，医患双方在医患关系中扮演的角色、发挥的作用会有所差异，美国学者 Szasyt 和 Hollander 提出了医患关系的三种模式。

（一）主动-被动型

"主动-被动型"模式（active-passive mode）是指在医患关系中医师完全处于主动地位，具有绝对的权威，而患者完全处于被动地位。这是一种受传统生物学医学模式影响而建立的医患关系模式。这种医患关系的特点是"医师为患者做什么"，模式的原型属于"父母-婴儿"。这种模式过分强调医师的权威性，而忽视了患者的主观能动性，使患者在医疗活动中仅仅充当诊疗方案的接受者。但这种医患关系的模式可适用于某些特殊患者，如意识障碍的患者、婴幼儿患者、危重或休克患者及某些精神疾病患者等。

（二）指导-合作型

"指导-合作型"模式（guidance-cooperation mode）是以生物-心理-社会医学模式为指导思想，以疾病治疗为目的而建立的医患关系。在该模式下,医师和患者同处于主动地位,但医师仍然具有权威性。这种医患关系的特点是"医师告诉患者做什么和怎么做",模式的原型属于"父母-儿童"。在医疗服务过程中,医师的权威性在医患关系中发挥主要作用。医师从患者的健康利益出发,提出决定性的意见;患者则尊重医师权威,遵循其医嘱去执行治疗方案,患者的合作属于服从的配合。这种模式较"主动-被动型"医患关系前进了一步,允许患者参与到自己疾病的治疗过程中,尊重了患者的主观能动性。这种模式适用于神志清醒,具有正常感知、情感、意志和行为能力的患者。

(三) 共同参与型

"共同参与型"模式(mutual-participation mode)是一种以生物-心理-社会医学模式为指导思想,以健康为中心而建立的医患关系。"医师帮助患者自我恢复",模式的原型属于"成人-成人"。在这种模式中,医师和患者同处于主动的地位,医患双方彼此相互依存,平等合作。在医疗卫生活动中,患者不仅是积极的合作者,而且能够积极主动地参与到自身疾病的治疗过程中。这种模式的医患关系与前两种类型相比,更加重视尊重患者的自主权,给予患者充分的选择权。这种模式适用于慢性疾病患者,同时,这种模式要求医师和患者在智力、知识、教育程度等方面接近。

患者疾病性质不同、疾病阶段不同,医患关系的模式可能会随之发生变化,只有医患关系的模式与患者的疾病性质、病程相符合时,才能使患者得到优质的医疗服务。

三、医患关系的影响因素

良好的医患关系能够促进医患双方对彼此的尊重、理解和信任,促进双方之间的交流和沟通,进而提高医疗卫生服务质量。在临床医患交往过程中,影响医患关系发展的因素有很多,其中常见的因素主要有以下几个方面。

(一) 医师对医患关系影响

作为医患关系的主体之一,医师本身对医患关系有较大的影响,其必须学习接诊不同身份、性别、年龄,不同文化和社会角色的患者。主要表现在以下几个方面:

1. **医师的沟通技巧**   医患沟通是影响医患关系最重要的因素。良好的沟通是医疗服务的基础,是患者寻求医学帮助的基本需要;缺乏沟通技巧的医师,在医患关系中表现为对患者缺乏共情,在其言语及非言语沟通中,都可能伤害患者及其家属的尊严,甚至侵犯患者的权利。如果医师不能尊重患者的隐私或不履行告知义务等,都会严重影响医患关系。

2. **医师的个人应激性事件**   医疗卫生工作是一个特殊的职业,作为主体的医师要承受许多不可预见的职业应激,同时医师也如同普通人一样,是存在独特的个性特征的个体。长期存在的职业应激,甚至职业倦怠,都会影响医师与患者的沟通。另外,医师也会经历普通人遭遇的应激事件,如家庭变故、功能丧失及日常困扰等,这些都会影响到医患关系。如果医师受到这些应激性事件的影响,就会表现出对患者的冷漠、忽视,直接影响医患关系,也会影响到医疗决策的选择,是非常危险的。

3. **医师的心理素质**   医师除了具备医学专业知识外,其心理素质也是影响医患关系的重要因素。首先,医师的人格对医患关系有一定影响。一般来说,气质类型中,胆汁质和抑郁质的医师情绪情感体验深刻,比较敏感,遇到问题时,容易冲动,反应强烈,对医患沟通有一定影响;其次,医师的情绪状态对医患关系也有一定影响。不稳定的情绪状态或负性情绪都会影响医患关系。一般来说,焦虑情绪、抑郁情绪的医师,在医疗活动中,经常处于紧张、犹豫不决和不安全感之中,经常不自信,且回避责任,严重地影响了医患关系。因此,医师应注意培养自身良好的人格素质,对待患者诚恳、正直、礼貌、乐于助人,对工作热情、客观、冷静、认真负责;同时,医师应具有较强的自我调控能力,保持稳定的情绪,不能把负性情绪发泄到患者身上。医师只有具备优良的心理素质,才能保持身心健康,提高工作效率。

4. **对患者的反移情**   在医患关系中,医师除了从医师角色的视角对待患者外,医师个人无意识的需要、欲望、价值观等,有时也会无意识地投射到患者身上。例如在面对非常有吸引力的异性患者时,医师的思维可能会变得非理性起来,无意识地希望发展与患者更亲密的关系,使医患关系偏离职业关系,最终可能发展为个人之间的亲密关系。这是医师应该避免的。

（二）患者对医患关系的影响

作为医患关系的另一主体,患者也会影响医患关系,主要表现在以下几方面。

1. **疾病因素**　不同的疾病使患者在医患关系中表现出不同的行为,重症病、慢性病、精神病常常使医患关系具有不同的类型。如身患癌症的患者,会因治疗不理想把自己的悲伤、愤怒发泄到医务人员身上,甚至拒绝继续治疗。有的患者会因对疾病的过度恐惧和担心,反复希望得到医师的保证和安慰。

2. **患者对医师的角色期望与信任**　通常患者对医师和医疗技术的期望值是很高的,希望医师能明确诊断,药到病除。此外,高医疗费用也会使患者对医师给予过高的期望和信任,如果达不到患者及其家属所期望的结果,就会造成对医师的不满,甚至导致医患纠纷。

3. **患者的心理素质**　在医疗活动中,医师会面对不同心理素质的患者。首先,某些人格特质的患者,如气质类型中的胆汁质和抑郁质的患者,比较敏感冲动,遇事不顺就反应强烈,这类患者在医患沟通中应该引起医师的格外关注,其会给医患沟通带来特殊的困难,有时使医患关系难以健康发展;还有某些人格特质偏倚的患者,如有的患者表现对医师的过分依赖;有的患者要求过多,需要不断得到关注;还有的患者固执地坚持自己对疾病症状的认知,难以接受医师的专业解释等,这些都会严重影响和谐医患关系的建立。其次,患者不良的情绪状态严重影响医患关系。由于疾病造成的影响以及某些焦虑或抑郁患者,其经常处于不稳定的情绪状态中,在医患沟通中,其紧张、焦虑、不安及恐惧的情绪状态,使其缺乏耐心和自信心,导致沟通不畅,甚至出现医患纠纷。

4. **患者对医师的移情**　患者角色的社会合理性,使部分患者以患者身份与医师保持长期的关系。在这种长期的医患关系中,医患关系成了患者生活中重要的关系,其代替了患者匮乏的人际关系和社会支持,患者无意识地将个人关系中的亲密关系和情感投射到医师身上,这就是"移情"。在移情的医患关系中,患者的症状受到无意识的控制,可能长期存在,虽然生物学上并没有可证实的异常,但治疗效果不佳,致使医师感到挫败和焦虑。

5. **患者文化因素**　患者的年龄、职业、教育水平、民族和信仰等因素也会对医患关系造成一定的影响。因此,医师应该从患者不同的文化背景角度出发,了解患者对疾病的认识、理解和治疗期望。

（三）就医过程对医患关系的影响

1. **就医时间**　就医时间能够反映出医患关系的状况,其对医患关系的维护和动态变化有明显影响。长期有规律复诊的患者,表明医师在彼此尊重、忠诚、信任和疗效方面能够获得患者的认可。选择同一位医师的就医时间越长,患者对医患关系越满意;相反,那些不断更换医师的患者很难建立稳定、良好的医患关系。

2. **就医过程的体验**　患者就医过程的不良体验常常是医患纠纷的导火索。在就医过程中,由于时间、环境、文化等多种原因,医师常常无法满足患者的需要,为此造成不和谐的医患关系。如果医师能充分了解患者的就医需求,并且其诊疗行为能够使患者加深对自身疾病的了解,使双方对疾病诊治方案达成共识,患者对医患交往的体验比较满意,就会进一步进行医患交往。总之,患者更希望寻找那些能满足他们医疗期望的医师,当患者感到他的医师不具备他所期望的医师角色特征时,就会中断医患关系。

（四）社会传媒导向

作为现代社会的重要信息传播方式,媒体具有影响面广、信息获取便捷,对公众态度、情感和行为具有冲击力和导向性的特点。如果媒体将个别医疗负性事件作为普遍性事件的典型加以报道,无疑会增加医患之间的距离,导致公众对医师的信任感降低,这对和谐医患关系的建设非常不利。媒体应负起社会责任,积极缓解医患冲突,而不是利用自己的发言优势去煽动大众、激化矛盾,应坚持新闻真实性原则,坚持深入调查研究,报道做到真实、准确、客观。

第二节   医 患 沟 通

医患沟通是医疗卫生活动顺利开展的重要手段,它不仅是医务人员医疗行为中的基本技能,同时也是医务人员的责任和义务。调查表明,当前许多医患纠纷事件都是医患沟通不畅造成的。因此,重视医患沟通的作用和意义,提高医患双方的沟通技能与水平,是改善医患关系现状,构建和谐医患关系的重要举措。

一、医患沟通概述

在医疗活动中,沟通无处不在,它应该贯穿于医疗活动的始终,没有沟通的医疗活动是不可能取得良好医疗效果的。医患沟通是医患之间主要的联系手段,其内容既有针对疾病某些信息的交流,又有医师与患者之间思想情感的表达。医务人员需要具备医学、社会学、心理学等多学科知识和技能,才能在与患者沟通中获得达到良好的效果。

(一) 医患沟通概念

沟通(communication)是信息的传递和交流的过程,是人与人之间涉及的某些信息及情感、需要、态度、价值等社会心理元素的传递与交流。医患沟通是指医务人员与患者及其家属在医疗活动中,以保障和恢复患者健康为目的,围绕疾病诊治相关问题而进行的交流。

(二) 医患沟通的基本要素

医患沟通是人际沟通的一种,包含着人际沟通的所有要素,通常包括:

1. **医患沟通的信息背景**   信息背景是指人与人发生互动的场所、环境及事物,是引发沟通的理由。医患沟通的信息背景是医院、诊所等医疗机构,患者因健康问题就医,医务人员通过专业知识和技术帮助患者解除或减轻病痛,双方通过达到恢复健康的共同目标而建立起具体的联系。

2. **医患沟通的信息发出者与接收者**   信息发出者是指发出信息的人,是信息的来源。信息发出者先将自己的想法进行整理,选择所要发出的信息和采取的语言,并决定如何最有效地将其传达出去。信息接收者即接收信息的人。从沟通渠道传来的信息,需要经过接收者的接收和理解之后,才能与信息发出者达成共同的认识。在医疗卫生活动中,医患双方既是信息发出者又是信息接收者,且双方是可以相互转换的。开始的发出者传递信息之后,接收者会做出回应,这时接收者转换为信息发出者,而原来的发出者则变为了信息接收者。

3. **医患沟通的信息**   信息是沟通时所要传递和处理的对象,即信息发出者希望传达的思想、感情、意见等。在医疗卫生活动中,医患双方沟通的信息主要围绕着患者疾病的预防、诊断、治疗、恢复等相关问题。

4. **医患沟通的信息载体**   医患沟通的信息载体即双方沟通中使用的信号和代码,主要表现为医学口语、医学书面语、体态语和环境语等几种形式。医学口语是医患沟通中最基本、最频繁的语言形式,具有承载思维的直接性与多样性的特点;医学书面语是医患沟通中十分重要的语言形式,是在临床活动中以书面形式记载病情、诊断意见、处置方案的一种专用语言;体态语是医患沟通中的一种辅助性沟通工具,是口语的伴随性行为;环境语是指在医患沟通中,某些环境设置作为一种特殊的工具对沟通所带来的影响。

5. **医患沟通的媒介**   媒介又称渠道或途径,指信息发出者传递信息的工具或手段。医患沟通的信息必须经媒介来传递。常用的医患沟通媒介有会诊、电话、视频、信件等。在通讯技术迅速发展的今天,电子邮件、电话会议等多媒体技术可以把与患者疾病相关的语言、数字、图像等融合在一起,大大便利了复杂信息的传递。

6. **医患沟通的反馈**   信息发出后必然会引起接收者的某种反应,包括生理的、心理的、行为的反应等。反馈分为正面反馈和负面反馈。在医患沟通中,如果患者接收并正确理解了医师传递的信息,则为正面反馈;如果患者没有全面接收和准确理解医师传递的信息,或者反馈的信息与医师传递的信息之间存在偏差,则为负面反馈,在这种情况下,医师就不得不进行再次传输,直至收到正面反馈为止。

（三）医患沟通的基本原则

1. 依法与知情同意原则　医患关系是一种法律关系,医务人员在与患者及其家属沟通时,必须遵守现行的法律法规,明确自己的权利和义务,尊重患者的权利和义务。知情同意的目的是为了尊重患者的自主权,鼓励医患双方共同理性决定、协作配合,为医疗卫生活动的顺利开展而共同努力。

2. 平等与尊重原则　平等关系是人际交往的重要原则。在医疗卫生活动中,平等与尊重同样是医患沟通的首要原则。患者具有承担支付医疗费用的义务,享受接受医疗服务的权利;医务人员具有承担提供医疗服务的义务,享受医院给予薪酬的权利。医患之间的契约关系性质,决定着双方的关系是平等的、自愿的。作为医患关系的双方,不管是医务人员还是患者,都是平等的社会人,双方都需要被理解和尊重。在疾病诊治过程中,医师应尊重患者的要求和建议,双方的融洽关系有助于提高诊治效果。

3. 理解与宽容原则　医患双方在交往时,要换位思考,相互理解。首先,医务人员要理解患者的痛苦,患者到医院就医,身心都处于不良状态,他们渴望得到救治并获得有价值的医学信息,如果遇到医务人员冷漠的态度,难以对医务人员建立信任感;其次,患者也要理解医务人员,医务人员肩负治病救人的神圣使命,运用毕生所学医学知识和技能,竭尽全力挽救患者生命、恢复患者健康,如果遇到患者及其家属的指责,甚至污蔑和辱骂,就会导致医务人员对自己的工作产生怀疑,不利于建立和谐医患关系。

4. 目标明确与区分对象原则　医患沟通作为一种特殊形式的沟通,具有明确的目的性。在每一个具体的医患沟通情境中,医患沟通都必须实现医学事实和人性目的两方面的和谐统一。患者就医的根本目的是为了得到医务人员专业的诊治,这是有关医学知识、事实的沟通。同时,医患沟通的目的还要关注患者心理健康,协调医患关系,进而促进医疗活动的顺利进行,这是有关人性目的的沟通。在明确医患沟通目的后,在具体的沟通情境中应贯彻区分对象原则,即具体问题具体分析。每一位患者所患疾病不同,其性格特征也不同,因此,医务人员在医患沟通中应根据患者性格、疾病等因素,采取不同的沟通方式和沟通内容。

5. 保密原则　医疗卫生活动过程中,经常涉及患者的隐私,在未经患者知晓和同意的情况下,医务人员有义务为患者保密诊治过程的一切信息。如果医务人员泄露患者信息,甚至对患者的隐私表现出鄙视和不屑,会严重损害患者的自尊,也会影响日后的医患沟通。

（四）医患沟通的形式

1. 口头沟通　口头沟通是医患之间最常用的沟通方式。在医疗卫生活动的各个环节,医患之间都会产生口头沟通。口头沟通要求医务人员必须具备一定的语言技巧,才能促进医患之间的情感交流,发挥医患沟通的积极作用。医患矛盾的产生,往往也是因为口头沟通不畅引起。

2. 书面沟通　书面沟通是医患之间的正式沟通,这种形式便于沟通内容的修正和保存,沟通内容不容易造成失误。相比口头沟通而言,书面沟通的准确性和持久性更强。但是书面沟通的缺点在于缺乏直接的情感交流。

3. 非语言沟通　非语言沟通指医患之间采用语言之外的元素进行沟通,如医患双方的目光、表情、姿势、动作等。非语言沟通与语言沟通在人际沟通中往往是相互依存、互为补充的,各有其不可替代的作用。在医患沟通中,要根据实际情况,妥善运用语言与非语言两种沟通方式,以达到最佳的沟通效果。

二、医患沟通的功能

医患沟通受到越来越多的社会关注,其与医疗活动的各个环节紧密相关,是提高医疗卫生服务质量的基本技能。现将医患沟通的功能阐述如下。

（一）建立良好医患关系

沟通是建立良好医患关系的基础。医师每天面对不同病种、不同文化层次、不同社会阶层、不同职业的患者,意味着医师需要知晓不同患者的不同心理需求,医务人员应该尽量满足患者要求,取得患者的信任,建立治疗联盟,这是治疗的基础。

（二）获得完整病史资料

良好的沟通可以促进医患信任,患者对医师毫无保留地提供病史,这对疾病诊断十分重要。良好的沟通,能促进患者理解各项检查的必要性和重要意义,配合各种诊断、治疗活动,完成必要的身体检查。

（三）制定正确医疗方案

医师提供的治疗方案与患者期望的治疗方案有时不能吻合。患者因病痛而就医,对疾病存有恐惧感,心理处于焦虑、紧张状态,医师要安抚患者情绪,循循善诱,为患者答疑解惑,以获得患者的理解和同意,双方应该达成共识,制定合理、正确的医疗方案,以保障诊疗活动的顺利进行。

（四）提高治疗依从性

依从性是患者认可、接受并执行医师为其制定的诊疗方案的行为。良好的医患沟通有利于提高患者的依从性,而良好的依从性恰恰又是有效治疗的前提。现实生活中经常看到一些患者四处求医问药,然而每个医师开的药都是服用几天就停止使用,结果病症不见好转,甚至会加重病情严重程度。而有些疾病并不能药到病除,需要一定的疗程才能见效。这就要求医师与患者沟通,进行详细的说明,使患者了解治疗方案、药物发挥作用的时间等,让患者尽可能遵从医嘱就医。

（五）密切医患合作

诊疗过程需要医患双方全程合作。首先,医师要主动与患者进行沟通,保持信息传递畅通。其次,医师要引导患者加强双方沟通。在这个过程中,医师要耐心倾听患者诉求,充分告知患者疾病相关信息,让患者参与到医疗决策中。当然,患者自愿是医疗卫生活动的基本原则(特殊情况除外)。良好的沟通需要医患双方的共同努力,态度真诚,相互理解,相互信任,医患沟通的效率会更大,医疗活动也会更顺利。

（六）维护医患双方权益

医患沟通作为医疗行为的重要组成部分,在维护患者权益方面发挥着其他具体医疗行为不可替代的作用。医患双方通过传递一系列重要信息,能够直接保护患者的平等医疗权、疾病认知权、知情同意权、个人隐私权、医疗赔偿权、监督医疗过程权,以及免除一定社会责任和义务的权利等。因此,医务人员必须将维护患者合法权益作为重要的职业操守,并依靠医患沟通这个有效的临床途径加以实现。通过良好的医患沟通,医师能够把治疗方案、可能的并发症、疾病的转归和风险等及时传达给患者及其家属,使患者能够掌握更多的疾病诊治信息,消除患者疑虑,保障患者权益。同时,通过良好的沟通,患者能够了解医师、信任医师,充分理解医疗方案的制定,避免医患冲突,这也在一定程度上保障了医师的权益。

三、医患沟通的影响因素

在医疗卫生活动中,医患沟通经常遇到各方面的阻碍,导致沟通效果不佳。影响医患沟通效果的因素有很多,既有医患双方个人方面的因素,也有社会环境方面的因素。

（一）医务人员因素

1. **不重视沟通**　某些医务人员对医患沟通的重要性缺乏认识,因为忙于具体的诊疗操作或医疗方案的书写,较少与患者进行沟通,患者对自己的病情预后、所采取诊疗措施的目的和意义不了解,因此患者难以与医务人员建立良好的信任关系。其次,某些医务人员与患者沟通不及时,存在明显的滞后现象,往往在医疗风险已经出现时才与患者进行沟通,导致患者不理解或拒绝接受现实。

2. **沟通态度不正确**　态度在医患沟通中起着决定性的作用,部分医师的态度冷漠、傲慢、生硬,与患者沟通时采用命令的语气,制定治疗方案、用药等不做解释,对患者没耐心,对患者的疑问不予理睬,让患者感到不平等。

3. **不注意倾听**　某些医务人员在沟通过程中不注意倾听患者的诉求,打断患者的叙述,妨碍了对患者某些病情的掌握,导致许多重要信息的遗失。此外,医务人员经常采取单向沟通而非双向沟通的方式,即不注意患者的反应,会造成医务人员不了解患者究竟是否完全理解了沟通所传递的信息。

4. 沟通语言欠妥当　部分医务人员尚未转变服务理念,在与患者沟通时采用居高临下的态度说话,或使用否定、指责、厌烦的话语与患者沟通,导致患者心理上产生反感和不满,影响沟通效果。另外,医务人员有时忽略患者并不具备相应医学专业知识的情况,在沟通中过多地采用医学专业术语,不采用通俗易懂的语言对疾病进行解释,导致患者对疾病疑惑,沟通无效。

5. 沟通中带有不良情绪　医务人员作为正常的社会人,也会因为工作压力、家庭矛盾、人际关系紧张等原因导致情绪焦虑、抑郁等。当医务人员带着这样的负性情绪与患者进行沟通时,会直接影响患者的情绪,对医患沟通的有效性产生消极的影响。

（二）患者因素

1. 期望过高　医疗是一项高技术、高风险、高责任的复杂事业,现代医学水平达不到、未来也不可能达到治愈所有疾病的程度,技术再好的医师也不能包治百病。但是,许多患者对此并不了解,他们坚持认为,医院有义务、有能力医治好自己的疾病,对医院和医师的期望值过高。

2. 缺乏医学专业知识　大多数患者缺乏医学专业知识,对自身疾病的发病原因、诊断方法、药理学原理、手术治疗方法等知晓较少,甚至有时通过不良媒介获得错误或相反的点滴医学知识,因此,患者会对医务人员所表达的信息难以理解。

3. 对疾病的态度　患者与医师对疾病症状的反应往往存在很大差别,患者更关注疾病给自己带来的疼痛和不适,而医师更关注疾病本身,因此,患者在就医时所提供的病史和症状可能有一部分是错误的。此外,有些患者会觉得某些病史(如堕胎)或不良行为(如吸毒)难以启齿,从而隐瞒医务人员,严重阻碍了医患间的有效沟通。

4. 过强的自我保护意识　自我保护是人类社会进步的表现,然而一些患者在医疗活动中先入为主,稍有不妥便持怀疑或对立的态度。患者对医务人员存有严重的戒备心理,为了自我保护,在医疗活动中对医务人员谈话进行录音、对诊疗措施进行拍摄等,目的是一旦诊疗中发生意外,可以利用手中"证据"起诉医务人员或医院。这种对医务人员不信任的态度严重阻碍医患沟通的顺利进行。

5. 严重的负性情绪　患病作为一个负性生活事件会使患者产生严重的心理应激反应,导致焦虑、恐惧、悲伤、抑郁、愤怒、易激惹等负性情绪。患者处在这样的负性情绪状态时,注意力难以集中,记忆力下降,其获得信息的能力会受到影响,信息也难以保留,从而影响医患沟通的效果。

（三）社会环境因素

1. 医疗制度　改革开放以来,中国步入了市场经济体制之中,医院也不可避免地受到影响。医院管理者为了医院的生存和发展,必须依靠医疗收入弥补政府投入经费的不足。同时,我国医疗保障体系尚不健全,医疗费用的个人支出比例仍然是某些患者的沉重负担。当前的这种医疗制度使得医患双方成为了经济利益的对立方,导致患者将矛头对准医院,把不满发泄到医务人员身上,对医患沟通产生了负面影响。

2. 大众媒体　某些媒体为了吸引大众,获得高收视率、高收听率,更多地关注医院负面消息,使公众对医师群体形成了医德败落的刻板印象。当前患者对医师的社会判断加剧了患者对医师的不信任,片面地认为当前就医困难和就医昂贵问题是医院和医师造成的,失去对医师应有的尊敬而对医师产生怨恨、敌对情绪,甚至会导致医院恶性事件层出不穷。

四、医患沟通的基本方法

在医疗卫生活动中,医务人员应主动承担起调节医患关系的责任,充分了解医患沟通的内容,熟练掌握医患沟通的方法。医患沟通的基本方法主要涉及以下方面。

（一）选择合适的沟通场所

根据沟通的目标和内容,选择正确的沟通场所,包括门诊接待室、医师办公室、病房、心理治疗室等。沟通场所与沟通内容相符合,是促进沟通有效进行的重要环节,能够大大提高沟通成功率。当然,也可以根据需要,随时随地沟通。

(二) 选择正确的沟通形式

根据患者不同的情况和沟通目标,医师需要选择正确的沟通形式,包括口头沟通、书面沟通、非语言沟通等。大多数时候,医师与患者及其家属进行的是面对面的口头沟通。当涉及一些医学决策时往往采取书面沟通,如手术知情同意书、患者放弃某项治疗的授权书等。

(三) 沟通技巧

常用的沟通技巧包括:

1. **尊重、接纳患者** 从医疗活动开始到结束,医务人员对患者的尊重与接纳应该一直存在。尊重与接纳患者是沟通的重要内容,不论患者的年龄、性别、身份与职业,用符合患者文化背景的方式表达对患者的尊重与接纳是非常必要的,主要表现在对患者的称呼、躯体距离、姿势、恰当的目光接触等。

2. **聆听与共情** 医务人员认真并耐心地聆听患者的陈述,对患者的陈述予以恰当的回应,设身处地地为患者着想,对患者的病痛和疾苦表达理解、同感,并予以安慰。

3. **明确沟通目标** 医务人员在每一次沟通中都应有明确的目标,围绕沟通的目标获取有效信息,表达对患者的关怀和支持,达成诊疗上的共识。在基本了解患者的病情后,围绕疾病诊断或治疗需要的重要信息进行合理的提问,有利于患者的陈述更清晰全面,同时也会提高沟通的效率。每一次沟通,都以达到目标或达成共识结束。有时沟通目标太大,可以分阶段、分多次沟通,最终达到总目标。

4. **控制沟通中的信息** 有效的沟通需要传递与沟通目标相关的信息,医患双方应根据这些信息交换意见,表达态度、情感,以及解决方案。不要偏离目标,提供与目标无关的信息;此外,也不要在一次沟通中设立太多目标而降低沟通的有效性。

5. **把握沟通的语言、语调和语速** 沟通中语言要简练、清晰、通俗易懂,医务人员不要过多使用医学专业术语而使患者费解。语言的速度、音量都应因人而异。对老人和虚弱的患者,要注意语速减慢。在患者注意力集中的状态下,与其保持目光接触,并以简练清晰的语言传递信息。语音的高低,以患者能够听清、态度明确、情绪理智为宜。

6. **尽可能符合患者的文化背景** 不同的患者可能来自不同地区、不同城市、不同民族,他们的文化背景可能会大相径庭,习俗、信仰、习惯等也会存在很大差异。医务人员应根据不同文化背景,应用通俗生动的语言、形象的比喻,以清晰的逻辑,与患者进行交流,以便更好地达到沟通的目的。

7. **确认彼此是否真诚信任** 医务人员在与患者进行交流时,可以通过观察来判断患者是否信任自己,是否真诚,对疾病相关信息是否无隐瞒。如果患者对医师存在有隐瞒、敌意,医师应尽量引导患者了解疾病相关的医学专业知识,使患者理解、信任医师。只有在相互信任的基础上,沟通才能达到目的。

8. **危重患者病情告知技巧** 在病情告知时,首先,医师应向患者及其家属陈述检查结果并推荐治疗方案;其次,必须及时签署关键文件,包括患者指定代理人、病情告知书、检查治疗同意书等。在这个过程中,医师应以真诚的态度、悲悯的情怀与患者及其家属进行交流,关注对方的感受和情绪状态;尤其是在危重患者病情告知时,医师应避免强求患者及其家属及时接受事实,避免使用刺激性语言、语气,避免压抑对方的情绪。

第三节 我国的医患关系

随着改革开放和市场经济的深入发展,人们的价值观、健康意识、维权意识逐渐增多,对医疗质量的要求越来越高;同时医师的执业理念也随之发生了变化。这些诸多因素的相互作用,使医患关系产生了一些新问题。重建和谐医患关系,维护正常医疗秩序,保障医患双方利益,是摆在我们面前的重要课题。

一、我国医患关系的现状

近年来,我国就医人数持续增长,2016 年全国医疗卫生机构诊疗人次已达 79 亿。医疗纠纷 10.07 万件,涉医违法案件 4037 件,分别较 2015 年下降 6.7% 和 14.1%。通过各方面共同努力,2016 年医疗纠纷数量和涉医违法案件数量实现了连续三年双下降。据中国医师协会《第四次医师执业状况调研报告》显示,在诸多的医疗纠纷中,80% 的医患纠纷与态度、沟通等问题相关。

（一）医患关系"机械化"

一些医务人员仍注重将疾病放在第一位,只看重"病",而忽略了"人",忽视患者的自身感受,不能运用生物-心理-社会医学模式诊病治病。只注重自身医疗水平的提高,忽视与患者的沟通和交流。医师通过各种医疗仪器获得患者的生化指标等数据,并日益成为疾病诊治的重要依据。这种更多地以机器代替人脑思维的趋势,逐渐淡化了医患之间的思想交流,加重了医师对高技术设施的依赖,忽视了社会、心理等方面的因素对患者疾病的影响。这种在医疗活动中缺乏人文关怀的情况,加剧了医患关系的恶化。

（二）医患关系"商品化"

医疗市场化,使医患关系成为一种商品交换关系。医务人员凭借自身的专业临床技术来治病救人,获得相应的工作报酬;患者付出金钱购买医疗卫生服务,获得健康,提高生命质量。这种"商品化"趋势将医患间的关系物化了,缺乏感情交流和人文关怀,给和谐医患关系的建设带来了一定的负面影响。

二、我国医患关系存在的问题

通过政府和社会的共同努力,我国医患关系得到了显著的改善,然而在取得佳绩的背后也存在一些亟待解决的问题,主要表现在以下几个方面。

（一）医疗信息不对称

医务人员接受了多年的理论学习、实践操作等正规医学教育,具备医学专业知识和技能。但是我国医学知识的普及教育还比较薄弱,社会各阶层、各群体的医学专业知识相对匮乏,患者群体对医学信息的认知水平相对不足。这种医患双方医学信息的不对等导致医务人员常以医学权威身份自处,同时也会导致患者群体对医务人员盲目信任,认为医务人员能够包治百病,对医疗效果期望过高,一旦结果不尽人意,患者及其家属便无法理解、无法接受疾病诊治效果不佳的事实。

（二）医患地位不对等

在医疗活动中,掌握着医学专业知识技能的医务人员与对医疗知识知之甚少的患者群体构成了一种特殊的、不对等的人际关系。由于医患双方医学信息不对等,医务人员处于医学信息和疾病诊治的优势地位,而患者群体则处于相对劣势地位。在医患交往过程中,医务人员因其具备医学专业知识和技术,具有疾病诊治权和医疗卫生资源支配权等,经常表现为权威者和主导者。这可能会导致医务人员常以严肃、命令的语气与患者及其家属进行交流,造成患者群体的不满。

（三）医患沟通不顺畅

医患沟通不畅是我国医患关系普遍存在的问题,是导致医疗纠纷的主要原因之一。医患双方信息和地位的不对等会造成医患之间的沟通障碍,使患者及其家属无法准确接收和理解医务人员传达的医疗信息,进而影响医患沟通的效果。此外,医务人员专业术语使用过多、语气和态度生硬冷漠等情况也会导致患者及其家属的不满,进而造成医患沟通无效的结局。

（四）医患信任不充分

医患信任危机是我国医患关系的主要问题,会造成医患矛盾加剧、医疗环境恶化等一系列后果。医患信任危机体现在医患双方对彼此的不信任。患者对医师的不信任既包含了对诊治能力的不信任,也包含了对职业操守的不信任;医师对患者的不信任主要表现在对自身安全、"医闹"等的担忧。此外,医患信任危机还体现在对医疗机构、相关法律法规和保障制度等的不信任。医患信任度低、怀疑度高,容易导致医患冲突,激化医患矛盾,甚至发展为医疗纠纷。

三、我国医患关系紧张的成因分析

我国紧张的医患关系背后有多种原因,但总体说来,主要涉及以下几个方面。

(一) 医方因素

一些医院还没有形成良性的医院运行机制和有效的医院管理机制,资金短缺,医院对经济效益的追求也是医患关系紧张的原因之一。一些医院存在过度检查、过度用药现象,导致人民群众对医院和医师的信任度和满意度下降。现行的医学教育制度主要侧重于医学技能教育,人文教育不足,导致一些医务人员责任感低下,缺乏耐心和同情心,服务态度较差。此外,在医疗活动中,一些医师有过度的自我保护意识,其对医疗安全、最小化医疗风险考虑较多,这些也成为患者过度检查和过度医疗的原因之一,这些现象的存在,在一定程度上加大了患者的经济负担,恶化了医患关系。

(二) 患方因素

患者对于医疗效果的过高期望和医师的无能为力,是医患关系紧张的导火索。患者医学专业知识匮乏,对医疗服务的特殊性和局限性缺乏全面的认识,忽视了医院现实状况和客观条件所能满足的诊疗水平,对诊疗的期望值过高,这必然会导致医患矛盾的产生。此外,随着我国法律知识的普及,人们的法律意识、维权意识不断增强,部分患者对自身权利把握失度,只强调"维权",不注重"自律"。在医疗活动中,一旦医师无法满足患者需求,患者对医疗服务质量、服务态度不满,患者就会将这种心理落差以维权的名义升级为医疗纠纷。

(三) 制度因素

虽然我国先后制定了《医疗事故处理条例》、《执业医师法》等法律法规,在一定程度上改进了医疗行为的法律规范,保障了医务人员与患者的相应权益,但是相应的法律法规还需要不断健全与完善,我国相应部门也在积极完善法律法规中。此外,当前我国医疗卫生资源配置在城乡之间、区域之间依旧不平衡,导致医疗资源在城区内相对过剩,而农村地区却相对匮乏,这是导致医患关系紧张的重要原因。

(四) 舆论因素

医疗纠纷的冲突性,以及人类求知、好奇、追求公正等天性,注定医疗纠纷个案会成为媒体报道和社会舆论的热点。在媒体的过度炒作中,医师和患者常被人为地划为对立的双方。由于群众对医学知识的相对缺乏,对医疗工作高风险和局限性的不理解,加上部分媒体片面的报道和宣传,强调患者的弱势群体地位,放大部分医疗活动中的不良现象,试图扮演锄强扶弱角色以唤起群众的共鸣,对医患冲突直接起着推波助澜的作用。

四、不同理论背景下紧张医患关系分析

和谐医患关系是适应现代医学模式转变的必然结果。紧张的医患关系不仅直接影响着医患双方心理与行为的互动,而且制约着医疗卫生活动的顺利开展。当前我国医疗卫生事业改革不断深化,结合社会心理学理论和医疗实践,多方位、多角度、多途径地深入剖析医患关系紧张的原因,建设和谐医患关系已经成为我国不容忽视的重要课题。

(一) 马斯洛需要层次理论

需要层次理论(hierarchy of needs theory)由美国人本主义心理学家马斯洛于1954年提出,该理论认为人的需要可分为生理的需要、安全的需要、归属和爱的需要、尊重的需要、自我实现的需要五个层次。生理的需要是个体生存必不可少的需要,具有自我保护和种族延续的意义,比如饮食、穿衣、住所、医疗等;安全的需要是个体希望获得稳定、安全、秩序、保障的需要,以求免受威胁、免于孤独、免受他人侵犯,如生命安全、财产安全、心理安全等;归属和爱的需要是个体希望与他人保持良好关系,参加社交活动,被群体接受,付出爱也获得爱的需要,如亲人支持、友谊延续、团体互助等;尊重的需要是个体的自身价值得到认同的需要,包括自我尊重和他人尊重两方面,如社会认同、同事尊重、获得名誉和声望等;自我实现的需要是个体的天赋和潜能得到充分发挥的需要,如出色地完成工作任务、获得

成就等。然而,这种需要层次逐级上升,并不遵照"全"或"无"的规律,即并非一种需要完全满足后,另一种需要才会出现。

医患关系实质上是一种心理学关系,其和谐程度取决于医患双方的心理满足程度。根据马斯洛需要层次理论,生理需要是大多数患者就医时最迫切、最突出的需要。由于身患疾病,患者不但要忍受疾病带来的痛苦,其进食、排泄等生理活动可能也会出现障碍,他们的生理需要自然无法得到满足。对于医师而言,通过利用自身专业知识和技能来治病救人,赚取经济报酬,同时获得社会尊重,实现自我价值,其需要是复杂的、多层次的。运用需要层次理论,医患双方在医疗活动中了解和掌握彼此需求,尊重对方,理解对方,有效满足彼此需要,有利于缓解医患矛盾,促进医疗活动顺利开展,共建和谐医患关系。

（二）社会交换理论

社会交换理论(social exchange theory)兴起于 20 世纪 50 年代的美国,该理论认为人与人之间的交往是一种以价值、代价、奖赏、报酬、最大利益等为基础的相互交换资源的社会互动过程,符合"给予和回报等值"原则。社会交换过程中,可交换的"资源"不仅仅是金钱或其他形式的物质利益,还包括认可、尊重、感谢、名誉、地位、情感等非物质资源。从社会交换理论视角出发,医患关系实质上就是一种社会交换行为。医师治病救人,实现自我价值或者获得物质报酬;患者通过金钱购买医疗服务,以恢复健康、提高生命质量为目的。随着医疗改革的推行和医疗技术的精进,患者及其家属对医疗服务效果的期望越来越高,认为付出了金钱必然能治愈病痛。然而医疗服务不是万能的,尤其是医疗结果不尽人意时,患者巨大的心理落差就会导致其对医师的不信任,甚至愤怒、敌意、攻击等。近年来,暴力伤医杀医事件不断,医师安全得不到保障,造成对患者及其家属的不信任。医患交换过程的信任危机不仅会导致医患关系紧张,严重时还会造成医患纠纷,甚至生命损伤。

布劳认为,互惠互利的社会交换有利于双方建立相互信任的关系。因此,医患之间理想的交换模式为互惠型交换。患者因不适而求医,尊敬医师,谨遵医嘱,疾病症状得以缓解,他们就会更加感激医师、信任医师,相信医师可以帮助他们远离病痛。医师得到患者的认可和感谢,实现了自我价值,对工作更有热情,更加投入,更全心全意地为患者服务。当医患双方的付出都得到了相匹配的回报时,双方关系就会得到加强,同时也会在一定程度上提高医疗卫生服务的有效性。

（三）PAC 人际交互作用理论

PAC 人际交互作用理论由美国心理学家埃里克·柏恩于 1950 年创立,是交互作用分析(transactional analysis)的重要组成部分。柏恩通过大量实践发现,人们在进行信息交流时会持有某种特定的心理状态,并将其分为父母(parent)、成人(adult)、儿童(child)三种自我状态。父母自我状态(P 状态)主要表现为权威、控制、保护、指导等行为倾向;成人自我状态(A 状态)主要表现为冷静、理智、客观、责任感、解决问题等行为倾向;儿童自我状态(C 状态)主要表现为感性、任性、无知、无助、冲动等行为倾向。在医患交往过程中,医师代表医学权威,具有权力优势,这导致医师容易具有父母式的心态,即 P 状态;而由于医学信息不对等,患者常处于弱势地位,容易产生儿童式的心态,即 C 状态。如果医师态度过于强硬、独断专行,会导致患者及其家属的不满和愤怒,可能会引发医患冲突。

根据 PAC 人际交互作用理论,医患交往常常有多种模式,其中"AA-AA 型"交往模式是医患交往最佳模式。在该交往模式中,医患双方在发出信息和接受信息的过程中都是客观而理智的,就事论事,并且能够准确地思考和表达自身想法,双方沟通顺畅,有利于建设互相信任、积极合作的医患关系。

五、构建和谐医患关系策略

在医疗卫生活动中,医师与患者为恢复其健康而建立起疾病诊治的共同联盟。然而,由于医疗费用上涨、医疗卫生资源配置不合理、服务质量较差等问题,导致我国医患关系紧张,医疗纠纷频发。针对我国医患关系现状及其不和谐成因分析,为预防和缓解医患矛盾,现提出以下改善策略。

（一）建立健全医疗卫生管理制度、医疗保险制度和社会调节机制

制度和政策是重中之重,没有良好的制度和政策,问题难以得到根本解决。只有对卫生管理制

度、医疗保险制度和社会调节机制进行改革和完善,才是"治本之法",具体措施包括:合理分配医疗卫生资源;建立适合我国当前社会总体经济水平的社会保障体系,对贫困者可建立医疗救助措施;因地制宜,根据本地区特点进行医疗管理,提高卫生技术人员工资待遇,建立奖惩分明的激励机制,充分调动医疗机构员工工作积极性,从而提高服务质量。此外,建立适合我国国情的医师执业风险保险制度,使医务人员免除后顾之忧,全心全意、胆大心细地为患者服务。

(二)倡导人性化服务

在日益激烈的医疗市场竞争中,患者就医不仅仅关注医院的医疗水平,而且更加关注医院的人性化服务。医院除了重视技术和设备等硬实力外,还要在管理模式和服务水平等软实力下功夫。如何将人性化理念融入医疗服务与医院管理的全过程,改变医院只管治病的陈旧观念,树立医疗对象首先是"人",其次才是"病"的现代医学理念,是现代化医院建设的重要课题。医院应该将"以疾病为中心"的诊疗模式逐渐转变为"以患者为中心"的诊疗模式,增强服务意识,对患者多一些人文关怀,通过人性化服务来不断提高患者的满意度。

(三)提高医师综合素质,改善医师待遇

医学院、各级医院等机构应加强医师专业能力培训,提高其医疗技术水平,最大限度地减少误诊误治现象。此外,还需提高医师自身素质和修养,帮助医师树立起对患者的高度责任感和"以患者为中心"的服务理念,耐心地为患者答疑解惑,体恤患者疾苦,尊重患者权利。在诊疗过程中,严格按照法律、法规、医疗规范去做,充分考虑患者及其家属的情感和意愿。同时,医师的工作具有高风险性和高强度性特点,并且中国医师面对的是世界上数量最大的患者群体和保健对象,他们的工资待遇理应体现其劳动价值。提高医师的待遇,在一定程度上会减少医师不良行为,产生"高薪养廉"的作用,从而建立和谐、信任、合作的医患关系。

(四)提高患者自身素养,普及医疗和法律基本知识

社会和医务人员有责任有义务向患者及其家属普及基本的医疗卫生知识,让患者熟悉一些常见疾病的预防、治疗和护理知识,知晓医学行业的高技术性、高风险性和难以预测性,使患者具有疾病风险意识,对当前医疗技术水平有正确认识,避免期望值过高。此外,患者应加强对医务人员的信任,配合治疗,积极与医师沟通,正确行使医疗决策参与权。患者应提升自身修养,普及法律常识,一旦出现意外,应正确行使权利,通过法律手段解决问题,杜绝暴力伤医杀医现象的发生。

(五)建立健全医患沟通制度

医院要建立和完善医患沟通制度、投诉处理制度等,并将医患沟通工作规范化,切实做好以下几个方面:第一,要求医务人员尊重患者及其家属,建立同情心、同理心;第二,要求医务人员耐心为患者答疑解惑,关心患者在就医过程中的困难或不便;第三,及时掌握患者的疾病发展情况、医疗费用情况和患者的心理健康状况;第四,留意患者对疾病的认知度和期望值;第五,避免使用粗暴、刺激性语言;第六,采取预防为主的针对性沟通。通过全方位、多层次的沟通,有效提高医疗卫生服务质量,及时化解医患矛盾,增强患者对医务人员的理解和信任。

(六)建立诚信医院

各级医疗机构要坚持以社会效益为最高准则,坚持合理检查、合理用药、合理收费;努力降低患者的医药费用,并采取有效措施消除患者就医时挂号时间长、取药时间长、缴费时间长、看病时间短的"三短一长"现象;严禁医务人员不良医疗行为,尽心尽力保障患者权益。

(七)正确引导社会舆论

政府相关部门要正确引导社会舆论和媒体宣传的导向,加强对医务人员奉献精神的宣传,不断改善医院和医务人员在患者心中的形象。同时,建立网络评价系统,设置完善的网络平台,监测网络舆情,防止对医患纠纷和医疗事故的过度宣传。

（杨艳杰）

第十二章　心理干预总论

心理干预是医学心理学重要手段之一,其目的是根据一定的科学原理,采用特定的程序,进行情绪与环境干预,以缓冲压力事件,增强个人应对与统合能力,帮助人们增进健康,消除或缓解各种心理障碍和心理烦恼。

第一节　心理干预

一、概念

心理干预(psychological intervention)是指在心理学理论指导下有计划、按步骤地对一定对象的心理活动、个性特征或行为问题施加影响,使之发生朝向预期目标变化的过程。一般认为心理干预的主要方法是心理治疗与心理咨询,但随着医学心理学的发展,心理干预的内涵和范围也在不断变化和扩展。我们至少可从两个角度上理解心理干预的内涵:一方面心理干预是各种心理学干预手段的总称,包括心理治疗、心理咨询、心理康复和心理危机干预等;另一方面,随着社会生活的发展和对心理服务需求的增长,心理干预的思想、策略和对象越来越社会化,逐渐深入到文化传播、公共卫生、保健、疾病控制等领域,甚至成为制订公共卫生政策的重要内容。因此,目前心理干预的形式已经从早期单纯的个体治疗的领域,进一步扩展到针对团体或特殊群体的多层次干预。具体包括:针对普通人群进行健康促进的教育;对心理障碍的高危人群进行预防性干预;运用心理治疗的手段对已经患有心理障碍的人进行临床干预。

二、心理干预的内容与方式

一般情况下,个体有了较明显的病感后才去医院求治。但从疾病发生发展的全过程看,很多严重的心理障碍如果在症状暴发前有机会得到治疗,可能效果要好得多。研究表明,对某些疾病的高危人群进行预防性的干预,能够显著降低发病率。我国中医理论早就提出"不治已病,治未病"的思想,如《黄帝内经》提到"是故圣人不治已病治未病,不治已乱治未乱,此之谓也。夫病已成而后药之。乱已成而后治之,譬犹渴而穿井,斗而铸锥……"。过去医学界以"预防为主"来概括"治未病"的思想,但实际上这种观点强调的是"治",即通过预防性治疗达到"防"的目的。显然,这也可作为心理干预的指导原则,如遵循健康的生活方式,就可能预防高血压、冠心病等疾患。因此,随着社会的发展,人们健康意识的提高,医学心理学需要认真思考应该对哪些群体进行心理干预、何时进行干预以及采取何种措施干预。

从整体上看,要想有效地预防和解决心理疾患,至少应对各类人群实行三个层次的干预措施:健康促进、预防性干预和心理治疗(图12-1)。

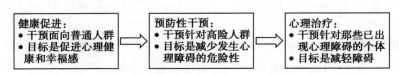

图12-1　针对不同群体实行的不同的干预措施

（一）健康促进与预防

健康促进（health promotion）是指在普通人群中建立适应良好的思想、行为和生活方式，也称为一级干预。对于高危人群的干预被称为二级干预或预防性干预。在防止心理障碍的出现的各种措施中，预防性干预是最有效的手段。三级干预是对全部或部分已经产生心理问题的人进行心理治疗。

在健康促进层面上，可通过促进积极的行为模式和促进健康来预防心理问题的发生。因此，健康促进包含着一些重要的概念，如积极的心理健康、危险因素和保护因素以及与这些因素相应的预防性干预措施。

1. 积极的心理健康　积极的心理健康（positive mental health）对个体具有保护功能，主要包括两个方面：

（1）保护个体免遭应激损伤的能力。学习正确应对急、慢性应激的方法，可增进积极的心理健康。如应激管理就是一种主要的方法（详见第六章）。

（2）个体为增强自我控制感和促进个人发展而有意识地培养自己参与各种有意义活动的能力。包括培养积极的信念或认知方式，如对生活的控制感以及自我效能感。在应激时这些生活态度和认知模式会促使个体产生更积极的情感反应，从而有利于身体健康。

Seligman 等的研究表明，要预防抑郁症的出现和发展，一个行之有效的办法是在学龄期就应开始设置有关积极乐观思维方式的课程。为促进良好的发育和发展，增强社交能力，在儿童期和青春期可引导孩子学习一定的社交技能和解决日常生活问题的能力。如在一些发达国家，很多中小学校已经开展了促进社会能力的计划，最常用的干预计划是有关社交能力和生活技能的训练课程，其重点一般是青春期适应技能的发展。在有些学校这些训练甚至成为学校的必修课。我国一些大城市的中小学校在积极开展学生心理咨询的过程中也正在尝试实践类似的训练内容。

2. 危险因素和保护因素　危险因素（risk factor）是指导致某一类个体较一般人群易感某种障碍的人格因素或环境因素。危险因素存在于各种情况中，如在药物滥用的案例中，危险因素可能来自个体本身、家庭环境、教育经历、同伴或社会环境的影响。研究还发现，如个体所处环境中有多种危险因素，其心理障碍的发病率高于那些接触单一因素人群发病率的总合，说明各种危险因素之间存在协同作用。此外，某一特定的危险因素会增加多种心理障碍发生的可能性，如父母经常吵架不仅可以导致子女抑郁障碍的发生率增高，而且也可导致其他行为问题增多。

保护因素（protective factor）与危险因素相反，它是指能使个体发生某种心理障碍的可能性低于一般人群的人格因素、行为方式或环境因素。保护性因素的存在使个人对损害心理健康的抵抗力增加，从而降低个体发生心理障碍的发生率。研究表明，多种个体和环境因素具有保护作用，使心理障碍发生的危险性减少，如维持良好的社会支持资源，就有可能减少心理问题发生的风险。养成健康的生活方式是增强保护因素的重要方式。

近十几年来健康心理学的快速发展，使得有关心理与行为健康的知识得到普及，在我国有关锻炼、减肥、健康饮食、独生子女的养育问题等知识在互联网、报纸、电视等媒体上广泛传播，各种心理咨询、心理保健的讲习班、培训班如雨后春笋般蓬勃开展，养成健康生活方式的观念越来越得到重视和普及。从健康促进的具体措施上看，医学心理专业人员的任务是如何帮助人们养成健康的生活方式。如普及有关营养学的知识，使人们养成健康的饮食习惯。采用系统的行为矫正原理和方法对不良饮食习惯进行干预。制定促进儿童青少年心血管系统健康的干预措施，包括改善学校的学生饮食，加强学校体育锻炼的效果，开展对学生的禁烟活动等。结果表明，这些活动能明显的促进学生健康的生活方式的形成。

（二）预防性干预的方式

预防性干预（preventive intervention）是指有针对性的采取降低危险因素和增强保护因素的措施，预防性干预可以起到拮抗危险因素的作用，并促进保护性因素的形成，从而阻断心理障碍形成和爆发的过程。预防性干预有三种方式：普遍性干预、选择性干预和指导性干预。

1. **普遍性干预**（universal preventive interventions）　主要是面向广大普通人群,针对某些导致整个人群发病率增加的危险因素,进行心理教育或宣传性干预。如青少年后期抑郁症发病率相对增高,预防性干预就可以面对整个青少年人群,普及认知和行为技能教育,以减少抑郁发作的危险。

2. **选择性预防干预**（selective preventive interventions）　是针对那些虽然还没有出现心理问题或障碍,但其发病的危险性比一般人群要高的人,如离婚家庭其子女患抑郁症、PTSD 的危险性明显增高,因此应该针对这类家庭的成员实施预防性干预。

3. **指导性预防干预**（indicated preventive intervention）　干预的对象是那些有轻微心理障碍先兆和体征的人群。研究表明,有轻度抑郁情绪的人在某些因素的作用下转化为重性抑郁的几率很高,因此,如能预先筛查出已经存在抑郁情绪者,并对其进行干预,能防止重性抑郁的发生。

研究表明,在处理各种心理问题和躯体健康问题方面,各种干预方式都具有同等的重要性,很多心理问题实际上需要多种层面的综合性干预。Ornish 等(1998)研究了综合性干预措施在减少心脏病危险因素上的作用。干预内容包括低脂饮食、有氧训练、应激管理训练、戒烟、集体心理治疗等。结果表明,与对照组相比,干预组负性情绪和冠心病的症状有了明显改善,说明心理综合干预计划在身心两方面都产生了积极的效应。处理酒精滥用问题也需要在各个层面上进行干预。酒精依赖者不仅损害自身健康,而且往往导致家庭生活混乱、工作能力丧失以及子女出现行为和情感障碍的几率也远远大于普通人群。如果单纯治疗酒精依赖病人,并不能预防新病例的发生,反过来,如果单纯实行预防酒精依赖的措施虽然也能降低其发病率,但对正在遭受疾病折磨的病人本人及其家庭却没什么真正的帮助。因此,对酒精依赖进行多种形式的干预是十分必要的。

在发达国家,许多健康促进和预防性干预属于社区心理学工作的一部分。社区心理学(community psychology)作为心理学的一个分支,出现在 20 世纪的 60、70 年代。社区心理学的出现与以下几个因素有关:①对精神病人的治疗从封闭的医院治疗转为在社区开办的心理健康中心继续进行康复治疗;②人们对心理健康问题的认识逐渐提高,不再认为心理问题仅是个人的问题而是将其与整个社会环境和社会问题联系起来;③逐渐认识到预防才是解决心理健康问题的有效办法。社区心理学家开创了许多预防性的干预技术,推动了医学心理学的发展。现在的问题是,我国健康保障体系的重点仍然是治疗疾病,而不是促进健康、预防疾病,这个问题在心理卫生领域尤其突出。

三、心理咨询与心理治疗的关系

心理咨询也是心理干预的重要组成部分,是实行健康促进、心理教育和心理指导的常用手段。从学科角度看心理咨询是咨询心理学(counseling psychology)的重要研究内容。所谓咨询(counseling),意为商谈、征询。心理咨询(psychological counseling)是指受过专业训练的咨询者依据心理学理论和技术,通过与来访者建立良好的咨询关系,帮助其认识自己,克服心理困扰,充分发挥个人的潜能,促进其成长的过程。心理治疗见第二节。

从这个定义看,心理咨询与心理治疗似乎没有本质的区别。但两者之间还是有一定的差异,如心理咨询的对象主要是有现实问题或心理困扰的正常人,着重处理的一般的情绪不快、人际关系问题、职业选择和教育求学的问题、恋爱婚姻问题、子女教育方面的问题等。心理治疗主要针对有心理障碍的病人如神经症、性变态、人格障碍、心身疾病及康复中的精神病人等。心理咨询主要遵循发展与教育的模式,侧重于对来访者的支持、启发、教育、指导,而心理治疗则遵循生物-心理-社会医疗模式,侧重于分析与矫正,消除症状,重建人格。

医学心理咨询(medical psychological counseling)是我国老一辈医学心理学家提出的,是心理咨询在医学领域中的应用。医学心理咨询与普通的心理咨询不同,有自身的重点和任务,其主要对象是病人或寻求医学帮助的人,着重处理的是医学领域中的心理问题。因此,医学心理咨询是医学实践中的重要组成部分,它贯彻并体现了生物-心理-社会医学模式在临床实践中的应用。参加医学心理咨询的人员应既具备专业化医学知识和技能,又有一定的心理学、社会学的知识,这样才能承担起医学心理咨询的任务。

随着疾病谱的变化和生物心理社会医学模式的发展,心理咨询与心理治疗将变得日益重要,会被更广泛地应用到医疗领域的各个方面。在这里我们应该谨记一百多年前弗洛伊德说过的一番意味深长的话,大意是"现代的医师不能仅从解剖、物理和化学的观点来理解病人和疾病,不能漏掉心灵深层的东西,只有从深层心理的角度进行研究和理解才能达到对人和疾病认识的高峰……"。实事求是地看,正是由于弗洛伊德精神分析疗法以及其他心理疗法的出现,才使得在医学发展过程中,医师能够在药物治疗之外多一种选择,病人也第一次有机会在治疗时面对着自己的心灵。

第二节　心 理 治 疗

一、概述

(一) 心理治疗的概念与基本要素

心理治疗是心理干预的重要手段之一,其应用的对象主要是那些已经发生了心理障碍的病人。心理治疗与临床上内科或精神科的药物治疗一样都是常用的治疗手段,所不同的是内科或精神科依靠药物干预人体的病理生理过程取得疗效,而心理治疗的工具主要是语言。西方心理治疗界为了将心理治疗与其他临床疗法区别,常把各种心理治疗统称为"谈话疗法"(talking cure)。什么是心理治疗? 其基本要素是什么? 我们可以从各种定义中进行分析。首先在词源上,心理治疗(psycho-therapy)一词来源于希腊语,psycho 意为"灵魂、心灵或生命",therapy 源于"therapeutikos",有为人服务及医治他人的意思。因此,心理治疗含有医治他人心灵或灵魂的意思。美国精神科医师沃尔伯格(LR Wolberg)认为,从临床角度看,心理治疗是一种"治疗"工作,即由治疗者运用心理学的方法来治疗与病人心理有关的问题。我国钱铭怡把心理治疗定义为:"心理治疗是在良好的治疗关系的基础上,由经过专业训练的治疗者运用心理治疗的有关理论和技术,对来访者进行帮助的过程,以消除或缓解来访者的问题或障碍,促进其人格向健康、协调的方向发展。"

综合以上观点,我们将心理治疗定义为:心理治疗是由受过专业训练的治疗者,在一定的心理治疗的程序和设置中通过与病人的不断交流,在构成密切的治疗关系的基础上,运用心理治疗的有关理论和技术,使其产生心理、行为甚至生理的变化,促进人格的发展和成熟,消除或缓解其心身症状的心理干预过程。

这个定义强调了心理治疗应包含的一些基本要素:

1. **心理治疗者的专业要求**　治疗者必须是经过正规培训,掌握了一定的专业理论和技能,具有合法身份的专业人员。如果治疗者不具备一定的能力和条件,则不能承担心理治疗的工作,否则会对病人造成伤害。为促进心理咨询与心理治疗的发展,2001 年以来,我国劳动与社会保障部建立了"心理咨询师资格认证"制度;2002 年以来,国家卫生行政部门开始推动心理治疗向职业化发展,目前有医学和心理学教育背景的人可以参加卫生部的心理治疗师考试;2006 年中国心理学会临床心理咨询与心理治疗专业委员会成立了心理师与心理督导师认证、登记的注册系统。虽然十几年来已经培养了几十万心理咨询师与心理治疗师,但从总体看我国的心理咨询与治疗人员的专业化水平还较低,亟待转型升级进一步提高专业能力。

2. **心理治疗要按一定的程序和设置(setting)**　进行心理治疗的程序包括治疗者对心理治疗实际操作过程的具体安排,如有专门的工作场所、预约制度、签订治疗协议、会谈的时间、治疗次数和付费方式等。这些安排的重要性犹如外科做手术的程序,稳定地贯穿于整个治疗过程,是医患双方都要遵守的。治疗程序也是一个观察和理解的框架,治疗者可以根据病人对治疗程序要求的遵守状况评估病人的各种心理行为变化,如未准时赴约是否表明产生了阻抗等。另外,对病人来说稳定的规范的程序也是一种依托和平台,在这个框架内病人可以安全地表露其内心世界。

3. **心理治疗是建立在密切的治疗关系基础上的职业行为**　所谓治疗关系是指在治疗者与病人

之间为达到治疗目标而建立的一种密切的、有感情交流的职业性帮助关系。这种医患关系比临床其他领域中谈到的医患关系更具有特殊性和重要性。与药物治疗不同,心理治疗是一个人帮助人、人影响人的活动,是治疗师与来访者之间产生的心灵交流,而技术的应用甚至都是次要的。一种稳定、深刻、亲密和信赖的治疗关系是治疗有效的重要因素。人本主义心理学家罗杰斯把治疗关系看作是来访者改变和成长的原动力,合格的治疗师都有一系列共同咨询特质(attributes of counseling),即治疗者在治疗过程中对疗效有直接影响的因素,是他表现出来的人际反应特点或态度,如治疗者的温暖、真诚、尊重、积极关注和共情等特点。

4. **心理治疗要运用科学的心理学理论和技术**　心理治疗是一项技术性很强的疗法,治疗者不能仅仅依赖人生经验、常识和帮助人的愿望进行一般的说教,而要以科学的心理学理论为指导进行规范化治疗,这包括有一套基本原理或概念构想,它能够解释症状形成的原因、心理变化的机制以及有相应的治疗技术。同时,心理治疗也是一门科学的艺术。在实际操作中,有经验的治疗者自然地使其人格特征、人生经验和理论技术融为一体,治疗者的理论素养在其心理活动的背景上起着潜在的指导作用,而技术性干预贯穿于双方交流互动的各个过程中。

5. **心理治疗的目标**　是通过引导病人对内心世界的探索、认识,适当的情绪宣泄和认知矫正,激起和维持其学习新经验和改变的愿望,增强自我效能感并促进其持续的自我成长,从而转变痛苦的、适应不良的心理、行为甚至躯体症状,恢复健全的心理、生理和社会功能。如精神分析疗法通过消除潜意识的冲突和创伤达到治疗目的,行为治疗中通过脱敏、暴露和塑造的方法矫正适应不良的行为,认知疗法则通过转变病人的思维方式进而消除不良的情绪。

(二) 心理治疗的有效因素

心理治疗过程中,治疗者到底如何影响病人的心理并产生疗效? 治疗者应当意识到病人来做心理治疗时,是带着自己的各种观念、痛苦来寻求疗愈的。如果治疗者受自身经验、治疗设想和理论框架的限制过多,与来访者的要求差距过大,就难以满足来访者是需求。治疗者只有顺应来访者的需要,理解每个人特有的困难和烦恼,才能建立有效的治疗关系。心理治疗如何产生效果? 首先,要理解来访者是一个具备主体性的特定个体,来访者的心理问题或症状,来访者作为心理痛苦的主体承受者,力图摆脱痛苦但出现了偏差的尝试,要让来访者理解到其所有经验包括症状在某种逻辑下也是"合理"的、有功能的,甚至是自己主动选择的,从而使来访者感觉自己是情绪或症状的主人。这样一来,就能调动来访者的感觉,让其进入和接纳他的不适感,从而解构其不适的症状。在治疗过程中,治疗者的主体性和来访者的主体性相遇,会产生了一种主体间场,这可理解为双方心灵之间的接触与交流所产生的一种相互作用的共同的心理空间。正是这个场的发展变化,决定了来访者的转化、停滞、成长或"治愈"。在互为主体的共情关系中受到塑造和影响,才能使来访者顺势转变。在这个境界中所形成的特殊的、密切的关系的流变决定了治疗的成效。以下阐述心理治疗的几种重要有效因素与机制。

1. **情绪宣泄**　心理治疗关系中所形成的抱持和接纳的环境,有利于来访者释放内心的紧张、痛苦、焦虑、郁闷等情绪,使情绪的压力得到暂时的缓解。多倾听、用心听,给来访者一个表达与宣泄内心真实心情的机会,也使其有了内省和梳理的空间。包容,作为一个治疗者,首先请给来访者说出心里话的机会。

2. **认知领悟**　治疗有效的重要转变是来访者产生了新的认知、领悟。如对待个人、事、环境的看法开始产生变化,对过去的偏狭、冲动、投机、绝对化、僵化的认知进行梳理,内心看待人情与世故的态度、思路、方法开始重新建构。几乎所有流派的心理治疗都有认知转变的效果,只是理论和技术路线的不同而已。精神分析侧重在从人格层面深刻的探讨心理障碍形成的来龙去脉并加以梳理,认知治疗侧重从来访者当前的认知和行为模式上给予干预而发生改变。

3. **情感转化**　治疗者通过共情的方式帮助来访者识别自己的情感体验,并引导其用恰当的方式表达出来,当来访者的情感能够表达出来的时候他就会有所驾驭,而不是盲目冲动或无缘由的郁闷。

治疗中要允许来访者表达真实的情感体验,如爱、恨、恐惧、悲伤、愤怒、羞耻、内疚等。一个人的情感状态,并不总是被自己清楚、明晰、确切的感知到,也难以恰当准确的表达出来,因而在内心会是一团模糊的情绪,并与内在的他人表象发生纠缠,这就造成了混乱的情感冲动。识别与发现情绪与情感,给了来访者一个了解自己内在情绪感受的机会。

解释和揭示:对来访者话语背后的情感情绪内容与感受的解释、呈现是心理治疗的重要环节。那些过去不被意识到的情感内容,可能在潜意识里一直涌动而得不到纾解,发现与宣泄潜意识中被压抑的情绪与情感为来访者的自我理解开启了机会之门。

整合与提升:引导来访者整合和提升驾驭情感的能力。仅仅释放情绪是不够的,情感调控能力弱的人也会有情绪的控制障碍。治疗室内的鼓励退行、表达,是为了在治疗关系中有重新修复的机会,促进来访者现实功能的成熟与提升才是心理治疗的目标。

4. **觉察能力**　在治疗中要引导病人对其意识、潜意识的需求、动机、冲突、关系的模式、自体感等心理活动有所发现、理解或觉察。觉察是一种能力,不是一点就通的道理。治疗者要有高度的觉察和觉知能力,首先要引导病人觉察到现实与幻想的边界;进一步,要能进入到病人的幻想中去理解和体验其内心的人际关系模式,同时能保持清醒的现实功能,引导来访者觉察自己的幻想与现实。在此过程中,治疗者还不能有去无回,还要对自己的反移情保持清醒的理性和觉察能力。

治疗者的目标是促进病人发展出理性、成熟的自我功能,以适应现实的人际关系与生活。在心理治疗中,这是通过观察病人在现实中的角色责任完成程度,来评估其自我功能的改善程度的。其中病人的自我觉察能力与觉知能力的提高是心理治疗有效的一个基本的、重要的元素。觉察力提高就是心智化能力水平的提高。

5. **关爱能力**　在关怀的态度中发展出接受爱和付出爱的能力。首先,治疗者的工作是一种职业化的服务,但也是一种人性关怀的帮助,应具有一种慈悲仁爱的初心,并保持一个无我、无念、无住的态度,亦不抱刻意行善的姿态;其二,引导来访者在人与人之间的关系上,发展出积极的、善意的情感、认知和态度;使来访者发展出接受关爱和给予关爱的能力。治疗者有真诚、接纳,也有善意的启发,从而引导来访者看到、感受到自己所具有的关爱潜能,从而培育自我关爱的能力。

（三）　现代心理治疗的发展趋势

当代心理治疗无论是心理治疗理论,还是治疗技术方面都取得了很大的进展。在理论方面越来越多的研究发现,任何一种单一的理论(情绪、认知、行为或生理的)都不足以解释心理问题的原因和心理治疗疗效的机制。同样,能够改变病人某一方面功能的治疗方法,也能改变其他方面的功能。现代心理治疗已经呈现出短程、折中、整合与多元化的发展趋势。短程体现在经典精神分析治疗的过程漫长,很难适应现代人的生活节奏,导致以干预及时,医师活动水平相对较高,治疗目标明确为特征的短程心理治疗应运而生。折中体现在心理治疗已经从经典精神分析的病因分析取向的治疗,向以治疗关系为依托的方向发展。由于客体关系取向的精神分析与科胡特之后的自体心理学(self psychology)的发展,出现了主体间心理治疗(Intersubjectivity psychotherapy)的流派,这一发展显示,心理动力学与人本主义的心理治疗出现了趋同现象。心理治疗的整合化早在20世纪30年代开始萌芽,迅速发展于20世纪80年代,心理治疗整合从理论、实践及方法进行了大量的研究。整合的焦点是行为治疗和心理分析治疗的整合,行为治疗学家把认知心理学的语言、理论、技术整合到行为主义的刺激-反应模式中,心理分析学家接受了学习理念、环境因素的致病作用和行为主义学派的语言。心理治疗的多元化,得益于佛教、道教等东方文化对西方心理治疗领域的渗透,发展出了正念减压疗法(Mindfulness-Based Stress Reduction,MBSR)以及接纳承诺疗法(Acceptance and Commitment Therapy,ACT)等。受西方医疗领域大力倡导循证医学的影响,心理治疗出现简单化、治疗手册化倾向。

二、心理治疗的范围

心理治疗主要是从临床实践中发展起来的,长期以来经过临床实践、实证性研究,人们对心理治疗的适用范围已有较为一致的认同。

（一）综合医院临床各科的心理问题

1. 急性疾病的病人 此类病人的特点是起病较急,且一般病情较重,往往存在严重的焦虑、抑郁等心理反应,有时在给予临床医疗紧急处置的同时,需要同时进行一定的心理治疗,例如给予支持疗法、松弛疗法等,以帮助病人认识疾病的性质,降低心理应激反应水平,增强治疗疾病的信心。但有针对性的心理治疗一般应在疾病得到控制以后进行。

2. 慢性疾病病人 这类病人病程一般较长,由于无法全面康复以及长期病人角色的作用,往往存在较多的心理问题,并因此而导致疾病症状的复杂化,进一步影响了机体的康复过程。心理支持治疗和行为治疗等手段往往对他们有很大的帮助,例如慢性疼痛病人的行为矫正治疗、康复疗养病人的集体支持治疗等。

3. 心身疾病病人 由于病人的发病过程中有明显的心理社会因素参与,心理治疗是必不可少的。它包括两个方面:首先,针对致病的心理因素,通过帮助病人消除或缓解心理应激反应,以减轻疾病症状,改变疾病发展过程,并促进其康复。例如矫正冠心病病人的 A 型行为,紧张性头痛病人的认知治疗等。其次,直接针对疾病的病理过程而采取的心理矫正措施,例如对高血压病病人进行的松弛训练,对瘫痪病人进行的生物反馈治疗等。

（二）精神心理科及相关的病人

是心理治疗在临床医学中应用较早,也是较广泛的领域,包括各类神经症性障碍如焦虑症、抑郁症、强迫症、恐惧症、躯体形式障碍、人格障碍与性心理障碍等以及恢复期精神分裂症等。

（三）各类行为问题

各种不良行为的矫正,包括进食障碍、肥胖、烟瘾、酒瘾、口吃、遗尿、儿童行为障碍等,可选择使用认知行为矫正疗法、正强化法等各种行为疗法。

（四）社会适应不良

正常人在生活中有时也会遇到难以应对的心理社会压力,从而导致适应困难,出现自卑、自责、自伤、攻击、退缩、失眠等心理行为和躯体症状。此时可使用某些心理疗法,例如支持疗法、社交技巧训练、松弛训练、认知疗法及危机干预等给予帮助。

三、心理治疗基本过程和原则

（一）基本过程

实际的心理治疗过程会因不同的病人而千变万化,但不管什么样的心理治疗都会按照一定的程序进行。虽然基于不同的心理治疗理论的目标、方法等有所不同,但实际操作的基本过程大致相同,包括初期、中期和后期阶段。每个阶段各有不同的任务。中期主要是帮助病人改变不良认知、情绪和行为,建立新的适应性认知、情绪和行为模式;后期主要是处理结束治疗所产生的问题及帮助迁移和巩固治疗所获得的成果。

1. 初期阶段 初期的主要任务是建立治疗关系、收集信息、评估和确认问题及制定治疗方案。实施治疗的一个先决条件是激发病人的动机与治疗者建立相互信任的治疗关系。帮助病人认识到自己是治疗过程的积极参与者,有责任提供信息并完成治疗期间的作业与练习,以及共同来思考合适的治疗目标。在初期的会谈中,治疗者通过面谈、观察、问卷、心理测验、生理心理评估、医学检查收集临床资料用于了解病人的主要心理问题,并进行诊断、制订治疗方案并签署治疗协议。

2. 中期阶段 中期阶段通常在心理治疗中占的时间最长。治疗者的主要任务是依据治疗方案,采取适宜的治疗措施帮助病人解决心理问题,达到预期的治疗目标。所谓适宜的治疗措施,是指针对目标行为的、病人需要的并能接受的,治疗者能熟练使用的措施。

实施治疗的过程并非一帆风顺,治疗者会碰到某些阻抗或干扰,由此成为病人不愿意参与或中断治疗的原因。阻抗是指病人在治疗中表现出勉强和矛盾的态度。它由许多原因引起,如担心自己的病人身份或想改变自己潜在的忧虑(治疗阻抗),难以改变的、根深蒂固的人格类型(性格阻抗);对讨论的主题感到不快(内容阻抗);不愿表达对治疗者的情感(移情阻抗)等。治疗者需要找到继续进行治疗的方法或者突破这些阻抗,还可以利用阻抗,因为阻抗提供了有关病人的人格类型、潜在态度、焦虑源等方面的信息。

3. 结束阶段   治疗的最后阶段是处理结束治疗所产生的问题并帮助病人迁移和巩固治疗的效果。虽然,我们强调病人做自己的治疗师,但随着治疗即将结束,病人可能还会怀疑自己能否独立前行。而且病人还会因治疗结束要与治疗者分离而感到难过、害怕,治疗者也可能出现分离性焦虑。治疗者应谨慎从事,既不要超越治疗的界限,也不要把结束作为联系的终结。延长治疗的间隔时间,偶尔通信联络、定期回访等会减轻对结束的恐惧,也为后续的评估提供了机会。

(二)心理治疗的基本原则

心理治疗是一项专业性很强的技术,其有效发挥受到很多因素的影响和制约。因此,实施心理治疗必须严格遵循心理治疗的基本原则,否则将很难收到预期的效果。虽然治疗者对心理治疗的实践和认识各自有所不同,但治疗的基本原则却大同小异。

1. 信赖性原则   这一原则是指在心理治疗过程中,治疗者要以真诚一致、无条件的积极关注和共情与病人建立彼此接纳、相互信任的工作联盟,以确保心理治疗顺利进行。真诚一致对治疗者而言就意味着成为他自己,做一个可信的人。治疗者的真诚会使病人变得诚实和自然,他会像治疗者那样以一种开放的、信任和毫无保留的方式呈现自己的想法和感受。

信赖原则的实施要求治疗者要让病人了解心理治疗的程序、方法、要求、费用、阶段性或长期可能产生的正面影响与负面影响,充分尊重病人的选择。对超出治疗者能力和范围的病人,治疗者应将其转介。在转介时,治疗者应该向病人诚恳地说明理由,如实介绍所转介的治疗者的情况并提供相关的资料。在实施信赖原则时,要尽可能避免双重关系的发生。所谓双重关系(dual relationships)指治疗师与病人之间发生的超越职业界限的非治疗关系,比如性关系、商务关系、金融关系或社会交往等。双重关系会破坏治疗同盟,削弱治疗者的职业客观性、治疗能力或治疗效果。

2. 整体性原则   这一原则是指在心理治疗过程中,治疗者要有整体观念。病人的任何一种心理和行为问题都不是孤立,总是和他整个身心活动联系在一起。因此,治疗者要对病人的心理问题作全面的考察和系统的分析。在实施心理治疗的过程中,针对病人心理的各个方面,综合运用各种治疗技术和方法,满足不同层面的心理需求,必要时还可以与临床医师配合,适当使用药物,这都是整体原则的体现。

3. 发展性原则   这一原则是指在心理治疗过程中,治疗者要以发展的眼光看待病人的问题,不仅在问题的分析和本质的把握上,而且在问题的解决和效果的预测上都要具有发展的观念。在心理治疗过程中,病人的需要、动机、态度、情绪、情感、思维方式、对问题起因的看法、对事件后果的预测以及行为表现总是随着治疗的进程不断发生变化。如果治疗者能用发展的眼光捕捉到病人细微的变化,因势利导或防患于未然,就会使治疗进程向着好的方向顺利发展。

4. 个性化原则   这一原则是指在心理治疗过程中,治疗者既要注意病人与同类问题的人的共同表现和一般规律,又不能忽视每个病人自身的具体情况,不能千篇一律地处理问题。也就是说,每个心理治疗方案都应具有它的特殊性,不能雷同。例如,两位同是抑郁症病人,都有绝望的症状,但甲的绝望是因为欺骗妻子20年的负罪感所致,而乙的绝望是因为奋斗多年还不是明星,甲将一切过错归咎于自己,而乙完全归罪于他人。显然二者的治疗不会完全相同。

5. 中立性原则   这一原则要求治疗者在心理治疗过程中保持中立的态度和立场。治疗者有自己的人生经历和人生价值取向。如果在治疗过程中,治疗者以自己的价值取向作为考虑问题的参照点或以某种固定的价值取向作为判断是非的参照点,就容易妨碍对事件判断的客观性,把个人情绪带入治疗之中,丧失应有的中立态度。治疗者对治疗中涉及的各类事件均应保持客观、中立的立场,不把个人的观点强加于病人。只有这样,治疗者才能对病人的情况进行客观分析,对其问题有正确的了解并有可能提出适宜的处理办法。

6. **保密性原则**　这一原则要求治疗者尊重病人的权利和隐私。由于心理治疗的特殊性和病人对治疗者的高度信任,他们常常把自己从不被人知道的隐私暴露出来,这些隐私可能涉及到个人在社会中的名誉和前途,或牵扯到与其他人的矛盾和冲突,若得不到保护和尊重,会造成恶劣影响。

四、心理治疗的基本技术

心理治疗技术是指为了实现心理治疗目标而使用的具体方法和程序。以下我们将介绍几种基本的治疗技术。

（一）倾听技术

倾听(attending)是指咨询师借助言语或非言语的方法和手段,使来访者能详细叙述其所遇到的问题,充分反映其所体验的情感,完全表达其所持有的观念,以便咨询师对其有充分的、全面的了解和准确把握的过程。倾听是心理治疗的第一步,它不仅是了解情况的必要途径,也是建立良好的治疗关系和给予病人提供帮助的手段。倾听并非仅仅是用耳朵听,更重要的是要用心去听,去设身处地地感受病人的体验。倾听不但要听懂病人通过言语、行为所表达出来的东西,还要听出病人在交谈中所省略的和没有表达出来的,甚至病人本人都没有意识到的心理倾向。倾听不单是听,还要注意思考和感悟到病人所讲述的事实、体验的情感和持有的观念等。

（二）提问技术

提问是一件比较复杂的事,问题提得是否妥当,关系甚大。通常提问方式有两种,一种是开放式提问,另一种是封闭式提问。开放式提问(open question)通常不能简单作答,而是需要做出解释、说明或补充材料。开放式问题常以"什么"、"怎样"、"为什么"、"能不能"、"愿不愿告诉我……"等形式发问。开放式提问应以良好治疗关系为基础,不然也可能使病人产生一种被询问、被窥探、被剖析的感觉从而产生抵抗。其目的在于了解和掌握病人问题有关的具体事实、情绪反应、看法和推理过程等。封闭性提问(closed question),是事先对病人的情况有一种固定的假设,而期望得到印证这种假设正确与否的回答。封闭性提问通常以"是不是"、"要不要"、"有没有"、"对不对"等形式发问,而来访者多以"是"、"否"或其他简短的语句作答。其目的在于澄清事实、缩小讨论范围或集中探讨某些特定问题。另外,提问要注意问句的方式、语气语调、要循序进行。

（三）鼓励技术

鼓励(encouragement)是指治疗者通过言语或非言语等方式对来访者进行鼓励,促使其进行自我探索和改变的技术。其作用是表达治疗者对病人的接纳,对所叙述的事情感兴趣,希望按此内容继续谈下去。所用的技巧就是直接地重复病人的话或说出一些肯定、赞许的话如'嗯'、"好,讲下去"、"还有吗"等和点头微笑强化病人叙述的内容。目的在于:①鼓励或培养来访者表达;②营造促进沟通、建立关系、解决问题等氛围;③支持来访者去面对并超越心理上的挣扎;④建立信任的沟通关系。

治疗者对病人所述内容的某一点、某一方面作选择性关注可引导病人朝着某一方向作进一步深入的探索,这是鼓励的另一个功能。

（四）内容反应技术

内容反应,也称释义(paraphrase)或说明,是指治疗者把病人的言语与非言语的思想内容加以概括、综合与整理后,再用自己的言语反馈给来访者。治疗者选择病人所表达的实质性内容,用自己的语言将其表达出来,最好是引用病人言谈中最有代表性、最敏感的、最重要的词语。例如:病人:"我感觉鼻子不通畅,喘不过气来,到处检查,医师说鼻中隔弯曲,问题不大,但我确实很难受,也很苦恼。"医师:"你感觉喘不过气来,很难受,但医师检查说没多大问题,是这样吗?"内容反应使病人有机会再次来剖析自己的困扰,重新组合那些零散的事件和关系,深化谈话的内容。

（五）情感反应技术

情感反应(reflection of feeling)是治疗者把病人用言语与非言语行为中包含的情绪、情感,加以概括、综合与整理后,再用自己的言语反馈给来访者,以达到加强对来访者情绪、情感的理解,促进沟通。它与内容反应很接近,不同的是内容反应着重于病人言谈内容的反馈,而情感反应则着重于病人的情绪反馈。例如:病人:"我感觉鼻子不通畅,喘不过气来,到处检查,医师说鼻中隔弯曲,问题不大,但我确实很难受,也很苦恼。"医师:"医师检查说没多大问题,你很苦恼,也很茫然,是这样吗?"它的作用是澄清事件背后隐藏的情绪,推动对感受及相关内容的讨论。要想捕捉到病人的情感并作出准确的反应,关键在于治疗者要真正进入病人的内心世界,与他的情感产生共鸣。

（六）面质技术

面质(confrontation)是治疗者运用言语描述在病人的感受、想法和行为中存在的明显差异、矛盾冲突和含糊的信息,并当面提出质疑。常见的矛盾有病人的言行不一、理想与现实不一致、前后言语不一致以及治疗者和病人意见不一致等。面质的目的在于:①协助病人对自己的感受、信念、行为及所处情境进行深入了解;②激励病人消除有意或无意的防御、掩饰心理,面对自己、面对现实并进行富有建设性的活动;③促进病人实现言语与行为、理想自我与现实自我的统一;④使病人明了自己潜在的能力、优势并善加利用。虽然面质是一种必要的治疗技术,但因其具有一定的威胁性,因此使用时务必谨慎、适当。

（七）解释技术

解释(interpretation)即依据一种或几种理论、某些方面的科学知识或个人经验对病人的问题、困扰、疑虑作出说明,从而使病人从一个新的、更全面的角度来审视自己和自己的问题并借助新的观念和思想加深对自身的行为、思想和情感的了解,产生领悟,促进改变。解释是从治疗得自己的参考体系出发,同时主要针对的是病人隐含的信息,即病人没有直接讲出或没有意识到的那部分内容。主要包括:问题及其性质,问题的主要原因及演变过程,咨询的过程及原则等。

（八）非言语性技巧

心理治疗除了言语表达以外,还有非言语交流。有人提出,信息交流的总效果中只有7%来自于所用的语词,38%来自说话的语气,55%来自身体语汇。因此,在心理治疗中取得的信息,不仅来源于言语内容,更重要的来源于非言语交流。非言语交流的途径包括:面部表情、目光接触、言语表情、躯体表情等。

面部表情是反映人的情绪状态自然特性的最重要的部位,是一种普遍使用的语言,比其他任何部位的表达都要丰富。在心理治疗中,从面部表情获得的信息量将近一半,通过面部表情所传递的情绪反应信息往往决定着交流的进程及方向。

目光接触在心理治疗中具有重要的作用。人们相互间的信息交流常常以目光交流为起点,同时目光交流也是传递信息的重要手段。眼睛是心灵的窗户,目光是心灵的语言,要注意病人用眼睛说话。

言语表情包括音质、音量、音调和言语节奏的变化等是语言表达的一部分。言语表情既表现出来病人的个性特征和言语表达方式,也反映出来访者当时的心情和情绪状态。在咨询过程中,治疗者要仔细留意病人讲话的声音特征,特别注意把握住声音特征的突然改变。只有声音的突然变化,才能显示病人内心的秘密,提供真实的、有效的信息。因此,治疗者应对病人声音特征的突然改变应保持高度的敏感性。

躯体言语(body language)主要包括手势、躯干姿势、腿脚的动作、点头或摇头等。它们都能很好地反映出病人的情绪、思想和情感。治疗者在观察病人形体动作时,应和所有的非言语行为一样,把形体动作结合其他信息放在具体环境中去理解。

治疗者运用该技巧主要是以此影响病人并通过对病人的非言语行为的观察和分析获得有用的信息。

（刘传新）

第十三章　心理干预各论

本章系统地介绍了精神分析疗法、行为疗法、认知疗法、以人为中心疗法、森田疗法、暗示和催眠疗法、家庭治疗、团体治疗、危机干预等心理治疗方法,同时还介绍了临床心理会诊服务的内容。

第一节　精神分析与心理动力学治疗

一、经典精神分析治疗

（一）概述

弗洛伊德创立的精神分析疗法是现代心理治疗的开端。弗洛伊德将科学方法与哲学思辨结合起来,对临床观察的资料进行整理和解释,形成了精神分析理论和经典精神分析疗法。精神分析疗法(psychoanalytic therapy)是指在精神分析理论的指导下,治疗者运用自由联想、释梦、移情与反移情分析、阐释等技术,发现病人压抑在潜意识中的冲突,使病人领悟到心理问题的潜意识症结,让焦虑的情绪得到宣泄,从而使其能以现实的方式处理和适应各种情况。一百多年来,精神分析在深度和广度上不断发展,现在我们将弗洛伊德与其后的现代精神分析取向的各种疗法,统称为心理动力学治疗(psychodynamic therapy)。

经典精神分析一般用时较长、见效较慢、费用较高,所以更需要清楚的设置和框架来保证治疗的进行。

1. **设置**　任何治疗都要有一个清楚的框架设置(setting),心理治疗犹如外科手术也要在一定的环境、方式下进行。如果没有很清楚的框架,医患双方就会很随意,病人产生了移情但他并不知道自己到底发生了什么,这样就分不清发生的是移情还是常情。

让病人躺在沙发上的治疗情景一直保留了下来,成为经典的分析情景。现在广义的心理动力学治疗多采用坐在沙发上,两人的视角交叉呈90°或120°的谈话方式。这样有利于病人探索自己的内心,也利于治疗者面对自己的内心和躯体的感受,同时利于观察病人的状况。房间环境要安静,保持适宜的室温,不受电话和访客的打扰,室外要设置"请勿打扰"的标志。治疗时程一般为50分钟,每周来诊3~5次。对就诊时间、治疗费等应通过签署治疗协议的方式确定下来。

2. **评估**　治疗者与病人最初见面的几次会谈并不是立刻开始治疗,而是要先对病人是否适合做精神分析作必要的评估。例如病人是否有引起精神障碍的器质性因素、是否需要用药、存在的危险(自杀、杀人、离婚、工作中断),以及病情恶化的可能等。要通过询问和倾听探索疾病的原因及寻求帮助的原因;详细了解病人的生活史,这样可以初步了解病人整个心理发展过程中所体验到的冲突。

精神分析对神经症性障碍及人格障碍疗效较好。在病人的选择上,那些有心理学头脑、能够体察自己的感情、能够通过领悟使症状得到缓解的病人比较适合做精神分析。

3. **治疗过程**　先向病人介绍精神分析治疗的基本程序和目的。通过最初的几次会谈,治疗者已经大致完成了病人在精神分析情境中接受治疗可能性的评估。如果病人适合做精神分析,治疗者与病人对治疗的安排也达成一致,就意味着开始治疗。

精神分析的治疗绝大多数不预先安排结束的时间。在治疗开始时,治疗者就应当向病人讲明,治疗将一直持续到把病人的潜意识里的冲突统统揭示出来,得到解决为止;持续到病人理解自己的内心活动为止。随着病人与治疗者的关系加深,那些长期难以理解的事情逐渐被理解之后,病情就会发生变化。当病人感到人格中导致痛苦的那部分已经分离出去,那些曾经造成症状的症结已被修通,此时病人能够深刻地理解自己的防御和移情,以及不同的移情表现,对自己的心理活动有了更深入地了解,并可以运用自我探索的方式去解决新的问题,这时治疗就可以结束了。结束阶段,治疗者也要注意到自己的感受,并谈论这些感觉,以便恰当地处理自己的反移情。鼓励病人克服移情,解决已经理解了的冲突,解决自己生活道路上的困难,使自己能与治疗者分离,并开始独立自主的自我探索。

（二）治疗方法

1. **自由联想**　在弗洛伊德看来,自由浮现于心头的任何东西,无论它是什么,都不是无缘无故的,都与前后浮现的其他东西有因果联系。因此,弗洛伊德用自由联想(free association)作为精神分析的基本技术,即鼓励病人说出脑子里出现的任何事情或想法,无论这些事情多么荒唐、多么违背伦理道德,也无论这些想法多么不符合逻辑、多么难以启齿。这项技术的理论假设是,人们在生活中学会了将那些不好的或荒谬的想法排斥在意识之外,而自由联想可以让病人从一个念头迅速地转向另一个念头,在这个过程中,一个个越来越接近潜意识的想法和冲动便随之产生。这样,自由联想的材料就给治疗师提供了解病人潜意识的线索,从而能分析其个性结构及发展历程。

2. **阻抗及其解释**　阻抗(resistance)是指病人心理内部(潜意识)对治疗过程的抗拒力,以防止治疗使痛苦在意识中重现。阻抗是病人抵制"痛苦的治疗过程"的各种力量。比如在自由联想时,弗洛伊德发现,病人的联想并不"自由"。具体表现有说话缓慢、中断,或表现为局促不安;或自称没什么可说的,甚至与医师争论,不相信医师的解释等。阻抗有各种表现形式,如迟到或擅自取消约会、对治疗师的问题加以回避、取悦治疗师借以"麻痹"治疗师、将谈话的重点指向治疗师、原地踏步、遗忘、控制讨论的主题、为治疗关系设定先决条件、过多地纠缠过去的事情、沉默等。精神分析中,治疗师需要对阻抗进行处理,要向病人进行澄清和解释。消除阻抗是精神分析治疗的重要环节之一,也是一项艰难的工作。治疗师解释阻抗的时机为:①治疗师已充分识别了阻抗;②病人能够充分体验到阻抗;③阻抗影响了治疗的进程。

3. **移情及其解释**　在自由联想过程中,通过不断处理阻抗,病人逐渐回忆过去生活经历,同时也将过去的冲动、幻想激活。所谓移情(transference)就是病人将过去对其有重要影响的人物的情绪在与治疗者的关系里重现出来。表现为病人对治疗者产生了强烈的情绪反应,有的对治疗者产生依恋、钦佩、爱慕甚至和性有关联的冲动,这种情况称为正移情;有的对治疗者表现出失望、不满、愤恨、攻击等,这种情况称为负移情。

解释移情是治疗的重要手段之一。当移情产生时,病人过去曾经历的冲动、幻想、重要的人际关系并不仅仅停留在过去(并不仅仅是一种记忆),而是通过与治疗者之间的互动关系表达出来。表现为病人不由自主将其遗忘的经历或记忆呈现在与治疗者此时此刻的交流互动中。意思是病人在与治疗者的交流中,生动地呈现了与过去重要人物(如父母)的感情、态度、幻想、冲突、交往模式,但病人对此却是无意识的。面对那么多的爱、恨、性欲、贪得无厌和绝望等,初学者由于过去没有相关的治疗经验,往往会不知所措。有经验的治疗者常常能通过对移情现象的觉察和分析,理解病人的情感和内心世界以推进治疗进展。

4. **反移情及其处理**　与移情的产生原理一样,治疗者在与病人交流时也会产生情感反应,这就是反移情(counter transference)。经典的精神分析认为,反移情是治疗者对病人的感情转移,是病人在治疗者心中所激发的全部情绪。如一位女病人叙述自己的感情生活,透露曾和许多男性有过性关系,在治疗中流露出对治疗者的性欲望时,道德观念极重的治疗者可能表现出强烈的厌恶并进行指责,这正好重复了其丈夫的反应模式,治疗关系因此陷入危险。

现代精神分析的整合观点认为:反移情是治疗者对病人活动和治疗环境的情绪的、生理的和认知的反应,而且还包括病人投射性认同机制所产生的效应,反移情在许多时候是不可避免的、普遍存在的。反移情对治疗产生积极或是消极影响,主要在于治疗者能否对自己的反移情保持警觉和妥当的处理,适当的、正常的情绪反应是精神分析中重要的治疗工具。治疗者投入感情,既能使治疗者对病人保持必要的关注,更容易通过对自己反移情的体验和辨认,理解病人的情感性质和内心世界。以感情理解病人,可以使病人产生共情的感受,从而得到自尊和勇气。当然,不当的反移情是被禁止的,如把病人当作获取利益的对象或满足自己感情的对象。

5. 梦的解释与运用　弗洛伊德特别重视对病人的梦的分析和利用,这也是精神分析技术的一个重要特色。他认为"梦乃是做梦者潜意识冲突欲望的象征"。治疗者可以让病人对梦的内容进行自由联想,发现梦中象征的真实含义,从而理解自己的潜意识冲突、症结及被压抑的愿望。

梦是通往潜意识的一个十分重要的途径。因为在睡眠状态时,超我的监察作用减弱,放松了对本我的控制和防卫,原来深藏于潜意识的愿望、恐惧和冲动便以梦的形式浮现出来。梦境的荒诞离奇是因为睡眠时超我仍有相当的力量,梦为了躲过超我的检查,须将隐含的内容经过加工转化变成表面的内容,这称为"梦的工作"(dream work)。梦的工作十分复杂,有"移置"、"凝缩",有梦的"显象"和"隐意"。只有揭示了显象下的隐意,才能更深刻地理解病人的潜意识。

有很多梦看上去是不易理解的,治疗者需要在掌握了大量材料后再对梦进行深入的讨论,不应凭直觉轻率下结论。但治疗者也不要因为梦意难解就灰心丧气。重要的是在心理治疗中要努力尝试,把梦当做一条途径,通过联想把潜意识的内容上升到意识中来。

（三）　适应证和评价

精神分析要求来访者的自我功能相对完整,有较好的思维能力和领悟力,有自我成长的需求,能够长时间接受治疗。精神疗法的适应证包括各种神经症、人格障碍、心境障碍、心身疾病及各种行为问题。尽管弗洛伊德的理论不易被人理解和接受,他的以"性"为特征的观点又容易招人非议,而他的理论基础又常常是经验和思辨而非实验性的,但他的理论所引起的心理学界的震动、他的实践所带来的心理治疗的推广,以及受他理论影响而出现的"心身医学"的概念和研究,都是前人所不能比拟的。有人认为弗洛伊德是生物-心理-社会医学模式的先驱,他为后来心身医学的发展做出了重要的贡献,精神分析的研究成果已为社会学、人类学、医学、法学等广为应用。

二、客体关系取向的心理治疗

（一）　概述

客体关系取向的心理动力学治疗与经典精神分析疗法都将精神分析学说作为治疗的理论基础。客体关系取向的治疗将重点放在治疗师与来访者的关系上。凯瑟尔(Kaiser)认为,来访者是遭受"联系困扰"之苦,而不是遭受"症状"之苦。来访者痛苦于没有能力与他人建立并维持令人满意的关系,而不是痛苦于无能力调和内在冲突。精神症状的意义在于来访者的关系正在恶化或正在威胁着它的自体感。客体关系心理治疗的重点应放在内部客体关系在产生和维持关系中所起的作用上。

在构成来访者生活的各种关系中,首先考虑的是来访者与治疗者的关系。这种关系不仅发生在'此时此地',而且还包含了很多在来访者与他人的关系中运行的关键因素。治疗者-来访者关系被看作是个案生活中病态部分的生动表达。其关系包含着巨大的改变潜能,这种关系本身便会成为改变的焦点。通过这种关系,心理分化、错误的内化和病理性分裂等问题随之可以得到触及。

（二）　治疗方法

客体关系心理治疗共分为四个阶段,分别是:允诺参与、投射性认同、面质和结束。

第一阶段:允诺参与

1. 治疗关系是改变的基础　治疗者与来访者关系中的具体变化才是人的持久改变得以发生的原因。治疗是通过将彼此疏远的一种职业化的关系转变成含有关心、承诺和参与等成分的关系而成功处理来访者的不安。来访者需要感受到治疗者可以满足他们的一些客体关系的需要才能继续留在治疗关系中。

2. 使个案允诺参与的技术　治疗联结是指用来传递共情性理解的多种技术。为建立"治疗联结"，治疗者可使用的技术有：①共情技术。共情是指从来访者角度，而不是从治疗者自己的参考框架去理解来访者的能力；②提供建议和忠告。建议和忠告也可以用来使来访者允诺参与。但要注意的是，只有当提供建议和忠告不影响咨询关系时，并且建议被采纳的可能性很大时才使用。

第二阶段：投射性认同

投射性认同的出现是第二阶段开始的显著特征。这时治疗者会感到事情似乎不太正确的模糊感觉。治疗者有可能变得易激惹，即治疗者产生了反移情。在客体关系工作中，与传统精神分析对反移情的理解有着明显不同，这一阶段被看作心理咨询过程中的自然部分，认为反移情是指治疗者情感上对来访者的投射性认同作出的反应。反移情不再被看作是治疗者自己未解决的俄狄浦斯情结的反应，而被看作是对来访者投射性认同的一种自然反应，认为反移情在治疗中是有价值，甚至是必不可少的一部分。

第三阶段：面质

1. 面质的概念和目的　面质是指治疗者运用言语反应描述在来访者的感受、想法和行为中存在的明显差异、矛盾冲突和含糊的信息。同时，帮助来访者挖掘出认识自己的不同方法或引导他们采取不同的行为。采取不同方式使用面质技术的目的是以某种方式挑战来访者，动员来访者的能量向更深刻的自我认识和更积极的行为迈进。

2. 面质反应的基本原则　面质必须谨慎使用，以免给来访者成长带来不利。任何时候都必须清楚使用面质的动机，面质反应只针对问题中的矛盾。另外，面质反应前，应建立良好的咨询关系和信任度，选择合适的面质时机，不要在很短的时间内用面质反应给来访者施加太大压力。

第四阶段：结束

客体关系取向的心理动力治疗的结束阶段，治疗者需要让来访者审视其投射性认同对他人的影响。此外，第四阶段还要涉及一些与治疗结束有关的问题，包括对分离的处理。

为了能够成功地结束治疗，来访者需要是自己从病态的客体关系中解脱出来，挣脱过去与自己形成病态联结的人的束缚。这种解脱意味着宽恕，意味着能够将内在客体体验为可能犯错的客体，并且能够宽恕其缺点。约翰逊（Johnson）指出："在治疗中，最后的且必要的步骤是宽恕：宽恕已经发生的事，宽恕正在发生的事，宽恕仍然有可能发生的事"。治疗师要向来访者指出这个方向。

分离是客体关系治疗中的最后步骤，也是一个很艰难的过程。在治疗的过程中，治疗师被来访者引入自己的内在世界，并作为一个重要客体而被整合进来访者的自体。治疗师作为一个"好客体"被内化，被来访者内化成价值感和自尊的来源。此阶段治疗师需要积极主动地让来访者参与到分离的体验中去，同时他也需要了解自己对分离的感受。来访者和治疗师可以有机会在一段较短时间内，体验一般的人与人之间的关系。

（三）适应证和评价

客体关系心理治疗使精神分析的治疗不再局限于俄狄浦斯期冲突和神经症，而是转移到前俄狄浦斯期，从而将精神分析治疗的适应证扩展到边缘型人格障碍和有自恋移情的自恋性人格障碍。对于治疗关系的重视，是精神分析心理治疗从理论到实践的桥梁。

（张曼华）

第二节　行　为　疗　法

一、概况

行为疗法（behavior therapy），是建立在行为学习理论基础上的心理治疗方法。行为学习理论学者认为：来访者的各种症状（异常的行为或生理功能）都是个体在生活中通过学习而形成并固定下来的。因此在治疗过程中可以设置某种特殊的情境和专门的程序，使来访者逐步消除异常行为，并通过学习、训练形成新的适宜的行为反应。该理论把治疗的着眼点放在可观察的外在行为上或可以具体描述的心理状态上。

行为疗法是整个心理治疗系统中的重要组成部分，主要包括放松疗法、系统脱敏疗法、冲击疗法、厌恶疗法、行为塑造法、生物反馈疗法等。

二、方法

（一）基本原理

行为疗法的基本原理是：行为疗法是以心理学中有关学习过程的理论和实验所建立的证据为基础的。行为学习理论学者认为，人的行为，无论是功能性的还是非功能性的、正常的或病态的，都是经过学习而获得的，并且能够通过学习而更改、增加或消除。学习的原理就是：受奖赏的、获得令人满意结果的行为，容易学会并且能维持下来；相反，受处罚的、获得令人不悦结果的行为，就不容易学会或很难维持下来。因此，掌握了操作这些奖赏或处罚的条件，就可控制行为的增减或改变其方向。

（二）行为疗法的治疗过程

与其他流派的心理治疗方法相比，行为疗法的治疗师们更注重设立特定的治疗目标。在治疗目标确定前，治疗师会和来访者一起，对引发来访者问题行为的前因后果以及来访者在此方面的动机与需求等做出评估，确定来访者的问题行为和治疗目标，然后根据治疗目标的行为性质，选择一套可描述的事先拟定的治疗策略与方法进行治疗。行为疗法更强调把着眼点放在当前可观察的问题行为上，其治疗过程大致归纳如下：

1. 建立治疗关系　心理治疗的治疗关系是指心理治疗师与来访者之间的相互关系，与来访者的治疗关系在行为治疗中扮演着重要的角色，使治疗策略能够建立起来，以协助来访者依其意愿作改变。良好的治疗关系既是开展心理治疗的前提条件，也是达到理想治疗效果的必要条件。建立良好的治疗关系是心理治疗的核心内容之一。和其他心理治疗一样，在行为疗法的治疗关系中，治疗师也必须具有一定的权威性，并获得来访者的尊重，这更有利于对来访者的指导，并促进行为上的改变。

2. 问题行为的分析和评估　行为疗法的目的不仅是巩固和发展正常行为，更重要的是要矫正一些问题行为，因此，治疗师的首要任务是帮助来访者对问题行为进行澄清和分析。

在对问题行为分析的过程中，首先要把握问题行为的诱因，即了解来访者产生问题行为的原因。来访者的问题行为，往往不是由单一因素引起的，而是多种因素综合起作用的结果。因此，我们在分析原因时，不能把问题过于简单化。在分析问题行为出现的诱因时需要注意排除引发问题行为的生物学原因。另外，还要尽量将引发问题行为的情景具体化，重视首次问题行为出现时的情境，注重问题行为发生的客观情境与主观想法之间的互动关系，以澄清问题行为的真正原因。

此外，要深入分析问题行为可能会给来访者及他人带来的实际后果的意义，即行为的功能分析。

我们可以使用记日记或用评定量表的方式来记录：（A）情境事件；（B）问题行为反应，包括外显言行、对情境事件的想法、情绪体验和生理反应等；（C）后果及可能的强化因素。这种对于时间有关行为进行详细检查的方式称为行为分析ABC。

有时行为记录过程（特别是在做基础研究时）会引起被观测行为的改变，这种情况称作观察反应。减少观察反应的办法之一是等到被观察者习惯了观察者在场之后进行观察，或在观察对象不知道（如单向玻璃）的状态下进行观察。要能得到准确的观察记录，观察者的信度（两个观察者之间观察结果的一致性）应达到80%或90%以上最为理想。

案例：下表列举了刘小小同学在校三天中重复发生的行为与环境因素之间的关系。他出现影响同学学习、要求上厕所以及大声喊叫老师等行为都出现在独自完成学习任务的时候，每个行为的结果都是与老师发生了不同程度的互动。从这些信息中，我们可以得出一个假设，就是刘小小同学问题行为的功能是获得老师的关注。

ABC 分析表示例

ABC 分析表		
姓名:刘小小	日期:2010. 5/8-5/10	地点:教室
观察记录人:		
前奏事件(A)/情境事件	行为(B)	结果(C)
默写课文时	前顾后盼影响其他同学	受到老师批评
默写课文时	举手要求上厕所	老师说教几句,让其上厕所
小组讨论时	大声喊老师	老师去到他身边,回答其问题
独自计算数学题时	拽前座女同学的辫子	老师批评他,并要求其认真做作业

3. **治疗目标的确定** 行为疗法强调来访者在决定自己接受何种治疗时,需要扮演积极的角色,因此治疗前,治疗师会与来访者一起协商、拟定具体的、可测量的治疗目标,同时签订一份书面协议来引导治疗的进行。在整个治疗过程中,治疗目标并非一成不变的,必要时双方可以对治疗目标进行修正,通常来访者在治疗初期须自己设定明确的治疗目标,而治疗师在整个治疗过程中要定期对治疗目标进行评估,以测量目标达到的程度。

治疗师通常需要确定来访者问题行为的主要症状表现,即把需要矫治的靶行为确定下来,作为治疗的目标。问题行为往往也是十分复杂的,其中有主要的、次要的,也有原发性的、继发性的。治疗过程中需要先确定问题行为的主要症状表现,然后通过观察,记录下来访者问题行为的严重程度与出现频率,并列出治疗前症状表现的基线,作为治疗过程中各个阶段评估结果的对照指标。

4. **治疗计划的选择和实施** 在建立了一定的治疗关系、确定了治疗目标后,应选择适合来访者的治疗方法进行行为矫正,即确定和实施具体的治疗计划。

5. **治疗效果的保持和巩固** 行为疗法中需要采用一些基本的强化技术来维持来访者的行为改变。治疗师常根据行为疗法技术的性质及来访者行为改变的情况,给予正强化(如表扬、鼓励或物质奖励等)或"惩罚"(如批评、疼痛刺激等)。通常根据需要矫治的靶行为的性质、特点和形成的原因以及治疗的目的,来对靶行为进行消退、改造、重塑,或是形成新的行为以取代旧的行为。

(三) 行为疗法常用的技术和方法

1. **放松疗法** 放松疗法(relaxation therapy)是通过机体的主动放松使人体验到身心的舒适以调节因紧张反应所造成的紊乱的心理生理功能的一种行为疗法。常用的放松疗法有渐进性肌肉放松、自主训练、冥想和瑜伽等经典放松疗法。下面主要介绍渐进性放松疗法。

渐进性放松疗法(progressive relaxation therapy)由美国生理学家 Edmund Jacobson 创建,是最常用的一种行为疗法。Jacobson 让来访者系统地对肌肉群进行紧张和放松的交替练习,并让他们体验两种不同状态下的感觉。通过训练,来访者可以达到完全放松的状态并体验深度放松的感觉。现在广泛使用的放松训练涉及 16 个肌群,一般需要 12 个治疗小时的学习(包括家庭作业),每次训练大约需要 20 ~ 30 分钟。

该疗法的中心环节是掌握紧张-放松的周期循环。从手和前臂的肌群开始,依次转换到头面、颈部、躯干、下肢和脚 16 组肌群。每一肌群的练习应分散于几次治疗中完成。要求病人将注意力集中于某一肌群。例如"请注意您的右手",接下来发出紧张的指令:"现在请您握拳,尽可能地握紧"。紧张的时间大概为 5 ~ 10 秒(腿部的紧张时间应短一些,防止抽搐)。在紧张期内,治疗师提醒病人注意感受有何不同并使其保持注意力:"请注意这块肌肉收缩时摸起来是什么感觉……感受一下这块肌肉的紧缩!"接着发出放松的指令,放松的时间持续 30 ~ 40 秒,此时同样提醒病人注意其感受。对于某一肌肉群来说,上述过程只重复 1 ~ 2 次。放松的时间由病人本人来决定,治疗师要求病人:"如果您感到完全放松了,请举手示意。"治疗师记录下病人举手示意的时间。然后再对这一肌群做 3 ~ 4 次练习,每次练习的目的都是让病人的感受集中于身体的某一部分。以后再做其他肌群练习时,都要与先前训练过的肌群作比较。

放松疗法对于缓解紧张性头痛、失眠、高血压、焦虑、愤怒等生理心理症状较为有效,大多数焦虑症病人都能从放松训练中获益,肌肉放松被认为是恐惧症和广泛性焦虑障碍的有效疗法。放松疗法对于副交感神经系统兴奋引起的躯体疾病均可起到良好的调整作用。

2. 系统脱敏疗法 系统脱敏疗法(systematic desensitization)由 J. Wolpe 所创立,他将"交互抑制"法与 Jacobson 的肌肉放松技术和想象暴露(imaginary exposure)相结合,总结出一个基本的治疗模式,用于治疗焦虑病人。这是第一个可供临床治疗师使用的并具有逻辑程序的行为疗法。这一疗法成为后来许多行为疗法实践的基础。

系统脱敏疗法的基本思想是:治疗师帮助病人建立与不良行为反应相对抗的来访者条件反射,然后在接触引起这种行为的条件刺激中,将习得的放松状态用于抑制焦虑反应,使不良行为逐渐消退(脱敏),最终使不良行为得到矫正。

(1)治疗程序

1)设计和评定主观不适等级表:通常以 5 分、10 分或百分制评定。以 100 分制为例,心情极度不适时评 100 分,平静没有不适时评 0 分,两者之间各种不同程度心情不适可以评中间分数,级差在 10 至 20 分之间。让病人懂得这种评分标准,并学会按这种标准衡量自己的主观感觉,给自己不同情景中的状况给予一个较为适当的分数(表 13-1)。

表 13-1 考试焦虑者的不适等级表

刺激	等级
考前 2 个月	10
考前 1 个月	20
考前 2 周	30
考前 1 周	40
考前 3 天	50
考前一天	60
进入考场	70
等待监考老师	80
分发试卷	90
答题铃响	100

2)放松训练:让病人坐靠在沙发上,双臂放于扶手或膝上,采取最为舒适的姿势。首先闭上眼睛,慢慢地进行呼吸的放松调节,然后进行上肢的放松,握紧右拳,体会肌肉紧张的感觉几秒钟,然后松开,反复做两到三次,体会肌肉从紧张到放松的感觉;依次放松前臂和上臂,然后放松左侧上肢肌肉,接下来做双侧上肢放松。之后进行头部肌肉的放松,包括额部和面部的肌肉,然后依次练习放松颈、肩、背、胸、腹及下肢。训练时注意周围环境尽量安静,光线柔和,气温适宜。每次训练 30~40 分钟,每日或隔日一次。一般要经过 6~8 次训练才能学会放松。要强调反复练习,除了正常训练以外,还要给病人布置家庭作业,使病人能在日常生活环境中可以随意放松,达到运用自如的程度。

3)系统脱敏:以上面的考试焦虑病人为例。由引起最低紧张等级的刺激开始脱敏。

治疗师:请闭上眼睛想象你正坐在教室里,你能看到教室的陈设,听到声音。当你能清晰地想象到这个场景时,请抬起一根手指示意。

病人闭目想象,当想象中的表象逐渐清晰并开始身临其境后,以手势向治疗师示意。

治疗师:接下来请你想象是在考前 2 个月,请你告诉我你的感受如何,如果紧张程度 0 分是没有,100 分是极度紧张的话,你会评多少分?

病人:我觉得现在的紧张程度是 10 分。

治疗师:好的,请停止想象,回到自己的放松上来,深深的呼吸,感受身体放松的感觉,尝试放松上臂的肌肉,当你感觉完全放松下来的时候请示意并告诉我评分。

病人停止想象,放慢呼吸依次放松全身肌肉。几分钟后病人示意紧张等级为 0,表示心情恢复平静。

治疗师:好的,请再次想象你进入了考前 2 个月的情境,请告诉我现在的焦虑是多少分?

病人:0 分。

治疗师:好的,接下来我们进行第二个情境的想象。

经过想象考试前 2 个月的情境,放松,再想象考试前 1 个月的情境,再放松……。如此重复多次以后,病人在想象中面对考试的紧张感觉逐渐减轻。在脱敏之间或脱敏之后,将新建立的反应迁移到现实生活中,即现场脱敏,不断练习,巩固疗效。

不同层次表的资料来源于病史,问卷检查结果及与病人的交谈。一般只列出了病人认为最重要、最常见的精神刺激,无须包罗求全。排列应由病人完成或得到病人认可。不适层次表的制定关系着治疗的成败。关键是:最低层次的精神刺激所引起的不适,应小到足以能被全身放松所抑制的程度。而且各层次之间的级差要均匀适当。级差过小会拖延治疗过程,事倍功半;级差过大,欲速则不达,导致治疗失败。如果引发来访者焦虑或恐惧的情境不止一种,可以针对不同情境建立几个不同的焦虑等级表。来访者想像的次数多少,依据个体和情境的不同而不同。如果不能用想像和放松的方法降低焦虑水平,可考虑其他方法。

系统脱敏疗法主要用于治疗各种焦虑症、恐惧症以及创伤后应激障碍病人。治疗次数因人而异,一般需要 6~10 次,早期治疗安排尽量连续密集,可每日一次或隔日一次,每次 40~60 分钟。

3. 冲击疗法　冲击疗法(flooding therapy)又称为满灌疗法,其基本原则与系统脱敏疗法相反。例如治疗恐惧症,不是使病人按由轻到重的程度逐渐面对所惧怕的情况,而是让病人一开始就进入焦虑等级表中最高的情境中,并一直停留在该情境当中,直到焦虑消失为止。病人面对暴露场景的刺激,通常会表现出极度的恐惧和焦虑。但即使没有放松的过程,只要持久地让被治疗者暴露在惊恐刺激面前,恐惧反应也终究会自行耗尽。

最先报告使用这种方法治疗病人的是 Crafts 咨询师。他在 1938 年出版的《心理学最新实验》一书中报告了他的一个成功案例。一位年轻妇女,不敢驾驶和乘坐汽车,尤其是恐惧汽车通过隧道和桥梁。Crafts 将她强行安置在汽车后座上,将车从病人的家一直驶到这位大夫在纽约的诊所,沿途桥梁接二连三,还要穿越长长的隧道。途中病人极度惊恐,不断呕吐、战栗、叫喊。行驶 80 公里后,以上反应减弱。返回途中,病人几乎没有出现上述各种反应。病人驾乘汽车的恐惧消失了。

冲击疗法应选择适合接受治疗的对象,适用于单纯恐惧症、焦虑症及创伤后应激障碍等。在实施冲击治疗前,应向病人认真地介绍这种治疗的原理与过程,如实地告诉病人在治疗中必须付出痛苦的代价。病人和家属同意后在治疗协议上签字,进行必要的体检,排除心血管疾病、癫痫等重大躯体疾病。需要配备急救设施,在病人出现过度换气或晕厥等紧急情况时予以对症处理。

4. 厌恶疗法　厌恶疗法(aversion therapy)是一种通过惩罚来消除适应不良行为的治疗方法。当某种适应不良行为即将出现或正在出现时,当即给予一定的痛苦刺激,如轻微的电击、针刺或催吐剂,使其产生厌恶的主观体验。经过反复实施,适应不良行为和厌恶体验就建立了一定的条件联系,以后当欲实施一定行为时,便立刻产生了厌恶体验。为了避免这种厌恶体验,病人只有终止或放弃原有的适应不良行为。

厌恶刺激的种类包括电刺激、药物刺激、想象刺激和其他刺激(声、光、针刺、羞辱、憋气)等。

如:对酒依赖病人的治疗可使用阿扑吗啡(去水吗啡)。这是一种催吐剂,通常在注射后几分钟便引起强烈的恶心呕吐体验。治疗时先注射阿扑吗啡,几分钟后让病人饮酒,几乎在饮酒的同时病人就会恶心、呕吐。反复几次之后病人的饮酒行为与恶心呕吐形成了条件反射,于是只要饮酒便会恶心、呕吐。为了避免恶心难受,只好弃酒不饮了。

1970 年,Serber 报道了对窥阴癖的厌恶治疗。首先让病人进入一个特定房间,房间四壁都装有单向玻璃镜,病人可透过前面的单向玻璃镜看见一位半裸体的异性。而透过两侧的单向镜可以看见很多人走来走去,好像公开地观察他。而实际上,除了治疗师,任何人都看不见他,两侧的人们对这个房间里发生的事也一无所知,只是在忙自己的事情。当他忍不住去窥看半裸异性时,他觉得四周的人显然已经看到他的猥琐形态了,于是羞愧得无地自容。此后性变态行为消失。同法治疗的七个窥阴癖病人,经过长期随访观察,有六人再没有过性变态行为。

厌恶疗法主要适用于露阴癖、恋物癖、酒精依赖及强迫症等。厌恶疗法应该在严格控制下使用,因为目前尚有两个争议的问题:一是技术方面的问题,从学习理论可知,惩罚有一定的危险性,如临床案例报告,有露阴癖病人经电击治疗后而遗留下阳痿,有些病人可能因惩罚而增加焦虑;二是伦理问题,惩罚作为一种治疗手段,可能与医学伦理学规范相冲突。

5. 行为塑造法 行为塑造法(behavior modeling)是一项通过强化而产生某种期望的良好行为的治疗技术。行为塑造法是根据斯金纳的操作性条件反射原理设计出来的,这种疗法主要是通过某种奖励系统,在来访者做出预期的良好行为表现时,马上就给予奖励,使良好的行为得到强化,从而使来访者所表现的良好行为得以形成和巩固,同时使其不良行为得以消退。奖励可以用不同的形式表示,如用记分卡、筹码等象征性的方式。只要来访者出现预期的行为,马上给予强化。例如当小孩子第一次开始使用礼貌用语时及时夸奖他"真棒""真有礼貌"等,让他的文明礼貌行为及时、逐渐地得到强化和巩固。

在使用行为塑造疗法时要注意按具体对象制定出具体的、由简单到复杂的行为要求。让来访者在现实的生活环境中通过对更为接近目标的行为进行强化,逐渐形成新的良好行为。

另外,还可让来访者根据情况把自己每小时所取得的进展正确的记录下来,并画成图表。这样做本身就是对行为改善的一种强大推动力。根据图表所示的进展,还可应用其他强化因子,当作业成绩超过一定的指标时即给予表扬或奖励。为了使治疗效果得以保持和巩固,使用这一治疗方法时,需要特别注意如何帮助来访者把在特定治疗情境中学会的行为迁移到家庭或工作的现实环境中来。

行为塑造法适用于恐惧症、多动症、神经性厌食症、肥胖症、物质依赖和酒依赖等疾病的矫治。也可用于孤独症儿童和精神发育不全儿童的行为问题的矫治。

6. 生物反馈疗法 生物反馈疗法(biological feedback therapy)是20世纪60年代在实验心理学内发展起来的治疗技术,是指在电子仪器帮助下,将身体内部的生物电活动加以放大,放大后的机体电活动信息以视觉(如仪表读数)或听觉(加蜂鸣音)形式呈现出来,使病人得以了解自身的机体状态,并学会在一定程度上随意地控制和矫正不正常的生理变化。生物反馈仪可以反馈给人的信息包括肌肉的紧张度、皮肤表面的温度、脑电波活动、皮肤导电量、血压和心率等。病人必须了解生物反馈的原理,仪器的使用方法,视觉形式或听觉形式反馈信号的意义,必须坚持练习,探索学习成功的经验、失败的原因。

常用的生物反馈仪有肌电反馈仪、皮温反馈仪、皮电反馈仪、脑电反馈仪、心率反馈仪、血压反馈仪。肌电、皮温反馈仪也可用于稳定心率和血压,所以这两种反馈仪又是所有反馈仪中最基本的仪器。在治疗中,各种反馈仪的工作模式是基本相同的。

向病人简要介绍生物反馈的原理之后,测定几种常用的生理参数的基础值,确定最佳生物反馈训练方案。第一次训练时,特别要观察反馈训练时病人的姿势、呼吸、手动、肩动等的变化。要病人描述他的焦虑体验,指出感觉最紧张的部位,描述想象中放松的人的样子,这样治疗师能发现病人的态度和对放松的想象能力。对于新近有重大生活事件(如丧偶)的病人,应该隔一段日子再开始训练。每一次训练结束,让病人作主观等级评定,1代表最放松,7最紧张,4中度放松。结束后治疗师要了解:经过练习,紧张度由几级达到几级。还要布置家庭作业,嘱病人坚持每天2次、每次20~30分钟的放松训练,并填写放松等级表。

生物反馈疗法具有无损伤、无痛苦、无药物副作用、方法简便、治疗范围广等优点,对多种与社会心理应激有关的心身疾病都有较好的疗效,广泛应用于治疗各种心身疾病、神经症和某些精神疾病。

三、适应证和评价

与传统的心理治疗相比,行为疗法具有更高的科学性和系统性,可以进行客观的科学检验和量化,即使重复实验也可得出相同的结果,有一整套模式化的治疗流程,有坚实的理论根据和大量的实验证明。所以临床效果更为显著和稳定。行为疗法广泛适用于各种存在行为异常的个体。但对于边缘人格、人格障碍或抑郁症的病人治疗效果有限。行为疗法的适应证一般包括以下各方面:

(1)恐惧症、强迫症及焦虑症等。

（2）神经性厌食症、神经性贪食症、神经性呕吐及其他进食障碍,烟酒及药物依赖等。

（3）阳痿、早泄、性高潮缺乏、阴道痉挛、性交疼痛等性功能障碍。

（4）纵火癖、偷窃癖、拔毛癖等冲动控制障碍。

（5）儿童多动症、品行障碍、儿童离别焦虑、儿童恐怖障碍、社交敏感性障碍等。

（6）儿童抽动症、慢性运动和发声抽动障碍等。

（7）遗尿症、遗粪症、异食癖、口吃等儿童行为障碍。

（8）学习障碍、考试综合征、电视迷综合征、计算机网络综合征。

（9）高血压、心律失常、胃溃疡等心身疾病。

很多文献报告了行为疗法对其适应证的疗效。Ko SM 在 1996 年报告了行为疗法对于强迫症的主要亚群是一种非常有效的治疗模式。1995 年,Johnston DG 报告行为疗法联合药物治疗对广场恐惧症的女性有效。还有文献报道,对强迫症、恐惧症、广泛性焦虑障碍的病人,进行 2~10 次的行为疗法,包括暴露疗法、反应预防和放松训练后,症状得到显著改善。对神经症及烟酒依赖进行研究的文献报道,对于治疗神经性呕吐,系统脱敏疗法有效。而对烟酒依赖病人,行为疗法的治疗效果更持久且更易于接受。系统脱敏疗法对吸毒人员的戒毒治疗也有一定的疗效。此外,系统脱敏疗法对孤独症病人的焦虑症状及智力障碍有改善和帮助。延时暴露疗法对于创伤后应激障碍病人治疗有效。

行为疗法的着眼点是可观察到的外在行为或可具体描述的心理状态。如果病人的心理或行为问题能比较客观地观察和了解,就比较适合采用行为疗法。但如果病人的症状是对人生没兴趣,或不知将来去向等比较抽象的或性质模糊不清的问题,就不宜马上运用行为疗法。

（汤艳清）

第三节   认 知 疗 法

一、概况

20 世纪 60~70 年代,艾里斯(A. Ellis)、贝克(A. T. Beck)和迈肯鲍姆(D. Meichenbaum)等人根据临床观察研究和认知心理学、社会心理学、控制论和信息论的新进展,分别创立发展了理性情绪疗法(rational-emotive therapy)、认知疗法(cognitive therapy)和认知行为矫正(cognitive behavior modification)等认知治疗方法。

（一）理性情绪疗法

理性情绪疗法有人本主义倾向,信赖、重视个人自己的意志,理性选择的作用,强调人能够"自己救自己"。此疗法还有教育的倾向,试图用一套它认为合理的、健全的心理生活方式去教育来访者。它强调理性、认知的作用,在治疗中,总是把认知矫正摆在最突出的位置,给予最优先的考虑。理性情绪疗法的完整治疗模式由 ABCDEF 六个部分组成,如图 13-1。A:activating events,指发生的事件。B:beliefs,指人们对事件所持的观念或信念。C:emotional and behavioral consequences,指观念或信念所引起的情绪及行为后果。D:disputing irrational beliefs,指劝导干预。E:effect,指治疗或咨询效果。F:new feeling,指治疗或咨询后的新感觉。艾里斯认为,事件(A)本身并非是引起情绪反应或行为后果(C)之原因,而人们对事件的不合理信念(B)(想法看法或解释)才是真正原因所在,不同的 B 可以

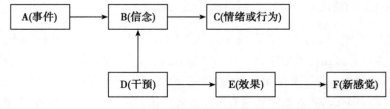

图 13-1   理性情绪疗法 ABCDEF 示意图

引发不同的 C,如表 13-2。因此要改善人们的不良情绪及行为,就要劝导干预(D)非理性观念的发生与存在,而代之以理性的观念。等到劝导干预产生了效果(E),人们就会产生积极的情绪及行为,心里的困扰因此消除或减弱,人也就会有愉悦充实的新感觉(F)产生。

表 13-2　相同的 A,不同的 B,产生不同的 C

	甲	乙
事件(A)	考试中遇到难题	考试中遇到难题
想法(B)	这道题,我难别人也难,所以别慌,让我想想,既然想不出来,先做后面的题目,回头再来做这道	真该死,这道题怎么做不出,万一做不出怎么办? 不行,一定要做出来
情绪(C)	镇定、从容不迫	急躁、冒汗、理不出头绪
时间过去	会做的题目做好正仔细分析难题	后面还有很多题目没做真心慌
考试即将结束(C)	解出难题,复查放弃解不出的题	还有题目没做完顾不上复查了
结果(C)	考出实际水平	考不出实际水平

非理性信念有三种基本形式:①自我完美信念;②公平世界信念;③自我中心信念。据 ABC 理论,分析日常生活中的一些具体情况,人的不合理观念常常具有以下三个特征:①绝对化,"必须对我好"等等。②过分概括化:以偏概全的不合理思维方式的表现,它常把"有时"、"某些"过分概括化为"总是"、"所有"等。如有些人遭受一次失败后,就会认为自己"一无是处、毫无价值"。③糟糕至极:这种观念认为如果一件不好的事情发生,那将是非常可怕和糟糕。例如,"我没考上大学,一切都完了"。

常见的不合理信念包括:①人应该得到生活中所有对自己是重要的人的喜爱和赞许;②有价值的人应在各方面都比别人强;③任何事物都应按自己的意愿发展,否则会很糟糕;④一个人应该担心随时可能发生灾祸;⑤情绪由外界控制,自己无能为力;⑥已经定下的事是无法改变的;⑦一个人碰到的种种问题,总应该都有一个正确、完满的答案,如果一个人无法找到它,便是不能容忍的事;⑧对不好的人应该给予严厉的惩罚和制裁;⑨逃避可能、挑战与责任要比正视它们容易得多;⑩要有一个比自己强的人做后盾才行。

(二) 贝克的认知疗法

由 Beck AT 在研究抑郁症治疗的临床实践中逐步创建。贝克认为,认知产生了情绪及行为,异常的认知产生了异常的情绪及行为。认知是情感和行为的中介,情感问题和行为问题与歪曲的认知有关。例如,如果人们认为环境中有危险,他们便会感到紧张并想逃避。贝克认知疗法主要目标是协助当事人克服认知的盲点、模糊的知觉、自我欺骗、不正确的判断,及改变其认知中对现实的直接扭曲或不合逻辑的思考方式。治疗者透过接纳、温暖、同理的态度,避免采用权威的治疗方式,引导当事人以尝试错误的态度,逐步进入问题解决的历程中。

Beck 指出,心理障碍的产生并不是激发事件或不良刺激的直接后果,而是通过了认知加工,在歪曲或错误的思维影响下促成的。他还指出,人们的认知建立在自己以往经验的态度和假设基础之上,错误思想常以"自动思维"的形式出现,即这些错误思想常是不知不觉地、习惯地进行,因而不易被认识到,不同的心理障碍有不同内容的认知歪曲,如图 13-2。例如:抑郁症大多对自己,对现实和将来都持消极态度,抱有偏见,认为自己是失败者,对事事都不如意,认为将来毫无希望。焦虑症则对现实中的威胁持有偏见,过分夸大事情的后果,面对问题,只

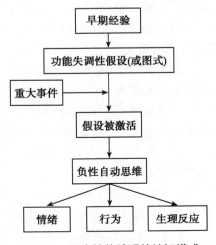

图 13-2　贝克情绪障碍的认知模式

强调不利因素,而忽视有利因素。因此认知治疗重点在于矫正病人的思维歪曲。

1. 功能失调性假设（underlying dysfunctional assumptions）或图式（schemas）   是人们看待世界的(人、事件、环境)重要信念和假设。人们从童年期开始通过生活经验建立对将来的认知图式,是一种比较稳定的心理特征,通常不予表达,不为意识所觉察,在其后的生活中,继续得到修改与补充。人的倾向于选择与图式一致的信息,忽略不一致的信息,成为支配人们日常行为的规则。由于功能失调性认知假设存在,病人对某些重大事件表现出脆弱性,由此派生出大量负性自动想法。抑郁症病人早期形成的这种潜在的认知结构,使他倾向于对自己作消极评价,构成了抑郁症的易患倾向,在抑郁症发生中起决定作用。功能失调性假设的特征:①不符合人类经验的真实性,是不合理的。如"我应当永远强大"。②僵硬的,过分普遍化和极端的信念,不考虑不同情境的差异。③阻碍目标的实现,如完美主义标准势必引起焦虑,抑制操作能力。④与极端的过度情绪有关,如抑郁与绝望。⑤个体依据它们行为,它们似乎是真实的但并无明确的表达。

功能失调性假设分三类:①成就(需要成功、高的表现标准);②接纳(被人喜欢、被人爱);③控制(要左右事物的发展,成为强者等)。

2. 负性自动思维（negative automatic thoughts）   在特定情境下自动呈现在意识中的想法,常常不经逻辑推理突然出现,稍纵即逝。大多数病人往往觉得这些想法很有道理,对其情绪影响甚大。负性自动思维的特征:①自动的,不经逻辑推理出现于脑内;②内容消极,常和不良情绪相互关联;③随时间地点而有变化,能为意识所觉察,具有认知过程的特征,为临床表现的一部分;④貌似真实,因为它是由功能失调性假设或图式派生而来的;⑤存在于意识边缘,稍纵即逝,可表现为语词性的和(或)形象性的;⑥存在的时间不定,但力量很大,并且不能由自己的意愿选择或排除;⑦蕴含着认知曲解,而当事人都信以为真,不认识它正是情绪痛苦的原因。

负性自动想法的消极性表现为三方面:一是消极看待自己,否定自己的成就、价值和能力。二是消极解释自己的经历和经验。三是消极看待未来,认为不只是现在、过去,未来也只有失败等着他。

3. 认知歪曲形式   贝克认为认知歪曲的形式主要包括:

（1）非此即彼(all-or-nothing thinking,又称非黑即白、极端化):用两极法看待事物而不是将事物看作一个连续体。例如:没有全面成功就是失败。

（2）灾难化(catastrophizing,又称算命):消极地预测未来而不是考虑其他的可能结局。例如:我会心神不安的,我会失去所有的。

（3）使不合格或打折扣(disqualifying or discounting the positive):毫无理由地否认自己积极经历、事迹或素质。如:计划完成得不错,但我还是个失败者。

（4）情绪推理(emotional reasoning):感觉强烈(实际是相信)就认为某件事合乎现实,无视或轻视反面的证据。如:尽管我工作出色,但我还是个失败者。

（5）贴标签(labeling):给自己或别人贴上固定的大标签,不顾实际情况下结论。如:我是个失败者,一无是处。

（6）最大化/最小化(magnification/minimization):在评价自身、他人或一件事时不合理地夸大消极面和(或)缩小积极面。如:得了中说明我很差,得了优并不说明我聪明。

（7）精神过滤(mental filter,或称选择性注意):不看整体,仅将注意力集中于消极的细节上。如:因为考试中得了一个低分(也有好几个高分),这说明我干得糟透了。

（8）度人之心(mind reading):坚信自己懂得别人的心思,而不考虑其他可能性。如:他在想我不懂计划中的重点。

（9）以偏概全(overgeneralization):远远超出现有处境得出一个更大范围的消极结论。如:因在大会上发言紧张即认为自己不具备交友的本钱。

（10）个性化(personalization):相信别人都是因为自己才消极行动,而不考虑其他更有可能的解释。如:他对我粗暴无礼肯定是因为我做错了事。

（11）"应该"和"必须"陈述（"should"and"must"statement,也叫命令式的）：有一个精确固定的观念认为自己和别人应该怎么做,高估了不这样做的严重后果。如：要出错的话就太可怕了,我应该时时尽力。

（12）管状视力（tunnel vision）：只见事物的消极方面。如：他什么事也做不好,工作一塌糊涂。

二、方法

（一）理性情绪疗法

艾利斯等人认为合理情绪疗法可以帮助个体达到以下几个目标：①自我关怀；②自我指导；③宽容；④接受不确定性；⑤变通性；⑥参与；⑦敢于尝试；⑧自我接受。

1. 理性情绪疗法　治疗过程包括：

（1）心理诊断阶段：①识别非理性信念,弄清非理性信念与情绪困扰的关系；②确立对自己的不良情绪和行为负责的意识,促使其积极参与治疗过程；③改变不合理思维,放弃非理性信念；④学习合理信念,并内化为新的自我语言。

（2）领悟阶段：①情绪障碍不是由外界事件直接引起,而是自己非理性信念所致；②目前的情绪障碍是因为自己仍在沿用过去的非理性信念；③改变自己的非理性信念,情绪障碍才能消除。

（3）修通阶段：主动指导、教育和促进认知改变,以改善情绪。包括：①与不合理的观念辩论；②合理情绪想象技术；③家庭作业；④其他方法（脱敏、操作性条件反射、自主训练、模仿、角色扮演、想象等）。

（4）再教育阶段：巩固疗效,摆脱不合理观念与思维模式,强化新观念,更好的适应生活。

2. 理性情绪疗法的治疗过程中,最常用的技术就是：与不合理的信念辩论的技术、合理的情绪想象技术、家庭作业和自我管理的技术（放松训练、决断训练、社会技能训练、问题解决训练）。

（1）与不合理信念辩论技术（质疑式、夸张式）艾利斯认为,与不合理信念辩论的技术,向求治者所持有的关于他们自己的、他人的及周围环境的不合理信念进行挑战和质疑,从而动摇他们的这些信念。采用这一辩论方法的施治者必须积极主动地、不断地向求治者发问,对其不合理的信念进行质疑。提问的方式,可分为质疑式和夸张式两种：

1）质疑式：施治者直接了当向求治者的不合理信念发问,如"你有什么证据能证明你的这一观点？""请证实你的观点"等等。病人一般不会简单地放弃自己的信念,面对施治者的质疑,他们会想方设法为自己的信念辩护。施治者借助这种不断重复和辩论过程,使对方感到自己的辩解理屈词穷,从而让他们认识到：第一,那些信念是不现实的、不合逻辑的东西；第二,那些信念是站不住脚的；第三,什么是合理的信念,什么是不合理的信念；第四,最终以合理的信念取代不合理的信念。

2）夸张式：施治者针对求治者信念的不合理之处故意提出一些夸张的问题。如下：

求助者："别人都看着我。"

咨询师："是否别人不干自己的事情,都看着你？"

求助者："没有。"

咨询师："在身上写上'不要看我'？"

求助者："那人家都要来看我了"

咨询师："那原来你说别人都看你是否是真的？"

求助者："是我想象的"

（2）合理情绪想象技术：首先,使求助者在想象中进入产生不适当的情绪反应或自感最受不了的情境之中,让他体验在这种情境下的强烈情绪反应。然后,帮助求助者改变这种不适当的情绪体验,并使他能体验到适度的情绪反应。最后,停止想象。让求助者讲述他是怎样想的,自己的变化,如何变化的。对求助者情绪和观念的积极转变,咨询师应及时给予强化,以巩固他获得的新的情绪反应。

（3）家庭作业：它是咨询师与求助者之间的辩论在一次治疗结束后的延伸,即让求助者自己与自己的不合理信念进行辩论,主要有:RET 自助表、与不合理的信念辩论、合理自我分析报告(RSA)。

1)RET 自助表:这是由埃利斯特制的自助表格。其内容为,先让填表者找出 A 和 C,然后再找 B。表中列有十几种常见的不合理信念,填表者可从中找出符合自己情况的 B,若还有其他的不在此列中的不合理信念可单独列出。接下来是请填表者自己做 D,对自己所有的不合理信念,一一进行质疑式的辩论。最后是填写 E,即通过自己与自己的不合理信念辩论而达到了什么情绪的和行为的效果。

2)与不合理的信念辩论:这也是一种规范化的作业形式,内容很简单,需来访者回答一些具体的问题:

Ⅰ 我打算与哪一个不合理的信念辩论并放弃这一信念?

Ⅱ 这个信念是否正确?

Ⅲ 有什么证据能使我得出这个信念是错误的(正确的)这样的结论呢?

Ⅳ 假如我没能做到自己认为必须要做到的事情,可能产生的最坏的结果是什么?

Ⅴ 假如我没能做到自己认为必须要做到的事情,可能产生的最好的结果是什么?

3)合理的自我分析(RSA):合理的自我分析目的与上述作业相同,但是一种完全由来访者自己完成的报告。其内容即为 ABCDE 五项。没有什么特殊的要求与规定,但报告的重点在 D 上。事实上,这种自我分析人人都可以做。按合理情绪治疗的观点来看,人人都可能存在不同程度的不合理的信念。如下文:

事件 A:出席重要场合,突然发现已经晚了,顿时慌乱不已,抱怨自己无能。

情绪 C:紧张、害怕、自责、沮丧。

信念 B:①我怎么这么差,连时间都会搞错;②我总是把事情搞糟,真无用;③别人会认为我是大傻瓜;④在众目睽睽之下迟到,真是丢人现眼。

驳斥 D:①人人都会出现记错时间的情况;②错过时间,只能说明我不够细心,并不能说明我无用,许多事情我是干得很不错的;③可能有人认为我真傻,但只是少数人如此,大多数人对我迟到持无所谓的态度;④迟到是不对的,别人可能对我表示不满,但这并非糟糕透顶。我继续工作。

效果 E:通过自我辩论消除自责。

(二) 贝克的认知疗法

贝克认知疗法的步骤包括:第一步,了解情况,建立治疗关系,向求助者说明认知治疗的原理和对他采取认知治疗的理由,调动当事人参与和配合干预的积极性,打破情绪→行为→思维→情绪的恶性循环。第二步,识别与检验自动负性想法。第三步,识别与盘诘功能失调性假设。第四步,布置作业或制定行为计划,以鼓励当事人进一步检验其原有假设,并巩固其新的功能性假设,使其思维模式和信息加工过程得以矫正。

1. 识别负性自动想法   通常是和病人讨论,一起练习识别负性自动想法,然后通过认知治疗日记等家庭作业发展病人的识别能力。引出负性自动思维的方法:回忆最近的一个具体事例、心理想象或角色扮演、在病人出现强烈情绪反应时询问、了解对某些事件的看法、记录每天心境的变化及自动思想。

(1)回忆最近的一个具体事例:当事人对事件有清楚的记忆,咨询师应请他详细说明当时的情境和情绪体验。可问:"当时你想过什么?","那时你脑内有过什么想象吗?","在你最焦虑时你想可能会发生什么样最坏的事情?"要注意的是,当事人有时知道自己想法不合理,因而试图掩饰。如一位认为自己心脏出毛病的惊恐发作病人,问他"惊恐时你害怕什么时,他说:"我以前以为自己有心脏病,不过医师保证我的心脏正常,我现在就是担心、焦虑。"但是如果问:"在惊恐发作的时候,你想可能会发生什么样最坏的事情?"他回答说:"虽然医师那样说了,在发作时我确实相信我要发心脏病了。"

(2)用想象或角色扮演再现情绪体验:当直接询问不能引出自动想法时可用想象法,指导语为:"看起来你好像不能准确记住那时发生了什么情况。你当时想什么? 对这个问题,我们可以试试对那个情境进行详细的想象,然后让想象移动,好像你在看电影。现在你具体地想象那个情境,一旦你有了清楚的想象之后,请你简单地向我描绘一下你见到了什么,好吗?(当事人描绘情境)现在缓慢地使想象向前移动,注意你的感觉怎样? 你的头脑里闪过什么想法? 现在你见到些什么? 在你的焦虑加重时你的头脑里想过什么?"

如果事件涉及人际相互作用,可以用角色扮演再现情绪体验。这种技术可以相当简单地引人会谈,如:"假设我就是你的同事(或上级),你向我提出使用电脑的请求,遭到拒绝,此时你的感觉怎样? 当时脑子里想过什么?"然后变换角色,再现当时情境和情绪体验,负性自动想法就容易显露出来了。

(3)会谈时人为引起当事人情绪改变:焦虑病人害怕自己会得脑血管病,咨询师画一个脑血管草图,来访者看图后很紧张。

咨:我画图时你想什么?

访:我想的就是这个。

咨:你想什么呢?

访:我想血出来了。

咨:有清楚的图像吗?

访:是的。

咨:你看图像时感觉如何?

访:我一想到它,头就痛起来了。

访:可怕极了。

咨:你在这个想象之前感到紧张吗?

访:没有。

咨:那么,你有了这个想象后怎么会这样?

这种方法对引出焦虑病人的负性自动想法十分有用,焦虑病人其时的想法均与危险有关,人为改变其情绪,其想法则能很快引出。

(4)当来访者否认有自动想法存在时,可请来访者说明他对事件的看法。如一位抑郁病人每次会谈时声称找不到任何自动想法,当问她心理治疗对她的意义时,她说:"这说明我走下坡路的程度。我不应当要这类帮助,我应该能独自处理。"她的回答恰恰显示了负性想法。

(5)认知治疗记录:每日记录示例如下

日期	情境	情绪	自动想法	合理回答
	a 引起不愉快情绪的事件;	a 说明悲伤、焦虑等	a 记下情绪之前产生的自动想法	a 写下对自动想法的合理回答
	b 引起不愉快情绪的思想、回忆	b 评定情绪程度(1~100)	b 评定对自动想法相信程度(0~100%)	b 评定对合理回答的相信程度(0~100%)
3/8	他打电话说工作忙,不能来看我	悲伤90	"他不喜欢我了,再没有人喜欢我了"	他曾对我说过,这段时间工作很忙,等几天他会来看我的;即使他不喜欢我,也不等于"没有人再喜欢我"
7/8	拍照时手抖了,照片拍坏了	悲伤95	"我怎么总做不好事情,我太无能了"90%	偶然的失误难以避免,不能由此认定"什么事都做不好"95%

2. 检验负性自动想法　采取"协同检验(collaborative empiricism)"的方法,即医患协作把病人的负性自动想法当作一种假说加以检验。由于病人的负性想法或想象没有得到证据支持或面对相反的证据,病人的负性想法将会发生改变。检验负性自动想法的方法:

(1)言语盘问法:用系统而且敏锐的提问引导病人重新评估自己的思考,寻找比较积极和现实的替代想法。言语盘问法常用的问题:①这样想的证据是什么? ②有无可供选择的其他不同看法?③这样想有什么好处和坏处? ④这样想在逻辑上是否出了什么错误?

访:我的丈夫近几个月对我不好,他好像不再爱我了。

咨:您为这件事感到难过,是什么理由使您觉得他不爱您了呢?

访:他晚上回家就看电视,也不和我讲讲话,然后就上床睡觉。

咨:那么,有没有什么证据说明,他做过一些事和您现在认为"他不爱您"的想法相反呢?

访:我想不出,唔,上月过生日时他送了我一件礼物,一条很漂亮的项链。

咨:好,现在您怎样把这件事和不爱您的想法调和起来呢?

访:他那样做不是真的,不然,他晚上为什么会那样呢?

咨:您的想法是一种可能,有没有其他可能的理由呢?

访:最近他工作很重,大多数晚上回家很迟,他很累,这可能也是一个理由。

咨:这很可能,不是吗? 如果真的是这样,您又觉得如何呢?

访:我可以问问他是否累? 工作进行得如何? 但我没有这样做,就是生气。

咨:这个主意不错,您把它作为一个星期的家庭作业如何?

(2) 行为实验:通过医患协作的方式设计一种行为作业,以检验病人负性想法(预测)的真实性,这是促进病人改变信念的最有效方法。做法上首先要明确什么是需要检验的想法,回顾反对与支持的证据,然后共同设计一种行为作业,以无丧失方式,鼓励病人实施。主因病人 1 个月后进行在职研究生考试复习,但无法静下心来,认为自己一定考不好。

咨:(问其妻)您觉得他现在能不能参加考试?

其妻:恐怕不行。

咨:有没有补救办法呢?

其妻:导师说如果这次不能通过,可以破例让他几个月后重考。

咨:这说明如果这次考得不行,还有机会。假定您不复习去考试,估计能考多少分?

访:恐怕只有 50 ~ 60 分。

咨:我的想法和你们有点不同。您不妨去参加这次考试。轻松一些,能复习多少就复习多少。如考试过了,说明您的知识掌握得不错。如果考不好,也不要紧,因为还有机会再考。即使考不好,也可以让您了解自己的能力受到抑郁症的影响程度。我们就把这次考试当作检验,好不好?

病人后来通过了考试,情绪也跟着明显好转。

3. 识别功能失调性假设　功能失调性假设是派生负性自动想法的基础,如果不予识别与矫正,情绪障碍就不能认为已从根本上解决。识别功能失调性假设常常需要采取推论的方法,这是因为,它们是未予表达的一般性规则。常使用下列线索:

(1) 查找负性自动想法的主题:对于病人所做的认知治疗日记(功能失调性想法日记)要重视利用,查找其中经常出现的想法的主题。

(2) 逻辑错误:负性自动想法所表现的逻辑错误,也可反映出功能失调性假设中的错误。如绝对性思考:"假如我们再有争执,我就只好和他分手"(想法);"假如我不能和他完全一致,就毫无理由同他建立友好关系"(假设)。

(3) 盘问追根法(downward arrow):这是识别潜在功能失调性假设的一种常用技术,医师通过反复提出"假如那是真的,对您意味着什么"的问题,追索想法背后的一般信念。一位患抑郁症的老师提到上课时因为准备不足,讲得比较零乱,觉得这次上课太糟了,因而抑郁、自责。情境:一次上课时讲解缺乏条理,同学不注意听讲。情绪:自责、抑郁、焦虑。想法:这次上课太糟了,从来没有过。

咨:假使真的没有讲好,意味着什么呢?

访:学生就学不到知识。

咨:假如他们真的没有学到知识,意味着什么呢?

访:我的工作做得不好。

咨:假使您的工作没有做好,又怎么样呢?

访:我是一个不称职的教师。

咨:假使您是一个不称职的教师,又怎么样呢?

访:迟早会被人发觉。

咨:发觉是什么意思?

访:大家都知道我不行,会看不起我,说明我现在的优秀教师是假的。如果我是优秀的,应当把每一项教学工作做得很出色。

根据上述盘问追根,可以了解,病人认为优秀的教师必须全面成功,不能有一点过失。这种假设导致病人对自己过高的期望,对过失或缺点的过分敏感,成为对自己负性评价倾向的基础。

4. 盘诘功能失调性假设 潜在的功能失调性假设是抑郁或焦虑病人的一种易患倾向,一旦为某种严峻生活事件激活,即可派生出大量负性自动想法,伴随出现抑郁或焦虑症状。认知治疗时除了对付负性自动想法以改善情绪外,还应改变潜在的功能失调性假设,只有这样才能减少复发的危险。盘诘功能失调性假设常用问题:①假设在什么方面是不合理的? ②假设在什么方面是无用的? ③假设从何而来? ④什么是比较合适的替代? 一位病人认为向人求助表示自己无能,他的行为规则是"我应该自己处理一切事情,在任何情况下也不要向别人要求帮助"。经过认知治疗找到了一种比较现实的替代:能独自处理问题是好的,但要自己在任何情况下都独自处理是不合适的,我是一个人,像其他人一样有时是需要帮助的。所以,如果自己能独自处理的就自己做,如果不能独自做好的就去争取一切可能的帮助。找到了合适的替代假设后,可写在卡片上或日记本上,反复阅读,使之成为支配自己行为的准则,形成新的行为习惯。

(1)设计活动安排表:帮助当事人以小时为单位安排一天的活动,如锻炼、早餐、会朋友、午休、读报等等,鼓励他坚持按计划完成,并将完成情况加以记录,这可促使他进入活动状态,还为评定活动积累了事实材料。

(2)进行行为评定:帮助当事人对每天执行和完成活动的胜任感和满意感、活动的难度进行自我观察,并及时进行记录和自我评定。这种观察和评定能直接冲击当事人原有的认知体系和认知行为的逻辑序列。

(3)布置作业:作业亦即行为计划,即根据当事人的能力和现实情况,有目的地设计一些活动,要求当事人努力完成(通常在作业布置之初,可要求当事人作想象性演练,即想象作业完成的可能性及其引起的情绪感受。当事人通常倾向于想象作业难以完成,其情绪结果是很糟糕)。然后,将活动分解为一个个小单元,鼓励、指导当事人一步一步地、一个单元一个单元地完成活动,以检验其原有假设的不合理性。

三、适应证和评价

理性情绪疗法适应证为抑郁症、焦虑症、恐惧症,特别是社交恐惧症。贝克的认知疗法适应证则包括抑郁症、广泛焦虑障碍、惊恐障碍、社交恐怖、物质滥用、进食障碍、配偶问题、住院抑郁病人。

理性情绪疗法与贝克认知疗法相同之处在于贝克的认知疗法与理性行为疗法对事实的验证都采用高度的结构性,使当事人在经验层次上能逐渐了解自己对于真实的情境所做的错误的解释。而不同之处是理性情绪疗法往往相当具有指导性、说理性与面质性;相反的,贝克强调苏格拉底式的对话,强调协助当事人自己去发现错误观念,并比合理情绪疗法更具结构性。

大部分病人有效的治疗并不能对全部病人有效。有效的认知行为治疗,也常常有副作用或并发症。这道理适用于药物治疗与手术,也同样适用于认知行为治疗。心理治疗主要副作用可能是:①现有问题恶化,例如绝望或抑郁等;②出现新问题,如变得依赖治疗师,婚姻问题,或自我形象变差。心理治疗出现副作用可能性约为5%,与其他心理治疗方法相比,认知行为疗法的副作用发生率相对较低。

(关念红)

第四节   以人为中心疗法

一、概况

以人为中心疗法(person centered psychotherapy)是人本主义心理治疗的主要流派之一,由美国心理学家卡尔·罗杰斯(C·R·*Rogers*)创立。从 20 世纪 40、50 年代到 70 年代,罗杰斯式的心理治疗经历了发展变化的过程。最初的他把自己的治疗方法称为"非指导性治疗",50 年代又称为"来访者中心疗法"(client-centered therapy),70 年代后定为"以人为中心的治疗"。罗杰斯是一位专心于心理治疗实践的人,他追求帮助别人而不是建构理论。罗杰斯的理论和工作成为心理咨询和心理治疗的一个结合点,在此以前心理治疗多由精神科医师来做,在此以后非医学背景的人士也可以参加心理咨询工作。

二、方法

以人为中心疗法的治疗观与罗杰斯的人本主义心理学思想紧密相连。罗杰斯认为人基本上是生活在自己的主观世界中的,人有一种与生俱来的自我成长倾向,即在适宜的环境下,人具有积极的成长的潜能,能自我探索,发现自己自我概念中的问题,有能力指导、调整和控制自己。他认为个体的心理问题是因为成长受阻造成的。在个体成长过程中,由于他人(如父母)对个体施加了种种价值条件,如"你不听话我就不要你了",导致自我概念与自我经验不一致,迫使其歪曲了自我的真实感觉,行为和真实的情感之间日趋分离,焦虑、抑郁等问题就此发生,自我的需要未能实现,自我成长受到阻抑,成长过程也就停止。因此,治疗要以来访者为中心,创造一个促使来访者自我发现、自我成长的环境和氛围,向来访者提供重新开始成长的机会和自由表达的空间,帮助来访者认识、理解、正视自己真实的情绪和需求,启发其潜能的释放,使之从否定自己的情绪或需求的状态转而接受自己,并依靠自身的成长、成熟战胜不良的情绪、行为。

以人为中心疗法的实施必须满足如下条件:第一,来访者必须能与一位治疗者建立链接;第二,来访者必须感受到治疗者身上所具备的这种品质;第三,来访者与治疗者的链接必须持续一段时间。罗杰斯认为,心理治疗是一种过程而不是一套技术,只要治疗者营造一个真诚、积极关注和共情的氛围,形成来访者产生变化的"必要条件和充分条件",就能使其认识、理解自己的问题并开始自我成长和改变。

(一)治疗的条件和氛围

1. **真诚一致**(congruence)   首先,治疗者自身必须是一个真诚一致的人,这是治疗的最基本条件。罗杰斯这样描述真诚一致:在我与他人的人际关系中,我发现,当我真的生气和不满意时,我的行动却假装平静和愉快是无济于事的;当我的行为表现出我接纳某个人时,而在内心我觉得应该拒绝他,这是没有任何帮助的。

治疗者对来访者的态度越真诚,治疗效果就越好。真诚的治疗者不是一个仁慈友好的人,而且是一个有欢乐、愤怒、挫折、矛盾等各种情感的完整、真实的人。一个真诚的治疗者不会戴着假面具,在治疗关系中,当治疗者体验这些情感时,他既不否认,也不歪曲这些情感,而是让它们自然地流入意识并且随意地表达出来。治疗者越是做自己,越是不戴专业面具或个人面具时,来访者能够体会到治疗者是毫无保留的,便会对他产生信任感,来访者就越有可能发生建设性的改变和成长。

2. **无条件积极关注**(unconditional positive regard)   无条件积极关注指治疗者没有条件地、不带评价地接纳和关注来访者,给予来访者充分的尊重。无条件积极关注是指治疗者要毫无保留地接受来访者,完全接受来访者的是非标准和价值判断,即使其说出一些"不可能被别人接受"的观点或行为,也能得到治疗者的积极关注。这样,来访者就会感受到一个安全的谈话氛围,一旦治疗者提供了一个安全的关系氛围并鼓励来访者展开自我探索,就能促进来访者的个性改变,形成自我成长的自然过程。

3. 共情（empathy）或设身处地的理解　共情是指治疗者能将心比心、设身处地地理解来访者，正确地体验到来访者的情绪感受并能与来访者交流，使来访者知道有另外一个人不带成见、偏见和评价地进入他的感情世界中来。在以人为中心疗法中，共情是一个不断回应来访者，不断深入并产生治疗效果的过程：首先，治疗者先要觉察和理解来访者内心的情绪、烦恼；接着，治疗者产生了内在的体验，感受到了来访者的痛苦、烦恼，进一步弄清了来访者是什么样的情绪和烦恼，对来访者的情感、思想产生了更丰富的理解；最后，重要的是在共情过程中治疗者怎么做，怎样回应和引导来访者从而产生治疗作用。在罗杰斯的案例中，治疗者不断的回应，在回应过程中越来越理解来访者的情感和烦恼，此时治疗往往有多个方向，治疗者是通过回应引导治疗方向的，比如引导其接纳自己的情绪感受，从而减少防御，自己成为自身情绪或症状的主人；或在回应中引导来访者走向发挥潜能，实现自我的方向等。

以人为中心疗法的目的是帮助来访者在治疗中成为他自己。罗杰斯在《成为一个人》一书中写道："即在复杂的现实生活中，我越是单纯地希望成为我自己，越是希望能够理解和接纳我自己以及他人的内在真实，也就越有可能激发较多的变化——如果我们每个人都愿意做真实的自己，与这个愿望的程度相等，他会发现不仅仅是他自己在变化；而且与他有关系的人也会发生变化。"这种个人形成的过程意味着个体越来越深入他的社会角色面具背后，充分体验他各种复杂甚至矛盾的真实存在的情感，从而个体变得"对经验开放"，"信任自己的有机体"，"形成内在评价源"。这样的一个过程就像是一个和自己的内在经验日益亲密的过程。通过治疗者的真诚一致、无条件地积极关怀，尤其是共情的态度和行为，来访者实现了和自己的日益亲密，从而越来越整合。

（二）治疗关系

与一些疗法中治疗者扮演权威人士、教师、教练、顾问等角色不同，以人为中心取向的治疗者并没有鲜明的角色特征。以人为中心取向的治疗者不太看重具体的治疗技术，他们认为对治疗效果影响最大的因素并非治疗师使用的治疗技术，而且治疗师的态度、特质和治疗关系。这一观点在心理学界得到广泛认可，很多流派都吸取了该思想，治疗师在治疗外重视自我成长，在治疗中注重建立良好的治疗关系的。在这样比起治疗技术，更看重治疗关系的主张思想下，治疗师便不需要扮演某一种固定的角色。罗杰斯认为良好治疗关系本身就具有治疗作用，治疗者对来访者的态度贯穿整个治疗过程。

（三）治疗过程

假如治疗者做到真诚一致、无条件积极关注和共情地理解，治疗变化的过程就会发生。罗杰斯把治疗变化的过程分为七个阶段：

第一个阶段，此时来访者还不愿意把有关自己的任何事情与别人沟通。处于这个阶段的来访者通常不要求别人的帮助。如果他们因某种原因前来求助，他们也是刻板僵化，抗拒改变。他们认识不到自己有什么问题，而且拒绝承认有任何个人的感情和情绪的干扰。

第二个阶段，来访者刻板僵化的状态有所松转，可以和来访者讨论外界发生的事情，也可以谈论别的人。但是对自己的感情则仍然不认识或不承认。来访者可能把这些个人感情当作客观现象来讨论。

第三个阶段，来访者可以自由的谈论自己的事，单纯是把这些事当作客观对象。如"我在工作中已经尽力而为，但是我的上级还是不喜欢我"。各种感情和情绪总是用过去时态或将来时态来谈论。对现在的感情则避而不谈，所有情绪似乎都于此时此地的情绪不搭界。

第四个阶段，来访者开始谈论深层的感情，但不是一些当前体验到的感情。例如，"当老师说我做弊时，我真是气坏了"。此时，来访者虽然对当前能够体会到的情绪有一些模糊的认识，但是绝大部分的经验受到否认或歪曲。来访者开始对某些外界管束的价值标准提出疑问，并开始承认自我与经验之间都存在着不协调。

第五个阶段，开始出现明显的改变和成长。来访者开始谈论自己当前的感情，但还不能正确地符号化。来访者开始根据来自内部的标准评价自己的感情，其感情有了更大的分化，更能区别这些感情的细微差别。自由选择、自我负责对来访者来回说越来越显得重要。

第六个阶段，来访者身上发生了重大的变化、成长。原来被否定和歪曲的经验现在更加自由地进入意识中，更加深入和充分地体验到当前的感情。来访者变得更加协调一致，真实和诚恳。来访者被经验为一个完整的个体，肌肉放松，眼泪自然流出，循环系统有了改善。许多生理症状消失，如不再头痛和皮肤瘙痒，胃肠道功能好转，女性月经正常等。

第七个阶段，来访者可以不再需要治疗性谈话。来访者可以把治疗室中概括的经验带到现实世界中，不再需要治疗者。来访者已能在任何时候都对独立自主和深入体验自己的全部经验充满信心。

治疗的结果，是来访者变成了一个较少防御性和更多对经验抱着开发态度、协调一致的人；一个对自我有更清晰的认识，也更加现实的人。

三、适应证和评价

以人为中心疗法适用于治疗有某种心理问题的正常人或轻度心理障碍病人，如人际关系问题，个人成长发展问题、社会适应不良、某些神经症的病人。以人为中心疗法对心理治疗领域的一个主要贡献是令人信服地提炼出良好的治疗关系是治疗变化的要素，这已经成为现代治疗实践的共同基础。我们相信来访者具有自我指导能力和自我负责能力，只要治疗者怀有这样的信念去对待来访者，这种氛围就会创造一种推动的力量，推动来访者发生改变。以人为中心疗法特别强调治疗者本人的人格和态度的作用，而不是方法技巧的运用。另外，在医学诊断方面，来访者中心疗法不主张对障碍进行分类，有排斥诊断和评估的倾向，这可能妨碍了其在临床实践中的应用。

（曾　勇）

第五节　森 田 疗 法

森田疗法（Morita therapy）是由日本森田正马博士（1874—1938）从他亲身的神经症体验和多年的医疗实践中总结出来的。从 1919 年以来，一直应用于临床，在国际上具有一定的影响。现简介其内容。

一、概况

森田疗法的基本理论包括四个方面：

（一）神经质

森田疗法主要适用于神经症，森田把神经症称之为神经质，按其症状分为三种：

1. **普通神经质（所谓神经衰弱）**　这一类的神经症主要表现为失眠、头痛、头重、头脑不清、感觉异常、易兴奋、易疲劳、脑力减退、乏力、胃肠功能障碍、不必要的忧虑、性功能障碍、眩晕、书写痉挛、耳鸣、震颤、记忆力减退、注意力涣散等症状。

2. **强迫观念症（包括恐惧症）**　主要是对人恐怖（赤面、对视、自己表情恐怖等等），不洁恐怖、疾病恐怖、不完善恐怖、卒倒恐怖、被嫌疑恐怖、不吉祥恐怖、锐器恐怖、高处恐怖、杂念恐怖、查考癖等等。

3. **发作性神经症（焦虑症）**　表现心悸亢进发作、焦虑发作、呼吸困难发作等等。

（二）疑病性素质

森田认为，神经症发生的基础是疑病素质。所谓疑病素质是指对自己的心身过分担心，特别敏感。在某种情况下，把任何人都常有的感受、情绪、想法过分的认为是病态，并对之苦恼、关注。其实人人都会有不适体验，神经质的人只不过是感觉过强而已。森田认为神经质是一种先天性素质，是一种侧重于自我内省的疑病素质。

（三）生的欲望和死亡恐怖

森田认为神经质的人"生的欲望"过分强烈,他所指的生的欲望包括希望健康的生活、更好的生活、被人尊重、希望成为伟大的人、向上发展等。由于神经质的人生的欲望非常强烈,所以死的恐怖也非常强烈,形成生与死的矛盾观念。其表现是怕失败,怕疾病,怕种种有价值的东西失去等,可以说这是神经质者所特有的心理病理学基础。

（四）精神交互作用

由于精神过度紧张,心身可能出现某些一过性不适感和轻度功能障碍(如紧张时失眠、心悸、头昏、口吃等等),对这些现象如不特别注意,常可自行消逝。但神经质的人往往把这些现象误以为是"病态",过度的注意这些"病态",并企图排除这些"病态",形成恶性循环,这就是森田所说的精神交互作用。正是由于精神交互作用使这些一过性不适感和轻度的功能障碍在心理上不断进行放大、终于形成神经症症状,症状一旦形成之后,病人又过分注意与担忧,由此产生的紧张、焦虑、悲观等不良情绪及疑病观念与症状恶化互为因果的恶性循环。

二、方法

森田疗法的重点在于改变疑病性素质,打破精神交互作用,消除心理矛盾。

（一）治疗原则

1. 顺其自然　他曾肯定地指出:"对神经质的治疗,听其自然好了,听其自然以外没有别的办法,必须听其自然。"顺其自然的主要含义是:病人要老老实实地接受症状的存在及与之相伴随的苦恼焦虑,认识到对它抵抗或用任何手段回避、压制都是徒劳的。

2. 为所当为　病人要靠原来就存在的求生愿望进行建设性的活动,即一面接受症状的现状不予抵抗,一面进行正常工作和学习活动。总的来说,是要病人不把症状(躯体的、精神的)当做身心的异物,对它不加排除和压抑。这样就破除了精神交互作用,症状也因而减轻以至消失。

（二）治疗方法

1. 住院式森田疗法　森田疗法的基本方法是住院治疗,分为四期治疗:绝对卧床期,轻作业期,重作业期,生活训练期。在让病人接受森田疗法之前,首先向病人简要地介绍森田疗法的治疗程序,以消除病人的顾虑,增加病人自信,取得良好合作。住院森田疗法要求单人房间,环境安静优雅。

【第一期】

第一期为绝对卧床期,要把病人隔离起来,禁止病人与他人会面、禁止谈话、看书、听收音机、看电视、吸烟及其他娱乐活动。除进食、洗漱、大小便以外几乎绝对卧床。其主要目的是使病人体验到只要让烦恼任其自然,那么烦闷和痛苦就会逐渐消失。

一般情况下,最初情绪可暂时安定,随着绝对卧床时间的延长,会出现各种想法,产生静卧难以忍受的状态。继而病人还会出现一种无聊的感觉,总想起来干点什么的愿望。这就是无聊期。这就是森田先生所说的"烦闷即解脱"的理论。

绝对卧床期为 3～7 天;一周没有效果的,可延长至 10 天或 2 周。森田认为绝对卧床期对失眠、焦虑和苦闷的病人有明显疗效。

【第二期】

第二期为轻作业期,同样禁止交际、谈话、外出,每日卧床时间限制在 7～8 小时,但白天一定到户外接触空气和阳光。此期开始写日记。此期主要是促进病人心身的自发活动,病人为了个人健康,越来越渴望参加较重的劳动,以此为标准转入第三期。

轻作业期一般为 1 周左右。此期可以做一些轻微的活动和劳动。要求病人每晚写治疗日记。轻作业期一开始,病人体验到一种从无聊中解放出来的愉快情绪。由于病人解除了对症状的关注,症状的感觉减轻、对劳动等行动越来越感到兴趣,渴望得到较多较重的工作。

【第三期】

第三期为重作业期。让病人可随意选择各种重体力劳动,如拉锯、田间劳动、庭院劳动、手工等等的工作。与此同时加上读书的内容。此期主要指导病人在不知不觉中养成对工作的持久耐力。有了自信心的同时,使病人反复体验对工作成功的喜悦,以培养其勇气,唤起对工作的兴趣,培养忍耐力。学会对症状置之不理,进一步将精神能量转向外部世界。在强化外在行为的同时理解人类心理的自然状态。此期1～2周为宜。

【第四期】

第四期为生活训练期(社会回归期)。此期进行适应外界变化的训练。允许回到原单位或在医院参加某些较为复杂的工作,晚上回到病房,坚持记日记。使病人在工作、学习、人际交往及实践中进一步体验顺应自然的原则,为回归社会做好准备。生活训练期为1～2周。

2. **门诊式森田疗法** 森田疗法的治疗原则是"任其自然地接受情绪,把应该做的事作为真正的目的和行动的准则"。即所谓的"顺其自然"。就是说对情绪或症状任其自然,无论怎样都要像健康人那样去行动是最重要的。门诊治疗也让病人写日记,医师用评语进行指导。日记上不主张诉说主观的苦恼,仅叙述每天良好的生活体验和认知体验。门诊可以通信治疗,生活指导,安排训练计划等,都会获得充分的效果。也有仅读森田疗法科普书籍而治愈的病人。

三、适应证和评价

森田疗法适用的年龄为15～40岁。多以住院为主,门诊治疗只适用于轻症。森田疗法的适应证包括强迫症、疑病性神经症、焦虑性神经症和自主神经功能紊乱。抑郁神经症最好结合药物治疗。神经症症状是多种多样的,不一一列举。只要灵活运用森田原理,就可以收到良好的治疗效果。

森田疗法也有其自身的局限性,例如,由于森田疗法不进行心理分析,所以对于人格障碍或深层次创伤的来访者是不适用的。此外,有许多来访者由于无法忍受治疗期间的痛苦而放弃治疗。

(杜玉凤)

第六节　暗示和催眠疗法

一、暗示疗法

(一) 概况

暗示疗法(suggestion therapy)是指治疗师有意识的使用暗示去影响或改变个体的行为,以消除或减轻疾病症状的方法。许多研究表明暗示的确可引起人的生理和心理变化,但暗示治疗对疾病产生治疗作用的机制尚不完全清楚。

每个人都具有一定的可暗示性。但接受暗示的能力有所不同。它取决于发出暗示和接受暗示双方各自的智力、体力、职业能力、社会地位、年龄等多种因素。对暗示治疗来说,接受暗示的条件一是病人对暗示的敏感性;二是治疗师的权威性。暗示的敏感性可因个体高级神经活动的特点和人格特征而异。治疗师的权威性则由于其知识、能力、地位等对病人来说是天然的。暗示的敏感性和权威性是相互影响的,它们使暗示在人们不知不觉中产生作用。

人具有接受暗示的能力,同时也具有反暗示的能力。一般来说,人的可暗示性有三道防线。一是逻辑防线,对于它印象上认为不合逻辑动因的,一概挡驾;二是感情防线,对于不能够达到创造信任感和安全感的一律挡驾;三是伦理防线,凡是与个人道德原则相矛盾的暗示不能被接受。所以暗示疗法不是要突破这三道防线,而是要与它们协调,引起心理上的共鸣。

（二）方法

暗示治疗可利用的方法很多,有随意性暗示("你可以")和命令性暗示("你必须");肯定暗示("感觉良好")和否定暗示("不会头痛");直接暗示和间接暗示;言语暗示和非言语暗示等。暗示治疗既可在催眠状态进行,也可在觉醒状态进行。觉醒状态的暗示又可分为自我暗示和他人暗示。然而不管采用什么暗示治疗,都要依据暗示心理原理实施。因此暗示治疗应注意以下几条原理:

1. **建立和谐与合作的关系**　这是暗示有效的重要前提。以温暖、理解、关心和尊重的方式与病人相处会减弱防御并产生暗示所需的信任气氛。治疗师行为举止要自信,慎用"也许"、"可能"、"大概"等让病人感觉你缺乏自信的词。

2. **重复暗示**　多次重复是暗示的经典原理。反复集中注意于一个目标或想法,它就趋于实现。

3. **反作用定律**　主要针对暗示产生的生理效应。指个人越是有意识地努力做某件事就越难获得成功。因此,暗示应强调想象而不是求助意志来引起治疗变化。

4. **支配效应定律**　强烈的情绪倾向往往比微弱的情绪有优先权。因此,把暗示与优势情绪相联系会更有效。治疗师通过讨论病人期望的目标激发病人接受暗示的动机,采用"苏格拉底法"诱导病人形成心理上的接受定势或紧张和期望状态,将病人产生强烈的情绪与暗示联系起来。

5. **个体化原理**　暗示治疗要考虑病人的自我概念、人格、价值观、兴趣和爱好等因素,灵活运用暗示。例如,暗示时,把病人的语言融入暗示中,让病人感觉这些观念更相容、更适宜,产生深刻持久的印象。灵活运用表示完全接受病人所发生的一切,然后使用、替换并改造这些事情的重要性。例如,病人以疲倦的方式打哈欠,治疗师可以说:"你是否注意到,哈欠过后你的全身如何更放松?"

二、催眠疗法

（一）概况

催眠疗法(hypnosis therapy)是运用暗示的方法使病人进入一种特殊的意识状态,从而解除和治疗病人的心身问题的心理疗法。催眠是一种意识清醒,同时身体完全放松和专注的状态,被催眠者可以自主控制自己,可以随时交流、谈话,整个过程当中意识和潜意识都会活跃起来,更好地发挥出潜意识的能力。

处于催眠状态的人暗示性会明显提高,此时,病人与医师保持密切的感应关系,会不加批判的接受医师的暗示指令,从而达到治疗的目的。催眠疗法作为一种治病技术,可以追溯到远古时代。那时僧侣治病,主要靠催眠和语言暗示。在心理学历史上,最早施行催眠疗法的是奥地利医师麦斯麦(Franz Anton Mesmer,1734—1815)。他设计了著名的磁气桶装置,向病人输送磁气,达到治病的目的。19世纪上半叶,英国的Braid(1795—1860)提出催眠是一种人为引发的睡眠状态。因此,他借用希腊语Hypnus(睡眠)的含义,创建了催眠术(Hypnotism)一词。

催眠疗法现在广泛地运用于医疗和心理治疗。实验室和临床研究证明它在控制疼痛、消除恐慌和改变不利健康的生活习惯等方面有不同凡响的疗效。催眠为什么会产生如此效果?许多学者从心理学、生理学的角度提出许多理论假说。心理学方面的解释,有南锡学派的暗示说,即催眠是受暗示而产生的一种现象。还有Charcot医师的病理性神经活动的产物说,即催眠是人为地诱发病人的歇斯底里发作状态。精神分析对催眠的解释是一种精神倒退的表现。Ernest Higard提出,催眠是一种分离现象,是不能进入意识的一个意识过程。巴甫洛夫认为,催眠是一种条件反射。当个体置身于与睡眠相似的情境中就会出现与睡眠类似的反应。至于催眠与睡眠的区别就在于前者的高级神经中枢是一种选择性抑制,而后者是弥漫性抑制状态。

催眠看起来像睡眠,但其脑电图(EEG)模式却不同于睡眠的任何一个阶段。被催眠的人大脑始终保持清醒,只是正常的计划功能下降,精神高度集中,注意有高度选择性,他们对外界刺激不反应,但对催眠师的一切要求,包括言语暗示都极端敏感。被催眠的人很容易做到角色扮演,往往沉浸在暗示给他的角色中。催眠之所以能够成为一种治疗技术,某些学者认为:第一,催眠与自然睡眠一样,是大脑的保护性抑制,是神经系统得到休息并恢复其张力的一种重要方法。第二,催眠通过激活或关闭特定的脑区,对整合信息进行筛选和解释,使机体接受催眠师提供的信息,从而达到改变认知和消除疾病的目的。

(二)方法

一般说,催眠疗效如何在很大程度上取决于病人的催眠感受性。催眠感受性是指受术者对催眠暗示性刺激量的敏感程度或者进入催眠状态的难易程度。容易进入催眠状态者,其催眠感受性强,反之则低。掌握受术者的催眠感受性是催眠师成功的主要秘诀,也只有在施术前了解影响催眠感受性的各种因素,才能因人施治。研究表明大约有10%～15%的成年人容易接受催眠,而20%的人不易受催眠暗示的影响。其他的人则介于两者之间。一般爱幻想、空想、容易被任务吸引的人是催眠的理想人选。确定病人的催眠感受性有很多方法,可用测量催眠感受性的标准化量表,也可采用嗅觉检验法、后倒法、注视转睛法、闭眼法、躯体摇摆法等操作。催眠师可以根据自己的需要或习惯选择。催眠治疗的环境要求安静、温暖、光线比较昏暗、陈设简洁。诱导催眠的方法很多,譬如放松法、凝视法、倾听法、抚摩法、观念运动等,催眠师选用何种方法,要考虑病人的人格特征。不管采用什么诱导方法,催眠师通常从描述病人正在进行的行为开始,以便让病人产生一种控制的印象。然后催眠师可能鼓励他希望的行为,以便诱发一种改变状态。诱导的实质是从描述转向暗示。

催眠治疗成效如何在于病人的参与。首先,病人的兴趣、爱好、建议以及他们认为最有效的方法是你必须掌握的。因为你的催眠风格与病人的期望是否一致决定催眠的成功率。其次,你可以用点头、手指意念致动或漂浮感这些形式获得病人非语言反馈,作为监测进步的信号。例如,催眠师暗示"如果你的无意识心理愿意接受这个观念,你的'是'的手指会漂起来向我示意"。以这种方式你能够确定暗示的接受性以及是否存在阻抗。最后,有些信息不能通过非语言反应传达,要求病人在催眠状态中与催眠师进行言语上的交流。为了防止言语会"减弱"催眠程度,可以使用暗示减少对催眠程度的"减弱"。例如,你暗示:"你可以在催眠状态中说话,正如你晚上梦中说话一样不会醒来"。

催眠治疗即将结束要将病人唤醒。唤醒的过程要按程序进行,首先要强化治疗时给予的关键性暗示,然后解除对机体的静止状态的暗示,再给予醒后身心愉快的暗示。常用的唤醒方法有计数法、拍手暗示法、敲钟法、定时法等。病人清醒后,要与他进行谈话,了解他对催眠治疗的感受,检查催眠中给予的暗示信息是否起作用,唤醒前注意的事情是否已经注意了。

(三)适应证和评价

催眠治疗是一种经济而行之有效的心理疗法,主要用于治疗各种神经症(如抑郁症、焦虑症、恐惧症等)、心身疾病、功能性疼痛、性功能障碍、心因性遗忘及嗜烟酒不良行为等。催眠疗法既可独立使用,也可与其他心理疗法联合使用。不但可以用于临床,也可以用于非临床,如改善个人的记忆力等。

(杜玉凤)

第七节　家庭治疗

一、概况

(一)概念及发展简史

家庭治疗(family therapy)是以家庭为干预单位,通过会谈、行为作业及其他非言语技术去改变家庭成员间不良的互动方式,进而从根本上解决个人的问题、消除心理病理现象、促进个体和家庭系统功能的一类心理治疗方法。

个体治疗取向的治疗模式以个人问题为重心,重点收集与来访者有关或来访者所陈述的资料,收集的资料往往局限在来访者对自己问题个别的感受和看法。虽然也会询问来访者家庭背景的情况,但一般不在现场进行观察,家庭系统也并不纳入治疗干预的范围。

而家庭治疗认为个体的行为问题和情感上的痛苦只有被放入人际系统内去观察才能完全被理

解。家庭治疗会细致地探讨该来访者重要生活脉络之间的互动关系,详尽地收集家庭中发生的事件。治疗师通过家庭会谈,可以观察到来访者与重要家庭成员之间的互动模式、亲密性以及各种冲突表现,了解其他家庭成员对来访者症状(烦恼、行为问题)产生的解释和看法,寻找导致或维持问题的家庭系统的原因,并在此基础上通过扰动整个家庭系统来达到治疗作用。

某种程度上,和个体治疗相比,家庭治疗师好似使用了"放大镜"从更宽广的视角观察和处理来访者的问题。家庭治疗的系统思维充分体现现代医学的生物心理社会医学模式,强调心与身、人与环境的统一。其优点在于:①整体观念,多层次、全方位看问题,避免片面性;②价值取向从病理心理学到积极心理学,避免缺陷取向、求全责备、苛求完美、悲观主义;③发展观,避免静止看问题、只看横断面的问题、只看既往的或既有的问题;④工作重心从矫治缺陷到动员、发展资源,重视预防与康复。

家庭治疗在20世纪50年代起源于美国。代表人物多数是精神科医师、精神分析治疗师,以及一些文化人类学家、心理学家、社会工作者、传播学者,包括阿克曼(Nathan Ackerman)、利兹(Theodore Lidz)、温尼(Lyman Wynne)、以贝特逊(Gregory Bateson,1956)为代表的Palo Alto家庭治疗小组、鲍温(Murray Bowen)等,他们从不同的研究角度,对家庭结构、功能或家庭动力提出不同的理论阐述,发展了各自的治疗方法。进入21世纪以来,家庭治疗仍在不断进步和发展,各种流派的界限日益模糊,趋向于整合,家庭治疗也逐渐吸纳、结合家庭治疗以外的其他心理治疗的理论和方法。同时,家庭治疗体现的系统思想也影响了个别治疗、团体治疗、心理治疗督导。近年来家庭治疗的应用范围越来越广,除了精神卫生和心理咨询机构外,在心身疾病治疗、儿科疾病、医院管理、企业员工辅助计划(employees'assistance program,EAP)、高管人员心理培训等领域中都得到了应用。

1988年,系统家庭治疗(systemic family therapy)由德国的史第尔林(H. Stierlin)和西蒙(F. B. Simon)正式介绍到中国,是近年来国内较为普遍应用的家庭治疗方法。近年来,结构式家庭治疗(Structural Family Therapy)、萨提亚家庭治疗模式(Satir Family Therapy Model)、叙事治疗(Narrative Therapy)等也得到了推广和应用。

近几十年来中国经济和社会结构处于急剧变化之中,个人的生活方式和价值观也发生巨大变化,许多家庭矛盾和问题愈发凸显,对个人生活和心理健康产生了重大的影响。所以,家庭治疗有了越来越广阔的用途。

(二) 理论要点

1. 系统和"系统(式)思维"(systemic thinking)　系统是自我组织、自我生产、自我修复、自我复制着的生存单元。家庭就是一个系统,其成员间的关系更加复杂,存在冲突、斗争、联盟、合作等多重、交互的关系,系统中的任何成分不可能孤立运作;与系统的概念相关,系统(式)思维是指一种观察、描述的方法。它从某成员与其他成员的关系和互动出发,而非单向的、直线式的因果关系,来解释问题的发生。系统式的观察方法总要把个体行为与一种具体情境和整个观察框架联系在一起,从个体的行为中发现其人际意义。

2. 控制论(cybernetics)　麻省理工大学数学家Wiener(1948)创立,控制论在家庭治疗中的应用是研究家庭系统内部的调节机制,其核心是反馈圈(feedback loop),反馈是系统获得必要信息以维持稳定的条件,家庭稳态在大量循环往复的反馈中得以维持。反馈包括系统内部以及系统与外部之间的信息传递。

3. 建构主义(constructivism)　最早的提出者Kelly(1955)认为:没有人能够完全拥有真理,每个个体通过自己对环境的独特建构来赋予世界意义,现实(真理)是由个体心理创造的,并在此基础上采取行动和对未来作出预测。治疗过程不过是治疗师运用自己的知识和经验,帮助和带领来访者"重构(reconstruct)"的过程。理想的情况下,在治疗师和家庭成员分享意见且相互尊重的情况下,通过对话,新的现实便会得以"构建"。如:一个经常头痛发作的患儿,其实是通过"头痛"吸引父母的关注,试图挽回父母即将破裂的婚姻。

家庭治疗中的一些基本概念：

1. 索引病人（index patient，IP） 也可称为"被确认病人"（identified patient），呈现的问题是家庭成员相互作用的结果，家庭本身才是"病人"。改变病态现象不能单从治疗个人成员着手，而应以整个家庭系统为对象，通过会谈和行为作业传达信息，以影响家庭结构、交流和认知特点，改善人际关系。

2. 中立（neutrality） 最早由系统式流派的米兰小组提出。狭义的中立是指治疗师在治疗过程中不偏向于家庭中的任何一方、或不与任何一方"结盟"，与各方都保持"动态的等距离"。广义的中立还包括治疗师对于导致疾病发生的假设保持动态的、开放的视角和态度，对于病人症状的改善保持平和的心态，不急不恼、循序渐进、有条不紊地实施治疗。

3. 资源取向 和"缺陷取向"相对。指在家庭治疗中减少对过去"障碍"、"病态"的关注，通过理解症状的功能意义，将视野扩展到"病人"所拥有的健康资源，促成病人主动影响症状的责任能力，将病人和家庭引向未来的新生活模式。

4. 家谱图（family diagram） 以图的形式描述家庭症状呈现者从祖父母到本人三代人的血亲关系和婚姻关系。一般而言，家庭图谱可以包括以下这些信息：家庭成员之间的关系、亲近程度、重大疾病史、生育史（分娩、出生或流产）、重大生活转折（如死亡、结婚、离婚、经济或法律纠纷等）。通常情况下，家庭成员在治疗师帮助下可以通过家谱图得到一些领悟，家谱图也可以帮助治疗师更直观地了解来访者的家庭系统和历史脉络、以及家庭生命周期的发展阶段，并可形成一些基本的假设，一目了然发现他们过去没有发现的问题。

二、方法

（一）一般治疗程序

1. 接案—治疗准备阶段

（1）澄清转诊背景：了解不同家庭成员对 IP 当前问题的定义和解释；对于本次求助的看法，本次来诊治的动机、期待；既往求助的经历及主要结果；由什么渠道、什么人转诊而来。

（2）达成治疗协议：治疗师在治疗之初将家庭治疗的性质作简要解释，以口头或书面的形式与家庭成员达成治疗协议。

（3）建立起初步的治疗关系：在技术和理论发挥其作用之前，关键是建立关系，治疗关系的好坏是最重要的疗效影响因素。因此，在治疗早期，尤其是治疗关系不够牢靠的情况下，不要急于做扰动性较大的干预，以免引起阻抗。

2. 治疗阶段

（1）探索问题背景和家庭关系现实：包括家庭的社会文化背景、家庭在其生活周期中的位置、家庭的互动模式及其和问题/症状的关系、家庭应对问题的办法及效果等。

（2）建立治疗焦点：很多时候来访家庭需要解决的问题不止一个，治疗师和家庭需要去协商本次治疗要解决的问题有哪些，并且决定最先处理哪个问题、其次处理哪个，确定一致同意的"问题优先等级"。

和西方国家相比，中国家庭中存在的代际关系界限较模糊、夫妻情感交流较少、亲子沟通内容的开放性较低、父母对子女的控制性偏高等情况，常常是家庭治疗干预的靶点。

（3）形成假设：针对每一个治疗焦点，治疗师对引起问题的家庭关系、交流互动模式、问题维持因素等形成自己的看法和假设。

（4）规划治疗目标与任务：针对形成的假设，通过特定的干预技巧引起家庭系统的变化，创造新的交互作用方式，促进个人与家庭的成长。

3. 结束阶段 通过一系列的家庭访谈和治疗性作业，家庭问题已得到"改释"，成员间的交流已趋明晰而有效，家庭成员独立性得到发展，关于家庭的未来景象形成了共识，发展了新的有效的应付机制,即可结束家庭治疗。一般在接近结束阶段应延长两次访谈间的间隔。

4. 治疗的时间安排 系统家庭治疗是"长间隔的短程治疗"。治疗师每隔一段时间,与来诊家庭中的成员一起面谈。每次历时 60 ~ 90 分钟。总访谈次数一般在 6 到 12 次。超过 12 次仍未见效时,应检查治疗计划并重新评估该家庭是否适合此种形式的治疗。总时间长度一般在 6 到 8 个月内。若仅仅以解决症状为主,治疗需时较短;若希望重新塑造家庭系统,则需要加长疗程。

(二)言语性干预技术

1. 循环提问(circular questioning) 系统家庭治疗中最重要的提问技术,也成为"循环催眠"。就是同一个问题,轮流反复地请参与的家庭成员回答,由意大利的"米兰小组"发展成熟,该种类型提问可以贯穿治疗性会谈的相当大一部分时间,可以应用于早期的收集信息阶段,也可以用于后期的干预阶段。

在反复的循环提问过程中,在被提问者和听者那里制造了信息差异,会引发家庭成员对于差异的思考和领悟,因此该技术具有很强的启发性和暗示性(催眠)。更重要的是,当事人逐渐领悟到某种行为(症状)的出现是有情境条件性的,并非总是所谓"生物学原因"导致了不可自控的症状,教会各成员以循环因果的而不是以直线因果式的观点看待问题。

这种看似间接的方式对于治疗师保持中立(neutrality)也很重要,在不直接与"行为当事人"直接对质、交锋的情况下,就可以通过别人的话语传达自己要说的意思,起到了干预的效果。循环提问也可以作为以下提问方法的基本形式。

2. 差异性提问(difference-making questioning) 即询问在不同情景下症状发生的频率和严重程度是否有差异,从而使当事人受到启示——症状性行为的出现是有条件性的。尤其注意提问"例外情况"。如:"孩子在什么情况下紧张的感觉很轻或几乎没有?"、"孩子跟谁在一起的时候比较开心?"、"请你们比较一下,孩子在什么情况腹痛比较少出现,是放假在家休息的时候,还是在学校期间或者每天快要上学的时候?"。

3. 假设提问(hypothetical questioning) 基于对家庭背景的了解,治疗师从多个角度提出对症状发生原因进行假设的提问,这类提问主要指向过去。如:"请你们二位设想一下,要是这孩子没有那些阵发性的气喘症状,你们在两年前提起的离婚问题今天大概会发展到什么地步了?"。这些假设须在治疗会谈中不断验证、修正,并逐步接近现实。治疗师通过假设提出看问题的多重角度,给家庭照镜子,使得他们将病人的病态行为与家庭人际关系联系起来。有助于家庭行为模式改变,促进症状缓解。

4. 前馈提问(feed-forward questioning) 未来取向的提问,通过刺激家庭形成对于未来的人、事、行为、关系等的计划,将对病态行为的积极赋义投射到将来,故意诱导这些计划成为将会"自我应验的预言"。如:"请你们想象一下,比如说我们今天的治疗奏效了,就像有一个魔法师给你施了魔法,你很快恢复了,那你完全康复会像什么样子呢?";或者反过来,让有关人员设想在存在诱发因素的情况下如何使不合意的行为再现,以诱导针对这些因素的回避性、预防性行为,这类提问又称为"预防性提问"。例如,"以你们对这孩子的了解,你们估计他为了得到那些当病人的好处,会在什么时候有下一次发作?"

5. 积极赋义(positive connotation)和改释(reframing) 是一种帮助家庭成员改变看待问题角度和观念的技术,即对当前的症状和问题从积极的方面重新进行描述,挖掘症状积极、有利的一面,放弃指责的态度。正所谓"横看成岭侧成峰"、"塞翁失马,焉知非福"。

例如,当一个家庭存在明显的亲子冲突,给父母带来了烦恼,经过家庭访谈发现代际关系模糊,人际边界分化明显不足时,可以向父母解释说:"虽然你们认为孩子很逆反、难管教、不爱听你们的意见,确实给你们带来了很多烦恼。但从另外一个方面说明孩子成熟度比较高,是一个有主见、有思想、有个性、以及独立性比较强的孩子,他通过这样的所谓'逆反'正在寻找和成为他自己。如果培养得当,这样的孩子长大以后能够独当一面,不会轻易受别人影响和左右。等你们老了,很多事情不能帮他出主意、想办法的时候,他能够自己解决问题,才能更好地在这个社会上生存。因此,应该说孩子的'逆反'从另一个角度来说是件好事。而且你们之间的冲突正好提醒你们:需要学习如何和这个年龄的孩子打交道的方式和技巧了,做父母也要与时俱进。"

(三) 非言语性干预技术

1. 艺术性治疗　指在治疗中使用摆姿势、讲故事、演戏剧、绘画、舞蹈等治疗形式,使得家庭成员更直观地、感性地去洞察自身家庭的关系模式,更清晰地看到自己,从而产生新的体验和认知。艺术性治疗方法往往比单纯的语言沟通更直观和有效。常用的技术包括如家庭雕塑(family sculpture)、"星座排列"、心理剧、绘画分析等。

以家庭雕塑为例,治疗师会邀请某位家庭成员当"塑造家",根据他自己的观点和理解,来决定每个家庭成员的位置、和他人的距离以及呈现的躯体姿势,最后呈现的场景就代表着他对家庭关系的认识。有时,"雕塑"现场家庭成员的姿态和表情可能显得非常夸张,但所展示出的空间、姿态、距离和造型等非言语因素却很能生动、形象地再现家庭成员之间的互动关系和冲突情况。

2. 设置边界　是指治疗师打开或关闭家庭亚系统之间或家庭与其他社会系统之间的界线,以维护系统内部既相互依赖、又相对独立的平衡,保证家庭功能良好。对于过于缠结、分化不足的家庭,需要强化个体间的界限。如在治疗现场,治疗师会邀请紧贴母亲的儿子移到另外一个位置上,把夫妻子系统与孩子之间的边界设定得更明晰。

3. 外化技术　来自于叙事治疗的治疗技术。该技术的第一步就是给问题取个名字,主要理念是将问题和个人分开,更方便探索问题带来的影响、以及和家庭成员之间的关系,以使得治疗师和家庭更清晰地了解困扰家庭的问题。如患儿将自己反复心慌的症状外化为"一颗变形的毛绒心",治疗现场可以使用道具代表这颗"心",并把它放在单独的一把椅子上。

4. 家庭作业(homework assignment)　治疗师为了将干预效应延续至访谈后,留给家庭较长的间歇期(可长达数周左右),使其有较充裕的时间发生变化。在此期间会安排一些任务让家庭成员共同完成。目的在于使治疗师的干预信息通过行动、通过隐喻深入人心,使家庭成员能利用自身的资源和动能,实现其家庭关系出现良性互动和发展。

有些家庭作业内容通常显得出其不意、有悖常理,有些直接指向靶症状,或看似与当前问题没有直接关系,是通过影响家庭的认知、互动行为而间接起作用。但须注意的是,布置这些扰动作用强大的作业需要有良好的治疗关系作为基础,否则很容易引起阻抗、治疗关系中断。

(1) 悖论(反常)干预(paradoxical intervention)与症状处方(symptom-prescription):要求病人故意保持或"加重"症状行为。这是"以毒攻毒"的治疗技术,往往可以通过幽默轻松的方式减轻病人因症状引起的焦虑情绪而缓解症状,或者通过夸大症状使得家庭明白消除症状的必要性,常常可以迅速控制适应不良行为。

(2) 单、双日作业(homework for odd-numbered and even-numbered days):要求家庭在星期一、三、五和星期二、四、六作出截然不同的行为。比如让母亲在单数日用以往的方法管教孩子、在双数日让孩子自己管理自己。或者母亲在单数日、父亲在双数日管教孩子。通过执行这一方法让家庭意识到不同情景下的差异,对适应不良行为的原因产生顿悟。从而促进原有家庭互动模式的改变和不良适应行为的退化。

(3) 记秘密红账(keeping merit-accounts):针对"缺陷取向"的行为如"记黑账"、"说坏话"而设计。令家庭成员秘密地相互记录对方(或其他人)的好的表现,不准记坏表现和症状,直到下次会谈时才由治疗师当众宣读。

三、适应证和评价

家庭治疗对于儿童青少年的非精神病性障碍往往有明确指征,一般要作为基础性的治疗,如亲子冲突、学习困难、厌学、交友问题、情绪行为问题、躯体化症状、进食障碍等;此外,也适用于婚恋关系问题的咨询;对于成年人和精神病性病人,家庭治疗也是一种有益的补充,可以帮助探索症状的"源头",或调动更多资源给病人以支持。家庭治疗的适用范围还包括:

（1）家庭人际关系冲突,特别是通过个体治疗不能解决的人际冲突;

（2）某个家庭成员呈现"症状",但反映家庭系统有问题;

（3）个别心理治疗没有达到预期在家庭治疗中应有的效果;

（4）家庭对个体治疗起到了阻碍作用;

（5）家庭对于患病成员的忽视或过分焦虑;

（6）家庭中有一个反复复发、慢性化精神疾病病人的家庭。

禁忌证是相对的,只有重性精神病发作期、偏执性人格障碍、性虐待等情况,不首选家庭治疗。

家庭治疗的不足在于:当来访者文化水平较低,或难以理解治疗师的意图时,较难取得效果;有的治疗模式并不提供确定的"解决方案",易使求助者产生失望情绪。

（康传媛）

第八节　团体治疗

一、概况

团体心理治疗(group psychotherapy)是一种由治疗者有目的地把有共同目的或同类心理问题的人组成一个团体,在团体情境中通过建立特殊关系和谈话达到治疗目的的心理治疗形式。团体心理治疗与个体心理治疗都向来访者提供了温暖舒适的环境,使用一些共通的咨询技术来帮助来访者实现自我的整合,并且遵循了一致的伦理道德。与个体心理治疗相比,团体心理治疗的侧重点有所不同,以及具备一些个体心理治疗不具备的特长。在团体心理治疗中,人际互动有着更大的广度,来访者能够得到更丰富、饱满的体验,在互动当中体会到温暖、接纳。个体心理治疗擅长解决个体成长、情绪等方面的深层问题,而团体心理治疗在解决人际关系问题上具有优势,同时,团体心理治疗也是一种省时省力、高效率的治疗方式。

团体心理治疗始于美国医师普拉特(Pratt JH)在1905年对结核病人实施的团体教育,他采用介绍医疗常识,激发病人信心,开展团体讨论等方法,帮助病人克服不良情绪,树立康复信心。在此后的30年,团体心理治疗虽没有重大的发展,但是仍有一些人对团体治疗发生兴趣,并分别创立了一些专门用于团体治疗的方法,为20世纪40年代团体治疗的大发展创造了条件,如Burrow T认为精神分析忽视个人与社会的关系,遂于1925年开始实施团体精神分析。20年代Mareno JL在美国创立了心理剧(psychodrama)和社会剧,并提出了角色扮演(role playing)和团体成员之间情感互相作用的概念,1930年他首次使用了团体治疗这一术语。第二次世界大战后,由于战争压力造成的心理问题骤增,有限的精神病学家和心理学家不能满足社会需要,促使经济、简捷、高效的团体心理治疗快速发展,出现了家庭治疗、交往分析、自我训练等多种团体心理疗法。1943年一些团体心理治疗家在美国成立了团体心理治疗学会(AGPA),接着在1950年创办了团体心理治疗杂志。50年代以后,专业团体心理治疗工作者大幅度增加,专业文献也大量增多,成为心理治疗工作中的一支重要力量。

团体心理治疗的治疗机制包括以下几个方面:

1. 团体的情感支持　团体的情感支持包括这几个方面:

（1）被他人接纳:一个人生活在社会里,假如不被家人、朋友或他人所接纳,会感到孤独,心情无所依托。团体治疗的基本功能是让参与者感到自己被团体其他成员接受而产生归属感。

（2）倾诉与发泄:一个人内心常有许多烦恼和秘密,但没有机会向人倾诉或发泄。团体治疗的功能之一,就是营造一个包容性的环境,参与者通过倾诉而获得关心和安慰。

（3）共性的发现:有的人遇到困难或犯错时,会把责任归咎于自己,或以为只有自己一人有此遭遇,从而加重心理负担。在团体治疗中,经过互相交换经验,很容易发现他人也有类似经历,也有相似的自卑感、负疚感或其他负面情绪,个体可通过这种共同性(universality)的发现而获得解脱。

(4)树立信心和希望:经过团体治疗,参与者可产生归属感,可被别人接受与关心,共同面对问题而感到放心,进而产生摆脱困境或解决问题的信心,对未来产生希望。这是团体心理治疗的基本治疗机制,也是重要的贡献。

2. 团体的相互学习   在团体治疗中,成员不仅可以交换认知经验,还可以直接观察和模仿别人的行为。团体治疗的可贵之处在于成员间可直接向他人表达自己的思想,或体验别人的经验与技巧并与自己对比,这对生活经验不多的人极为重要。

3. 团体的正性体验   对于没有体验过完整家庭温暖或亲密的亲友关系,对人际交往持负性态度的人,很需要尝试正性的群体体验。通过体验这种温暖的关系,使对人际关系持负性态度的人感受到爱,然后学会帮助别人,为他人着想,使生活更和谐。

4. 学习团体的性质与系统   通过团体治疗,团体成员能够体会团体的"系统"性质,即团体是由各个个体(团体成员)组成的整体,个体之间相互影响,而一个良性的整体需要个体协作以获得平衡。

5. 重复和矫正与"原本家庭的经验"   团体心理治疗还有一些特殊的治疗机制如重复和矫正与"原本家庭经验"。所谓"原本家庭经验"指个人小时候的家庭关系的体验。因为家庭是个人最早体验的群体,因此称为"原本"的群体经验。在团体中人际交往中,成员会呈现出早期家庭关系中的情感、模式,这些内容有的是不具适应性、需要改变的,如敏感多疑、过分讨好等。通过在团体中与其他成员的交往,被他人接纳、理解可使之获得新的体验,从而达到矫正的效果。

6. 支持体验"情感矫正经验"   团体心理治疗的另一个特殊机制就是让所有成员有"情感矫正经验"的体会。情感矫正经验认为单靠认知上的领悟不能改善问题,还必须加以情感上的矫正。最好让病人重复面对遭遇的心理创伤或面对处理的问题,在治疗师和团体的保护下重复处理,以便抛弃和纠正遗留的不良情感。

二、方法

团体心理治疗方法大致可以分为两大类。一类是着重于个体作用的团体心理治疗,另一类是着重于团体作用的团体心理治疗。

多种心理治疗方法,包括精神分析法、行为疗法、催眠疗法等,都可以在团体条件下进行。在这类团体治疗中,虽然也重视利用团体内人与人相互作用的积极一面,但主要目的还是将治疗手段直接应用于团体中的每一个人。例如团体松弛训练,目的是使每一个成员学会这一技术;再如支持疗法也可团体进行,主要采用团体教育的方式,其直接目标也是针对每一个体所存在的具体问题。

另一类团体治疗主要通过团体成员之间的各种心理接触来实现。国际上流行的各种问题小组大都属于此类。例如 T 小组或训练小组(T group)、相遇技术(encounter techniques)、心理剧(psychodrama)、格式塔小组(gestalt group)等。这一类治疗方法是在治疗师领导下,重点通过团体内部的社会心理过程,使团体成员认识并改善各种情感、人际关系以及行为方面的问题。这类团体心理治疗特别重视治疗师的社会角色作用,治疗师往往要经过特殊的培训才能胜任此项工作。此外,家庭治疗和婚姻治疗也可包括在这类团体治疗之中。

(一) T 小组技术

训练小组的最主要的作用是帮助参与者明白他们自己做决定的过程。Jones 描述过这样的一个练习:让参与者置身于一条远离陆地的游艇上,游艇正在下沉。给每个小组成员一张表,表上有 15 个条目,要求参与者达成共识,把表中对于他们能够幸存具有重要意义的条目列出来。然后,要求小组对他们的体验、领导方式的探索、冲突的解决和做决定的过程等内容进行讨论。

(二) 相遇技术

相遇技术用于增加参与者的自我意识,例如,"信任行走"(trust walk)被用来扩展知觉意识的范围和对人际关系的信任程度。参加该练习的包括一个参与者和他的同伴,这个同伴的眼睛被蒙住,要求参与者用手和胳膊搀扶他的同伴,引导他以一种知觉探索的方式行走。引导的目的主要是保护同伴,让他避开台阶、树或墙之类的危险,并促使他以非言词的方式去探索各种各样的气味和物品的质地。双方调换角色,然后讨论他们的感受。

（三）心理剧技术

心理剧利用多种多样的角色扮演技术,帮助当事人作为演员,把他们自己的问题通过戏剧的方式表现出来,通常是以某种心理冲突情境下的自发表演为主,这种方式有利于增加他们对自身冲突的理解。在表演当中参与者的人格特征、心理冲突、人际互动模式等都会慢慢呈现出来。作为一种咨询技术,角色扮演常常帮助当事人更好地宣泄情绪、去审视自己和其他人。例如,它可以用来实地演练那些对当事人来说存在困难的社交场景。角色扮演甚至可以由指定的工作人员在某个小组场景中加以运用。除了角色扮演以外,心理剧常用的技术还有角色训练、角色交换、替身、独白、镜像法、未来投射、附加现实等。

（四）格式塔小组

格式塔小组治疗方法用于强化和澄清小组成员的意识体验。这类练习的做法之一是引出语言与人格二者之间的联系。例如,告知参与者,个人化的语言是使用"第一人称（我）的陈述"。治疗师可以帮助参与者意识到他们是怎样使用语言来贬损自己的各种体验的,比如,使用语言来否认他们的能力和责任。使用"但是"这个词,通常把说话者先前的陈述打上折扣。为了增加当事人对语言的这种力量的意识,要求当事人用"不能"代替"不会"（这里的"不会"大致意思是:将不会发生某事或不愿发生某事）,用"我需要"代替"我想要",用"我选择"代替"我必须"。让参与者注意他们在改变语言模式时各种感受的差异。

以团体方式实施某些心理治疗技术时,如松弛训练、生物反馈、催眠疗法等,其方法以各种心理治疗的要求为主。单独的团体心理治疗因其种类较多,方法各异,实施时应根据不同方法的具体要求进行。

三、适应证和评价

团体心理治疗的适应范围包括:神经症或神经症性反应,如各种社交焦虑或社交恐怖;轻度的人格障碍,特别是人际关系敏感或有交往缺陷者;青少年心理与行为障碍;心身疾病,尤其是各种慢性躯体疾病病人;重性精神疾病缓解期,特别是社区中的康复期病人;各种应激性及适应性问题等。团体心理治疗本身就是在一个充满人际互动的环境中进行的,参与者待在这样的环境中能得到他人的滋养,以及通过模仿、训练等方法来改善人际关系问题,这种改变很容易迁移到日常生活当中。团体心理治疗已成为躯体疾病"综合性生物、心理、社会帮助"的一个重要组成部分。但是,团体心理治疗也存在针对性较低,较少探索个人深层问题,难以照顾各异的个体,私密性难以保障,不容易进行量化、控制研究等问题。团体心理治疗对治疗师的专业水平要求较高,要注意防止参与者在人际互动中受伤害等。

（曾　勇）

第九节　正念疗法

一、概况

当今西方医学、心理学、脑神经科学、教育学界,正兴起一股研究和应用东方佛道文化与修行技能的潮流。基于正念的疗法已经成为现代心理治疗的一个重要势力。

（一）正念的源流与概念

正念源自根本佛教的八正道即正见,正志,正语,正业,正命,正精进,正念,正定。正念的巴利文称为 Sati,本意是全神贯注对目标保持清楚的觉知。此即正念的本质。正念在英语中翻译为"mindfulness"，其意是留心、专注、全神贯注，是一种注意力和觉知力。

自 20 世纪 50 年代，日本禅学家铃木大拙（Suzuki）开始在美国各地传播佛学，将禅宗与精神分析理论进行比较，禅宗所蕴含的人本主义精神受到美国的广泛注意。佛教的修行理念与方法，曾以各种机缘影响到心理治疗的发展。许多心理学家和心理治疗师认真阅读禅学著作，并积极参与禅修实践。美国的禅宗热潮是正念思想进入心理学的直接原因。在美国人眼里，佛教不但能满足个人精神需求，也特别强调人与人之间的温情，能填补人心灵上的空虚感。心理学家们对意识活动与心理状态的研究产生了新的兴趣，他们意识到禅（zen）具有满足精神需求，缓解压力与心理治疗的功效。到 70 年代，禅宗在西方心理学中，尤其是在精神分析与心理动力学派、人本主义与超个人心理学派中已经变得不再陌生。现代社会人们更倾向于自己解决问题，而不是从治疗师那里被动地接受询问、审查以及建议。这是一个自我学习、自由发展，自我保健治疗的热潮兴起的时代。

正念状态的自我指导、全面健康思想以及神秘性、简单性，不仅满足了现代社会的需求，也满足了心理治疗系统进一步发展与变革的需求。

美国麻省大学的卡巴金（Kabat-Zinn J）博士，在 70 年代首先将正念从佛教禅修中引入心理学领域，以正念为理论基础发展出正念减压疗法（mindfulness-based stress reduction，MBSR），推动了现代心理治疗的新发展。卡巴金将正念定义为：一种觉知力，是通过有目的地将注意力集中于当下，不加评判地觉知一个又一个瞬间所呈现的体验，而涌现出的一种觉知力。正念的核心在于两点：一是将注意力集中于当下；二是对当下所呈现的所有观念均不作评价。即培养一种对此时此地的觉知力，并保持一个开放和接纳的态度。非评判是指不埋怨自己、环境和他人，这是充分意识到当下心身感受或经验的必要条件。

在正念的状态中，人是没有任何的目标和欲望的，但在这个过程中，一个人为什么能够保持这种状态？为什么一个人能够进行不断的正念练习？这就说明这个人可能就是渴求这种正念的状态。一个人持续不断地进行正念练习，就是想减轻以至消除痛苦，洞悉事物的本质特征。这就是正念的奇妙之处，在无欲无求中实现训练者的目标。

正念状态的三轴模型：

美国心理治疗师 Shapiro 等人基于正念的心理状态，提出了正念要素的三轴模型（图 13-3）：

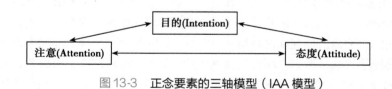

图 13-3　正念要素的三轴模型（IAA 模型）

轴 I ：目的——为什么做正念训练。

轴 II ：注意——正念训练的核心。即在正念训练的背景下，注意个人当下身心内外的体验。

轴 III ：态度——以一种没有价值评判、接纳、善意、开放的态度对待内在和外在的体验。

从上述模型中可提取出正念状态的主要心理的要素：

1. **再感知**　目的、注意、态度是正念的三个基本因素，也是正念练习者获得改变的重要变量。基于这几个因素，我们可以发现正念的机制，即：再感知——以有意的、开放的、非评判的注意导致信念的根本改变。

2. **暴露**　直面痛苦的想法、情绪、身体感觉等，不回避。越是敢于面对，就越不会为这些想法、情绪、身体感觉所控制、困扰。德山禅师用"棒打"，临济禅师用"喝斥"，以引起学徒的震惊和醒悟，使他们不再默守陈规和陋俗，即熟称的"当头棒喝法"。认知、情绪、行为的弹性：促进个人做出更适宜的、灵活的对环境的反应，而不是由认同于个人当前体验而导致的反射性想法、情绪和行为。

3. **接纳**　接纳认知、情绪、思维、感觉等，不试图改变它们。在道法自然，返朴归真的思想指导下,尽力利用自然环境的空旷、宁静、清新的有利因素,以减轻和放松来访者的精神创伤和压力,逐步转换并完善自我意识。

4. 自我调节 有意地培养非评判的注意,将一个人与当下身心内外的真实体验连接,进而引起自我调节,做出合适的反应。

5. 价值澄清 通过观察分离我们的价值观,更客观地反思,发现和选择对我们来说更真实的价值观。

(二) 正念治疗的有效因素

正念的状态,要求心理总处于注意眼前发生的事情,同时也体验自身感觉的状态,这并不容易做到。因为人的习性反应所致,对快乐的追求和痛苦的回避,使人总是处于一种焦虑和痛苦当中。使心理处于正念状态,能够把人从痛苦的思维、情绪中抽离出来,减轻症状造成的伤害,称为去中心化过程。这些机制能够使意识从僵化的关于自己和世界的框架中解脱出来。当正念的意识状态能够建立起来时,一个人能对他的环境进行重新的定位,能够产生心理弹性。正念训练可使病人的意识功能变得更强大,如注意稳定、觉知清晰,能接纳和承受痛苦,化解冲突和超越障碍的柔软心态,使思维从冲突和障碍中解脱出来。"注意"是对这种意识的定向关注,"觉知"是对自身和外部环境的意识,通过定向的觉知个体可以全面了解内外部世界而不是局限于某种心念。

在正念训练过程中,最新的正念神经机制研究还揭示了身心相互作用对正念训练和状态保持的重要性,即中枢神经系统与自主神经系统的协调与互动,这种相互作用可以有效促进"身心整合"的优化状态,进而获取更多的大脑资源去有效地注意、觉知、去中心化以及改变固化的自我思维定式。

正念可以被看作是一种集中注意力的方法,也可以被看作是一种包含自我意识的对此时此刻的觉知或一系列与自我调节、元认知和接纳相关的心理过程。正念概念从古典向现代发展的过程中,其宗教色彩逐渐淡化。现代意义上的正念已经成为一个不断发展、内涵不断丰富的心理学概念。

二、方法

(一) 正念减压疗法

卡巴金于1979年创立并开始推广其基于正念的减压疗法(MBSR)。MBSR采取的是连续8~10周,每周1次的团体训练课程形式,每个团体不超过30人,每次2.5~3小时,不仅实际练习正念禅修,也讨论如何以正念和平等心来面对与处理生活中的压力和自身疾病,并在第六周进行一整天约7至8小时的全程禁语的密集型正念禅修。具体练习有45分钟的身体感受扫描以及坐禅(以端坐的方式观察呼吸的感受)、行禅(在日常的走路、站立和吃饭等活动过程中保持正念)等等。MBSR受到病人的欢迎,减压门诊也于1995年扩大为"医疗、保健与社会正念中心"。现在正念中心不仅提供治疗,也为医学院学生及医护人员、心理治疗师、教育工作者等提供相关的师资训练。MBSR也是当前得到应用和研究最多的正念疗法。

正念减压疗法的基本技术:

1. 静坐冥想 是正念训练最核心、最基本、最主要的技术,包括正念呼吸、正念身体、正念声音、正念想法四个方面,它们是循序渐进的过程。在练习中,有意地、不逃避、不加评判地、如其所是地观察伴随呼吸时腹部的起伏,观察身体的各种感觉,注意周围的声音,注意想法的升起、发展、变化,以至消失。

2. 身体扫描 练习者闭上眼睛,按照一定的顺序(从头到脚或从脚到头)逐个扫描并觉知不同身体部位的感受,旨在精细觉知身体的每一个部位。身体觉知能力的增强可以帮助我们处理情绪,同时把注意力从思维状态中转移到对身体的觉知上来。

3. 行禅 是在行走之中进行的正念训练。练习时,将注意力集中在脚部,注意脚底与地面接触的感觉,注意行走中脚的抬起、移动、放下,注意脚部、小腿等部位的各种感觉。整个过程自然地呼吸,不加控制。

4. 三分钟呼吸空间　三分钟呼吸空间是在练习中,练习者采用坐姿,闭上双眼,体验此时此刻的想法、情绪状态、身体的各种感觉。慢慢地把注意力集中到呼吸,注意腹部的起伏。围绕呼吸,将身体作为一个整体去觉知。快速地做一次身体扫描,注意身体的感觉,将注意力停留在异样的感觉上,并对这种感觉进行命名或标记。

5. 正念瑜伽　正念瑜伽整合了正念训练和瑜伽,它不追求动作姿势的完美,而是强调在练习瑜伽的过程中体验运动和拉伸的躯体感觉。

（二）正念认知疗法

正念认知疗法(mindfulness-based cognitive therapy,MBCT)是在卡巴金的正念减压项目的基础上发展起来的,用于对有不止一次复发经历的抑郁症病人,在康复期减少复发的干预方法。

（三）辩证行为疗法

辩证行为疗法(dialectical behavioral therapy,DBT),源于 20 世纪 90 年代美国华盛顿大学教授 Linehan M(1993)最初对有自杀倾向的边缘性人格障碍病人的治疗,后来逐渐扩展到对进食障碍、有治疗阻抗的抑郁症病人,及物质滥用等类型病人行为问题的治疗。

（四）接受承诺疗法

接纳承诺疗法(acceptance and commitment therapy,ACT)是美国临床心理学教授海斯(Hayes SC)及其同事于 20 世纪 80 年代末至 90 年代初创立的一种新的行为治疗。ACT 与正念减压(MBSR)、正念认知疗法(MBCT)、辩证行为疗法(DBT)等被认为是认知行为治疗的第三代浪潮。

由海斯发展的接纳承诺疗法(ACT)更强调情景与症状的联结性,用体验性的改变策略补充直接的认知说教性的策略;旨在寻求建立更宽广、灵活、有效的应对方式而不仅针对狭窄的心理问题的具体认知内容进行反驳;治疗中强调所检验问题间的联系性。ACT 采取一种功能情境主义的取向,这决定其与传统的行为疗法在问题定义、治疗目标以及治疗策略与具体技术的不同。功能情境主义与机械论相对立,强调理解事物与分析问题必须动态地考虑整个事件及其发生的背景。由于以预测和影响行为为目标,行为分析被置于功能情境主义框架中,其核心命题为,心理事件被看作是"一系列正在发生于有机体整体与历史和环境决定的情景之间的交互作用"。因此,ACT 对那些"负性的""非理性的"心理事件也保持开放态度,于是冥想、接纳,去融合等成为重要的技术。

治疗目标与六大核心概念:

ACT 治疗的目标在于提高心理灵活性,即更多地与此时此刻联结,在改变与坚持某种行为之间保持灵活,进而实现有价值的结果。ACT 治疗的六大核心概念,从不同侧面用于改变原有的语言进程带来的影响:

(1)接纳(acceptance):帮助来访者建立一种积极而无防御的态度拥抱各种经验。

(2)认知去融合(cognitive defusion):调整思维、想象和记忆的功能以及来访者与它们的相互作用,退后一步去观察这些内容而不陷入其中。

(3)情景化自我(self as context):改变来访者关于"自我"的概念,从一种被评价的概念化的自我,转变成一种作为各种心理事件的载体的自我。

(4)此时此刻(being present):将注意力放在当前的情景与正在发生的事情上,而不是过去和将来。学会以一种非评价的方式感受当下的过程。

(5)澄清价值观(value):在生活的不同领域帮助来访者寻找生活的方向,建立有意义的生活;价值观是一个不断被实践的方向而不是某个具体的可实现的目标。

(6)承诺的行动(committed action):帮助来访者将价值观落实到具体的短期、中期、长期目标并加以实践。接纳、认识去融合、联结此时此刻、情境化自我这四者属于接纳与正念(mindfulness)技术;联结此时此刻、情景化自我、澄清价值观、承诺的行动这四者属于承诺与行为改变技术。

ACT 治疗的具体技术:

(1)挑战旧思路:由于 ACT 要挑战来访者日常使用的应对策略,所以治疗师通常在治疗开始就会让来访者反思之前尝试过多少种失败的方法,并询问来访者是相信自己的思维还是相信实际经验,目的在于用来访者的亲身经历去挑战之前的直接消灭问题的思路。

（2）明确"控制是问题"：试图压制思维与情感反而会使被压制的对象得到重复而增加,为了使来访者明白这个原理,治疗师会指导来访者进行"不要想咖啡"的实验：先简单描述咖啡的各种性质,然后要求来访者在接下来的时间里唯一要做的就是不要想任何前面提到的咖啡的性质。通过类似实验使来访者明白他们试图控制自动化思维、情感与记忆的过程是在进行一场绝不会获胜的游戏。

（3）去融合练习："牛奶牛奶"是认知去融合技术的典型练习：治疗师和来访者在短时间内大声地重复"牛奶"一词,一段时间后来访者会发现"牛奶"一词失去了原有的意义,而变成了一个单纯的词汇。这个练习使得来访者体验认知去融合的含义,理解词语仅仅是词语。

（4）学习正念技术：为使来访者更好地掌握正念的技术,治疗师将正念技术形象化：要求来访者想象一队小人列队从左耳走出绕过眼前走进右耳,每个小人举着印有图片和词语的牌子,要求来访者保持旁观,让队列自由行进而不使自己陷入其中。这一过程经常作为家庭作业,可以使来访者体验观察自己的思维与依思维观察世界的区别。

（5）情境化自我：为使来访者从概念化自我的视角转换到情境化自我的视角,治疗师会用棋盘比喻：让来访者想象一个无限延伸的棋盘上摆着对阵的白子和黑子,白子是积极体验,黑子是消极体验。来访者努力支持白子赢过黑子,因为黑子占优就意味着来访者的自我概念受到威胁,于是来访者的一部分体验成了自己的敌人。而治疗师会提醒来访者,与其认为自己是白子,不如认识到自己只是棋盘,来访者可以有痛苦的记忆和不好的想法,白子和黑子的战斗也还会继续,但来访者可以让战斗继续,而不必生活在战区。通过这一比喻,来访者对自我的理解,从被各种标签概念化的自我（conceptualized self）,转换成了作为情景化自我。通过这一转化,来访者不再视负性体验为威胁,进而也增强了与此时此地的联结。

（6）澄清价值观：以价值观为行动导向是 ACT 的特色。治疗师会问来访者希望自己的生命彰显了什么,甚至让来访者想象自己的葬礼,希望墓碑或悼词上写些什么,以此澄清来访者在若干主要生活领域的价值观。治疗师会强调价值观是一个不断追求的方向而不是某个具体的可实现的目标,强调价值观的澄清是个人选择而非受限于评估或判断。

（7）行动承诺：最后来访者要承诺做出与价值观相联结的行动,这一部分广泛地采用传统行为疗法的各种技术。此阶段会设定短期与长期的具体目标,使来访者一步一步地实践更加灵活的行为模式。

三、适应证和评价

正念疗法在临床治疗、医疗和发展性应用中成效显著。正念减压疗法（MBSR）的疗效已得到非常多的研究所证实,不仅用于高压力人群如慢性疾病儿童的照顾者的减压,也用于心理疾患的治疗。其中 Carlson 对接受和未接受 MBSR 训练的癌症病人所进行的系列研究；Garland 等对已婚女性乳腺癌病人的研究；Miller 对焦虑症病人在 MBSR 训练前后的研究,都提示 MBSR 有很好的临床效果。

正念训练可能导致很多好处,包括治疗上的好处。但是有些实验设计还不够理想。研究设计较简单,仅少量研究采用了控制组设计或对比研究,而且目前的研究亦很难确定,其在临床上的效果是否优于其他自我调节策略,如放松练习、生物反馈、自我催眠等。另一方面,正念训练者常常报告正念禅修比起其他方法更有意义,更令人愉快,也更容易坚持,并且能培养一种自我探索的兴趣。但是严格地讲,正念训练会导致哪些效果也不很清楚。尽管对于正念禅修的实验研究已经得出一些有益的结果,但对于正念禅修的研究仍然处于初期阶段。正念禅修的适应证和适用人群,仍然是一个值得进一步探索的领域。

（傅文青）

第十节　危 机 干 预

一、概况

（一）危机的概念

危机（crisis）是指超越个体或者群体承受力的事件或境遇，导致个体处于心理失衡状态。换句话说，危机是指个体运用固有应对应激的方式或机制仍不能处理目前所遇到的外界或内部应激时，所表现出一种偏离常态的反应。危机往往是突发的、出乎预料的；对遭遇危机的个体而言，通常危险和机遇并存。

（二）危机的分类

根据 James 和 Gilliland 对危机的分类，可分为四类：

1. **发展性危机（developmental crisis）**　是指在正常成长和发展过程中出现的具有重大人生转折意义的事件，导致个体出现的异常反应，如大学毕业面临择业问题，人到中年面临职业的变换，临近老年面临退休问题等。发展性危机一般认为是正常的，个体会从失衡状态中寻找新的自我秩序；如果处理得当，可以成为重新认识自我和学习成长的发展契机。

2. **境遇性危机（situational crisis）**　是指对于异乎寻常的事件，个体无法预测和控制其何时出现的危机。境遇性危机常具有突发性、震撼性、强烈性和灾难性等特点，个体可产生强烈的情绪体验。此类危机，通常超出个体的应对能力之外。

3. **存在性危机（existential crisis）**　是指对有关人生目的、自由、责任、生命意义及价值等重要哲学及心理问题，所出现的内心冲突和焦虑。这些往往是诸多心理困扰的深层次原因。如果个体能找到真正的自我和生活的意义，他心理将会更健康、内心更富智慧。

4. **环境性危机（environmental crisis）**　根据生态系统论的观点，对于一个生态系统而言，所有的子系统之间都是相互关联、相互依赖的。当自然或人为的灾难降临到某人或某一人群时，这些人身陷其中，反过来又影响生活中的其他人。

（三）危机干预的概念

危机干预（crisis intervention）是对处于困境或遭受挫折的人予以关怀和短程帮助的一种方式。尽管危机干预是在短程心理治疗基础上发展起来的治疗方法，但干预者通常把心理危机视作心理问题处理，而不作为疾病进行处理。通常危机干预主要以解决问题为目的，强调时间紧迫性和效果，不涉及对当事人的人格矫正。

二、方法

（一）危机干预的评估

评估是实施危机干预的首要步骤，也是实施危机干预的重要部分。评估时需注意以下几点：

1. **对危机的评估要全面**　在干预初期，危机干预者必须对干预对象的情绪、认知、行为和躯体功能活动状况，危机事件的严重程度，当事人自杀或他杀的可能性，可利用的资源，及可供选择的应对方案等，进行全面评估，并与当事人建立良好的工作关系。

2. **对危机的评估要快速**　与其他的心理治疗不同，危机干预非常强调时间紧迫性。在实际干预时，危机干预者通常不能像其他心理治疗师有充足的时间进行心理评估。比如当个体遭遇强暴、乱伦、虐待、意外、堕胎、文化冲突、失业、地震、水灾、空难、疾病爆发、恐怖袭击、战争等，心理处于危机或崩溃状态时，在短时间内尽可能收集有效信息并分析出症结所在，就变得非常重要。

3. **对自杀风险的评估**　确保安全是工作的首要前提，因此如果当事人存在自伤、自杀、伤害他人及破坏公共设施的可能性时，应高度重视其潜在的风险。应从当事人人身安全及心理安全的角度，对当事人的自杀或他杀的可能性、危机事件的严重性和紧迫性、当事人面对危机的调节能力及危险性等方面做出评估。

4. **危机评估的询问技巧**　面对处于危机中的当事人，危机干预者也会体验到很复杂的情感，包括绝望、愤怒、焦虑、矛盾、悲伤、拒绝。重要的是危机干预者不能让这样的感受影响到他们对当事人的专业评估和干预。在初始评估中,从共情的、无威胁性的陈述和询问开始,使当事人能够更容易与危机干预者分享他们内心的感受和想法。

5. 附加信息的佐证作用　从与当事人熟悉的人那里获得附加的信息也很关键。对于危机干预者,当事人的家庭成员、朋友、老师、同事都可能是完成评估的重要资源。在与青少年的工作中,常会发现他们很忌讳泄露其私人信息。因此,在工作中要给他们说明,面谈中获得的信息是保密的,但那些属于危害性极大、可能伤害青少年的信息除外。

6. 儿童评估的特殊性

（1）优先关注儿童:儿童处在身心快速成长发育的关键阶段,其身心的发展更容易受到各种自然与人为灾难的破坏。因此,在危机干预中要优先关注儿童。

（2）错误不在儿童:儿童面临灾难的反应有别于成人,他们常常会认为灾难的发生是他们自己的错。因此,需要反复向儿童说明,灾难的发生不是他们的错。

（3）鼓励多种表达方式:处于危机中的儿童,其表达方式也有别于成人。成人要反复向儿童承诺爱他,会照顾他免受伤害,鼓励儿童说出内心的恐惧,允许儿童哭泣和表达悲伤,不要过分强调勇敢或坚强,不要批评儿童暂时出现的一些幼稚行为。当有些孩子不能使用语言来表达他们内心的恐惧时,可以鼓励他们采用玩具、道具、画笔等工具进行表达,也可以就地取材选用石头、沙子等,进行各种游戏活动帮助他们表达。

（4）帮助儿童理解灾祸:成人要在恰当的时间,以儿童能够理解的方式,为儿童提供有关灾难的准确信息,鼓励儿童提问,并给予积极的解释和引导。

（二）危机干预的实施步骤

1. 明确危机问题　进行危机干预的第一步是,需从当事人的角度理解和明确所面临的危机是什么,使用有效的提问技术和积极的倾听技术,设身处地地理解什么样的事件使当事人处于危机当中。在关注言语信息的同时,也需注意当事人的非言语信息。

2. 确保当事人的安全　是指尽可能将当事人在身体上或心理上,对自己或他人造成危险的可能性降到最低,这是进行危机干预最重要的内容。

（1）对自杀的干预:如果当事人的自杀风险很高,而且家庭支持系统不良,这时候最紧急的干预就是要收其住院。如果病人自杀是因为精神疾病的发作,首先考虑药物干预。但如果是失恋等心理问题,更多的是要给予共情和陪伴。待当事人度过急性期,不再自杀的时候,可建议转入下一步的心理治疗,处理其内心的丧失感、早年的分离体验等心理问题。

（2）对其他危机的干预:告诉当事人,会有更好的方案来替代目前表现出的冲动性和自我毁灭行为,并采取适当的措施确保安全。如将遭遇家庭性创伤或暴力的当事人转移到安全场所,让受灾人群尽可能迅速地撤离灾难现场等。

3. 提供支持　支持意味着危机干预人员,更多的像妈妈一样,给予病人理解和陪伴;支持也意味着在必要的时候,要帮助其寻求法律等援助;支持还意味着要帮助病人寻找其生活中积极资源。危机干预者以一种无条件、积极关注的态度,通过言语和非言语的行为,让当事人感到危机工作者是真正关心他、在乎他的人,使当事人相信他的事情就是危机干预者的事情。

4. 诊察可供选择的方案　帮助当事人寻找目前可供利用的各种方案,寻求有效的环境支持、应对机制和积极的思维方式。如对于无家可归的当事人,可建议其联系亲友,或向政府有关部门寻求帮助,以找到临时的居住场所。

5. 制定计划　和当事人商量及讨论,帮助当事人制定出一个切实可行的应急方案,以促使当事人尽快恢复心理的平衡,顺利度过危机状态。

6. 获取承诺　促使当事人对自己做出承诺,保证以实际行动实施所制定的具体方案,并积极行动,从而度过危机时刻,重新恢复正常。

（三）危机干预的主要技术

危机干预是一种急救工作，是预防性的，必须在事件发生的短期内完成，其工作的形式可以是小组，也可以是个别。危机干预的技术主要包括以下几类。

1. 心理急救技术　心理急救（psychological first aid，PFA）是指对遭受创伤而需要支援的个体提供人道性质的支持。PFA 包括以下的主题：在不侵扰的前提下，提供实际的关怀和支持；评估需求和关注；协助人们满足基本需求；聆听倾诉，但不强迫交谈；安慰求助者，帮助他们感到平静；帮助求助者获得信息、服务和社会支持；保护求助者免受进一步的伤害。

2. 支持性技术　包括建立相互信任、沟通良好的治疗关系，应用倾听、共情、关注、接纳、鼓励、解释、保证等干预手段，使当事人感到被理解、关怀和温暖，减少绝望感，缓解当事人的情绪危机，帮助当事人理性面对危机事件。

3. 稳定化技术　就是通过引导想象练习，帮助当事人在内心世界中构建一个安全的地方，适当远离令人痛苦的情景，并且寻找内心的积极资源，激发内在的生命力，重新解决和面对当前困难的能力，促进对未来生活的希望。常用的稳定化技术主要有放松技术、保险箱技术、遥控器技术、内在智者技术和安全岛技术等 5 种。

4. 问题解决技术　是指根据当事人的需要及可利用的资源，采用非指导性的、合作性或指导性的方式，让当事人找到应对危机和挫折的方法，帮助其度过危机，增强其适应力。该技术以改变求助者的认知为前提，可以采取以下步骤：①会谈：疏泄被压抑的情绪情感；②认识和理解危机发展的过程及与诱因的关系；③学习问题的解决技巧和应对方式；④帮助求助者建立新的人际交往关系；⑤鼓励个体积极面对现实、关注社会支持系统的作用。

5. 危机事件应激晤谈技术　对于灾难的危机干预一种最为有效的方式是危机事件应激晤谈（critical incidence stress debriefing，CISD）。这种疗法主要采取一种结构化的小组讨论的形式，引导灾难幸存者谈论应激性的危机事件。干预通常在危机发生的 1～2 天内进行，每次需要大概 2～3 小时的活动时间。整个活动分为介绍阶段、事实阶段、感受阶段、症状阶段、辅导阶段及恢复阶段等 6 个部分。

6. 哀伤处理技术　哀伤是一种涉及心理、行为和躯体感觉的整体感受。哀伤的处理对于求助者重建心理平衡、恢复自我功能是极其重要的。哀伤处理过程包括接受丧失、经历痛苦、重新适应及重建关系等 4 部分。

三、适应证和评价

危机干预的适应证有：①个人和群体性灾难的受害者，重大事件目击者，有伤害自身和他人企图等人群的心理干预；②遭遇财产、职业、躯体、爱情、地位、尊严等的严重丧失等；③对新的环境或状态的适应障碍；④长期的难以摆脱的人际紧张或严重的持续的人事纠纷等。

危机干预经历了近 200 年的历史，但是作为一门学科的发展始于 20 世纪 50 年代。我国近年也日益重视危机干预工作，并逐渐开展了多项富有成效的危机干预，但目前还有待于建立快捷高效、集中有效卫生资源的危机干预管理模式，完善危机干预的制度，加强危机干预人才队伍的培养与建设，尤为重要的是危机干预要更多地朝向预防为主的方向发展。

（薛云珍）

第十一节　其他疗法

一、积极心理干预

（一）概况

积极心理学（positive psychology）是由美国心理学家 Seligman 和 Csikzentmihaly 于 2000 年创立，积极心理干预（positive psychological interventions，PPI）是一种以积极心理学为指导的心理疗法，被定义为有意识地增加正面状态的认知或行为（如积极情绪，对生活的满意度），而不是减少负面状态（如抑郁,焦虑)的活动,也就是通过有意向的活动培养积极的态度、积极的行为或积极的认知,以增强幸福感而改善抑郁症状。简而言之,PPI 是通过积极进程促进积极成果的一种心理干预。PPI 旨在促进幸福,间接降低精神痛苦的严重性。PPI 不是简单地告诉人们"积极地"或"快乐地",而是一种具体的策略,允许人们通过一些间接的手段来经常提高他们的幸福——比如通过寻找自己的优势或参与善意的行为。

根据这个定义,PPI 通常分为七类形式:

1. 品尝式经历　指以目标延长或放大该时刻的故意关注为目标,有意识地享受感官体验(如品味或触感),保持目前的时刻(活在当下),或者在生活中重播或分享积极的事件。

2. 学习感恩和表达谢意　旨在培养自己对于来源于其他人及生活中积极事物的感激之情。一些感激的活动包括通过信件或访问以表达对他人的感激,其他活动如通过记录自己对生命的祝福等等正性事件。

3. 练习善意的行为　包括故意为他人做好事,无论是花钱还是时间。如花费少量的钱为陌生人购买咖啡或捐赠慈善机构,又如志愿为非营利组织提供自己的时间做义工。

4. 以追求生命意义为导向的活动　即着重于理解自己的价值观和奋斗目标,在某些情况下,规划符合自己价值观或者积极追求目标的方式。这个类别可以涉及诸如设定目标的活动,反映一个人的工作意义,或者反映一个人的整体生活,促进一体化和一致性。

5. 建立对未来的希望　是指通过有意向的乐观活动促使人们培养积极的未来预期。换句话说,人们被要求想象他们的"最好的未来的自己",假设一切美好的未来都尽可能的会发生,或者积极预测人生中的具体事件。

6. 识别和运用自己的优点　是要求人们专注于自己的优势(而不是他们的缺陷)。例如,以优势为基础的活动将促使人们以新的方式写出自己的优点或者有意识的使用它们。

7. 建立对自我和他人的同情心　旨在通过培养理解感来理解自己和他人。这些活动包括爱心冥想,宽恕和内省等策略。例如,在慈爱冥想中,个人通过练习冥想技巧培养对自己和他人的积极情绪。

(二) 方法

积极心理干预注重挖掘和培养人的积极力量和积极品质,常用的方法包括:建立积极的关系、设立积极的目标、强化积极的经验、见诸积极的行动、探索改变的意义等等。Seligman 的积极心理治疗总时长为 6 周,以小组形式或是以个体形式两种模式实施。在两种模式中,遵循 PPI 指导的协调人员每周向参与者介绍一项新活动。然后,参与者被要求将每项活动作为家庭作业执行,并在接下来的一周进行汇报。

本节以为轻度至中度抑郁症设计的小组 PPI 方案为例介绍 PPI 的众多干预方法中的一种。每周都遵循类似的形式:一周内推出具体的活动,参与者在此周内按要求练习该项活动,并在下周进行汇报。参与者在某一周活动中遇到的任何问题都会在下一次活动开始时得到讨论和解决。具体内容如下:

第一周:识别和发挥自己的长处。

参与者在 24 个性格优点中找到哪 5 个能够代表他们。这一周之内的每一天他们都要以一种新的方式使用这些优点中的一个,并记录他们是如何做到的。

第二周:记录三件愉快的事件。

该周的每晚,参与者写下三件发生在当天的愉快事件。在每个事件旁边,他们都要回答这个问题:"为什么这件事情会发生?"

第三周:写感谢信。

参与者写出一封信,详细说明他们对生活中重要的但从未得到过恰当感谢的人的感激之情。然后他们要将这封信读给对方,最好是以面对面的方式,并反思这次经历。

第四周:有意识地品尝。

参与者学习品味感官体验的技巧。然后要求他们一周中每天进行两到三次的练习。

第五周:积极、有建设性地回应。

指导参与者在他人与自己分享好消息的时候仔细聆听并练习如何回应,改变自己原本的应对方式,学会以积极的(也就是可见的、热情的)、具有建设性的(也就是正面的)方式回应。

第六周:总结人生。

参与者想象他们希望传记作家在结束一段漫长而精彩充实的人生结束时如何描述自己。要求参与者写一篇一到两页的文章,描述自己希望如何定义自己的个性和成就,然后反思他们是否在日常生活中追求到这些目标。

维持阶段-要求参与者选择一到两个活动,在接下来的几个月内定期进行实践,以此作为维持疗效的一种方式。活动可以根据需要进行适当调整,以适应个人的生活。

(三) 评价与适应证

PPI 是一种可行性和耐受性较好的心理治疗,病人接受度高,总体疗效明确,但 PPI 的个体化差异很大,人们需要时间来确定哪些治疗方式以及治疗的频率适合自己。动机水平、活动偏好,对于幸福的信仰以及幸福的基准水平都在不同的程度上影响着 PPI 在个人应用上的发挥。

此外,有些证据表明,刻意追求幸福可能会带来相反的结果。例如,如果人们刻意追求幸福后不能增加幸福感,那么随之的失望可能会带来更大的沮丧。

文化差异也影响 PPI 的效果,尽管全球各地的人们都希望为自己和孩子带来幸福,但证据表明,不同文化中快乐的意义也有所不同。例如,西方文化中的人们在评估自己的幸福时,倾向于考虑个人的成就和追求的目标,而东方文化的人更倾向于重视社会关系中的和谐。

在临床领域里,PPI 被报道适用于以下疾病:

1. 抑郁症　PPI 在临床中最早用于抑郁症的治疗,关于 PPI 的随机双盲对照研究有许多。大多数研究报道,PPI 能小至中等程度的减轻抑郁症状,有项发于 2009 年的荟萃分析报道 PPI 帮助在基线抑郁症状较多的被试中呈现出更高的总体改善程度。

2. 精神分裂症　精神分裂症病人与各种严重症状斗争,如幻觉和妄想,以及社会功能、认知功能的减退,快感的缺失等。传统的心理治疗中,精神分裂症的治疗通常被设计为改善负面症状,PPI 直接针对治疗的临床意义和远期康复目标等正面变量,不仅帮助病人建立信心,也有助于通过帮助病人建立与他人和活动有意义的联系来减少复发。此外,通过使用 PPI 可以开发有意义的应对策略,建立积极的情绪,更好的管理症状。

3. 戒烟　通过使用 PPI 来聚焦于积极的情绪有助于增加戒烟的成功率。特别在戒烟开始了一段时间难以坚持准备放弃时,负性情绪容易削弱坚持下去的决心。戒烟者在试图戒烟前 2 周开始记录三件愉快的事件,写感恩信,有意识地品味等措施有助于把戒烟坚持下去。

此外,PPI 适用于情感障碍(特别是伴有自杀观念和自杀行为者)、慢性疼痛等。它有助于病人的心理康复,并且能有效的稳定消极情绪,减少自杀意念,缓解慢性疼痛症状等。

二、人际心理治疗

(一) 概况

人际心理治疗(interpersonal psychotherapy,IPT)是一种短期的,可操作性的心理治疗,旨在减轻病人心理上的痛苦并改善病人的人际交往。IPT 专注于人际关系,通过引起人际关系变化和帮助症状康复等手段,以帮助病人改善人际关系,并帮助病人更加清楚自身需要怎样的情感和实际支持。此外,IPT 还帮助病人改善他们的社会支持,以便更好地管理他们目前的人际关系。IPT 最初是在针对抑郁症治疗的研究背景下开发的,并于 20 世纪 70 年代由美国哈佛大学医学院精神医学教授 Klerman GL 等人编纂成册。从 IPT 问世起,随着临床经验和支持 IPT 的经验证据的积累,其使用范围已扩大到不仅包括对精神疾病诊断和统计手册中描述的各种指定的诊断的病人的治疗,也用于治疗呈现各种人际关系问题的病人和具有广泛概念化心理"痛苦"的病人。IPT 理论不是静态或固定的,而是通过不断进行的临床经验和研究结果继续修改和不断地发展。IPT 的改进和灵活的结构促进了其在一般临床环境中的传播和利用,超越了 IPT 以前在学术研究环境中随机治疗试验中的单一用途。此外,这种灵活的结构允许和鼓励治疗师根据临床判断提供 IPT,增加了 IPT 的有效性,应用于更多样化的病人人群。

（二）方法

IPT 最初是针对抗抑郁治疗而设计,治疗时间与药物治疗相对应,对急性期的治疗通常为每周 1~2 次(每次 50~60 分钟)的门诊治疗,共持续 12~20 周;维持治疗每月一次,可持续几年。其治疗目标是针对病人的核心症状,即情绪障碍,而非改变性格。IPT 与其他心理治疗方法不完全一样,它不强调病因学以及因果的关系,如假设不幸的社会事件引起抑郁,并不关注引起抑郁的社会事件,而是让病人学会把情绪与人际交往联系起来,通过适当地调整和改善人际关系来减轻抑郁。

IPT 一般被分成三个阶段,在治疗的不同阶段中治疗者会采取不同的方法。第一阶段包括评估诊断和建立治疗关系,来访者被赋予病人的角色,使用相关的量表、问卷来了解病人的病情、生活事件、人际关系等情况,治疗者需要对疑似与症状相关的事件和人际关系进行澄清。中期阶段是治疗的核心阶段,治疗师围绕病人的主要人际问题展开工作,常见的人际问题包括:悲伤反应、人际角色困扰、角色转换、人际缺陷。对于不同的人际问题,治疗师的任务也不尽相同。悲伤反应是丧失至亲之人的反应,治疗师需抚平病人的悲伤和帮助其发展新的活动与关系。人际角色困扰是,如与配偶、其他家庭成员、同事以及亲朋好友间存在多种人际困扰,治疗师需协助病人全面分析这些人际关系及其中的本质和处理方案。角色转换指社会角色、人际角色发生了变化,治疗师的任务是协助病人应对改变,通过启发帮助病人觉察新角色的优缺点来使其接受新的角色。人际缺陷指病人缺乏社交技能,在人际关系上缺乏,很可能源于人格方面的缺陷,治疗者需关注病人可改变的方面,帮助病人建立新的人际关系和行为模式,避免单调的角色和与社会隔绝。最后阶段的重点是巩固疗效,提高病人的自信心和独立性,使病人发展出掌控自己人际关系的能力。

在整个 IPT 过程中,治疗师必须完成五个基本任务:

（1）治疗师必须建立强大的治疗联盟,创造一个具有高度融入和归属感的治疗环境。

（2）治疗师必须确定病人有哪些适应不良的沟通,通过识别病人在治疗之外的人际领域和治疗关系中发生的不良人际沟通模式来帮助病人理解什么是合适的沟通方式。

（3）治疗师必须帮助病人了解自己的适应不良的沟通方式是什么风格,治疗师需要了解病人沟通的方式,病人对沟通的回应,以及病人的沟通方式如何延续。此外,治疗师必须协助病人了解她的沟通是无效的——即没有达到满足病人沟通需求的目标。

（4）治疗师必须帮助病人修改沟通方式并实践这些变化,通过发展和实践新的行为方式来帮助病人改变原有的沟通。

（5）治疗师必须协助病人建立更好的社会支持网络,学会利用当前可获得的社会支持,社会环境与病人处理人际危机的能力密切相关,支持越多,病人越有可能接触人际危机并有机会解决这些危机。因此,治疗师的任务是鼓励病人识别现有和潜在的支持来源,并尝试建设性地利用它们。

IPT 治疗师通过以上 5 个任务用于帮助病人改善人际沟通,解决人际关系问题并更充分地发展和利用自身的社会支持系统。

（三）适应证和评价

1. 情绪障碍　IPT 用于治疗重性抑郁障碍(major depressive disorder,MDD)的疗效已在诸如美国国家心理健康研究所(national institute of mental health,NIMH)抑郁治疗的合作研究计划等具有里程碑意义的研究中证实并得到进一步肯定,其中几项研究中报道 IPT 与药物丙咪嗪在疗效上有统计学的相似性。其他试验已经发现 IPT 在治疗抑郁症病人、围产期妇女、青少年抑郁症和老年抑郁症病人中有效。也有临床试验显示在复发性抑郁症维持三年治疗中接受每月一次的 IPT 带来的益处。

临床试验报道 IPT 适用于恶劣心境的治疗,并作为双相情感障碍药物的辅助治疗。Frank 将 IPT 移植到行为社会节律疗法中,从而产生了双相情感障碍的人际社会节律疗法。该治疗旨在稳定昼夜活动,特别是帮助控制睡眠模式,从而避免躁狂发作。

2. 非情绪障碍　IPT 治疗情绪障碍的成功使心理治疗师尝试将 IPT 用于非情绪障碍的治疗。除有两项临床试验报道 IPT 无益于药物滥用的治疗外,各种临床研究显示 IPT 作为社交恐惧症、创伤后应激障碍以及具有明显的人际成分的焦虑症和饮食失调、临界人格障碍、原发性失眠的辅助治疗都有进一步发展的可能。

三、艺术疗法

(一) 概况

艺术疗法(art psychotherapy)是以多种艺术形式(包括绘画、音乐、舞蹈、心理剧等)为媒介进行心理咨询与治疗的方法。这些疗法因其实践过程中是通过各种活动而较少用语言来进行的,从而具有传统心理治疗所没有的优势和效果。艺术疗法可以反映出个人的人格发展、人格特质和潜意识,因此在治疗的过程和方式中,联想或想象变得非常重要。由来访者以艺术活动来表达自己的内心世界,比用语言表达更为灵活、生动并具有丰富的内心体验。

英国艺术治疗师协会将艺术疗法定义为:使用艺术媒体作为主要交流方式的心理治疗形式。通常由合格的,注册艺术治疗师,与儿童、青少年、成人和老人一起工作。来访者接受艺术不需要有任何以往的艺术经验或专业知识。

美国艺术治疗协会将艺术疗法定义为:在专业关系中,经历疾病、创伤或生活中的挑战的人以及寻求个人发展的人可通过艺术活动的体验疗愈心理的疾患。通过创造艺术,体验艺术产品的创作流程,人们可以提高对自我和对其他人的认识,提高应对症状、压力和创伤经历的能力,增强认知能力以及享受制作艺术的生命乐趣。

总之,艺术治疗是利用艺术创作过程来改善和增强所有年龄段个人的身心健康,建立在艺术自我表达的创作过程的基础上,帮助人们解决冲突和问题,发展人际关系技巧,管理行为,减轻压力,增加自尊和自我意识,增强接受治疗者的洞察力。

(二) 方法

艺术疗法可以在各种不同的设置中进行,艺术治疗师可以根据治疗的需要,改变艺术疗法的目标和艺术疗法的方式。

艺术疗法可能集中在创作艺术作品过程本身,或者通过分析病人和治疗师互动获得的表达来探索病人的内在心理活动。精神分析方法是艺术心理治疗的最早形式之一。这种方法通过治疗师和创作艺术的病人之间的交流,由治疗师解释病人在创作过程中的象征性的自我表达,并最终引出病人自我的解释。

艺术治疗的方法多种多样,任何类型的视觉艺术和艺术媒介可以在治疗过程中使用,包括绘画、雕刻、摄影和数字艺术等。除了这些经常使用的艺术形式外,还有大量其他方法,如以人为中心、认知、行为、格式塔、叙事、阿德勒、家庭(系统)疗法等,各种治疗流派都可以引入艺术治疗的形式。艺术治疗原则包含多种疗愈因素,如让来访者体验某些人文思想,焕发自身的创造力,调节内在的情感冲突,促进自我意识和个人潜能的成长。

常见的艺术疗法包括绘画疗法、音乐疗法、舞蹈疗法、心理剧疗法等。

绘画疗法是以绘画为中介,基于投射、表达、象征、升华、外化等原理的非语言性心理治疗,来访者通过绘画呈现其人格与潜意识中压抑的内容,并在绘画的过程中达到宣泄、改善情绪、修复创伤和人格整合等效果。

前美国音乐治疗协会主席 Bruscia K 将音乐疗法定义为:"一个系统的干预过程,在这个过程中,音乐治疗师利用音乐体验的各种形式,以及在治疗过程中发展起来的,作为治疗的动力的治疗关系来帮助来访者达到健康的目的。"主要形式包括接受式音乐疗法、再创造式音乐疗法、即兴演奏式音乐疗法。

美国舞蹈治疗协会(ADTA)对舞蹈疗法定义为:"一种运用舞蹈或动作过程以促进个体情绪、身体、认知和社会整合的心理疗法。"舞蹈疗法运用肢体动作这种非言语的象征方式来表达出潜意识中的内容,对动作的分析使来访者察觉自身的潜在问题,对意识过程产生新的理解,帮助个体建立心身连接和正常行为操作功能,以解决其心理问题。

心理剧疗法创始于奥地利精神科医师 Moreno JL,这是一种以戏剧的形式,诱发来访者的自发行为,以直接观察其人格、心理冲突、人际互动模式中的问题,通过表演来宣泄的情绪来解决心理问题的方法。

（三）评价和适应证

艺术疗法不同于传统的心理治疗,来访者多通过非言语形式的交流表达自己的情感与内心。常用于以下疾患:

1. 儿童创伤　与传统的心理治疗相比,艺术疗法可以帮助儿童青少年更加信任他们的治疗师,更加开放地表达儿童的内心世界。对儿童青少年而言,用图片或绘画来表达自己的感觉比言语表达更舒适和放松。虽然有报道,艺术疗法并不能减少儿童创伤后应激障碍的症状,但接受了艺术治疗干预的儿童,其急性应激障碍症状有所减少。

2. 癌症　艺术治疗有助于病人专注于积极的生活经验,减轻病人对癌症的关注。通过向病人提供展示连续性的挑战和通过艺术创作获得成就的机会,增强自我价值和自我认同,增加病人的生命质量和积极体验。

3. 诵读困难　艺术疗法通过非言语交流的方式为诵读困难的孩子提供了新的表达方式,有研究认为诵读困难的孩子本身具备较高的视空间能力,艺术疗法有助于帮助此类孩子最大限度地运用这些能力。

此外,有研究报道将艺术疗法试用于注意力不集中、痴呆、孤独症和精神分裂症病人,也取得了一定的疗效。

（曾　勇）

第十二节　临床心理会诊服务

一、概况

（一）定义和背景

"临床心理会诊"(clinical psychological consultation)一方面指各科医师要随时注意观察和评估病人的心理状况,自然地使用相关技巧把心理服务融入医患沟通、医患关系及本专科的日常诊疗流程之中。同时,当病人存在的心理问题较严重、复杂,自己不能解决时,则应邀请精神科医师、心理治疗师等来会诊,进行心理评估和处理。有些条件较好的医院还常规地向某些心理卫生需求服务较多的科室部门,如心血管内科、神经内科、消化内科、ICU、麻醉-疼痛科、老年医学科等,派驻精神科医师、临床心理师,与这些科室的医护常规地合作开展临床工作。

心身医学(psychosomatic medicine)是临床心理会诊服务的主要理论技术基础,作为一种临床服务模式的心身医学起源于 20 世纪前半叶的德国和美国,经过 80 多年的发展,现在既与医学心理学高度重叠,又是精神医学的一个临床分支,成为联接心理-行为科学与精神病学、躯体医学的重要桥梁。

随着社会发展、医学进步,我国对心理健康促进及精神障碍的预防、治疗、康复日渐重视,并通过立法来保障和规范精神卫生工作。于 2013 年 5 月 1 日起实施的《中华人民共和国精神卫生法》,要求医务人员对就诊者进行心理健康指导,及时发现、转诊患有精神障碍的就诊者;要求从事精神障碍诊断、治疗的专科机构配备从事心理治疗的人员;要求综合性医疗机构应当开设精神科门诊或者心理治疗门诊,提高精神障碍预防、诊断、治疗能力。

我国的精神卫生机构有两大类,一类是精神专科医疗机构,一类是设有精神科的综合性医疗机构。综合医院一般开设精神科或以精神科名目下的二级专科名称——如"心理咨询科"、"临床心理科"或"心身医学科"—命名的科室,这些科室主要的工作方式之一,就是实践心身医学和"生物-心理-社会"医学模式,为所有临床部门提供临床心理会诊服务。

近 20 年来,社会对各种躯体疾病人群心理健康问题的关注越来越多,我国的心身医学也得到了长足发展:涉及综合医院焦虑、抑郁的评估和诊治、应激的评估和生理机制、心身疾病的危险因素和发病机制等相关领域的研究日益增多;培训方面,在过去的 10 余年中,旨在提高医患沟通技巧、培养医务人员心身医学概念和整体思维的巴林特小组（Balint group）已在全国多家医院开展了培训及科研合作；与德国、美国等心身医学实践较先进国家的交流和合作也日益紧密和频繁。

（二）临床心理会诊服务对临床和管理的意义

临床上躯体疾病/症状和心理问题共病的现象非常普遍，多种躯体疾病伴发焦虑/抑郁情绪的比例都较高，如高血压约30%、冠心病40%、卒中后33%、帕金森病40%、糖尿病31%、恶性肿瘤42%等，但这些病人绝大部分求助于神经科、心脏科、消化科等内科、以及中医科，而非精神科或心理科门诊，易被临床各科室忽视，常常直接或间接地导致医学、法律、经济和伦理问题。例如：心理行为问题使临床信息复杂化，增加了诊断的难度，导致多余的检查；使治疗复杂化，常在实施躯体治疗方案时出现非预期的治疗后果；容易出现医患间交流、沟通困难，影响治疗关系和依从性。这些因素导致日均费用增加，住院时间延长，容易促发医患矛盾。所以，临床心理会诊实际上是一个筛查和处理心理、行为问题，缓解病人心理痛苦的重要手段，其意义在于：

1. 通过促进病人症状改善，可以减少过度检查和治疗、缩短平均住院日、降低医疗费用、并提高医疗服务品质。

2. 提高医务人员医患沟通的能力和技巧，改善医患关系，提高病人满意度，降低医患矛盾和医疗纠纷的风险，可以减轻医务人员心理压力和应激。

3. 向临床各科室传播和演示实践新医学模式的技巧，帮助其他科室医务人员形成诊治病人过程中的整体思维。

以哈佛大学麻省总医院（Massachusetts General Hospital，MGH）为例，其精神科开设约80年以来，长期居于国际领先水平。该科仅有住院病床25张，但有执业精神科医师500多名、临床心理学家100多名。他们的主要临床工作是为精神科门诊病人及各科住院病人服务。在这个平均住院日仅为4.8~6.0天的医院里，有高达10%~13%的住院病人接受了精神科医师的会诊服务。MGH的临床心理会诊服务为医院在提高医疗质量、缩短住院日、提高医院经济效益等方面做出了贡献。

二、方法

（一）多维观察、诊断与解释：培养临床工作者的整体观和全面看待分析临床问题的能力

1. 由宏观到微观的不同观察视野来认识心身问题

（1）社会-文化背景：社会文化背景因素对某些疾病有重要的影响。如汽车文化与交通事故，饮食文化与心血管疾病等。所以，应该注意社会经济地位、宗教、性别及家庭角色、习俗、政策、法律、传媒等因素对病人当前临床情况的影响。

（2）人际系统：一个人能从中获取情感支持或资源的"社会支持系统"尤其重要，它通常包括家庭、社区、工作单位、亲属网络、朋友与伙伴圈子，以及各种社团组织。许多对于疾病过程有影响的积极或消极因素起源于此，如应激性处境或事件。

（3）个体心理特征与行为：临床上关注的心理特点及相关因素有：①人格特点；②应激性处境、事件；③应对方式及心理防御机制；④社会支持资源的利用；⑤情绪状态；⑥认知特点。

（4）躯体情况：对于躯体与心理疾患的共病问题，生物医学的检查、诊断必不可少，尤其是神经系统的检查。

2. 对心身医学问题进行系统分析　以上各种因素的交互作用共同构成了病人的素质基础，在个体层面形成有倾向性和特定性的心身反应模式，也即对某些障碍的易感性，影响个体对内外变化进行认知、评价、反应、缓冲和储存，并通过神经-内分泌-免疫中介机制产生躯体后果。临床医师不可只从自己专科角度出发，仅仅着眼于躯体问题，而是要考虑病人的成长和社会文化背景，在对病人的社会、心理、生理功能的情况有整体了解之后，制定全面的治疗方案。

（二）综合治疗策略

临床心理会诊以整体思维考察病人的状况，治疗都必然是心理、生理兼顾的综合性治疗，强调"心身同治"的原则，其处理措施一般包括：

1. 躯体疾病治疗　积极治疗躯体原发病是解决心理障碍的前提。临床上需要细致辨别心理因素对躯体症状的影响,但亦不可走向另外一个极端:如一旦发现心理问题就忽视应有的躯体检查而遗漏了躯体疾病。

2. 精神药物治疗　在处理躯体疾病的同时,对有指征的病人应该合理使用精神科药物。但由于躯体方面的合并问题,精神药物容易引起不良反应;而由于其他科医师不熟悉精神药物,不易保证足量、足疗程,有时又会使用过量或形成药物依赖。所以,临床心理会诊医师应就医嘱与主管医师协商、交流,动态观察和调整药物使用非常重要。

3. 心理治疗　心理治疗是一种以助人为目的的专业性人际互动过程。通过言语和非言语的方式影响病人或其他来访者,可引起心理、行为和躯体功能的积极变化,达到治疗疾病、促进康复的目的。

广义的心理治疗,涉及到所有临床专业领域的医务人员与病人之间的交流、互动过程,体现在医务人员随时随地表现出来的基本素质、专业精神与态度之中。一些欧洲的教科书使用"心理学治疗"(psychological treatments)或"心理学干预"(psychological interventions)来表示任何一种应用心理学原理的工作技术;而"心理治疗"(psychotherapy)是指只有经过系统培训后才能掌握、使用的专门心理治疗。

按照这样的定义,医师在日常工作中,如看门诊、查房、与病人及其家属谈话、病人健康教育与培训等工作中所体现出语气、躯体语言、态度,随时都在应用心理学原理和技术。然而,如果处理不当,临床上大量的医患关系问题,甚至严重的纠纷、差错、事故,恰恰容易产生于这些日常交往、沟通过程之中。而临床心理会诊常常可以在这些方面提供有益的帮助。

例如,在门诊咨询、医师谈话方面,如果其他科的非精神科医师认为与病人或其家属沟通不良,经过耐心听讲、分析、解释仍无改善,已经产生明显困惑、误解甚至冲突,可以考虑请精神科或临床心理科协助,以便探询并澄清对方的不解、疑惑、犹豫、阻抗等认知性屏障,减轻其恐惧、焦虑、忧郁,甚至不满、敌对等负性情绪,争取合作。

同样重要的是,在病人健康教育与培训中,在许多慢性疾病的长期治疗和康复计划中,有计划地促进病人行为、心理上的改变或适应,与躯体治疗同等重要。所以,应该有意识地融合医学、心理学和教育学原理,邀请精神科医师、心理治疗师参加。例如,高血压病、糖尿病、肿瘤、支气管哮喘、骨质疏松症等都有比较成熟的健康教育培训课程包。

临床心理会诊人员擅长在传达有关知识、建议、医嘱时,十分注意话语的语用学效果,即病人方对信息真正理解、采纳的程度。非精神科人员能够从与他们的联合工作中,改进沟通技巧,更加注意使用适应于病人认知水平、情感状态、价值观、意志力和期待的语言,简明扼要地传达专业信息,让病人能更好地理解和接纳,从而增强应对疾病的能力。

临床心理会诊中使用的心理治疗技术分为两大类:

(1) 解释、支持及建立关系技术:为心理治疗的一般性治愈机制,相对容易掌握。可由临床各科室医务人员应用于上述日常工作过程中的各种互动,包括医务人员之间、医师与病人及其家属之间,能够发挥非特异性的心理治疗效果。医务人员针对与当前疾病有关的情绪、认知、行为和人际关系问题,有意地进行解说、劝导、安慰、鼓励、承诺,使病人增强信心,改变对医疗环境、程序、措施、后果的错误认知或不良情绪反应,增加对医务人员的信任和依从性。

巴林特小组(Balint group)是非精神/心理科医师学习医患沟通技巧、以及一般性心理支持技术的有效途径。巴林特小组由匈牙利精神分析学家米歇尔·巴林特(Michael Balint)20 世纪五、六十年代创立,是一种以小组讨论的形式对医师进行临床督导的过程。巴林特小组强调"以病人为中心",倡导人文关怀,坚持心身合一。在督导过程中注重不断启发医师应用"生物-心理-社会"医学模式的眼光去理解疾病的发生、发展,并重新思考医患关系及其对自身和病人治疗的影响。通过巴林特小组的训练可以显著提高医务人员实践心身医学的基本技能,提高医疗服务质量,同时在改善医患关系、以及降低医务人员心理应激方面也有重要的价值。

(2) 促进变化的技术:为心理治疗的特殊治愈机制,是针对特定心理问题(如心理创伤、严重的家庭人际冲突等)、系统实施的特殊心理治疗形式,需要由接受过专门培训的人员实施。具体技术参见本章前几节内容。

4. 社会网络支持 病人疾病的改善和稳定需要持续的社会支持。可以提供支持的系统包括:家庭系统(配偶、父母、同胞、子女等)、同类疾病的交流互助小组(如乳腺癌)、政府和机构(如居民委员会、单位)等。针对这些病人病情紧密相关的社会系统,临床治疗师可以提供协助性和咨询性的帮助,如推荐病人加入疾病互助小组、向有关机构报告信息等。

三、适应证和评价

国内越来越多的综合医院开始重视临床心理会诊服务工作,其在改善医患关系、预防或消解医患冲突、保障病人安全、预防病人自杀、缩短住院周期、降低医疗成本、提高医务人员心理素质与能力等方面,取得非常好的效果。

近2~3年国内的相关研究显示,全国各综合医院临床心理会诊(精神科会诊)服务的需求呈现增长趋势,涉及临床各科室及各年龄段,有两个高峰段:20~29岁和40~69岁。内科申请会诊服务排在前几位的科室是心脏内科、神经内科、呼吸内科、消化内科、老年科、内分泌科、儿科及康复科,常见的问题是躯体形式障碍、焦虑抑郁状态、失眠、以及急性脑病综合征(谵妄)。

一般来说,临床心理会诊服务的适应证包括:

1. 心身疾病(也称为生理心理性障碍) 如原发性高血压病、冠状动脉硬化性心脏病、肠易激综合征、2型糖尿病、代谢综合征、神经性皮炎、类风湿关节炎、肿瘤等疾病等。这类疾病的特点是,均有躯体方面器质性的病变,但其发生、发展、转归、结局与心理、社会、文化因素有较密切的关系。在处理方面,除了治疗躯体疾病外,往往还需临床心理会诊为病人提供心理治疗、以及必要时的精神药物治疗。

2. 轻性精神障碍 包括应激相关障碍、焦虑障碍、躯体形式障碍、心境障碍中的抑郁障碍,以及睡眠障碍,还有儿童少年情绪及品行障碍等,也是临床心理会诊的主要内容。这类病人一般没有明确的躯体疾病,但常常因呈现各种躯体不适/症状(但并无器质性改变)而在其他临床科室就诊或住院,从而由其他科室提起临床心理会诊服务申请。这类病人反复检查却不能发现器质性病变基础,但由于普通内科的治疗不能缓解症状,常接受过度检查与过度治疗。

《国际疾病分类》第10版(*International Classification of Diseases 10th Revision*,ICD-10)中定义的躯体形式障碍也被称为"医学无法解释的躯体症状"(medically unexplained physical symptoms,MUS),在美国《精神障碍诊断与统计手册》(第5版)(*Diagnostic and Statistical Manual of Mental Disorders*,*Fifth Edition*,DSM-5)中被新命名为躯体症状障碍(Somatic Symptom Disorder,SSD)。另外,慢性疲劳综合征、心脏神经官能症、肠易激综合征等常见疾病被称为"功能性医学综合征"(functional medical syndrome)。上述两种情况都是常见的临床会诊服务范畴。

3. 精神障碍共患躯体疾病 精神障碍的病人也可以因发生了躯体疾病而在其他各临床科室就诊和住院治疗。常见而严重的问题如:意识障碍背景下出现的谵妄、严重抑郁所致自伤和自杀、慢性精神障碍和神经性厌食的营养不良等等。在这种情况下临床心理会诊可协助处理病人的精神障碍,稳定病人的情绪和精神状态,保证对躯体疾病的治疗顺利完成。

4. 处理与生病、求医环境及诊疗流程相关的心理反应 罹患躯体疾病可能带来强烈心理反应,如急性发作的疾病、外伤、肿瘤等都会迅速引起焦虑、恐慌、茫然,慢性疾病常导致虚弱感、行为退化和依赖、悲观、绝望。在诊疗过程中,这些反应常受到医院环境、与医院员工间的人际互动、诊疗操作(尤其是有创技术)、费用负担、家庭负担、工作任务等因素的影响。需要在所有医疗环节加以注意和处理,通过友好环境、友善沟通,娴熟、安全、有效、经济的诊疗安排和操作,尽量减轻此类反应;必要时提供抗焦虑、抗抑郁剂,以缓解情绪问题。

5. 其他 如临终关怀、群体性事件的心理干预、协助其他科室处理医患冲突和纠纷等。

(康传媛)

参考文献

1. 李心天. 医学心理学. 北京:人民卫生出版社,1991
2. 赵耕源,黄铎香. 医学心理学概论. 广州:广东高等教育出版社,1991
3. 钱铭怡. 心理咨询与心理治疗. 北京:北京大学出版社,1993
4. 龚耀先. 医学心理学. 2 版. 北京:人民卫生出版社,1995
5. 徐俊冕. 医学心理咨询方法. 上海:上海医科大学出版社,1995
6. 张伯源. 医学心理学. 北京:中国科学技术出版社,1996
7. 岳文浩,赵耕源. 现代临床心理学手册. 济南:山东科学技术出版社,1996
8. 徐俊冕,季建林. 认知心理治疗. 贵阳:贵州教育出版社,1999
9. 梁宝勇,王栋. 医学心理学. 吉林:吉林科学技术出版社,1998
10. 李心天. 医学心理学. 北京:北京医科大学中国协和医科大学联合出版社,1998
11. 汪向东,王希林,马弘. 心理卫生评定量表手册. 北京:中国心理卫生杂志,1999
12. Best JB. 认知心理学. 黄希庭,译. 北京:中国轻工业出版社,2000
13. 曾文星,徐静. 心理治疗:原则与方法. 北京:北京医科大学出版社,2000
14. 徐斌,王效道,刘士林. 心身医学. 北京:中国科学科技出版社,2000
15. 胡佩诚. 医学心理学. 北京:北京医科大学出版社,2000
16. 石林. 健康心理学. 北京:北京师范大学出版社,2001
17. Judith S. Beck. 认知疗法:基础与应用. 翟书涛,译. 北京:中国轻工业出版社,2001
18. 陈新,严由伟. 心理咨询与心理治疗. 南京:南京师范大学出版社,2001
19. 吴均林,林大熙,姜乾金. 医学心理学教程. 北京:高等教育出版社,2001
20. 姜乾金. 医学心理. 3 版,北京:人民卫生出版社,2002
21. 岳文浩,张红静,潘芳. 医学心理学. 北京:科学出版社,2002
22. 张培信. 心身疾病与心身治疗. 济南:山东科学技术出版社,2002
23. Jongsma AE,Peterson LM. 成人心理治疗方案. 傅文青,李茹,译. 北京:人民卫生出版社,2003
24. 龚耀先. 心理评估. 北京:高等教育出版社,2003
25. 郑延平,姚树桥,朱熊兆. 生物反馈的临床实践. 北京:高等教育出版社,2003
26. 姜乾金. 医学心理学. 4 版. 北京:人民卫生出版社,2004
27. Miltenberger R G. 行为矫正—原理与方法. 3 版. 石林,等译. 北京:中国轻工业出版社,2004
28. 徐斌,吴爱勤. 心理生理障碍—心身疾病. 北京:中国医药科技出版社,2005
29. 李心天,岳文浩,顾瑜琦. 当代中国医学心理学. 北京:科学出版社,2005
30. 姜乾金. 医学心理学. 北京:人民卫生出版社,2006
31. 姜乾金. 医学心理学—临床心理问题指南. 北京:人民卫生出版社,2006
32. 姜乾金. 心身医学. 北京:人民卫生出版社,2007
33. Weiner IB. 心理治疗的法则. 周博林,李悦,等,译. 成都:四川人民出版社,2007
34. 姚树桥,孙学礼. 医学心理学. 5 版. 北京:人民卫生出版社,2008
35. 刘新民. 变态心理学. 北京:人民卫生出版社,2008
36. 沈渔邨. 精神病学. 5 版. 北京:人民卫生出版社,2009
37. Gelder M,Harrison P,Cowen P. 牛津精神病学教科书. 刘协和,李涛,译. 5 版. 成都,四川大学出版社,2010
38. 严由伟. 心理咨询与治疗流派体系. 北京:人民卫生出版社,2011
39. Ronald D. Siegel. 正念之道:每天解脱一点点. 李迎潮,李孟潮,译. 北京:中国轻工业出版社,2011
40. 泰勒(美). 健康心理学,7 版. 朱熊兆,唐秋萍,蚁金瑶,译. 北京:中国人民大学出版社,2012
41. 姚树桥,杨彦春. 医学心理学. 6 版. 北京:人民卫生出版社,2013
42. 钱明. 健康心理学. 2 版. 北京:人民卫生出版社. 2013

43. 姚树桥. 心理评估. 2 版. 北京：人民卫生出版社, 2013

44. 理查德·格里格, 菲利普·津巴多. 心理学与生活. 王垒, 王甦, 译. 北京：人民邮电出版社, 2013

45. 黄希庭, 郑涌. 心理学导论. 3 版. 北京：人民教育出版社, 2015

46. Judith SB. 认知疗法：基础与应用. 张怡, 译. 2 版. 北京：中国轻工业出版社, 2015

47. Vingoe FJ. Clinical Psychology and Medicine. Oxford：Oxford Univ Press, 1981

48. Norton JC. Introduction to Medical Psychology. NY：Free Press, 1982

49. Kent G. Psychology and Medicine Care. Beilliere：Tidull, 1986

50. Worlberg LR. The Technique of Psychotherapy. 4th ed. Orlando：Grune and Strattion, 1988

51. Frank JD. A comparative Study of Psychotherapy. The Johns Hopkins University Press, 1991

52. Mc Manus C. Psychology in Medicine. Eng：Butterworths, 1992

53. Phares EJ. Clinical Psychology, 4th ed. California：Brooks/Cole Pubishing Co, 1992

54. Nichols KA. Psychological care in physical illness. 2nd ed. Chapman & Hall, 1993

55. Livneh H. Psychological Adaptation to Chronic Illness and Disability. Maryland：An Aspen Publication, 1997

56. Tulsky D. WAIS-Ⅲ and WMS-Ⅲ：Technical manual. San Antonio：The Psychological Corporation, 1997

57. Bernstein DA, Borkovec TD, Stevens HH. New directions in progression training：a guidebook for helping professionals. Westport, CT：Greenwood Publishing Group, 2000

58. Ogden J. Health Psychology. 3rd. Berkshire：Open University Press, 2005